U0227992

儿科影像学

Imaging in Pediatrics

（中文翻译版）

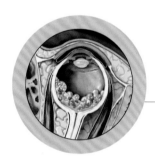

主编　A. Carlson Merrow, Jr.

　　　Selena Hariharan

主译　李海歌　朱建国　栾　云

科学出版社

北　京

图字：01-2020-4224 号

内 容 简 介

本书从临床实用角度出发，结合儿童生长发育及疾病特点，按气道、胸部、心脏、消化系统、泌尿系统、骨骼肌肉、脑、脊柱、头颈顺序进行编写，比较了不同成像技术和检查方法在各系统疾病诊断中的优、劣势，明确检查方法的适用范围、诊断能力和临床价值，并借助大量图片展示了正常解剖和疾病征象。通过典型病例对影像与临床、影像与病理、影像诊断要点与比较影像学、鉴别诊断等内容进行阐述。

本书图文并茂，具有较强的实用性、专业性和时效性，有助于解决临床儿科影像学实践中的诸多疑难问题，适用于儿科医师、影像科医师阅读参考。

图书在版编目（CIP）数据

儿科影像学 /（美）A. 卡尔森·梅洛（A. Carlson Merrow, Jr.），（美）赛琳娜·哈里哈兰（Selena Hariharan）主编；李海歌，朱建国，栾云主译 . -- 北京：科学出版社，2020.8
书名原文：Imaging in Pediatrics
ISBN 978-7-03-065705-3

Ⅰ.①儿… Ⅱ.① A…②赛…③李…④朱…⑤栾… Ⅲ.①小儿疾病—影像诊断 Ⅳ.① R720.4

中国版本图书馆 CIP 数据核字（2020）第 128139 号

责任编辑：李 玫 / 责任校对：张 娟
责任印制：赵 博 / 封面设计：龙 岩

ELSEVIER

Elsevier (Singapore) Pte Ltd.
3 Killiney Road, #08-01 Winsland House I, Singapore 239519
Tel: (65) 6349-0200; Fax: (65) 6733-1817

Imaging in Pediatrics, 1E
Copyright © 2018 by Elsevier. All rights reserved.
ISBN: 9780323477789

This Translation of Imaging in Pediatrics, 1E by A. Carlson Merrow, Jr. and Selena Hariharan was undertaken by China Science Publishing & Media Ltd. (Science Press) and is published by arrangement with Elsevier (Singapore) Pte Ltd.
Imaging in Pediatrics, 1E by A. Carlson Merrow, Jr. and Selena Hariharan 由科学出版社进行翻译，并根据科学出版社与爱思唯尔（新加坡）私人有限公司的协议约定出版。

儿科影像学（第 1 版）（李海歌 朱建国 栾云 译）

ISBN：978-7-03-065705-3

注 意

本译本由科学出版社完成。相关从业及研究人员必须凭借其自身经验和知识对文中描述的信息数据、方法策略、搭配组合、实验操作进行评估和使用。由于医学科学发展迅速，临床诊断和给药剂量尤其需要经过独立验证。在法律允许的最大范围内，爱思唯尔、译文的原文作者、原文编辑及原文内容提供者均不对译文或因产品责任、疏忽或其他操作造成的人身及（或）财产伤害及（或）损失承担责任，亦不对由于使用文中提到的方法、产品、说明或思想而导致的人身及（或）财产伤害及（或）损失承担责任。

科 学 出 版 社 出版

北京东黄城根北街 16 号
邮政编码：100717
http://www.sciencep.com

北京九天鸿程印刷有限责任公司 印刷

科学出版社发行 各地新华书店经销

*

2020 年 8 月第 一 版 开本：889×1194 1/16
2020 年 8 月第一次印刷 印张：22 3/4
字数：560 000

定价：298.00 元
（如有印装质量问题，我社负责调换）

主译简介

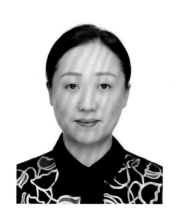

李海歌　医学硕士、硕士研究生导师，南京医科大学第二附属医院医学影像科主任、主任医师。从事医教研工作二十余年，收录多篇 SCI 论文，发表了多篇核心期刊论文。常年为本科生、研究生及留学生授课，拥有丰富的教学经验，同时作为规培基地主任，重视住院医师规培工作，主持开展了一系列不同层次的教学活动。现任江苏省医学会放射学分会委员、江苏省医学会放射学分会磁共振学组委员、江苏省医师协会放射医师分会委员、江苏省医师协会放射医师分会乳腺学组组长、江苏省医师协会放射医师分会医师自律与维权工作小组委员、江苏省中西医结合学会影像诊断专业委员会委员、江苏省卒中学会医学影像专业委员会委员。

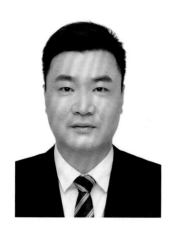

朱建国　医学博士、副教授、硕士研究生导师，南京医科大学第二附属医院医学影像科副主任医师。韩国峨山医学中心、美国哥伦比亚大学医学中心访问学者。江苏省第五期"333 工程"培养对象。从事神经系统及消化系统疾病影像诊断，致力于 CT、MRI 新技术临床推广应用。主持江苏省卫健委高层次卫生人才"六个一工程"、江苏省高等学校自然科学研究及江苏省高等学校大学生创新创业训练计划等多个科研项目。现任江苏省医学会放射学分会青年委员会委员、江苏省医学会放射学分会腹部专业学组委员、江苏省医师协会放射学分会腹部专业学组委员、江苏省医师协会放射学分会对外联络工作组委员。

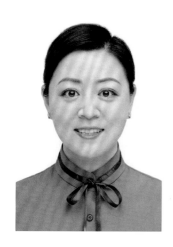

栾　云　医学硕士，江苏省中医院超声医学科副主任医师。从事医教研工作十余年，收录多篇 SCI 论文，发表多篇核心期刊论文。致力于浅表器官及心血管系统疾病超声诊断。多次受邀参加北美放射学会年会，并做大会发言。主持及参与多项省、市、院校级课题研究。现任江苏省医师协会超声医师分会心血管专业学组委员。

译者名单

主　译　李海歌（南京医科大学第二附属医院 医学影像科）

朱建国（南京医科大学第二附属医院 医学影像科）

栾　云（江苏省中医院 超声医学科）

译　者　（以编译章节为序）

张雪莹（南京医科大学第二附属医院 医学影像科）

沐玮玮（南京医科大学第二附属医院 医学影像科）

王之悦（南京医科大学第二附属医院 医学影像科）

刘　斐（南京医科大学第二附属医院 医学影像科）

王　梅（南京医科大学第二附属医院 医学影像科）

李　燕（南京医科大学第二附属医院 医学影像科）

王小平（南京医科大学第二附属医院 医学影像科）

郭会映（南京医科大学第二附属医院 医学影像科）

何雯雯（南京医科大学第二附属医院 医学影像科）

李小双（南京医科大学第二附属医院 医学影像科）

苏　晟（南京医科大学第二附属医院 医学影像科）

徐　杰（南京医科大学第二附属医院 医学影像科）

献 词

致我的家人：谢谢你们的耐心、鼓励和爱。

致我的同事们：谢谢你们的教导、远见卓识和支持。

致我的病人和他们的家人：谢谢你们的热忱、信任和包容。

A. Carlson Merrow, Jr.

感谢我的父母 P.R. 和 Brindha Hariharan，他们一直支持着我的梦想；感谢我的孩子 Nikhil 和 Ami Hariharan，他们提醒我无论是忙于工作还是在享受家庭，梦想都可以实现；感谢我的丈夫 James Kalinowski，为了支持我的梦想，他毫不犹豫搬到了一个新的城市，人们都戏称他为 "Hariharan 先生"。

Selena Hariharan

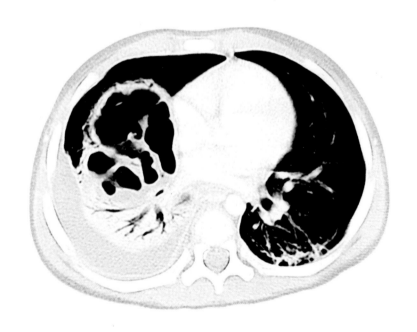

原著者名单

Christopher G. Anton, MD
Division Chief of Radiography
Cincinnati Children's Hospital Medical Center
Assistant Professor
Clinical Radiology and Pediatrics
Associate Radiology Residency
Program Director
University of Cincinnati College of Medicine
Cincinnati, Ohio

Michael R. Aquino, MD, MHSc
Staff Pediatric General Radiologist
The Hospital for Sick Children
Assistant Professor of Medical Imaging
University of Toronto
Toronto, Ontario, Canada

Hank Baskin, MD
Pediatric Imaging Section Chief
Primary Children's Hospital
Intermountain Healthcare
Adjunct Associate Professor of Radiology
University of Utah School of Medicine
Salt Lake City, Utah

Lane F. Donnelly, MD
Chief Quality Officer
Associate Radiologist-in-Chief
Texas Children's Hospital
Professor of Radiology
Baylor College of Medicine
Houston, Texas

Robert J. Fleck, Jr., MD
Section Chief of Cardiovascular Imaging
Cincinnati Children's Hospital Medical Center
Associate Professor of Clinical Radiology
University of Cincinnati College of Medicine
Cincinnati, Ohio

Blaise V. Jones, MD
Division Chief of Neuroradiology
Cincinnati Children's Hospital Medical Center
Professor of Clinical Radiology and Pediatrics
University of Cincinnati College of Medicine
Cincinnati, Ohio

Bernadette L. Koch, MD
Associate Chief of Radiology Academic Affairs
Cincinnati Children's Hospital Medical Center
Professor of Clinical Radiology and Pediatrics
University of Cincinnati College of Medicine
Cincinnati, Ohio

Nicholas A. Koontz, MD
Director of Fellowship Programs
Assistant Professor of Radiology
Department of Radiology and Imaging Sciences
Indiana University School of Medicine
Indianapolis, Indiana

Steven J. Kraus, MD
Division Chief of Fluoroscopy
Cincinnati Children's Hospital Medical Center
Associate Professor
Clinical Radiology and Pediatrics
University of Cincinnati College of Medicine
Cincinnati, Ohio

Luke L. Linscott, MD
Pediatric Neuroradiologist
Primary Children's Hospital
Intermountain Healthcare
Adjunct Assistant Professor of Radiology
University of Utah School of Medicine
Salt Lake City, Utah

B.J. Manaster, MD, PhD, FACR
Emeritus Professor
Department of Radiology
University of Utah School of Medicine
Salt Lake City, Utah

Prakash M. Masand, MD
Division Chief of Cardiovascular Imaging
Department of Radiology, Texas Children's Hospital
Assistant Professor of Clinical Radiology
Baylor College of Medicine
Houston, Texas

Arthur B. Meyers, MD
Nemours Children's Health System
Nemours Children's Hospital
Orlando, Florida

Ryan A. Moore, MD
Assistant Professor of Clinical Cardiology
Cincinnati Children's Hospital Medical Center
University of Cincinnati College of Medicine
Cincinnati, Ohio

Usha D. Nagaraj, MD
Neuroradiologist
Cincinnati Children's Hospital Medical Center
Assistant Professor
Clinical Radiology and Pediatrics
University of Cincinnati College of Medicine
Cincinnati, Ohio

Sara M. O'Hara, MD, FAAP
Division Chief of Ultrasound
Cincinnati Children's Hospital Medical Center
Professor of Clinical Radiology and Pediatrics
University of Cincinnati College of Medicine
Cincinnati, Ohio

Anne G. Osborn, MD, FACR
University Distinguished Professor
Professor of Radiology
William H. and Patricia W. Child Presidential Endowed Chair
in Radiology
University of Utah School of Medicine
Salt Lake City, Utah

Daniel J. Podberesky, MD
Radiologist-in-Chief
Nemours Children's Health System
Chair, Department of Radiology, Nemours Children's Hospital
Associate Professor of Radiology
University of Central Florida and
Florida State University Colleges of Medicine
Orlando, Florida

Mantosh S. Rattan, MD
Division Chief of Cardiac Imaging
Cincinnati Children's Hospital Medical Center
Assistant Professor of Clinical Radiology
University of Cincinnati College of Medicine
Cincinnati, Ohio

Randy R. Richardson, MD
Chairman of Radiology
St. Joseph's Hospital and Medical Center
Associate Dean
Professor of Radiology
Creighton University School of Medicine
Phoenix Regional Campus
Phoenix, Arizona

Ethan A. Smith, MD
Co-Director of Thoracoabdominal Imaging
Cincinnati Children's Hospital Medical Center
Associate Professor of Clinical Radiology
University of Cincinnati College of Medicine
Cincinnati, Ohio

Alexander J. Towbin, MD
Associate Chief of Radiology
Clinical Operations and Informatics
Neil D. Johnson Chair of Radiology Informatics
Cincinnati Children's Hospital Medical Center
Associate Professor
Clinical Radiology and Pediatrics
University of Cincinnati College of Medicine
Cincinnati, Ohio

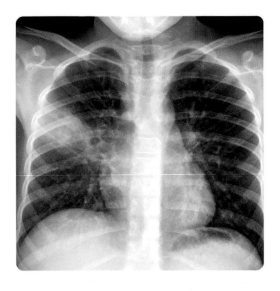

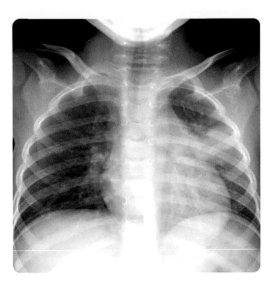

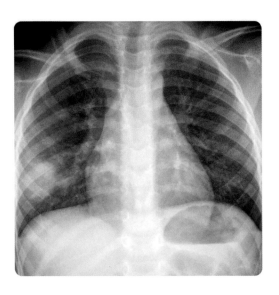

译者前言

　　保障儿童健康，对实现"健康中国"的战略构想至关重要。儿科影像学是现代医学影像学的重要组成部分，在儿科临床工作中的重要性日益凸显。影像医学的迅猛发展，新理论、新技术、新方法不断涌现，引领了儿科影像学发展方向，同时对相关科室医师提出了更高的要求，希望他们具备丰富的医学影像学技能，以及儿科学的辩证思维能力。在此背景下，我们组织翻译了《儿科影像学》（辛辛那提儿童医院医疗中心 A. Carlson Merrow, Jr. 和 Selena Hariharan 博士主编）。

　　本书由 24 名儿科影像和临床专家共同编写，内容全面、结构清晰，是一本极具实用性的儿科影像学专著。全书按系统进行分类，包括气道、胸部、心脏、消化系统、泌尿系统、骨骼肌肉、脑、脊柱、头颈等章节，通过精美的图片展示了 248 种儿科疾病的影像学表现（包括平片、超声、CT、MRI 及核医学）。本书的特点体现在全面性（涵盖了儿科各系统常见疾病）、专业性（强调了少见病和疑难病）和时效性（结合了疾病的最新研究进展），有望成为儿科影像学专业权威书籍。本书具有完备的结构目录，易于读者检索和查阅，对影像从业人员和儿科从业人员具有极高的指导性和应用价值。

　　本书的翻译团队具有丰富的临床经验和较高的理论知识水平，以及严谨的学术作风和扎实的专业写作功底，确保了本书的翻译水准和学术价值。

李海歌　朱建国　栾　云

2020 年 7 月

原著序

在一个技术飞跃、信息爆炸的时代，人们对儿科医生有效协同、精准医疗的期望越来越高。因此，儿科医生需要斟酌如何选择最好的影像学检查来为患者服务，何种检查项目能够明确疾病诊断，在做出抉择时需要对检查项目的准确性、适用性、风险和成本进行综合评估。撰写《儿科影像学》的目的，不仅在于指导儿科医师如何选择放射学检查项目，而且能够给予儿科医师深层次指引，如："放射科医生在这份报告中的措辞是什么意思？"以及"作为儿科医师，借助影像学资料我能给患者和家属讲解些什么？"

来自辛辛那提儿童医院医疗中心的 A.Carlson Merrow, Jr. 博士和 Selena Hariharan 博士，带领该中心儿科放射学和儿科学医师，编撰了此书。Merrow 博士是临床放射学副教授，负责康宁本顿放射教育。他曾多次获得教学奖，最近还发表了儿科放射学在线教程，其内容被美国大多数放射学培训项目引用。Hariharan 博士是儿科学副教授，专攻急诊医学，这使得她能清楚地认识到儿科医师所面临的临床困境和影像学难题。她对常见疾病的各种临床表现了然于胸，并能保证本书亦非常适合那些非放射专业，但日常工作中需要接触各种放射学检查的临床医师使用。

《儿科影像学》是实用信息和病例图像之间的理想结合，有精美的插图和标识，图注部分言简意赅、重点突出、易于理解。书中章节按生理系统进行分类，每一章节以疾病为中心，按照"核心要点"的方式进行编撰，便于读者参照。

这本书非常适合有志于对儿科影像学进一步加深了解的基层医疗单位从业人员阅读。借助该书，围绕影像问题，儿科医师将能够更好地与放射科医师、临床同事，甚至患者及其家属进行讨论。

Karen Remley 医学博士　工商管理学硕士　美国儿科学会会员

儿科主任医师

东弗吉尼亚医学院

弗吉尼亚州诺福克

原著前言

儿科医师可用于学习和参考的资源不断扩大，特别是在这个几乎可以即时获取数据的时代。感谢您的选择，本书立足于对日益复杂的影像学检查进行解析，从而在儿科医学中具有独到之处。本书内容不仅包括何时进行影像学检查，还将告诉您选择何种影像学检查以及如何预约。文中对影像学检查的基本原理及其优、缺点（包括潜在的健康风险）亦进行了阐述。书中对放射科医师专业术语进行描述，并提供了大量影像实例图片。

快速浏览这本书，您就会发现它不是一本典型的结构式工具书。虽然在书的引言和每个章节的开头，会有一些结构性的内容（这有助于解释相关的影像学检查），但书中大部分内容以"项目、点句"形式呈现，以便能够快速获取关键信息。尽管大多数章节只有"核心要点"（附图），但我们还是对一些重要的内容展开了深入的讨论。全书最后附有缩写索引，帮助您了解常见的放射学和解剖学术语。

非常希望本书能够在您的日常工作中体现出它的价值和效能，使您日有所获。

A.Carlson Merrow, Jr. 医学博士　美国儿科学会会员

康宁本顿放射教育主席

辛辛那提儿童医院医疗中心

辛辛那提大学医学院临床放射　副教授

俄亥俄州辛辛那提

Selena Hariharan 博士　卫生服务管理硕士，美国儿科学会会员

辛辛那提儿童医院医疗中心急诊科

辛辛那提大学医学院儿科学　副教授

俄亥俄州辛辛那提

致 谢

文字编辑

Arthur G. Gelsinger 文学硕士

Terry W. Ferrell 理学硕士

Lisa A. Gervais 理学学士

Karen E. Concannon 文学硕士，博士

Matt W. Hoecherl 理学学士

Megg Morin 文学学士

图像编辑

Jeffrey J. Marmorstone 理学学士

Lisa A. M. Steadman 理学学士

医学编辑

Lauren C. Riney 博士

Caitlin Valentino 医学博士，理学硕士

插图

Laura C. Wissler 文学硕士

Lane R. Bennion 理学硕士

Richard Coombs 理学硕士

艺术指导与设计

Tom M. Olson 文学学士

Laura C. Wissler 文学硕士

主编

Nina I. Bennett 文学学士

编写协调

Angela M. G. Terry 文学学士

Rebecca L. Bluth 文学学士

Emily C. Fassett 文学学士

目 录

第一章　儿科影像简介

一、成像基础

（一）引言

在过去的几十年中，随着医学影像学技术的快速发展，患者可以接受更加快速、细致、便捷的检查服务。近年来，临床工作对先进成像技术越发依赖，虽然其中还存在各种问题。除了对经济成本的担忧之外，人们也开始关注各种成像方式的弊端（包括辐射、麻醉和对比剂的长期影响）。

本章就儿科日常工作中涉及的各种成像方法做一回顾，并阐述基本技术和专业术语，帮助儿科医师更好地预约检查及理解影像报告，并介绍各种基本应用（在正文按系统分类的各章节中，将有更详细的阐述）。各种成像技术的缺点和不足，包括公认的或者理论上存在的各种成像技术的不利因素也会在各章节中逐一表述。

（二）摄片

作为最早被发现和被临床应用的成像技术，摄片（"平片"或"X线"的首选术语）仍然是儿科放射成像的主要方法（头部例外），广泛应用于儿童骨创伤、腹痛、可疑下呼吸道感染等多种疾病的评估。摄片作为儿科医学中心最成熟的检查技术，仍然是最经济、最便捷的影像学检查方法，对于医患双方都有较高的获得感和体验感。作为医方，降低检查带来的相关电离辐射是亟须考虑的问题，如何在辐射剂量和图片质量中做出平衡需要更多的考量。

一般来说，摄片是利用X线穿透身体，从而产生图像。依据被检查组织的密度、厚度及X线束的能量，生成的图像将以不同的灰度（从黑到白）显示。当X线束由球管发射至探测器时（患者处于两者之间），它的衰减程度决定了探测器接收到X线的剂量，从而激活探测器内的特定元素以产生图像。因此，X线束穿透肺组织（充满空气的组织）时，在被探测器接收过程中，衰减相对较小。相反，类似骨组织摄片过程中，X线束衰减更大。

一般而言，密度较大的组织（如骨）将显示为相对明亮或白色（不透射线），密度较小的组织（如肺）将显示为相对较暗或黑色（透射线）。摄片时，有5种主要的密度差异能被肉眼识别、区分（从最低密度到最高密度），即气体/空气、脂肪、水（软组织）、钙和金属。

不同于接下来将要讨论的"断面"成像方式（如计算机断层扫描、磁共振、超声和一些核医学检查），摄片用菲薄的2D图像显示患者的3D解剖结构，3D解剖结构全部叠加，用单张的2D图像显示患者全部信息（或体积）。因此，图像上的特定点，代表X线束穿透数种不同类型组织后的结果。当不同密度的两个组织（如充气肺与肺炎）界面平行于X线束时，结构是最离散的。重叠的结构（其中一个感兴趣的结构位于另一个的深部，两者界面垂直于X线束）显示效果不佳（如隐匿于心脏后方的肺炎）。当两个密度相似的结构（如心脏和肺炎）彼此左右相邻（遮挡正常心脏边界）时，正常界面的消失表示病理状态。结构叠加、不同密度组织间界面因素影响病变的显示，所以摄片对某些疾病的检出敏感度低（如肠道积液而非积气状态下的肠梗阻），对某些疾病检出的敏感度高（如错位性骨折）。

（三）透视

摄片通过有限的X线曝光来产生单张图像，而透视的本质是通过连续或脉冲X线束，将结构改变的图像实时化、可视化。几十年来，这项技术被用于胃肠道和泌尿道，以研究特定的解剖和生理信息。例如，膀胱尿道排尿造影，关键解剖结构只在特定的生理活动过程中显示（排尿造影可以评估尿道，并可以诊断隐匿的膀胱输尿管反流）。

类似于许多其他放射学检查，透视经常借助于相对惰性的对比剂来帮助观察目标区域解剖结构。这些对比剂与X线束的相互作用（通常通过增加感兴趣区域的密度，从而减弱X线束），易于目标器官的显示。对于大多数儿童透视检查，需要将对比剂引入到空腔脏器（如口服对比剂至胃）。获取图像时，能观察到对比剂在相应器官（如肠蠕动）的流动。该成像技术的局限性在于不能直接显示感兴趣的组织，即对比剂通常只能勾勒出脏器黏膜表面，并由此推断内壁的变化及相关病因。

（四）计算机断层扫描（CT）

CT 使用强大的旋转 X 线球管和探测器，结合先进的计算过程，快速生成高质量的患者解剖结构 2D 断层图片。患者不同组织（基于电子密度）对 X 线束衰减度不同，在图像中显示为不同的灰度。CT 使用亨氏单位（Hounsfield units，HU）定量测量、区分图像的密度差，有助于检出、显示组织和液体。

扫描前后参数的设置决定了从所获取的数据集提取何种信息。适用于所显示的图像（包括各种 2D 平面、3D 旋转及时间分辨相关 4D 重建）中的方向以及数据如何视觉优化（如骨、软组织或肺细节）。即基于数据集加上恰当的采集和后续处理能产生优化的图像。例如，头部外伤 CT 显示颅底骨折，可以使用相同的数据集来创建高分辨率的颞骨图像而无须重新扫描。

对于急诊患者，CT 能够快速生成高分辨率解剖图像（单个成像部位数秒内即可完成），因此，10～15 年前，CT 就在急诊广泛应用。随着对辐射问题的日益关注，以及其他替代检查方法（如超声和磁共振）的推广，这种情况有所变化。临床规范及流程也有助于指导临床医师避免不必要的扫描。

静脉对比剂的使用取决于检查部位和临床问题。颅脑急诊检查（如出血、肿瘤、脑积水、骨折和鼻窦炎）无须静脉注入对比剂。然而，使用对比剂可以更好地诊断炎症引起的并发症。相比之下，大多数腹部或盆腔检查需要使用对比剂，用以区分病变和其他液体、软组织（非增强条件下可能掩盖病变）。

专用术语

高密度：相对明亮或白色。

低密度：相对较暗或黑色。

增强：静脉注入的对比剂由相应的病变或器官摄取；这一特征有助于明确病变的血管，增加其检出概率，并提供病灶起源信息。

明显强化或强化减弱：与周围正常软组织相比，感兴趣部位的强化增加或减少。

（五）磁共振成像（MRI）

大多数临床 MRI 扫描，通过在组织内磁化氢质子来产生图像。在磁场中，这些质子被射频能量脉冲激励；当质子返回（或弛豫）到其磁化的基线状态时，发射信号，最终被转换成图像。氢质子以不同但可预估的方式对脉冲的变化做出反应，这取决于它们所处的环境（即与水结合的质子不同于与脂肪结合的质子），并最终决定组织信号的差异。整个检查过程（通常持续 30～60 分钟）通常由 5～15 个不同的脉冲序列组成，用于评估组织的不同性质并将数据重建。

专用术语

磁场强度：这是磁共振扫描中的主磁场强度，临床应用通常为 0.7～3.0 特斯拉（Tesla，T）。一般来说，磁场强度越大，越能快速生成高质量图像，虽然许多参数也会影响图像的质量和扫描速度。

自旋回波和梯度回波：这是 MRI 扫描中的两种基本脉冲序列。所有其他序列都是由此衍生，旨在确定组织的不同构成。因 MRI 机器厂商的不同，每个序列命名（通常每个扫描仪有几十个）有所区别。遗憾的是，由此也诞生了不断更新且庞大的序列名称库。

T_1、T_2 和质子密度：含有移动氢质子组织的基本特征，这些特征对应于 MRI 图像上的组织表现。突出组织 T_1 弛豫差异的脉冲序列称为 T_1 加权（T_1-weighted，T_1WI），以此类推。具有短 T_1 弛豫时间的组织（如脂肪、黑色素和一些蛋白质）在 T_1WI 序列上呈高信号，显示为"明亮"，而液体信号则相对较暗。大多数液体具有较长的 T_2 弛豫时间，并且在 T_2WI 序列上显示为"明亮"。由于大多数病理组织都增加了液体含量，它们在"液体敏感序列"（T_2WI 或某些类型的反转恢复序列）上会很亮。然而，这种异常信号的显著性取决于它与周围组织的对比度。通过注入对比剂（T_1 弛豫时间缩短，通常使 T_1WI 图像上的增强组织更亮）和（或）应用脂肪饱和（又称脂肪抑制）来降低病变周围组织的亮度，可以突出病变的显示。用于抑制脂肪正常高信号的技术在识别骨和软组织的病变中作用显著（有大量脂肪组织）。对比剂通常仅用于对炎症、感染或肿瘤的诊断。静脉注入对比剂对大多数创伤没有临床意义。

液体衰减反转恢复（fluid-attenuation inversion recovery，FLAIR）：该序列用于大脑检查，在抑制脑脊液中信号的同时，保留各种病变内的液体信号。有助于突显位于脑室或脑沟周围的脑实质性病变（如多发性硬化，在 T_2WI 序列上不明显）。

短时反转恢复（short tau inversion recovery，STIR）：此序列用于抑制脂肪信号，特别有助于检出骨髓或软组织水肿。

弥散加权成像（diffusion-weighted imaging，DWI）：该序列显示组织内水质子的分子运动或扩散。它广泛用于检出急性脑梗死，发病后 30 分钟，细胞毒性水肿就可以得到显示，比其他序列敏感度高得多。然而，弥散受限也可在其他病变中见到，如脓肿、细胞密集的肿瘤等。

梯度回波序列（gradient-echo sequence，GRE）：该序列有许多变化，以评估各种组织特性。该序列具有识别软骨、出血或血流的能力，并将其可视化。

MRI动脉成像（MR angiography，MRA）和静脉成像（MR venography，MRV）：无论是否静脉注入对比剂，这些序列均可使用。在特定情况下每种方法各具优势，采用对比增强通常比非增强成像速度快，且不易受伪影干扰。

高强度/明亮/高信号：比周围组织更白。

低强度/暗/低信号：比周围组织更黑。

（六）超声与多普勒

使用超声波对身体组织进行检查，在儿童影像学评估中，其重要性仅次于摄片，排在第二位。这主要是由于它能够提供高空间分辨率的切面图像，不用镇静、无电离辐射及无需对比剂。超声检查一般不需要绝对静止或固定体位。此外，与成人相比，多数儿童，特别是婴儿体内软组织可视化更佳。这主要是因为婴儿体内有大量含水丰富的软骨（具有很好的透波性，不同于骨对声波的反射）、儿童脂肪一般比成人脂肪声波衰减低。

尽管超声在浅表组织中具有良好的空间分辨率，但其组织分辨率不及MRI高。近年来，美国批准使用超声对比剂，可能会缩小两者之间的差距（需要静脉注射）。

多普勒超声能很好地显示血管、器官和病变内血流信号。动脉和静脉信号很容易辨别，因此超声可以用于检出血管闭塞、狭窄和瘘。

专用术语

回声：从组织到换能器/探头，声波反射程度的可视化。

高回声/回声增强：结构在图像上呈现更亮或更白。

回声减弱：结构在图像上显得更暗或更黑。

无回声：对声波基本没有反射的（表现为全黑，如单纯液体）。

彩色多普勒：一种对血流方向敏感的技术。

能量多普勒：一种对血流量更敏感，但缺乏方向辨识的技术。

频谱/脉冲多普勒：一种表征血流速度随时间变化的技术，显示动脉和静脉波形。

（七）核医学

基本概念：将生理活性化合物（即以某种特殊临床方式处理的化合物）与放射性元素耦合，然后注入患者体内。当化合物与机体相互作用时，导致放射性标记物释放，从而被外部摄像头检出，不同于之前讨论的以外部能量源来检查患者身体。

之前讨论的大多数检查主要提供解剖学信息，而核医学检查侧重于提供生理信息。单光子发射计算机断层扫描（SPECT）成像用横截面显示核素数据，能够提升解剖细节的显示，该技术早已应用于脊柱和大脑的检查。最近，SPECT图像与CT（甚至MRI）的融合，进一步加强了核医学检查对解剖结构的辨识能力。

与传统放射学检查不同，核医学检查能快速对身体内较大区域进行成像，但通常对于特定病变的诊断缺乏特异性。相反，MRI评估具体脏器和结构（具有更高的诊断特异性）更具优势，但是还不能实现多器官、大范围的快速扫描，仅用于筛查疾病。

许多放射性药物（放射性同位素+生理活性化合物）已经被研发出来，用于检查骨骼、脑、肾脏、肝胆系统、甲状腺、血细胞、肺和胃黏膜相关的各种病变。每种放射性制剂都有各自的分布及代谢途径，包括生理吸收和排泄器官。相应部位放射性制剂的病理性浓度增加通常被称为摄取（或"热"），也有一些病变（如恶性甲状腺结节）较周围的正常组织呈低摄取（"冷"或"放射缺损"）。

核医学在过去20年中飞速发展，特别是正电子发射断层成像（positron emission tomography，PET）在肿瘤学中的应用。虽然已经介绍了许多其他应用，需要强调的是：由于肿瘤有浓缩葡萄糖倾向（结合放射性氟化物），PET成像在许多恶性肿瘤的分期和随访中发挥了重要作用。儿科中使用PET的另一个主要领域是癫痫的研究（代谢活动减少可能表示致痫灶）。与其他放射性示踪剂一样，PET示踪剂在体内呈正常生理性分布，相对于器官生理性摄取，病灶代谢活动升高或降低（"高代谢"或"低代谢"）。

（八）介入放射

在图像的引导下，很多侵入性手术可以通过微创的经皮穿刺完成。包括对各种血管病变、胆道异常的检查和治疗，以及肿瘤活检、脓肿抽吸等。

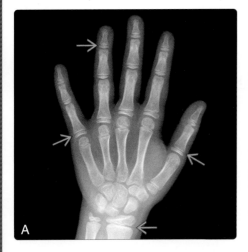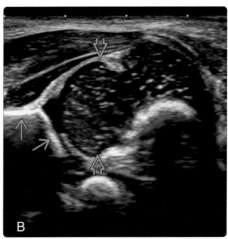

图1-1 A. 7岁儿童外伤，手部正位未见骨折或脱位。注意原始生长板的正常放射状软骨（蓝箭）。B. 无髋部异响的14天龄婴儿臀位冠状位声像图示，髋臼顶的正常形态及未闭合股骨头（蓝箭）的正常覆盖程度。注意，超声能很好地显示低回声的富含液体的软骨（空心蓝箭）

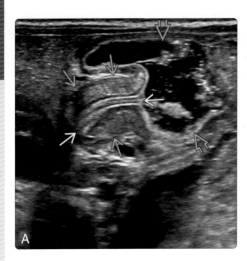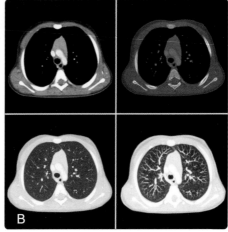

图1-2 A. 1月龄婴儿呕吐，斜切面超声示幽门肌异常增厚（蓝箭）。检查过程中，幽门通道（白箭）异常延长，且不能扩开，与肥厚性幽门狭窄一致。注意胃部（空心蓝箭）的液体潴留。B. 神经母细胞瘤患者，轴位增强CT，同一层图像可以通过调节亮度突出不同的解剖结构。从左上角顺时针，图像依次为纵隔窗、骨窗、MIP（以提高结节检测）、标准肺窗

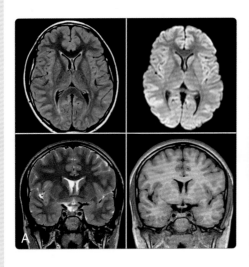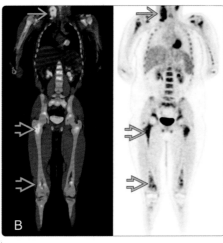

图1-3 A. 14岁儿童正常MRI，显示几种不同的MRI序列，每种序列提供不同的信息。从左上角顺时针，依次为轴位FLAIR、轴位弥散（DWI）、冠状位T₁WI和冠状位T₂WI图像。B. 冠状位PET/CT融合（左）图和未融合PET（右）图，青少年颈部软组织横纹肌肉瘤（蓝箭）患者，广泛骨转移（空心蓝箭）

二、儿科影像检查对健康的潜在风险

（一）引言

下列因素通常会影响儿科疾病检查。应考虑到与这些因素相关的安全问题，在某些情况下，应采用其他合理的检查（包括密切的临床随访）作为替代。然而，与这些影像检查相关的风险并不意味着应当避免这些检查，尤其当检查对患者的健康具有临床意义时。如有疑问，应与放射科医师和其他相关专家进行讨论。

（二）对比剂

对比剂的过敏反应在现代药物中并不常见，大多数真正的过敏反应往往是轻微的（如荨麻疹）。然而，反应是不可预测的、致命的，甚至可以发生在没有过敏史的患者身上。有相关过敏史的患者通常在使用对比剂前，预防性使用类固醇，尽管没有确凿的证据表明类固醇能成功预防过敏反应的发生。发生对比剂过敏反应的患者，如果可能，将来应该避免使用类似药物。

静脉注射碘对比剂（在 CT 使用）历来与肾毒性相关，在肾功能受损的患者中应避免使用。然而，新的数据表明，现代对比剂可能并非如此。人们对预防措施（包括静脉补液和口服补液）是否能有效避免肾损伤也产生了怀疑。值得注意的是，MRI 中使用的钆类对比剂本身不会引起肾损伤。

近 10 年来，对于 MRI 增强检查患者，体内游离钆离子的长期沉积一直备受关注。严重肾衰竭患者不应接受 MRI 增强检查，因为残留的钆离子会沉积在软组织中，引起肾源性系统纤维化。最近，对没有肾损伤的受检者进行反复的 MRI 增强扫描，发现大脑中有一定程度的钆沉积，但程度因对比剂的类型不同而异；迄今为止，还没有观察到任何临床反应。这导致许多医疗中心倾向于选择更稳定的长半衰期的对比剂，因其在排出之前不太可能分解。

（三）辐射

近年来，医用剂量电离辐射（用于摄片、透视、CT 和核医学）的长期效应引起了人们的极大关注。目前的主要问题是：造成患者（特别是那些 DNA 损伤风险较高的儿童）潜在癌症发生的风险增高，他们可能在一生中接受多次检查。多数专家一致认为，儿童时期进行一次 CT 扫描患癌的风险很低（< 0.1%～ 0.4%），特别是与美国（约 40%）患癌

基线风险相比。然而，接受多次扫描的患者的风险很难预测。多次扫描的剂量是否具有叠加效应，以及如何最好地报道和跟踪患者的辐射暴露，仍然存在争议。

可合理做到尽可能低水平（as low as reasonably achievable，ALARA）原则指导放射科医师将医疗辐射暴露限制在真正必要的范围内，以实现满足诊断质量的检查。在过去的 10 年中，与医学成像相关的辐射剂量显著减少。因此，30 年前，与检查辐射暴露相关的长期风险数据，并不适用于当下。

辐射剂量的减少基于设备的技术更新、医学物理学家和放射科医师在技术上的调整。此外，许多医疗中心已经制定了临床流程和规范，如果其他检查方案合理的话，可以避免患者接触 CT 扫描。归根结底，必须认识到 CT 检查确实可以诊断疾病、挽救生命，专家们普遍认为，拒绝合理医学检查导致的风险远大于检查本身造成的长期风险。

（四）麻醉

运动严重影响图像质量，放射科医师采用了许多措施，以确保年幼和不合作的患者在放射检查期间保持安静。在实际操作中采用各种形式和方法（包括电影、玩具和儿童问题专家的介入）。相对快速的检查（如摄片和 CT）有时需要父母、技术人员和医师约束患儿身体的某个部位，从而确保患儿受检时的临时体位。然而，接受较长时间检查的年幼患者通常需要镇静或全身麻醉。近来，有人担心某些麻醉剂对未成熟 / 发育中的神经系统有潜在不利影响，尤其是在反复用药，甚至是单次长时间用药的情况下。虽然动物模型显示某些药物会损害神经发育，但在人类身上却有不一致的数据，其长期影响仍在研究中。

（五）其他安全问题

患者可能携带与 MRI 不兼容的植入物，包括大多数起搏器、迷走神经刺激器和耳蜗植入物。磁场可能导致这些设备在扫描过程中发生故障或发热。因此，在患者进入扫描室之前，必须明确植入设备的具体细节。残留的金属碎片（如子弹或金属制品）可能位移并伤害患者。虽然 MRI 操作员会在患者进入扫描室之前进行彻底检查，但儿科医师也应该从旁给予提醒，以避免危险事件的发生。

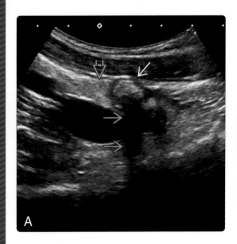
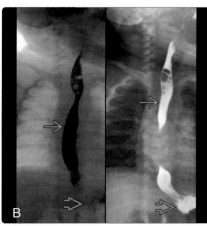

图1-4　A.超声显示阑尾扩张（白箭）、不可压迫，邻近脂肪硬化（空心蓝箭），阑尾声影（蓝箭）。正确操作的前提下，超声对阑尾炎的诊断非常准确，避免了CT的辐射。B.上消化道造影显示食管（蓝箭）和胃（空心蓝箭）的对比。左图，噪声比更高的灰度反转图像是透视的"截图"。右边的图像是真正的摄片图像，虽然有更高的辐射剂量，但图像的分辨率也更高，细节显示更好

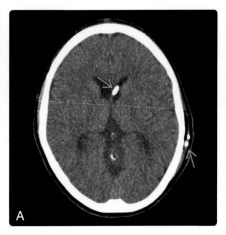
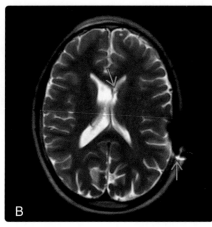

图1-5　A.脑积水分流术后的少年，头颅轴位CT平扫示脑室大小正常，分流器呈高密度（蓝箭）。B.同一患者轴位SSFSE T₂序列MRI，显示正常的脑室大小和分流器位置同CT所示一致（蓝箭）。这个序列比传统的T₂WI成像速度快，尽管对大脑细节显示有限。对于脑积水分流术的年轻患者，该技术可以评估分流功能障碍，仅需常规脑MRI扫描，从而避免CT辐射或麻醉

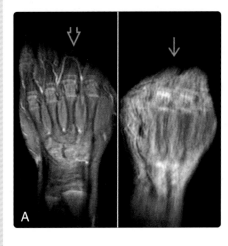
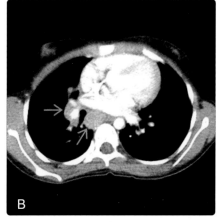

图1-6　A.5岁清醒患儿，右手冠状位T₁增强FS序列MRI图像，第一次扫描（空心蓝箭）无运动伪影，第二次扫描见严重的运动伪影（蓝箭）。在这个年龄段，为了进行诊断性检查，常需要镇静/麻醉。B.共济失调毛细血管扩张症（ataxia telangiectasia，AT）伴发热的患者，轴位增强CT显示淋巴结肿大（蓝箭），最终诊断为淋巴瘤。AT患者对放射性物质特别敏感，尽可能避免行CT检查

参考文献

1. Davenport MS et al: The evidence for and against corticosteroid prophylaxis in at-risk patients. Radiol Clin North Am. 55(2):413-421, 2017

2. Ehrmann S et al: Contrast-associated acute kidney injury in the critically ill: systematic review and Bayesian meta-analysis. Intensive Care Med. ePub, 2017

3. World Health Organization: Communicating Radiation Risks in Paediatric Imaging. http://www.who.int/ionizing_radiation/pub_meet/radiation-risks-paediatric-imaging/en/. Published 2016. Accessed April 2017.

4. Davidson AJ et al: Neurodevelopmental outcome at 2 years of age after general anaesthesia and awake-regional anaesthesia in infancy (GAS): an international multicentre, randomised controlled trial. Lancet. 387(10015):239-50, 2016

5. Roberts DR et al: Pediatric patients demonstrate progressive T1-weighted hyperintensity in the dentate nucleus following multiple doses of gadolinium-based contrast agent. AJNR Am J Neuroradiol. 37(12):2340-2347, 2016

6. Nardone B et al: Pediatric nephrogenic systemic fibrosis is rarely reported: a RADAR report. Pediatr Radiol. 44(2):173-80, 2014

7. Brody AS et al: Radiation risk to children from computed tomography. Pediatrics. 120(3):677-82, 2007

第二章 气 道

一、儿科气道检查方法

（一）简介

在解剖学和功能学上，小儿气道以声门（喉）为界分成上、下两部分，或者根据近端有支撑软骨和远端无支撑软骨分成大气道和小气道。疾病的累积过程可以是外在的也可以是内在的，并且它们可以表现为在不同年龄段儿童中的急性或慢性气道损伤。气道受损的主要分类包括先天性气道阻塞（如后鼻孔闭锁），急性感染性病因（如喉炎、会厌炎），非感染性内源和外源阻塞（如血管环、异物）和阻塞性睡眠呼吸暂停（如扁桃体肥大、舌后坠）。这些一般疾病类别并不总是独立存在的，有些疾病进程会影响多个层面，或者是潜在的先天性异常，但在儿童后期才表现出来。

（二）成像方法

1. 摄片 平片仍然是用于儿科气道初步评估的基本成像方式。两种体位（前后位和侧位）的图像要包括上方的鼻腔、鼻咽和下方的气管隆嵴。对于幼儿，拍摄吸气相侧位图片，并且将颈部伸展以防止正常组织对病变的干扰，这一点尤其重要。

气道摄片有助于发现吞入/吸入的异物（特别是那些不透射线的异物），对炎症或外在压迫导致的咽部中线位移进行评估，确定气管狭窄部位。大多数影响气道的外源性因素（如扁桃体周围脓肿、融合的结节）则需要断层成像以获得更多的征象。

气道摄片的急诊适应证较少，主要用于伴有呼吸噪声的婴儿和打鼾的大龄儿童（后者可以拍摄上呼吸道的单张侧位片）。

2. 透视 在当今时代，透视在评估儿科气道方面的作用有限。当临床和（或）放射学怀疑婴儿咽后间隙病变时，通常会使用该技术。在这种情况下，有时不能获得满意的侧位片图像[足够的伸展和（或）吸气相]，使得正常的咽后组织表现为异常增厚。脉冲透视可以在侧位观察呼吸循环过程中气道的变化，显示婴儿咽后间隙软组织正常的扩张和回缩（如果没有炎性改变）。

对于阻塞性睡眠呼吸暂停患者，透视检查并非主要检查方法，但可偶然发现气管软化或气道的其他部位塌陷。

当怀疑误吸或喂食困难时，常规需要透视下吞咽检查（即改良的吞钡）（与言语治疗师合作）。与之相关的另一项检查是食管造影。虽然此检查通常应用于吞咽困难的患者，当表现为食管受压时，提示血管环的压迫，因此该技术也可用于气道评估。

3. CT CT在评估气道方面的应用已经相当广泛。在急性发病时，增强CT可用于显示咽后部脓肿或扁桃体周围组织。对于先天性或慢性气道异常，CT血管造影可用于寻找引起气道压迫的血管环（通常在肺部或耳鼻喉检查时）。在呼吸过程中，对气道管腔使用4D电影成像，还可评估气道管径的动态变化。基于上述应用和快速成像，CT在复杂性气道异常的诊断中发挥了重要作用。

4. 磁共振 尽管MRI在颈部应用广泛，但MRI气道成像通常仅限于对扁桃体切除术后复发的阻塞性睡眠呼吸暂停进行评估。它的优势在于能够区分导致间歇性气道阻塞的各种软组织成分；在扫描过程中，跨越多个呼吸周期、应用各种措施观察声门上气道。

5. 超声 由于空气伪影的影响，超声检查很少应用于儿科气道的评估。虽然超声能很好地显示颈部可触及的肿块，但它们累及的深度、与气道的确切关系还是CT或MRI显示更佳。目前，气道超声的几个有限应用领域包括：对扁桃体周围脓肿的评估（使用口腔内探头）、喉部运动（由耳鼻喉科医师完成）、确定气管导管位置（医疗监护期间由急诊或ICU医师完成）。

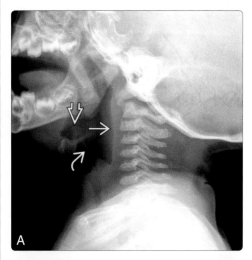

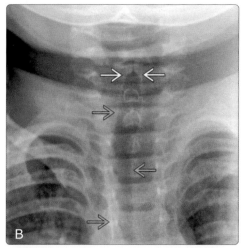

图 2-1 A. 正常气道的侧位片示"薄"且边界清楚的会厌（空心白箭）。注意正常的咽后软组织宽度（白箭）和薄的杓会厌皱襞（白弯箭）。B. 正常气道的前后位片示声门/声门下的正常"肩"征或侧向凸起（白箭），其与喉炎的垂直伸长的"尖顶"不同。气管（蓝箭）管径在声门至隆突处水平均匀一致

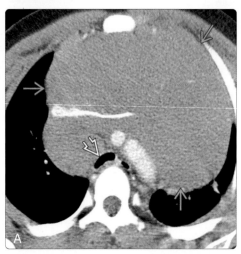

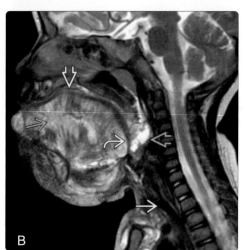

图 2-2 A. 淋巴瘤患儿，轴位增强 CT 示巨大的纵隔肿块（蓝箭）向后压迫气管并使管腔变窄（空心白箭）（典型的外在压迫）。B. 17 月龄广泛性面部淋巴管畸形患儿，矢状位 T₂ MRI，示舌（蓝箭）、口底组织和软腭（空心蓝箭）显著浸润及增大，导致口腔（空心白箭）、口咽（白弯箭）和上喉咽间隙完全消失。气管造瘘术（白箭）部分可见

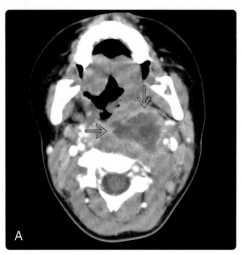

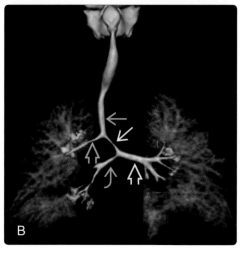

图 2-3 A. 7 岁患儿发热伴颈部疼痛，轴位增强 CT 示颈深部软组织环形强化病灶内有液体积聚（蓝箭），典型的脓肿。B. 气道 CT 平扫的 3D 图像正面观，示圆形、管腔狭窄的远端气管（蓝箭），典型的完整软骨环。右肺上叶支气管（空心蓝箭）单独开口于气管，继而发出一段狭窄的中间左支气管（白箭），然后分为左主支气管（空心白箭）和右支气管桥（蓝弯箭）

参考文献

1. Berdan EA et al: Pediatric airway and esophageal foreign bodies. Surg Clin North Am. 97(1):85-91, 2017
2. Stagnaro N et al: Multimodality imaging of pediatric airways disease: indication and technique. Radiol Med. ePub, 2017
3. Ehsan Z et al: Pediatric obstructive sleep apnea. Otolaryngol Clin North Am. 49(6):1449-1464, 2016
4. Osman A et al: Role of upper airway ultrasound in airway management. J Intensive Care. 4:52, 2016
5. Richards AM: Pediatric respiratory emergencies. Emerg Med Clin North Am. 34(1):77-96, 2016
6. Salih AM et al: Airway foreign bodies: A critical review for a common pediatric emergency. World J Emerg Med. 7(1):5-12, 2016
7. Soyer T: The role bronchoscopy in the diagnosis of airway disease in children J Thorac Dis. 8(11):3420-3426, 2016
8. Stafrace S et al: Essential ultrasound techniques of the pediatric airway. Paediatr Anaesth. 26(2):122-31, 2016
9. Vijayasekaran S et al: Airway disorders of the fetus and neonate: An overview. Semin Fetal Neonatal Med. 21(4):220-9, 2016
10. Bandarkar AN et al: Tonsil ultrasound: technical approach and spectrum of pediatric peritonsillar infections. Pediatr Radiol. ePub, 2015
11. Singhal M et al: Cardiovascular Causes of pediatric airway compression: a pictorial review. Curr Probl Diagn Radiol. 44(6):505-10, 2015

二、呼气性气管扭曲

（一）专业术语

婴儿呼气时气管横向和纵向形态的间断性正常改变。

（二）影像表现

1. 在前后位图像中，大龄儿童和成人的气管在整个呼吸过程中保持正常垂直。

2. 婴儿在吸气时气管呈正常垂直，但在呼气时气管发生变化。

（1）胸廓入口处 / 上方的局限性缩短、皱褶、屈曲或弯曲，无口径变化。

（2）左位主动脉弓的患者向右侧弯曲；向左侧弯曲提示右位主动脉弓。

（3）吸气后气管重新变直。

3. 无须重新摄片。

（三）鉴别诊断

1. 喉炎 小儿声门下气管对称性狭窄伴特征性"犬吠"样咳嗽。

2. 婴幼儿血管瘤 气管腔内良性血管性肿瘤引起固定、不对称性气管狭窄，常伴有婴幼儿皮肤血管瘤，呈"胡须"状分布。

3. 气管软化 前后径（非横向）上的异常动态显示气管塌陷。静态侧位图像上显示管径变窄；动态变化证实了气管软化，而非固定狭窄或压迫。

4. 外部肿块或异常血管的压迫 肿块或血管旁固定的、局限性气道狭窄；肿块可使纵隔增大。

（四）临床问题

1. 形态学与患儿年龄相符，在胸部或气道摄片时偶然发现。

2. 不会引起与影像表现相应的症状。

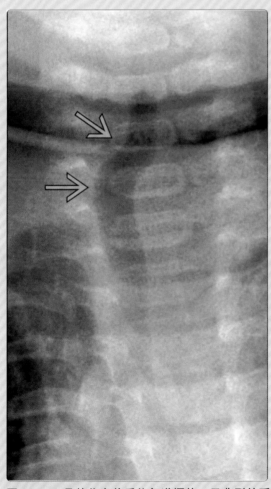

图2-4 8月龄儿童前后位气道摄片，示典型的呼气性气管扭曲：胸腔入口及上方的气管向右侧局限性扭曲（蓝箭），未见狭窄

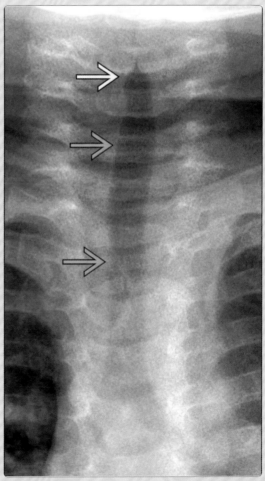

图2-5 8月龄儿童吸气时前后位摄片，示气管的相对垂直（蓝箭）。注意声门处正常的"肩"征（白箭）

三、咽后组织假性增厚

（一）专业术语

1. 婴儿正常咽后软组织在气道侧位片上呈短暂性增厚。

（1）呼气或伸展不佳造成的"肿胀"。

（2）吸气及伸展足够时消退。

2. 造成这种现象的因素

（1）婴幼儿的颈部相对较短，导致气道摄片时体位不佳。

（2）哭泣时，呼气时相较长，难以把握最佳吸气相。

（二）影像表现

1. 椎前软组织的广泛增厚／突出：在下咽和颈段食管交界处呈正常的"台阶"征；持续的"台阶"征象倾向于假性增厚诊断而非真正的咽后病变。

2. 在重复侧位摄片时，延长吸气相时长并使颈部尽量伸展，该征象消失。

3. 如果摄片不清晰，可在透视下观察气道动态变化，以确定间歇性增厚及消退。使用"截图／图像留存"作为存档分析。

（三）鉴别诊断

1. 咽后蜂窝织炎／脓肿

（1）即使在吸气相和颈部伸展条件下，椎前广泛突出的软组织仍持续存在。

（2）常在下咽食管交界处失去正常的"台阶"征。

2. 颈椎病变

（1）创伤、炎症／感染或肿瘤→椎前软组织肿胀。

（2）影像学上可见骨性异常。

（四）临床问题

1. 2 岁以上儿童不常见。

2. 不同于真正的病变，假性增厚不会引起特征性体征／症状。

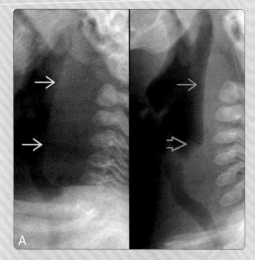
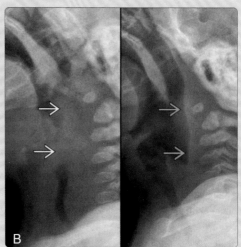

图 2-6　A. 婴儿侧位摄片，示椎前软组织的假性增厚（白箭），在颈部伸展和吸气后征象消失（蓝箭）。注意第二张图中正常的下咽食管交界处的"台阶"征（空心蓝箭）。B. 4 月龄婴儿侧位片，示在呼气（左）和吸气（右）时，咽后组织突出（白箭）和回缩（蓝箭）的动态变化。第二张图像显示了椎前组织的正常厚度和形态

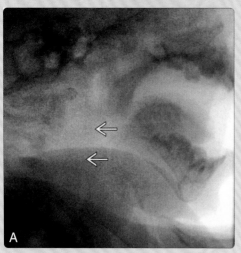
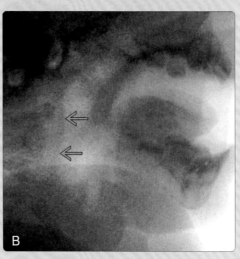

图 2-7　A.11 月龄喘鸣婴儿侧位透视，"留存图像"示呼气时椎前软组织突出（白箭），之前的摄片（未显示）示咽后软组织增厚。B. 同一患儿吸气时侧位透视，"留存图像"示椎前软组织正常回缩（蓝箭），证实了原始图像上假性增厚的诊断

四、先天性鼻梨状孔狭窄

（一）专业术语

骨性前鼻道先天性狭窄 [梨状孔（pyriform aperture，PA）]

（二）影像表现

最佳工具：轴位和冠状位的骨 CT 成像。

1. 前上颌骨内侧偏曲，伴有鼻突增厚及融合。

2. 轴位图像上的三角形硬腭。

3. 上颌牙列异常：上颌正中孤立中切牙（solitary median maxillary central incisor，SMMCI）占 75%。

（三）鉴别诊断

1. 鼻泪管黏液囊肿。

2. 后鼻孔狭窄 / 闭锁。

（四）病理

1. 不合并 SMMCI 的先天性鼻梨状孔狭窄（congenital nasal pyriform aperture stenosis，CNPAS）：几乎总是单独发生。

2. 合并 SMMCI 者占 CNPAS 的 75%。伴发前脑无裂畸形、垂体 - 肾上腺轴功能障碍、小头畸形等其他多种畸形。

（五）临床问题

1. 新生儿 / 婴儿呼吸窘迫

（1）进食后症状更明显。

（2）呼吸问题可能是由上呼吸道感染引起的。

（3）临床检查表现为鼻腔入口狭窄。

（4）鼻胃管难以通过。

2. 每 5000 名婴儿中就有 1 名患有先天性气道阻塞。CNPAS 比后鼻孔闭锁少见得多。

3. 鼻腔最终会变大；轻度患儿症状可能会改善。

4. 手术指征：包括持续性呼吸困难、体重增长不明显、前后宽度 < 5.7mm。

（六）诊断流程

1. 骨 CT 扫描用以确认 / 显示骨狭窄，并识别牙齿 / 腭畸形。

2. 如果合并 SMMCI，脑 MRI 检查以排除脑中线结构异常。

图 2-8　A. 新生儿轴位骨 CT 示先天性鼻梨状孔狭窄的典型特征。上颌骨前部过度生长（白箭）导致梨状孔 / 鼻入口明显狭窄。B. 同一患儿上颌骨前部水平的轴位骨 CT 示上颌正中孤立中切牙（或巨切牙）（白箭）。这是常见的儿童先天性梨状孔狭窄的伴发表现，± 颅内中线异常

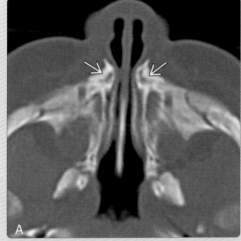
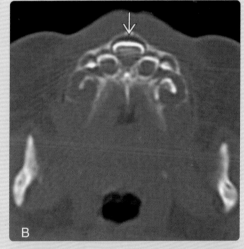

图 2-9　A. 呼吸窘迫的新生儿轴位骨 CT，示前内侧增厚的上颌骨（白箭），引起梨状孔狭窄。该患儿伴发上颌正中孤立中切牙或颅内异常。B. 伴发上颌正中孤立中切牙（未显示）的患儿尸体轴位 T2 脑 MRI，示单脑室（白箭）、前脑无裂（空心白箭）、中线背侧大囊肿（白弯箭），这些征象均为无脑叶型前脑无裂畸形的典型表现

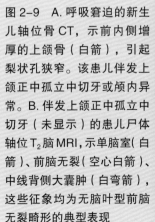
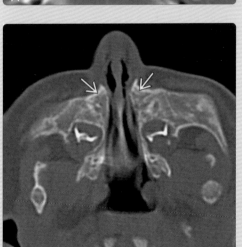
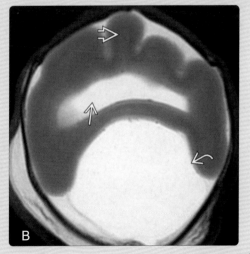

五、鼻泪管黏液囊肿

（一）专业术语

同义词：先天性泪囊囊肿。

（二）影像表现

1. 新生儿，边界清楚的内眦囊性肿块与扩张的鼻泪管（nasolacrimal duct，NLD）相连，单侧或双侧。

2. 增强 CT 几乎没有囊壁强化（感染除外）。

3. 冠状位/矢状位重建图像显示，近端囊肿（泪囊）与远端囊肿（下鼻道）通过扩张的鼻泪管相连。

（三）鉴别诊断

1. 眼眶皮样和表皮样囊肿　外眦＞内眦。

2. 获得性泪囊膨出　儿童少见。

（四）病理

由于 Hasner 膜闭锁，导致泪液、黏液在鼻泪管中积聚（即远端导管阻塞）。

（五）临床问题

1. 通常出现在 4 天至 10 周龄患儿。

2. 近端囊肿：出生时或出生后不久发现，小圆形、蓝色、内眦肿块，± 蜂窝织炎（泪囊炎）。

3. 远端囊肿：如果双侧发生，出现鼻腔气道阻塞伴呼吸窘迫（尤其在喂食期间）。

4. 产前 MRI 确诊患儿只有 50% 的概率最终出现产后症状。

5. 90% 的单纯远端鼻泪管梗阻可在 1 岁时消退。

6. 建议在感染前采取干预措施，以预防鼻腔气道阻塞、泪囊炎和永久性后遗症（如鼻泪管瘢痕、弱视及永久性睑裂不对称）。

（1）每日用手按摩 ± 预防性应用抗生素。如果鼻泪管黏液囊肿感染或引起气道阻塞，则不宜用手按摩。

（2）10% 的患儿需要使用灌洗探查 ± 硅胶支架。

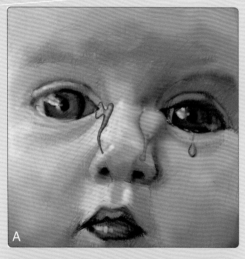

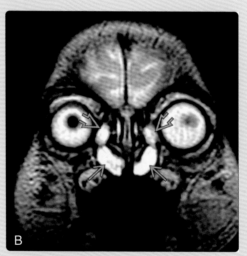

图 2-10　A. 正常的右鼻泪管结构（绿色）。由于 Hasner 膜处远端梗阻，导致左侧泪囊囊状扩张。B. 婴儿冠状位 T$_2$ MRI 示高信号鼻泪管黏液囊肿，从近端扩张的泪囊（空心蓝箭）延伸至下方鼻道（蓝箭）

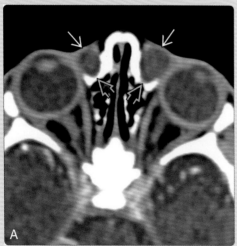

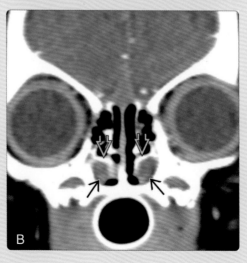

图 2-11　A.4 天龄婴儿双侧眶内侧肿胀呈蓝色，左侧脓液流出，轴位增强 CT 示双侧泪囊增大（白箭）。注意双侧泪囊窝的扩张（空心蓝箭）。B. 同一患儿的冠状位增强 CT 示鼻泪管黏液囊肿，其远端鼻内部分的典型位置（黑箭），位于下鼻甲下方（空心蓝箭）

六、后鼻孔闭锁

（一）专业术语

1. 先天性后鼻孔阻塞。

2. 最常见的先天性鼻腔畸形。

（二）影像表现

1. 后鼻腔单侧或双侧骨性狭窄

（1）犁骨增厚。

（2）上颌骨后部向内侧弯曲。

2. 由膜或骨板造成的阻塞：纯骨性闭锁高达30%。

3. ± 阻塞的鼻腔内气液平。

4. 双侧高达 25%，75% 的双侧病例伴有其他异常。

（三）鉴别诊断

1. 后鼻孔狭窄。

2. 梨状孔狭窄。

3. 鼻泪管黏液囊肿。

（四）临床问题

1. 典型表现

（1）双侧后鼻孔闭锁：新生儿呼吸窘迫（由于"强制性鼻腔呼吸"状态）；进食时加重，哭闹时缓解。①呼噜声，鼻息声，低沉的喘鸣；②尽管胸片显示肺充气，但无法将鼻胃管通过鼻腔超过 3～4cm。

（2）单侧后鼻孔闭锁：大龄儿童慢性、化脓性单侧鼻漏，伴轻度气道阻塞。

2. 治疗

（1）立即建立口腔气道（确保呼吸）。

（2）在鼻胃管通过后，膜性闭锁可能会破裂。

（3）外科治疗会有效缓解呼吸道症状。骨 CT 是术后瘢痕和闭锁板不完全切除的最佳评估方式。

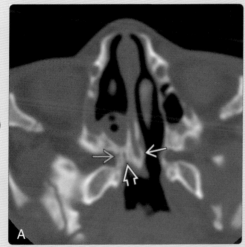
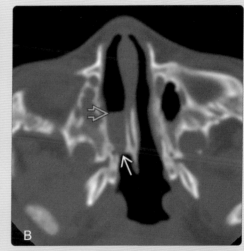

图 2-12　A. 新生患儿，经后鼻孔上方层面轴位 CT 平扫（骨窗），示右侧后鼻孔完全骨性阻塞（空心白箭），继发于增大的犁骨（白箭）和增厚的上颌骨内侧（蓝箭）的融合。B. 同一患儿轴位 CT 平扫（骨窗），示右侧后鼻孔狭窄处下方膜性闭锁（白箭）。同时要注意继发于后鼻阻塞的右侧鼻腔分泌物的残留（空心蓝箭）

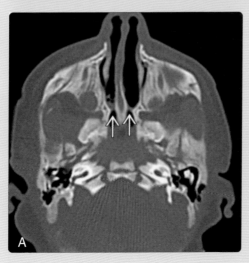
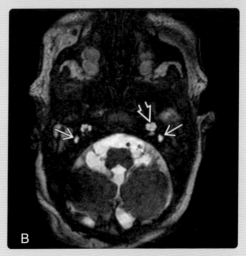

图 2-13　A. CHARGE 综合征患儿，轴位骨 CT 示双侧后鼻孔阻塞（白箭）继发于线性膜性结构，该结构位于增厚的犁骨和双侧上颌骨后方内侧之间。典型的混合性后鼻孔闭锁。B. 同一患儿，轴位 3D SSFP 序列 MRI，典型的 CHARGE 综合征内耳异常，包括小 / 发育不良的前庭（白箭），半规管缺失及左耳蜗发育不良（空心白箭）

七、会厌炎

（一）专业术语

继发于会厌及周围组织炎症的气道阻塞，如果不加以治疗会危及生命。

（二）影像表现

1. 临床诊断　正侧位摄片仅限用于能配合检查的疑似患者。

（1）儿童应保持直立、舒适体位。

（2）口腔分泌物不易处理，患者可能会流涎。不宜情绪激动或仰卧位时摄片。

2. 侧位摄片

（1）会厌明显增厚。

（2）杓会厌皱襞增厚：①从前上方的会厌延伸至后下方的杓状软骨；②通常薄且向下突出；③也可以变厚且向上突出；④这些皱襞肿胀会导致气道阻塞。

3. 正位摄片　诊断价值有限。± 声门下对称性气管狭窄，与喉炎相似。

（三）临床问题

1. 自从引入流感嗜血杆菌疫苗以来，儿童的发病率显著下降。儿童的平均发病年龄从 3.5 岁升至 14.6 岁；如今，成人发病比儿童更常见。

2. 高热、喉咙痛、发音困难、发出类似"口含烫山芋发出的声音"、声音嘶哑及流涎，伴有突发性喘鸣（通常是吸气），常伴有吞咽困难。

3. 卧位时患儿常出现中毒症状、焦虑及不适、伴呼吸窘迫加重。可能具有典型的"三脚架姿势"（坐直、脖子伸直、身体前倾、下颌前伸，以便于最大限度地开放喉头）。

4. 直接在耳鼻喉科手术室行喉镜和支气管镜引导下的气管插管手术。

5. 给予类固醇和静脉滴注广谱抗生素。

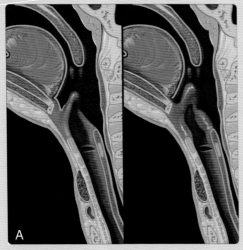
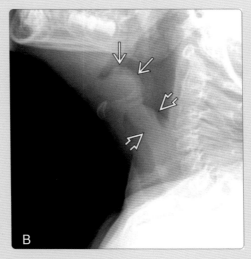

图 2-14　A. 矢状位图像示会厌炎（右）与正常会厌（左）对比。会厌和杓会厌皱襞肿胀及弥漫性增大（右）。B. 患儿侧位摄片示会厌（白箭）及杓会厌皱襞（空心白箭）明显增厚，典型的会厌炎。杓会厌皱襞向上凸起

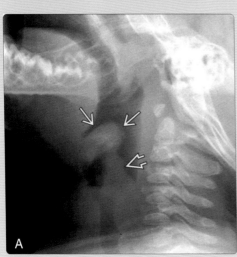
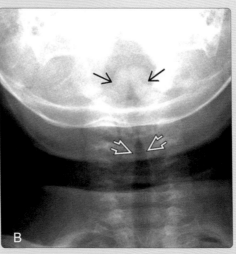

图 2-15　A. 婴儿的侧位摄片，示会厌（白箭）及杓会厌皱襞（空心白箭）的中度至显著增厚，典型的会厌炎表现。B. 同一患儿前后位摄片，通过颅底/枕骨大孔显示会厌及杓会厌皱襞（黑箭）增厚。不同程度的会厌炎可见轻度声门下狭窄（空心白箭）

八、咽后脓肿（I）

（一）专业术语

咽后间隙（retropharyngeal space，RPS）淋巴结外的脓液积聚。

（二）影像表现

1. 侧位摄片 椎前距增宽，下咽食管交界处正常轮廓消失。

2. 增强CT 是快速成像、评估范围/并发症的最佳工具。

（1）咽后间隙扩大，表现为边界清晰、卵圆形、边缘强化的低密度影伴前缘突出。

（2）并发症包括气道受损、颈静脉血栓形成/血栓性静脉炎、纵隔增宽/纵隔炎、颈内动脉假性动脉瘤（罕见，提示耐甲氧西林金黄色葡萄球菌）。

（三）鉴别诊断

1. 咽后软组织的假性增厚。

2. 咽后间隙水肿。

3. 咽后间隙坏死/化脓性淋巴结肿大。

4. 淋巴管畸形。

（四）临床问题

1. 临床表现 吞咽困难、喉咙痛、进食减少、脱水、发热、寒战、白细胞计数增高、红细胞沉降率增快；有中毒症状的患儿伴有颈部疼痛明显、运动受限，尤其是伸展运动时。大多数＜6岁；成人发病率上升。

2. 病因学

（1）头颈部感染（咽炎，扁桃体炎）累及咽后间隙淋巴结→淋巴结脓肿→淋巴结破裂→咽后脓肿。

（2）异物穿透咽部。

3. 治疗 早期耳鼻喉科会诊、静脉滴注抗生素、气道管理、液体复苏。

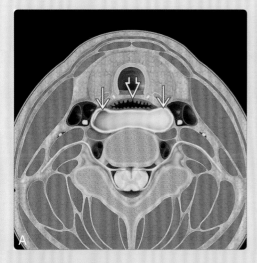
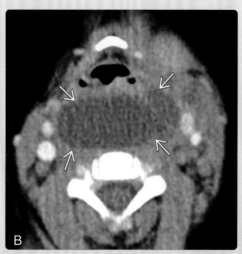

图2-16 A.轴位图示咽后间隙（RPS）脓肿（白箭）的位置和典型轮廓，该脓肿使颈段食管（空心白箭）向前移位并使椎前肌变扁。B. 10月龄患儿高热5天，轴位增强CT示巨大的卵圆形低密度影，使得咽后间隙扩大（白箭），伴有咽部前移和颈动脉鞘扩张，脓肿壁有轻微强化

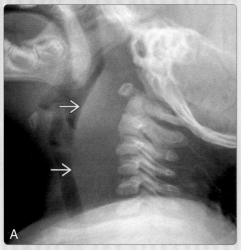
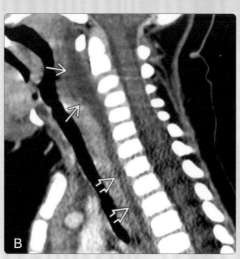

图2-17 A.12月龄败血症男婴，侧位摄片示椎前软组织明显增厚（白箭）。咽食管交界处正常的"台阶"征已消失。B.同一患儿，增强CT矢状位重建清楚地显示了软组织突出形成的原因是前突的咽后脓肿（白箭），同时伴有脓液向后纵隔流注（空心白箭）

（一）专业术语

1. 咽后间隙（RPS）　居于正中线，位于咽黏膜和颈段食管后方，由颅底延伸至胸 3 椎体水平纵隔。

2. 咽后脓肿　淋巴结外脓性液体积聚于咽后间隙。

（二）影像表现

1. 摄片

（1）侧位片至关重要

1）正常椎前软组织厚度：①颈 2 水平（下咽部）：任何年龄 ≤ 7mm。②颈 6 水平（颈段食管）：< 15 岁 ≤ 14mm，成人 ≤ 22mm。

2）儿童：必须在吸气和颈部伸展时行侧位摄片检查。①在婴儿中，颈部屈曲和呼气常引起椎前软组织的假性增厚。②侧位透视可以区分持续性真性增厚与动态假性增厚。

（2）对于咽后脓肿，侧位片显示椎前软组织增宽 / 增厚。①下咽部与食管交界处凸起前屈，失去正常"台阶"征。②确定脓肿范围、鉴别蜂窝织炎 / 痰还是脓肿的作用有限。③咽后间隙积气的情况少见，但可用于脓肿诊断（如果没有创伤）。

2. CT　增强 CT：在咽后间隙中，根据强化的脓肿壁确定脓肿的形成。早期，增强可能是轻微的；厚壁强化提示脓肿成熟。

3. 影像学检查推荐　最佳成像工具：增强 CT。

（三）鉴别诊断

1. 咽后软组织假性增厚

（1）婴儿常见的与咽后间隙病变相混淆的摄片征象。

（2）摄片时充分延伸并吸气或透视检查能明确是一过性表现。

2. 咽后间隙水肿

（1）椎前软组织边界不清、细长、均质水肿，无边缘强化。由于局部炎症（如咽炎）或静脉 / 淋巴管阻塞。

（2）无须引流。

3. 咽后间隙化脓性淋巴结肿大

（1）咽后间隙旁中央低密度 / 坏死淋巴结，伴有邻近蜂窝织炎。

（2）若治疗不当，化脓性淋巴结肿大可发展为结外咽后间隙脓肿。

4. 淋巴管畸形

（1）单房或多房、跨间隙、囊性颈部肿块，壁薄且不强化（感染除外）。

（2）典型部位：颈前、颈侧。

（四）病理

一般特征

病因学

1. 头颈部感染（咽炎，扁桃体炎）累及咽后淋巴结→化脓性淋巴结肿大→淋巴结破裂→咽后脓肿。最常见致病菌：金黄色葡萄球菌、嗜血杆菌、链球菌。

2. 异物穿透咽部：儿童口含异物奔跑。

（五）临床问题

1. 临床表现

（1）最常见症状 / 体征：①吞咽困难，喉咙痛，进食不佳，脱水。②败血症：发热、寒战、白细胞计数增高和红细胞沉降率（ESR）增快。

（2）其他症状 / 体征：咽后壁水肿或突起；反应性颈部淋巴结肿大。

（3）临床特征：①有中毒症状的患儿，颈部疼痛明显、运动受限，尤其是在伸展运动时。②喘鸣少见。

2. 流行病学　多见于 < 6 岁儿童。

3. 自然病程及预后

（1）早期诊断和积极治疗则预后佳。

（2）感染传播可能引起并发症

1）咽腔狭窄→气道受损。

2）向下扩散至纵隔→纵隔炎。死亡率高达 50%（婴儿更高）。

3）颈动脉区受累：①颈静脉血栓形成或血栓性静脉炎。②颈内动脉（ICA）痉挛；神经系统后遗症少见。③ICA 假性动脉瘤和（或）破裂少见；提示耐甲氧西林金黄色葡萄球菌感染。

4）Grisel 综合征罕见。头颈部感染后寰枢韧带扩张或松弛→非创伤性寰枢关节半脱位。

4. 治疗

（1）早期耳鼻喉科会诊。

（2）静脉注射抗生素，气道管理，液体复苏。

（3）对于严重或复杂脓肿实行外科干预（清创冲洗），无改善 / 恶化者使用静脉滴注抗生素。

参考文献

1. Ho ML et al: The ABCs (airway, blood vessels, and compartments) of pediatric neck infections and masses. AJR Am J Roentgenol. 1-10, 2016

2. Novis SJ et al: Pediatric deep space neck infections in U.S. children, 2000-2009. Int J Pediatr Otorhinolaryngol. 78(5):832-6, 2014

3. Abdel-Haq N et al: Retropharyngeal abscess in children: the rising incidence of methicillin-resistant Staphylococcus aureus. Pediatr Infect Dis J. 31(7):696-9, 2012

4. Baker KA et al: Use of computed tomography in the emergency department for the diagnosis of pediatric peritonsillar abscess. Pediatr Emerg Care. 28(10):962-5, 2012

十、喉炎（Ⅰ）

（一）专业术语

1. 良性、自限性上呼吸道病毒感染。

2. 对称性声门下水肿导致喘鸣和特征性"犬吠"样咳嗽。

（二）影像表现

1. 通常依赖临床诊断　摄片的目的在于排除其他更严重的导致喘鸣的疾病。

2. 正位片　通常比侧位图更易显示。声门下气管从下至上逐渐对称性变细。①"尖顶""铅笔尖"或倒"V"结构；②水肿导致声门下气管的正常"肩"征（局部侧凸）消失。

3. 侧位片　是鉴别诊断的最佳方法。前后径轻度变窄；声门下气管壁模糊；± 下咽过度扩张。

（三）鉴别诊断

1. 异物。

2. 婴幼儿血管瘤。

3. 会厌炎。

4. 医源性声门下狭窄。

5. 渗出性气管炎。

（四）临床问题

1. 急性临床综合征，以"吠声"或"海豹样（蹲状）"咳嗽、吸气喘鸣、声音嘶哑为特征。年龄范围：6 个月至 3 岁；发病高峰年龄为 1 岁。

2. ± 早期表现为低热、轻咳、流涕。

3. 患儿一般情况良好。

4. 多数病例在 4 小时内的观察期，使用皮质类固醇 ± 肾上腺素雾化治疗有效。

5. 反复性发作或非典型发病年龄患儿需要考虑其他诊断。

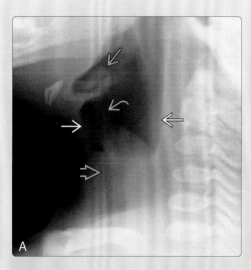
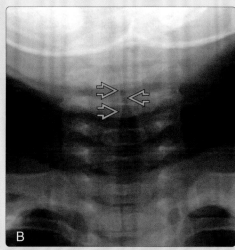

图 2-18　A. 9 月龄喘鸣婴儿侧位片，示声门下气道模糊（空心蓝箭）。注意下咽部的过度扩张（白箭）（充气征）。会厌（蓝箭）和杓会厌皱襞（蓝弯箭）正常。B. 同一患儿前后位摄片，显示为声门下气管对称性狭窄（空心蓝箭），典型喉炎的特征。声门下／声门正常"肩"征突然消失，且声门下气管腔自下而上逐渐变细，称为"尖顶"征

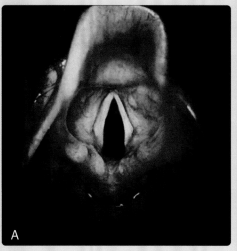
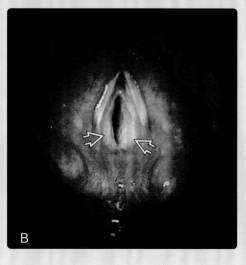

图 2-19　A. 内镜图片示声门下气管的正常外观。声门下开放明显，黏膜隐于声带下方。B. 病毒性喉炎患儿的内镜图片，示在声带下方可见水肿的声门下黏膜（空心白箭）。声门下气管腔明显变窄，横径显著狭窄

（一）专业术语

1. 喉炎　声门下气管自限性病毒性感染引起喘鸣和特征性咳嗽。

2. 急性喉气管支气管炎　喉炎＋下呼吸道受累。

3. 痉挛性喉炎　反复发作，早期无病毒性感染或发热症状。

4. 非典型喉炎　反复发作或发病年龄段以外。

（二）影像表现

1. 一般特征　正常气管的形态：声门下至隆突，气管径保持均匀一致。

（1）声门下／声门水平正常"肩"征：气道侧缘对称、局限性突起。

（2）喉炎表现为声门下气管从下至上逐渐变窄。

2. 摄片

（1）前后位／正位摄片：声门下气管的"尖顶"，"铅笔尖"或倒"V"结构。①声门下水肿导致正常声门下气管"肩"征（侧缘突起）的消失。②狭窄延伸至梨状窝下方。

（2）侧位摄片：①声门下气管前后径轻度变窄。正位摄片，横径呈中度至显著变窄。②声门下气管壁模糊。③±下咽过度扩张。④会厌、杓会厌皱襞、咽后部显示正常。⑤无异物。

3. 影像学检查推荐

（1）最佳成像工具：①喉炎的诊断主要依赖临床，而非影像学检查。摄片的目的在于排除其他更严重的导致喘鸣的疾病。②正位摄片对于喉炎诊断最有价值。③侧位摄片有助于鉴别诊断。

（2）检查方法：侧位摄片时，颈部充分伸展＋吸气。幼儿气道结构的扭曲会造成误诊，须避免。

（三）病理

1. 一般特征

（1）病因学：病毒感染造成的良性、自限性疾病，最常见于1～3型副流感病毒。

（2）相关异常：非典型或痉挛性喉炎。①占大气道病变的20%～64%：声门下血管瘤、狭窄、喉裂或喉蹼、气管软化、喉软化、乳头状瘤病或声带麻痹。②本组其他常见疾病：胃食管反流、哮喘、睡眠呼吸紊乱、过敏、慢性咳嗽、性早熟。

2. 分期、分级和分类

（1）轻度：休息或激动时喘鸣。

（2）中度：喘鸣＋轻度呼吸急促，轻度肋间凹陷。

（3）重度：喘鸣＋呼吸窘迫，重度肋间凹陷±

神志异常。

（四）临床问题

1. 临床表现

（1）最常见的症状／体征："吠声"或"海豹叫"样咳嗽、吸气喘鸣、声音嘶哑、呼吸窘迫。

（2）其他症状／体征：①早期表现为低热、轻咳、流涕；②通常情况下，能够控制分泌物；③更严重的病例表现为肋间凹陷、呼吸急促、面色苍白、发绀、心动过速、神志异常；④夜间或激动时症状加重；⑤可伴发其他下呼吸道感染的症状（哮喘、咳嗽等）。

2. 流行病学　年龄范围为6个月至3岁；发病高峰为1岁。

（1）＞3岁，考虑其他急性原因导致喘鸣发作。非典型喉炎的平均发病年龄2.7～4.8岁。

（2）＜6个月，考虑易感诱发因素。

3. 自然病程及预后

（1）良性、自限性疾病。

（2）75%的轻度病例在3天内痊愈。

（3）11%的轻度病例及49%的中度病例喉炎恶化。

（4）53%的重度病例需要气管插管。

（5）总体而言，8%的病例需住院治疗，1%的病例需入住重症监护病房。

（6）5%的病例在1周内出现病情反复。当病情复发、持续时，需考虑其他原因。

4. 治疗

（1）多数情况下，门诊支持治疗。①轻度喉炎：皮质类固醇药物全身应用或雾化吸入，2小时观察。②中度喉炎：以上治疗方案＋肾上腺素雾化吸入，4小时观察。③严重喉炎：轻度喉炎治疗方案（可重复使用肾上腺素），入院治疗。

（2）指导并确保家长能够监测病情防止恶化。

（3）除非必要情况，无须使用内镜／支气管镜：①怀疑异物；②临床／影像学考虑渗出性气管炎；③重度喉炎需要插管。

参考文献

1. Darras KE et al: Imaging acute airway obstruction in infants and children. Radiographics. 35(7):2064-79, 2015

2. Delany DR et al: Role of direct laryngoscopy and bronchoscopy in recurrent croup. Otolaryngol Head Neck Surg. 152(1): 159-64, 2015

3. Johnson DW: Croup. BMJ Clin Evid. 2014, 2014

4. Petrocheilou A et al: Viral croup: diagnosis and a treatment algorithm. Pediatr Pulmonol. 49(5):421-9, 2014

十二、渗出性气管炎

（一）专业术语

1. 同义词　细菌性气管炎，膜性或假膜性喉炎，膜性喉气管支气管炎。

膜性喉炎：为易混淆的专业名词，比良性病毒性喉炎更常见。

2. 定义　气管化脓性感染。沿气管壁形成稠厚、粘连的渗出性斑块，脱落后导致气道阻塞。

3. 有争议的疾病　具有显著高发病率和致死率的同时，某些医学中心依然提出过度诊断 / 过度治疗的质疑。

（二）影像表现

1. 气道内的薄或粗、线形或不规则形软组织充盈缺损（视为假膜）。

2. 光滑、清晰且平行的气管壁消失，代之以结节状、斑块样不规则形影。

3. 模糊不清的气管气柱。

4. 急性起病患儿表现为对称或不对称声门下狭窄，这些患儿通常年长于罹患病毒性喉炎的儿童。

（三）鉴别诊断

会厌炎、喉炎、咽后脓肿、异物。

（四）临床问题

1. 发热、咳嗽、喘鸣、急性发作（2～10 小时）的呼吸窘迫；之前有病毒感染症状。意味着病毒感染造成呼吸道黏膜损伤后，又有细菌重复感染。甲型流感病毒是最常见的病毒；金黄色葡萄球菌仍是最常见的致病细菌。

2. 高峰年龄：3～8 岁（年龄大于典型的病毒性喉炎）。

3. 积极治疗以防止气道阻塞、死亡。柔性喉镜→硬质支气管镜 + 去除假膜 + 气管插管；静脉滴注抗生素 ± 类固醇。

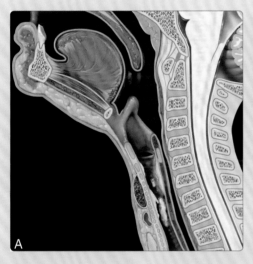
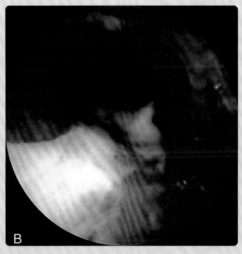

图 2-20　A. 气管炎症，沿着气管壁形成炎性斑块和假膜。这些斑块可从气管壁脱落并堵塞气道。B. 为细菌性气管炎患儿的气管镜图，示气管壁上有多发脓性斑块

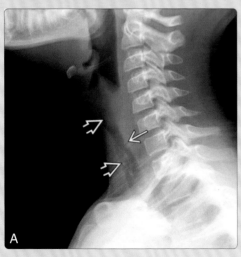
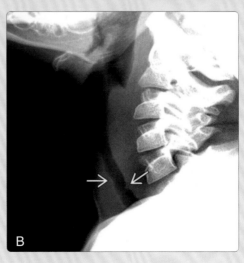

图 2-21　A. 气道侧位片示多发不规则腔内充盈缺损（空心白箭），同时显示气管壁不规则（白箭）和中度管腔狭窄，符合渗出性气管炎表现。B.5 岁男孩，发热、咽喉疼痛、咳嗽，气道侧位片示轻度、弥漫性气管狭窄伴浅分叶状及线形充盈缺损（白箭），考虑为斑块 / 假膜。喉镜检查证实为渗出性气管炎

十三、腺样体肥大

（一）专业术语

1. 腺样体（adenoid tonsils，AT）位于鼻咽后壁。

2. 病理上，肥大可能是慢性和特发性，或急性 / 亚急性（感染或肿瘤均可引起）。

3. 慢性 AT 肥大可通过阻塞后鼻咽而导致阻塞性睡眠呼吸暂停（obstructive sleep apnea，OSA）。

4. 腭扁桃体切除术和腺样体切除术（palatine tonsillectomy & adenoidectomy，T & A）后腺样体再生，是导致 OSA 复发 / 持续的常见原因。

（1）大多数 MRI 睡眠研究都是在这种情况下进行的。

（2）此类研究中腺样体可见 = 复发。

（二）影像表现

1. 无 T & A 手术史的正常腺样体生长

（1）出生时未见。

（2）小于 6 月龄婴儿摄片时很少能显示。

（3）在婴儿期迅速增长。

（4）在 2 ～ 10 岁时达到最大。

（5）在 10 ～ 20 岁逐渐萎缩。

2. 腺样体肥大和（或）复发

（1）摄片：鼻咽后壁软组织增厚；厚度＞12mm。侵犯后鼻咽气道。

（2）在呼吸循环期间使用电影序列进行 MRI 成像。

1）T_2 FS / STIR：腺样体组织高信号。T & A 术后，轴位图像上腺样体前表面中部"V"形缺损。

2）电影序列：后鼻咽间歇性塌陷 ± 继发性舌后气道塌陷。

（三）临床问题

1. OSA 在任何年龄段的儿童中，发病率为 3%。

（1）OSA 表现为打鼾（± 暂停，喘气）、神经认知障碍、白天嗜睡、肺动脉高压或全身性高血压，发育停滞。

（2）治疗：腺样体切除术；复发时再次切除。

2. 腺样体肥大的病理原因（急性至慢性，无OSA）：扁桃体炎 / 咽炎 >> 肿瘤。

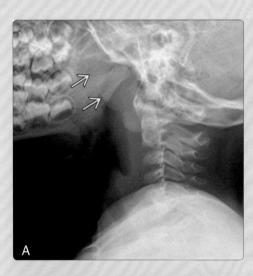
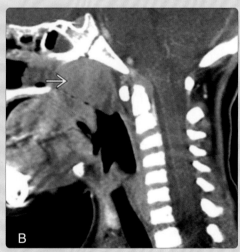

图 2-22　A. 4 岁患儿，发热合并吞咽困难，侧位片示链球菌性咽炎导致腺样体明显增大（白箭）。B. 同一患儿的正中矢状位增强 CT，示腺样体明显增大（白箭）、均匀强化。本例链球菌性咽炎患儿未发现脓肿

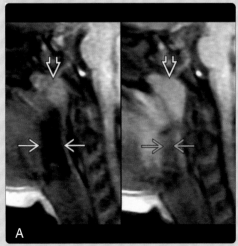
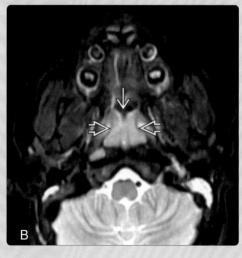

图 2-23　A. 阻塞性睡眠呼吸暂停患者呼气时（左）和吸气时（右）MRI 矢状位电影序列成像，示鼻咽部切除后仍肥大的腺样体（空心白箭）。舌后气道在呼气时是通畅的（白箭），但在吸气时因头侧梗阻形成负压而塌陷（蓝箭）。B. 同一患者腺样体切除术后，轴位 STIR 序列 MRI 示复发的腺样体（空心白箭）。注意前中线缺损（白箭），典型的术后表现

十四、腭扁桃体肥大

（一）专业术语

1. 腭扁桃体：一对淋巴组织团块，分别居于口咽两侧。

2. 肥大可能是慢性和特发性或急性 / 亚急性（感染或肿瘤均可引起）。慢性可导致阻塞性睡眠呼吸暂停（OSA）。

（二）影像表现

1. 临床评估依赖于：①局部和全身症状。②腭扁桃体的大小、不对称及变色＋颈部淋巴结肿大。a. 没有基于影像学测量大小的明确方法。b. 由临床可见的腭扁桃体占口咽部的百分比决定是否肿大。

2. 侧位气道摄片在于评估上呼吸道病变，而非腭扁桃体自身。腭扁桃体表现为下颌角上方边界清楚的软组织团块。

3. 急性期增强 CT 提示流注性脓肿。

（1）对称，均匀强化的成对腭扁桃体，显示不同程度的气道狭窄。

（2）不对称及不均匀强化可提示为病理性改变（如脓肿、肿瘤坏死）。

4. MRI 睡眠研究通常用于：①既往手术后复发性 OSA；②具有多级阻塞的复杂综合征。

（三）临床问题

1. 扁桃体炎 / 咽炎　发热、咽痛、扁桃体红斑及渗出物、病毒感染早期症状、颈部淋巴结肿大。

2. 肿瘤（淋巴瘤）　扁桃体不对称、吞咽困难、黏膜颜色改变、打鼾、复发性扁桃体炎、颈部淋巴结肿大。

3. OSA　慢性打鼾（± 暂停，喘息）、神经认知障碍、白天嗜睡、肺动脉高压或全身性高血压、发育停滞。

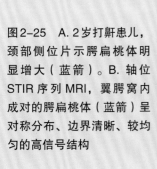

图2-24　A.1岁咽炎患儿，流涎且经口摄入量减少，气道侧位片示在空气背景衬托下腭扁桃体明显增大（蓝箭）。B. 17岁女孩，因 EB 病毒感染引起颈部淋巴结肿大（空心蓝箭），轴位增强 CT 示腭扁桃体显著、对称增大、均匀强化，呈"接吻"状改变（蓝箭），使口咽大部分消失

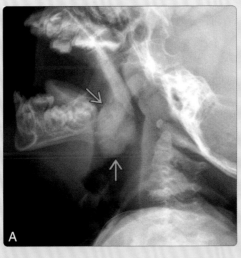

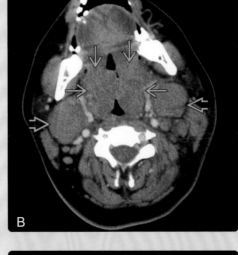

图2-25　A.2岁打鼾患儿，颈部侧位片示腭扁桃体明显增大（蓝箭）。B. 轴位 STIR 序列 MRI，翼腭窝内成对的腭扁桃体（蓝箭）呈对称分布、边界清晰、较均匀的高信号结构

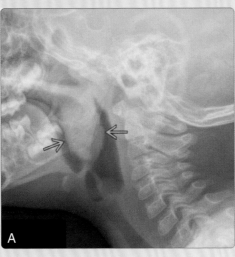

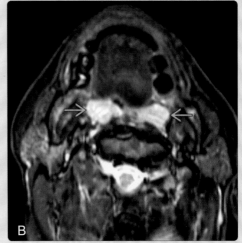

十五、舌扁桃体肿大

（一）专业术语

慢性特发性舌扁桃体肿大（舌根部淋巴组织），可导致舌后气道阻塞。

（二）影像表现

1. 对疑似上气道病变的患儿行前后位及侧位摄片。舌扁桃体在侧位片显示最佳。

（1）圆形或分叶状肿块从舌根向后突出伸入至会厌谷和口咽／咽下的气道。

（2）如果前后径≥10mm则提示显著增大。

2. MRI睡眠研究复发／复杂性阻塞性睡眠呼吸暂停（OSA）。T_2FS／STIR序列呈高信号的圆形、分叶状或哑铃状肿块，从舌根向后突出并充填舌下气道。通常分为左、右舌扁桃体。

（三）鉴别诊断

1. 其他导致OSA的疾病。

2. 感染或肿瘤引起的舌扁桃体肥大。

3. 其他会厌谷肿块。

（四）临床问题

1. OSA表现：打鼾、睡眠不足、白天疲劳。

2. 最常见的是舌扁桃体肿大

（1）腭扁桃体切除术和腺样体切除术后。

（2）患有唐氏综合征（21三体综合征）的儿童。

（3）肥胖儿童。

（4）其他全身性病变（如EB病毒感染、淋巴瘤）引起淋巴组织增大。

3. 如果复发性OSA是由舌扁桃体引起的，通过舌扁桃体切除术通常可治愈。

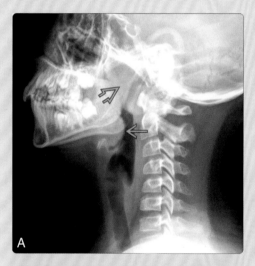
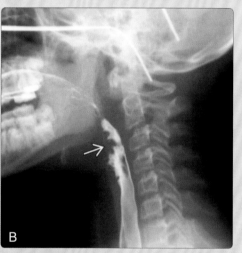

图2-26　A. 11岁鼾症患儿的侧位气道摄片，示舌根部圆形、浅分叶状软组织（蓝箭）占据会厌谷，符合舌扁桃体肿大表现。注意腺样体同时增大（空心蓝箭）。B. 唐氏综合征患儿食管侧位片，示舌后钡剂菌状充盈缺损（白箭），符合舌扁桃体肿大表现

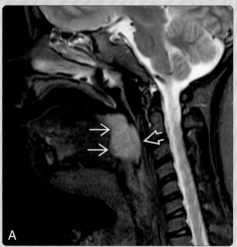
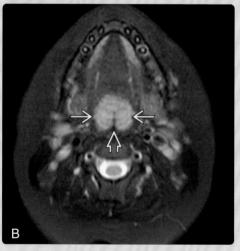

图2-27　A. 唐氏综合征患儿合并其他原因导致的阻塞性睡眠呼吸暂停（OSA），矢状位STIR序列MRI示舌扁桃体增大（白箭），表现为舌根部的高信号肿块。注意舌后气道的充盈和阻塞（空心白箭）。B. 唐氏综合征和阻塞性睡眠呼吸暂停的患儿，轴位$T_2 FS$序列MRI示舌扁桃体增大（白箭），在舌根处呈高信号肿块。增大的舌扁桃体占据了大部分的舌后气道，仅残余细小未闭的腔隙（空心白箭）

十六、舌下垂

（一）专业术语

1. 睡眠期间舌向后异常位移导致阻塞性睡眠呼吸暂停（OSA）。

2. 通常伴发潜在的张力减退、巨舌症和（或）小颌畸形。

3. 舌下垂在健康儿童中非常罕见。

（二）影像表现

1. MRI睡眠研究在实时呼吸循环期间，评估气道运动和解剖异常。

2. 动态MRI睡眠成像的适应证

（1）持续性OSA，尽管先前进行了扁桃体切除术和腺样体切除术（T & A）或其他气道手术。

（2）复杂的OSA，易形成多个部位的阻塞（如唐氏综合征）。

（3）在任何复杂的气道手术前的OSA评估。

（4）OSA和严重肥胖。

3. 舌下垂的特征性表现

（1）舌向后"坠落"→舌后缘紧贴咽后壁→吸气时舌后气道阻塞。也可以紧贴和推移腭（软腭）→后鼻咽阻塞。

（2）固定的下咽后壁和侧壁。与下咽塌陷相反。

（3）± 巨舌症和舌脂肪浸润。

（三）病理

唐氏综合征患者的OSA难以治疗：多种解剖异常＋肌张力下降。唐氏综合征的表现合并T & A术后持续性OSA：舌下垂（63%）、腺样体复发和肿大（63%）、舌扁桃体肥大（30%）、巨舌症（74%）。

（四）临床问题

治疗：最初采用正压通气非手术治疗（CPAP或BIPAP）；可能需要降低舌松弛和（或）重新纠正舌位置。

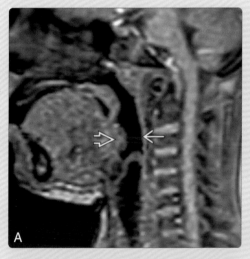
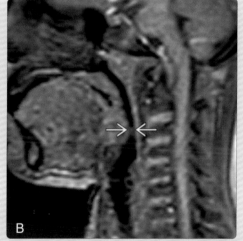

图2-28 A.唐氏综合征患儿，呼吸周期的呼气时矢状位MRI电影序列，示舌后气道（白箭）通畅，尽管有严重的舌后位，舌扁桃体（空心白箭）亦增大。B.同一患儿吸气时矢状位MRI电影序列示舌后部及舌扁桃体向后移动，几乎阻塞了舌后气道（白箭）

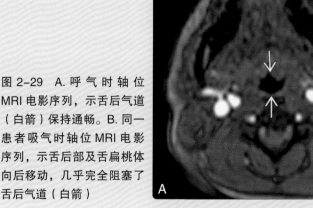
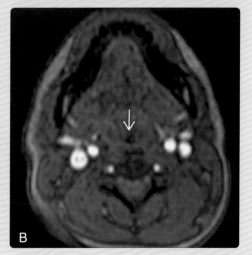

图2-29 A.呼气时轴位MRI电影序列，示舌后气道（白箭）保持通畅。B.同一患者吸气时轴位MRI电影序列，示舌后部及舌扁桃体向后移动，几乎完全阻塞了舌后气道（白箭）

十七、双主动脉弓

（一）专业术语

先天性主动脉弓异常，与左右两侧第4主动脉弓的永存有关。

（二）影像表现

1. 胸部摄片对诊断有提示作用

（1）气管两侧压迹及气管中段狭窄。

（2）右弓压迹通常比左侧位置更高、压迫更深（"右弓优势"）。

2. 食管造影显示特征性双侧及后部压迹。

3. 横断面成像（CTA / MRI）用于明确诊断及显示特征。

（1）左、右弓起于升主动脉，环绕气管和食管，汇合形成降主动脉。

（2）每个弓发出1根前方走行的颈动脉和1根后方走行的锁骨下动脉（轴位片上有4个动脉征）。

（3）右弓通常比左弓更大、更高并向后延伸（70%

的情况下）。在这些情况下为左侧降主动脉。

（三）病理

1. 通常是孤立的。20%合并先天性心内病变。

2. 右弓优势，左侧降主动脉：70%～75%。

3. 左弓优势，右侧降主动脉：15%～20%。

4. 双弓发育均衡：5%～10%。

5. 双弓中较小者可能部分闭锁。

（四）临床问题

1. 最常见的症状性血管环（55%）。

2. 典型表现为＜3岁（通常在出生后立即出现），伴有喘鸣、喘息、窒息、进食加重、呼吸暂停、呼吸嘈杂、"海豹叫"样咳嗽。

3. 手术：通常行左侧开胸术，游离次弓、结扎切断动脉导管及韧带，解除对气管、食管的限制。高达11%的患者需要二次手术以缓解持续性气道症状（最常见的是喘鸣）。

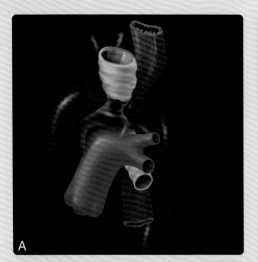
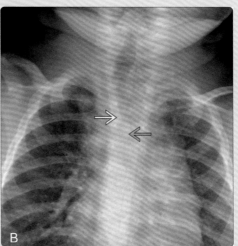

图2-30　A.斜位图示双主动脉弓异常，完整血管环环绕并压迫气管和食管。B. 2月龄双相喘鸣患儿，前后位摄片示气管左右两侧的压迹，右侧的压迹（白箭）高于左侧（蓝箭）。虽然气道形态经常被忽视，但摄片高度提示双主动脉弓

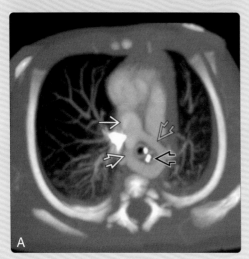
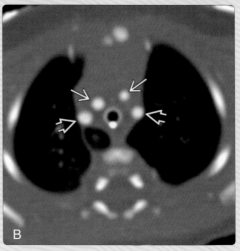

图2-31　A.轴位CTA MIP图示升主动脉（白箭）分为右弓（空心白箭）和左弓（空心蓝箭），沿气管向两侧延伸。图示典型右弓优势。双弓汇合形成胸椎左侧的降主动脉。气管和食管（空心黑箭）被弓包绕和压迫。B.双主动脉弓上方轴位CTA示颈动脉（白箭）和锁骨下动脉（空心白箭）独立的开口（4个动脉征），典型的双主动脉弓

十八、肺动脉吊带

（一）专业术语

左肺动脉（left pulmonary artery，LPA）吊带：左肺动脉起源于近端右肺动脉的后方。环绕远端气管右、后壁，向左穿行于食管前和气管后。

（二）影像表现

1. 气管和食管之间只有血管环（本质上）。

（1）压迫气管后壁和食管前壁。

（2）侧位胸片：远端气管和食管之间的圆形致密影。

（3）侧位食管造影：食管前压迹。

2. 经常导致肺部非对称性膨胀。

3. 相对于 MRI，多排 CT 血管成像更适用于诊断及术前明确解剖结构。

（1）CTA 成像快且无须插管。

（2）气道和血管的精细 3D 重建。

（三）病理

1. 吊带压迫远端气管、隆突和主支气管，导致肺部非对称性膨胀。阻塞性肺气肿＞肺不张。

2. 气管支气管软化，内源性气道狭窄（由完整软骨环所致）和（或）分支异常。

3. 伴发肺、心脏及消化道异常。

（四）临床问题

1. 通常出现在新生儿期。严重喘鸣、咳嗽、呼吸暂停、缺氧、呼吸机依赖。

2. 手术修复

（1）将 LPA 从其异常起源处游离，连接到正常起源处（主肺动脉干）。

（2）对于有完整软骨环或伴发其他气管支气管畸形的患儿，需要行气管支气管重建。

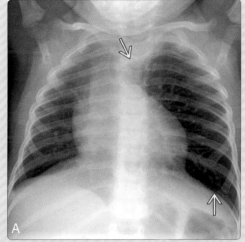
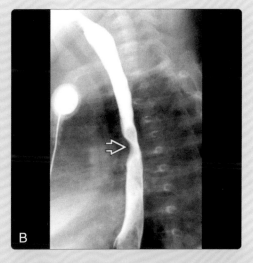
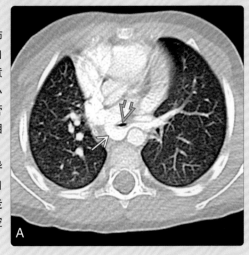
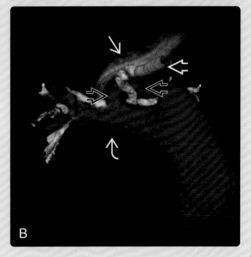

图 2-32 A. 左肺动脉吊带（LPAS）患者的前后位摄片，示左肺局限性肺气肿伴（白箭）伴纵隔向右侧移位。远端气管不明显（显示不清）。B. 侧位食管造影示异常 LPAS 对充盈对比剂食管前方形成压迫（空心白箭），典型的透视表现

图 2-33 A. 轴位 CTA（肺窗）示异常的左肺动脉（白箭）走行于气道后方。注意该患儿远端气管狭窄（空心蓝箭），并伴有完整的气管环。还要注意，与右肺相比，左肺的轻度肺气肿。B. 3D CTA 表面重建，示异常 LPAS（空心黑箭）源自右肺动脉（白弯箭），并走行于食管（白箭）和气管（空心白箭）之间

十九、右位主动脉弓伴迷走左锁骨下动脉变异

（一）专业术语

1. 前后位摄片：右位主动脉弓（right aortic arch，RAA）推压气管向左侧偏移。

2. 侧位摄片：食管后方起源于 Kommerell 憩室的迷走左锁骨下动脉（aberrant left subclavian artery，ALSCA）压迫气管形成扭曲。

3. 食管：迷走血管致后部压迹。

4. CTA 或 MRA 3D 重建是术前诊断的首选方式。

（二）鉴别诊断

1. 右位主动脉弓伴有镜像分支。与发绀型先天性心脏病高度相关，如法洛四联症、永存动脉干。

2. 双主动脉弓伴左弓闭锁。左侧颈总动脉下部隆起并胸廓入口处的主动脉弓 4 根分支血管。

3. 左位主动脉弓伴迷走右锁骨下动脉变异。通常是孤立性和偶发性异常（无气道压迫）。

（三）病理

1. 与胚胎期永存右侧第 4 主动脉弓有关。

2. 左侧动脉导管永存为动脉韧带，形成完整的血管环。

3. 右位主动脉弓常见于 22q11 缺失的患者。

（四）临床问题

1. 症状为喘鸣、呼吸暂停、发绀、反复呼吸道感染或慢性咳嗽；食管造影时偶然发现。

2. RAA-ALSCA 合并左位动脉导管未闭，需行左胸入路韧带离断术。

（1）血管环分离术：预后一般较好。

（2）血管环修补术：气管软化及残余狭窄可能会导致症状持续。

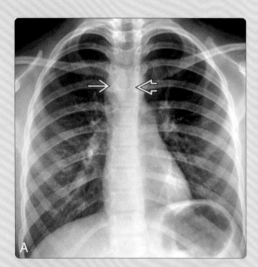
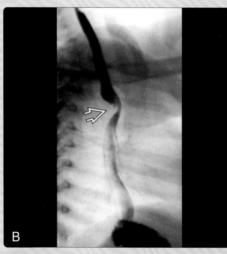

图 2-34 A. 后前位胸部摄片示右位主动脉弓（白箭），气管右侧受压，向左侧移位（空心白箭）。这是诊断右位主动脉弓伴迷走左锁骨下动脉变异（RAA-ALSCA）的基本征象，但常被忽视。B. 婴儿食管侧位片，示食管后壁有一个巨大的压迹（空心白箭），这是由合并 Kommerell 憩室的 RAA-ALSCA 引起的

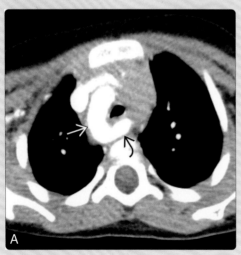
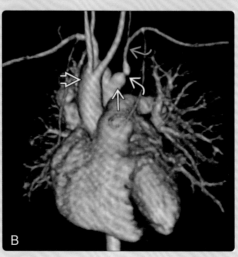

图 2-35 A. 轴位增强 CT，示 RAA（白箭）伴 ALSCA（黑弯箭）起源于主动脉背侧，走行于气管后方。该 RAA 与左位动脉韧带紧密结合（通常不可见），形成一个完整的血管环。B. CTA 3D 容积再现（前面观）显示 RAA（空心白箭）伴起源于 Kommerell 憩室（白箭）的 ALSCA（蓝弯箭），ALSCA 从憩室发出的起始部有狭窄（白弯箭）

二十、婴儿血管瘤，气管

（一）专业术语

1. 婴儿毛细血管良性血管瘤。

2. 可多处发生，累及气道时有潜在生命危险。

（二）影像诊断

1. 幼儿声门下气管非对称性狭窄，可能跨声门，很少在远端。

2. CT／MRI 明显强化的黏膜下肿块，单侧＞双侧或环形。

（三）鉴别诊断

1. 先天性或医源性声门下气管狭窄。

2. 喉炎。

3. 气管软化。

4. 乳头状瘤病。

（四）病理

1. 婴儿血管瘤可预见的演变过程

（1）增生期：出现在出生后的数天至数周，4～12 月龄快速增长。

（2）消退期：多年缓慢的逐步退缩。

（3）恢复期：病变保持静止、稳定的最小残留状态。

2. 可伴发 PHACES 颅后窝畸形（P）、面部血管瘤（H）、动脉异常（A）、心脏异常（C）、眼部异常（E）、胸骨裂或脐上裂（S）。

（五）临床问题

1. ＜6 月龄出现吸气性喘鸣，声音嘶哑或异常哭闹；随病变进展症状加重。

2. 皮肤血管瘤占 50％。经典的"胡须"分布。

3. 治疗

（1）最常见：保守监测或普萘洛尔治疗。

（2）其他：皮质类固醇、激光治疗、手术切除。

（3）75％的患儿采用联合疗法。

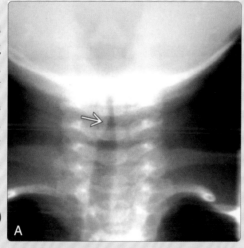
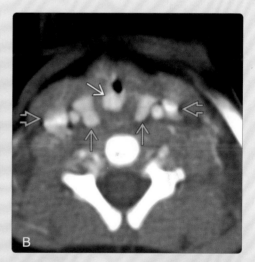

图 2-36　A. 2 周龄喘鸣婴儿前后位摄片，示声门下气管的非对称性狭窄（白箭）。与喉炎典型的对称性声门下狭窄相反，血管瘤总是引起非对称性狭窄。B. 同一患儿增强 CT，示声门下气管后方有一个边界清楚、明显强化的婴幼儿血管瘤（白箭）。甲状腺的两侧叶（蓝箭）和邻近的颈部血管（空心蓝箭）作为参照

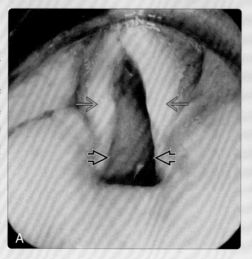
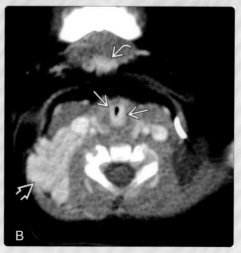

图 2-37　A. 声带（蓝箭）上方的内镜图，示隆起的红色肿块（空心黑箭），突向管腔内，并造成声门下气管狭窄，婴儿血管瘤的典型特征。B. 11 周龄女婴轴位增强 CT，示环形、边界清楚的声门下婴儿血管瘤（白箭）。注意在颈后间隙（空心白箭）和颏下（白弯箭）发生的婴儿血管瘤，需要考虑 PHACES 的诊断

二十一、气管支气管软化症

（一）专业术语

由于气道壁/支撑软骨薄弱而引起的气管和（或）支气管在过度呼气时塌陷。可能仅是内源性，也可能与长期的外在压迫有关。

（二）影像表现

1.动态 4D CT（呼吸时气道的实时模式）与静态呼气时 CT 扫描。

（1）气道 3D 和多平面重建有益于诊断。

（2）静脉注入对比剂，有助于寻找邻近的肿块或异常血管。

2.呼气或咳嗽时气管和（或）支气管腔的横断面积下降＞50%。

（1）与支气管镜下表现高度相符（仍是诊断的金标准）。

（2）仅在吸气末进行常规成像，难以确诊。

3.空气潴留的频率和严重程度增加。

（三）鉴别诊断

1.难以控制的哮喘。

2.异物吸入。

3.外源性压迫。

4.完整的气管环。

（四）病理

1.原发性（先天性） 软骨发育障碍。

2.继发性（获得性） 在感染、慢性炎症、气管插管、创伤或长期外部压迫影响下，正常软骨的退化。

（五）临床问题

1.临床表现：呼气性喘鸣，呼吸困难，咳嗽，痰多，显著威胁生命事件/快速缓解的不明原因事件（ALTE/BRUE）。

2.轻度病例采用非手术治疗（随着年龄增长而改善）。

3.中度患者采用连续气道正压通气（continuous positive airway pressure，CPAP）。

4.必要时手术治疗，包括主动脉固定术、气管前悬吊术或支架置入术（很少）。

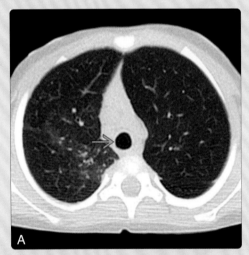
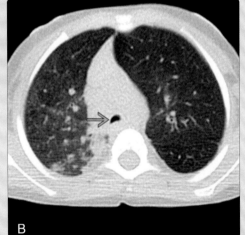

图 2-38　A.吸气时轴位高分辨 CT 示气管呈正常、类圆形的外观（蓝箭）。由于缺乏支撑性软骨，气管后部几乎是扁平的。气管的管径从声门至隆突保持粗细均匀，吸气与呼气之间应保持相对一致。B.同一患者呼气时轴位高分辨 CT 示明显的气管狭窄（蓝箭），与吸气时图像相比变化明显，与气管软化相符

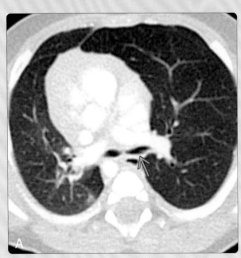
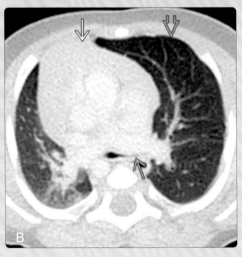

图 2-39　A.吸气时轴位增强高分辨 CT 示左主支气管开放（蓝箭）。B.同一患者呼气轴位高分辨 CT 示左主支气管塌陷（蓝箭），与支气管软化相符。软组织窗（未显示）未见邻近肿块或异常血管。注意左肺空气潴留（空心蓝箭）、纵隔由左向右移位（白箭）

第三章 胸 部

一、儿科胸部检查方法

成像方法

1. 摄片 摄片是大多数胸部疾病（无论是肺部、心血管、胃肠道或胸壁起源）的首选影像学检查方法。对于临床症状比较稳定的患者，吸气相的直立前后位及侧位胸片是首选检查。而仰卧位前后位摄片则适用于病情不稳定或不能独自站立的患者。知晓图像的摄片方式至关重要，能够对产生的问题做出合理解释。例如，仰卧位摄片时，患者肺透亮度减低（易与肺水肿或肺炎相混淆）并且心脏外观增大，造成这一现象的原因通常是肺通气不足。另外，气体（如气胸和游离的腹膜气体）会在仰卧位患者前方积聚（而不是像直立位一样在上方积聚）。气体位置的改变可以帮助确定患者的体位（尽管这通常会在图像上用箭头表示，或者由技术员标注）：胃内的气体可以在直立位图像中勾勒出胃底的位置，在仰卧位侧位图像中勾勒出胃体或胃窦前缘的位置。

其他体位日常很少用到，但在特定的情况下除外。肋骨斜位通常用于寻找骨的病变。在疑似非意外创伤的婴儿中，这些体位可以提高肋骨骨折的检出率。然而，在意外创伤或胸壁疼痛的大龄儿童中，其效果值得怀疑（因为常规的 2 个体位通常足以满足临床需要）。

如果怀疑有支气管异物，要用双侧卧位或吸气 / 呼气相来寻找单向阀机制导致的单边空气潴留。然而这些技术的敏感性及准确性有限，根据临床怀疑的程度，通常可以用 CT 或气管镜检查取代这些检查。

2. 透视 胸部透视很少使用。当患者怀疑有膈肌麻痹时，可以使用此种检查。在呼吸循环期间，仅需很少的辐射剂量就可以观察到膈肌运动，并确定是否以预期的方式进行。

3. 超声 事实上任何可触及的肿块都可以通过超声成功地检出，特别是软的或可压缩性的病灶，而非常坚硬的病灶（可能是钙化或骨来源）通常首选摄片检查。如果是痛性肿块，则需要横断面成像来进一步检查。

超声适用于发现和表征胸腔积液，特别是合并有肺炎相关的，需要更加积极治疗的包裹性积液的患者，而这些通常在增强 CT 中很难观察到。

尽管没有得到广泛使用，但是利用超声发现肺炎、气胸和肺水肿得到了越来越多的关注，特别是在急诊科。在接下来的几年里，超声可能会在这些疾病的诊断中发挥更大的作用。

4. CT 尽管在特定的临床情况下，通常先进行胸片检查，CT 在胸部仍有很多应用，应该要认识到，螺旋式 CT 和高分辨率胸部 CT 的概念现在已经过时，它们一度是先进的技术，需要在两者中做出选择。现如今，大多数 CT 扫描仪都很强大，它们使用螺旋或容积采集数据（常规使用），用无数种方式进行数据重建，包括可视化的方式（如任何方向的 2D 或各种 3D 重建）和所显示的组织类型（如对肺、血管、纵隔组织和骨的理想化设置）。因此，注有明确临床指征（体征 / 症状和关注事项）的简明胸部 CT 申请单，有助于放射科医师正确地确定采取何种检查方式，并选择从中提取何种数据。申请检查的主要问题是是否需要经静脉注入对比剂进行增强检查。大多数肺实质的疾病（如检出癌症患者的肺结节或间质性疾病）不需要进行 CT 增强检查。其他疾病则需要增强检查，包括血管系统的评价（如肺栓塞、动脉损伤和血管环），纵隔或肺门肿块，以及复杂性肺炎。其他技术（包括增加呼气相扫描来发现空气潴留）通常由专科医师来决定。

5. 磁共振成像 目前，CT 对肺实质的评估效果比 MRI 更好。然而，新的超快 MRI 技术显示出应用前景，并很快能在评估儿科肺部疾病方面发挥作用。MRI 在胸部的作用主要是评估软组织肿块，特别是位于脊柱旁，可能影响神经的肿块。MRI 还可以用来评估胸部的脉管系统。除了心脏和主动脉，它还可以用来评估疑似慢性或动态静脉阻塞（如胸廓出口综合征）。

6. 核医学 目前，大多数 PET 核素胸部显像仅限于淋巴瘤或其他恶性肿瘤的分期和随访。也可以在其他恶性肿瘤全身扫描的情况下进行胸部成像，例如神经母细胞瘤（MIBG 扫描）或甲状腺癌（碘扫描）。由于增强 CT 诊断肺栓塞的有效性和准确性，目前很少使用核素 V/Q 扫描。

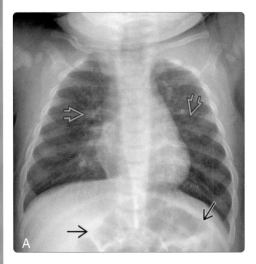

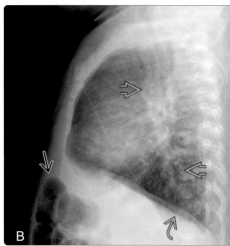

图 3-1　A. 5 月龄，咳嗽发热，正位胸片显示两肺对称性过度充气，支气管壁周围增厚（空心蓝箭），典型的毛细支气管炎。上腹部肠胀气（黑箭）是由于吞入空气，气体的位置表明是仰卧位拍摄。B. 侧位胸片显示肺过度充气伴膈肌凹陷（蓝弯箭）和支气管壁增厚（空心蓝箭）。肠道气体（黑箭）位于前方，证实患儿处于仰卧位

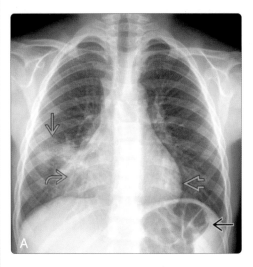

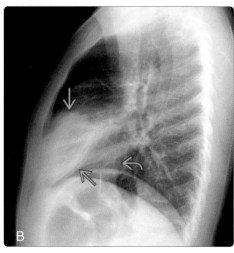

图 3-2　A. 5 岁，咳嗽发热，正位胸片显示边界不清的不透光影（蓝箭）遮盖右心缘（蓝弯箭），符合右肺中叶肺炎表现（空心蓝箭）。由于舌叶很清晰，左心缘边界很清楚（空心蓝箭）。左侧膈肌下方的胃内和结肠内有气体（黑箭），说明患者是站立位。B. 侧位胸片显示右肺中叶炎症（蓝箭）。未与肺炎重叠的心脏部分密度较低（蓝弯箭）

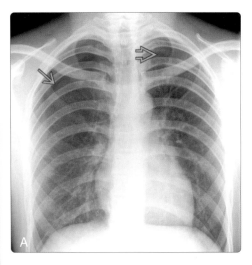

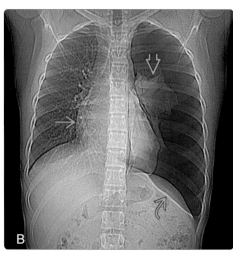

图 3-3　A. 17 岁，呼吸困难，正位胸片显示右肺尖少到中等量气胸，位于右上肺表面胸膜腔积气（蓝箭）。注意，其上方无肺纹理，不同于左肺尖（空心蓝箭）。B. 青少年，结节性硬化症，CT 平扫定位相显示左侧张力性气胸伴纵隔右移（蓝箭），左侧膈肌凹陷（蓝弯箭）。左肺完全塌陷（空心蓝箭）

图3-4 A. 1岁，咳嗽发热，正位胸片显示左下叶内侧带边界不清的致密影（蓝箭）部分与左侧膈肌重叠。邻近骨质未见明显异常。B. 侧位胸片显示左下叶炎症（蓝箭）。在该体位中，左侧膈肌大部分被邻近实变的肺组织遮挡[与右侧不同（蓝弯箭）]。请注意此图像中胃内气液平面的位置（空心蓝箭），这是仰卧位的典型特征

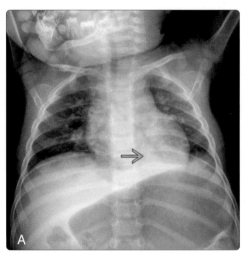
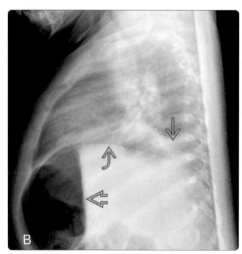

图3-5 A. 7岁，咳嗽伴呼吸音减低，正位胸片可见左下肺炎症（蓝箭），表现为心脏后方左侧膈肌重叠处高密度影。直立位，肺炎性胸腔积液表现为侧面向上的新月形高密度影（蓝弯箭）。B. 15岁，呼吸急促，胸部纵切面超声显示右侧胸腔积液（蓝箭）为复杂低回声，伴有许多分隔回声（蓝弯箭）。注意邻近实变肺回声（空心蓝箭）和肝脏低回声（白箭）

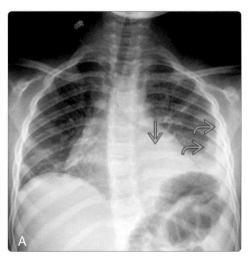
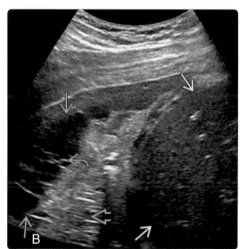

图3-6 A. 5岁，咳嗽发热，正位胸片显示右肺门旁圆形高密度影（白箭）伴空气支气管征。未见明显骨质异常。影像表现、症状以及年龄显示是典型的球形肺炎。B. 2岁，喘鸣，胸部增强CT轴位图，示右侧胸腔内密度不均匀的肿块（白箭）。肿块被证实是胸膜肺母细胞瘤

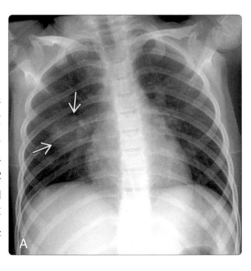
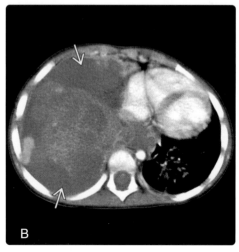

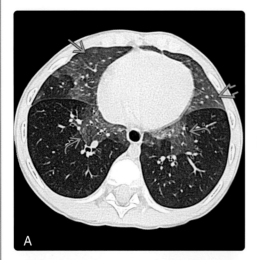
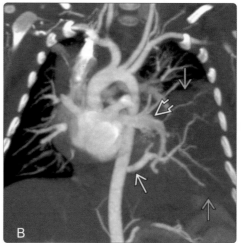

图 3-7　A. 13 月龄，呼吸困难、肺部湿啰音、生长受限，肺部轴位 CT 显示中叶（蓝箭）、舌叶（空心蓝箭）和两下叶纵隔旁（蓝弯箭）磨玻璃样斑片影呈特征性分布，婴儿神经内分泌细胞增生症典型表现。B. 2 月龄，产前诊断为先天性肺部疾病，胸部 CTA 冠状位 MIP 图像显示大的支气管肺隔离症（蓝箭）的动脉供血（白箭）和肺静脉引流（空心白箭）

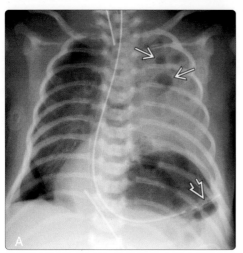
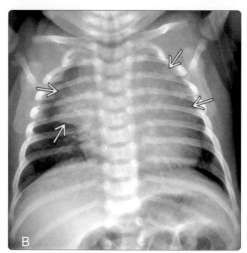

图 3-8　A. 新生儿，左侧先天性膈疝，正位胸片显示左上胸腔内几个含气肠管影（白箭）。鼻胃管（空心白箭）证实胃也在胸腔内。B. 1 月龄，正位胸片显示巨大但正常的胸腺（白箭），这有可能会误诊为纵隔肿块。形状、轻微的搏动、位置、没有占位效应以及年龄都是胸腺的典型特征。如果诊断不确定，超声检查可以明确正常的胸腺组织

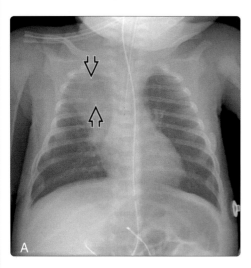
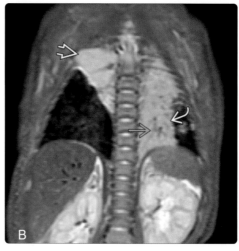

图 3-9　A. 3 周龄，呼吸窘迫，正位胸片显示右上肺斑片影，易与肺不张混淆。然而邻近肋骨张开（空心黑箭），这一征象提示椎旁神经母细胞瘤。B. 冠状位 STIR 序列 MRI 示右上椎旁神经母细胞瘤（空心白箭）。左下肺可见肺不张（白弯箭）。注意在不张的肺组织中可以看见黑色的充气支气管（蓝箭），这在实性肿瘤中不可见

参考文献

1. ACR Appropriateness Criteria: Fever Without Source or Unknown Origin—Child. https://acsearch.acr.org/docs/69438/Narrative/. Published 1999. Reviewed 2015. Accessed April 14, 2017

2. Pereda MA et al: Lung ultrasound for the diagnosis of pneumonia in children: a meta-analysis. Pediatrics. 135(4):714-22, 2015

3. Thacker PG et al: Imaging evaluation of mediastinal masses in children and adults: practical diagnostic approach based on a new classification system. J Thorac Imaging. 30(4):247-67, 2015

4. Trinavarat P et al: Potential of ultrasound in the pediatric chest. Eur J Radiol. 83(9):1507-18, 2014

5. Manson DE: MR imaging of the chest in children. Acta Radiol. 54(9):1075-85, 2013

6. Frush DP: Radiation, thoracic imaging, and children: radiation safety. Radiol Clin North Am. 49(5):1053-69, 2011

7. Moore MA et al: Chest trauma in children: current imaging guidelines and techniques. Radiol Clin North Am. 49(5):949-68, 2011

二、正常胸腺

（一）专业术语

前上纵隔的正常器官，产生 T 细胞。在许多幼儿中较显著。

（二）影像表现

1. 正常胸腺的大小可变，随着年龄增长而缩小

（1）5 岁以下在胸片呈中度至重度大小。

（2）10 岁时，胸腺持续缩小。

（3）到 20 岁为止不应该显示为"肿块"影。

2. 正常胸腺的轮廓变化：光滑的弧形边界 ± 肋骨起伏。

3. 正常胸腺在形状和对称性上的变化

（1）在幼儿表现为边缘凸型的双叶结构，在大龄儿童表现为边缘凹型。

（2）"帆"征：向侧面呈三角形延伸（右边＞左边）。

4. 均匀一致，不含钙化或囊肿。略微透亮：透过胸腺观察到血管。

5. 对邻近结构无占位效应。

6. 正常的位置变异：颈椎和腔静脉后间隙。

（1）可与肿大淋巴结和肿块混淆。

（2）诊断正常变异胸腺的要点：和正常的胸腺组织一致或相似的影像表现（超声、CT、MRI）。超声是儿童确诊的最佳手段。

7. 异常的异位胸腺组织可以出现在颈部或甲状腺的下外侧，± 正常位置的胸腺组织。

8. 胸腺弹性：体积可以随着化疗或其他应力下降 40％ 以上。体积可随着压力的停止增加或恢复至初始（甚至更大）大小，这可能会与肿块复发混淆。

9. 当合并有胸腺异位、迪格奥尔格综合征（第三、四咽囊综合征）、严重的联合性免疫缺陷或曾行胸骨切开术的先天性心脏病时，新生儿的侧位胸片观察不到胸腺结构。

（三）临床问题

突出但形态正常的胸腺是无症状的。

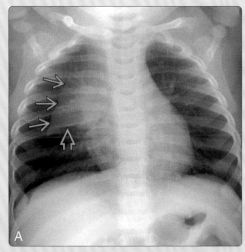
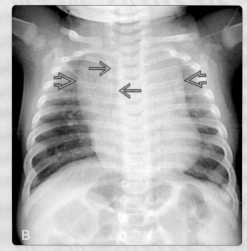

图 3-10　A. 6 月龄女婴，后前位胸片显示正常的胸腺组织（空心蓝箭），呈三角形延伸至右侧胸腔（"帆"征）。正常的胸腺组织是半透明的，并且柔软的，可以随着肋骨和肋间隙（蓝箭）起伏。B. 新生儿，后前位胸片显示气管周围（蓝箭）的上纵隔（空心蓝箭）突出。没有气管压迫的边缘平滑的影像表现，与这个年龄段患儿的正常胸腺形态一致

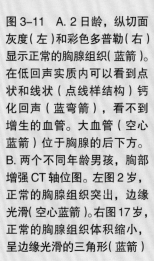
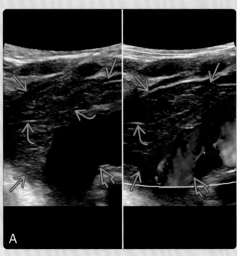
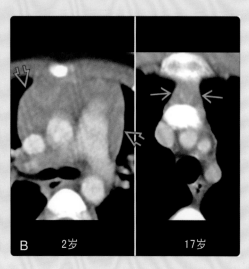

图 3-11　A. 2 日龄，纵切面灰度（左）和彩色多普勒（右）显示正常的胸腺组织（蓝箭）。在低回声实质内可以看到点状和线状（点线样结构）钙化回声（蓝弯箭），看不到增生的血管。大血管（空心蓝箭）位于胸腺的后下方。B. 两个不同年龄男孩，胸部增强 CT 轴位图。左图 2 岁，正常的胸腺组织突出，边缘光滑（空心蓝箭）。右图 17 岁，正常的胸腺组织体积缩小，呈边缘光滑的三角形（蓝箭）

三、胸壁的正常变异

（一）专业术语

1. 常被误诊为病理性的前胸壁正常变异。

2. 与肋软骨、肋骨和（或）胸骨相关的独立性变异。

（1）肋软骨的弧度或厚度明显不对称，可独立存在，或与分叉肋相关。

（2）胸骨倾斜。

（二）影像表现

1. 超声是可触及肿块的最佳初始检查手段，除非一开始就怀疑是骨性肿块。

2. 摄片最适用于评价骨骼。

（1）可显示分叉肋或骨性胸骨的异常。

（2）不能显示单纯性肋软骨变异。

（3）帮助排除其他典型病变。脊柱侧弯，恶性肿瘤导致的骨质破坏。

（三）鉴别诊断

1. 血管变异。

2. 软组织或骨肉瘤。

3. 骨软骨瘤。

4. 漏斗胸或鸡胸。

5. 脊柱侧弯。

（四）临床问题

1. 可被患者本人、父母或临床医师触及的无症状性肿块；通常为无痛性。

（1）病史常误认为是新发的或快速进展的。

（2）由于近期损伤引起对病灶的异常关注。

2. 通常偶然发现，无明显影响。

（1）约33%的儿童因其他原因摄片，发现胸壁结构的微小变异。

（2）0.15%～3.4%的患者有分叉肋。

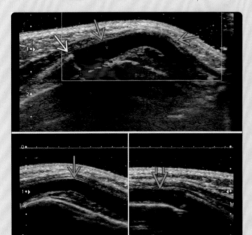
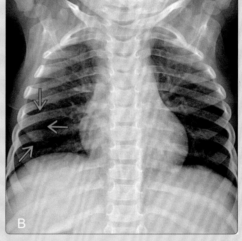

图 3-12　A. 2岁，右侧胸壁无症状性可触性异常，横切面超声彩色多普勒（上）和灰度（下）图显示与骨性前肋（白箭）相连的无血管、几乎无回声的向前突出的肋软骨（蓝箭）。在同一水平可以看到左侧正常的结构（空心蓝箭）。B. 同一患者，后前位胸片显示同一水平右侧第5肋分叉状形态（蓝箭），这是正常变异

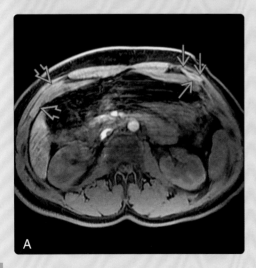
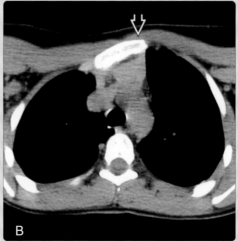

图 3-13　A. 青少年，左前下胸壁明显异常，轴位GREFS序列MRI T₁显示左侧肋软骨局限性突起和弯曲（蓝箭），这属于正常变异。注意正常右侧胸壁以进行比较（空心蓝箭）。B. 可触及肿块的患者，轴位CT平扫示胸骨左缘（空心白箭）比右侧位置更靠前

四、先天性肺气管畸形

（一）专业术语

1. 囊性和非囊性肺部病变的不同表现是由早期气道发育不良导致的。

2. 目前推荐使用先天性肺气管畸形（congenital pulmonary airway malformation，CPAM）这个概念替代先天性囊腺瘤样畸形（congenital cystic adenomatoid malformation，CCAM），因为此类病变可能是非囊性的或腺瘤样的。

（二）影像表现

1. 多囊性含气或含液不等的肺部病灶，不合并钙化或肋骨异常。

2. 通过影像，可分为大囊、小囊和微囊或实性这些亚型；病变常混合存在。

3. 摄片仍是产后的首选检查。由于子宫部分或全部的回缩，无症状的患者产前对病变的检测结果可能是放射学阴性的。

4. CTA 用于评估残余病变，制订手术计划。鉴别"混合病灶"的供血动脉至关重要 [区分 CPAM 和支气管肺隔离症（broncho pulmonary sequestration，BPS）]。

（三）鉴别诊断

1. BPS。

2. 先天性膈疝。

3. 支气管囊肿。

4. 胸膜肺母细胞瘤。

5. 先天性肺叶过度充气。

（四）临床问题

1. 整体生存率＞95％。

2. 约 25％出生时合并呼吸窘迫。

（1）取决于病变大小，纵隔移位，水肿。

（2）约 13％需要新生儿呼吸支持；分娩前需做好准备措施。

3. 所有有症状的 CPAM 均切除。

4. 无症状性病灶：观察和择期切除。

（1）主要风险：反复感染。

（2）较少见：恶变。

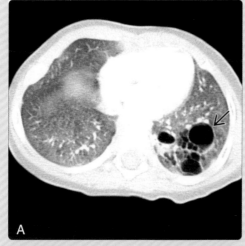
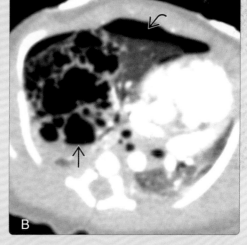

图 3-14　A. 新生儿，胸部 CTA 轴位图（肺窗）示左肺下叶多囊性病灶（黑箭）。囊肿大小不一，这是先天性肺气管畸形（CPAM）的典型表现。B. 新生儿，CTA 轴位图示右肺下叶巨大的多囊为主的 CPAM。注意其中一个囊内的气液平（黑箭）以及伴随的气胸（黑弯箭）

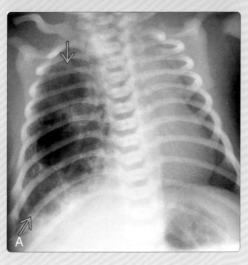
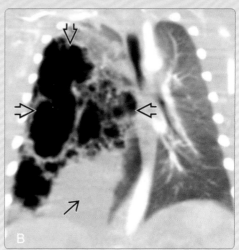

图 3-15　A. 新生儿正位胸片，示右下肺巨大的多分隔囊性病灶（蓝箭），将纵隔由右向左推移。B. 同一患者 CTA 冠状位图，示右肺下叶除了巨大的多分隔多囊病灶（空心黑箭），还有实性成分（黑箭）。手术证实这是 1 型和 3 型混合型 CPAM

五、支气管肺隔离症

（一）专业术语

1. 先天性肺异常，不与支气管树或肺动脉相连。

2. 分为叶内型（75%）和叶外型（25%）。

（1）叶内型与正常肺组织为同一胸膜覆盖，通常由肺静脉引流。

（2）叶外型有独立的胸膜覆盖，通常由体静脉引流。

（二）影像表现

1. 持续存在的下叶致密影（左肺＞右肺）。肿块可位于纵隔或膈肌内/下。

2. 全身血供特点

（1）正确识别对于诊断和制定手术方式很重要。出生后所有的先天性肺部疾病推荐使用CTA（即使是妊娠后期）。

（2）即使病灶位于膈下，血供也可能起源于膈上。胸部CTA必须覆盖腹腔动脉。

（三）病理

1. 发育不良的异常肺组织缺乏正常或功能性气管支气管连接。

2. 通常与先天性肺气管畸形（CPAM）合并出现，表现为混合病灶。

（四）临床问题

1. 叶内型的典型表现为较大儿童或成人的孤立性病灶合并反复发作的肺炎。15%偶然发现。

2. 叶外型主要在产前或新生儿期发现，常合并有其他先天性畸形（65%）。

（1）出生后可能无症状。

（2）很少感染。

（3）由于占位效应或邻近肺组织发育不全，可能引起新生儿呼吸窘迫。

（4）可能会发生梗阻或梗死，引起胸痛或腹痛。

3. 有症状的病灶切除；无症状病灶的处理尚存在争议。

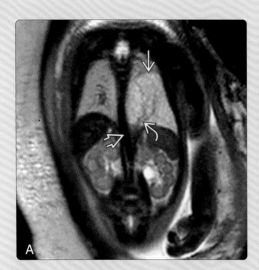
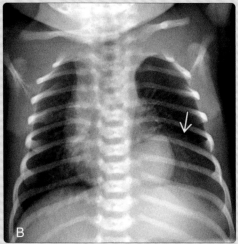

图3-16　A. 孕31周胎儿，冠状位 T$_2$ SSFSE 序列 MRI，示左肺下叶一个巨大均匀的高信号病灶（白箭）推移左肺上叶和主动脉（空心白箭）。可以看到由主动脉延伸进肿块的血管信号（白弯箭）。B. 出生5天后，胸片示左肺下叶肿块（白箭）轻度变小

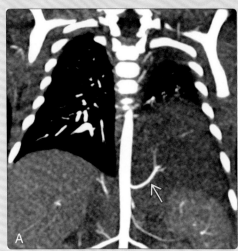
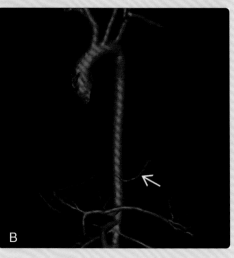

图3-17　A. 同一患儿11天后，CTA冠状位显示实性肿块的供血动脉（白箭）由腹主动脉上方发出，确定这是由主动脉供血的支气管肺隔离症（BPS）。手术证实，肿块包含BPS和先天性肺气管畸形，符合"混合病变"。B. CTA 3D斜冠状位重建显示供血动脉（白箭）与其他上腹部动脉血管的起源关系

六、支气管囊肿

（一）专业术语

属于前肠重复囊肿族的先天性肿块。

（二）影像表现

1. 位于纵隔（通常在中间）＞＞肺（下叶内侧1/3）＞颈部、腹部、心脏、皮下组织。

2. 边界清晰、圆形或卵圆形、单房、具有光滑边缘的充满液体的薄壁囊肿。

3. 摄片：通常很难显示，取决于病灶大小和位置。邻近支气管的压迫可能导致过度充气或肺不张。

4. 增强CT：由于蛋白质、出血或（很少）钙化导致密度变化；薄壁轻微强化。

5. MRI：囊肿信号多变。

（1）MRI可以提供更加全面的分析，从而排除其他诊断，确定范围。

（2）CT可以更好地观察肺实质和气道。

6. 上消化道造影：外部肿块对充满对比剂的食管造成偶然性的压迫或扭转。

7. 超声：高回声肿块伴后方回声增强。由于囊肿被充满气体的肺组织包绕（影响声波的传播），使用有限。

（三）鉴别诊断

1. 球形肺炎。

2. 支气管肺隔离症。

3. 先天性肺气管畸形。

4. 淋巴管畸形。

5. 神经母细胞瘤／其他恶性肿瘤。

（四）临床问题

1. 常见表现

（1）婴儿：呼吸窘迫（气道压迫）。

（2）大龄儿童：胸痛、吞咽困难、呕吐、反复感染。

（3）在大龄儿童和成人中可能无症状。

（4）可触及的颈部和皮下病变。

2. 最终治疗　手术切除。

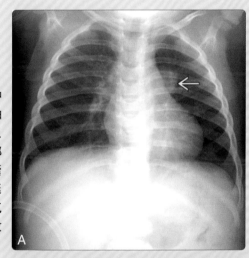
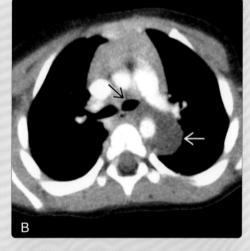

图3-18　A. 14月龄男婴，胸片显示左肺门旁卵圆形肿块（白箭）。B. 增强CT轴位图示边界清晰、密度均匀、液体密度的肿块（白箭）部分包绕主动脉。该支气管囊肿从左主支气管边缘向后延伸至左侧椎旁。对左主支气管（黑箭）有轻微的占位效应，没有引起明显狭窄

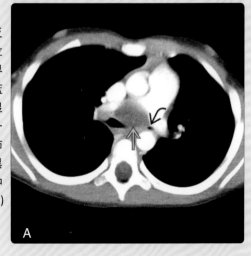
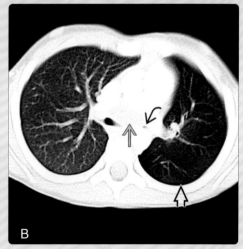

图3-19　A. 5岁女孩，反复左下肺炎，增强CT轴位图示隆突下2cm大小、边界清晰、液性密度的肿块（蓝箭）。左主支气管可见明显狭窄（黑弯箭）。B. 同一增强CT轴位肺窗，示左肺弥漫性透亮度增高（空心黑箭），说明由于支气管囊肿（蓝箭）（此视窗中显示很差）压迫左主支气管（黑弯箭）导致的阻塞性空气潴留

七、先天性肺叶过度充气

（一）专业术语

1. 下呼吸道先天性异常导致肺叶进行性过度膨胀。

2. 同义词：先天性肺叶肺气肿、先天性肺叶充气过度、婴儿肺叶肺气肿。

（二）影像表现

1. 新生儿半透明或过度膨胀的肺叶

（1）好发肺叶：左肺上叶＞右肺中叶＞右肺上叶＞其他肺叶。

（2）同侧卧位持续性过度充气。

（3）对邻近肺＋纵隔推移，产生占位效应。

2. 通常通过胸部摄片进行诊断。

3. CTA 用来确诊或排除其他病变，阐明发病原因，定义疾病的严重程度。

（三）鉴别诊断

气胸、先天性肺气管畸形、支气管闭锁。

（四）病理

约 50% 的病例可发现病因。气管壁畸形、管腔阻塞、外在压迫。

（五）临床问题

1. 大多数在新生儿或婴儿时期出现症状。50% 出现在最初 4 周；75% 出现在最初 6 个月。

2. 临床表现：包括新生儿时期呼吸窘迫、呼吸时胸部运动不对称、使用辅助呼吸肌、患侧呼吸音减低、半边胸腔高共振音。呼吸窘迫可能是进行性和致命的。

3. 与心脏（约 15%）、肾脏、消化系统和肌肉骨骼畸形相关。

4. 治疗：支气管镜检查排除支气管内病变，手术切除。

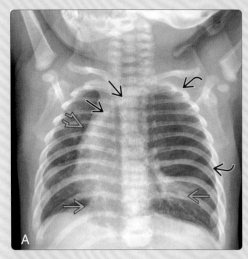
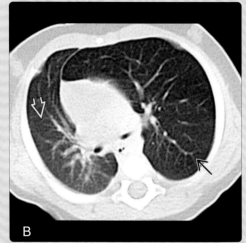

图 3-20　A. 婴儿，慢性喘息，正位胸片示左上肺异常透亮影（黑弯箭）过度膨胀跨越中线（黑箭）。占位效应致纵隔移位（空心蓝箭）和下叶不张（蓝箭）。B. 同一患儿，先天性肺过度充气（CLO）增强 CT 轴位图，示患侧过度膨胀和透亮度增高的左肺上叶内可见小血管影（黑箭），右肺合并压迫性肺不张（空心白箭）

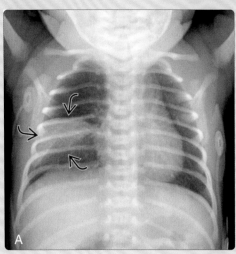
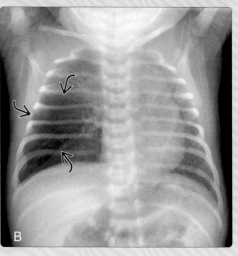

图 3-21　A. 出生几小时，胸片示右肺中叶肺段致密影（黑弯箭）。致密影反映了受累肺段肺泡内残留的胎儿时期的液体。B. 第二天的随访胸片示受累肺段充满气体、透亮、过度膨胀（黑弯箭）。该征象表明残留的胎儿时期的液体已被吸收，如今表现为空气潴留，此病例诊断为 CLO

八、食管闭锁和气管食管瘘（Ⅰ）

（一）专业术语

1. 闭锁 管腔先天性闭塞。

2. 瘘 2个管腔之间的异常连接。

（二）影像表现

1. 食管闭锁 - 支气管食管瘘（esophageal atresia-tracheoesophageal fistula，EA-TEF）的5种主要解剖变异。

2. 瘘管水平变异主要取决于 EA-TEF 的类型。最常见于隆突上 / 旁。

3. 闭锁段的长度可变。在不合并气管食管瘘的食管闭锁中，间隙通常很长。

4. 摄片

（1）食管隆突上方空气滞留。

（2）靠近胸廓入口的管腔尖端呈囊状。

（3）食管闭锁合并气管食管瘘：气体在胃内和肠管内。

（4）食管闭锁不合并气管食管瘘：胃和肠管内不含气体。

5. 术前食管摄片的适应证有限（除了孤立性的 TEF）。

6. 术后食管摄片。食管吻合口瘘、吻合口狭窄、反复发作的 / 其他 TEF、食管运动障碍、胃食管反流。

（三）鉴别诊断

1. 管端错位。

2. 喉气管裂。

3. 多种病因导致的食管狭窄。

（四）临床问题

1. 临床表现 口腔分泌物过多、发绀、窒息、喂养时咳嗽、反复发作的肺炎；鼻饲管未能达到胃部。47%～75%存在相关畸形。

2. 治疗 支气管镜，食管镜瘘管 + 瘘管胸膜外结扎 + 食管节段吻合术；可能需要分期手术。

3. 术后生存率 75%～95%（取决于相关的心脏畸形，出生体重）。

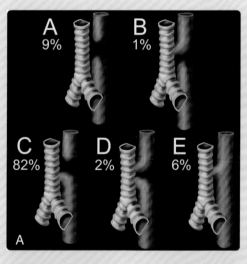
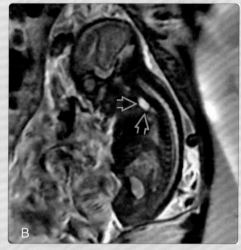

图 3-22 A. 示意图展示了食管闭锁合并气管食管瘘（EA-TEF）的 Gross 分类，包括不合并 EA 的孤立性 TEF（H 型、E 型）和不合并 TEF 的孤立性 EA（A 型）。B. 孕 26 周胎儿，羊水过多，矢状位 T₂ SSFSE 序列 MRI 显示食管上段液体聚集（空心蓝箭），提示这是一个闭锁的食管囊袋，在新生儿期经手术证实

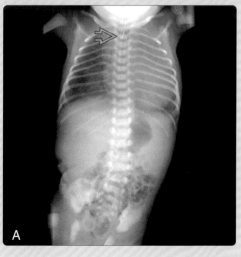
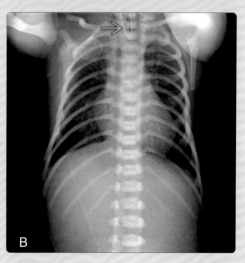

图 3-23 A. 新生早产儿，男性，无法吞咽分泌物，胸片显示由于 EA 导致鼻胃管（nasogastric tube, NGT）尖端（空心蓝箭）位于胸廓入口。肠腔气体说明合并远端 TEF。心脏增大提示有先天性心脏病。B. 新生儿，胸片显示 NGT 位于胸廓入口（蓝箭），说明是 EA。注意上腹部未见气体，说明 EA 不合并远段 TEF

九、食管闭锁和气管食管瘘（Ⅱ）

（一）专业术语

1. 食管闭锁（EA） 上食管先天性闭锁。

2. 气管食管瘘（TEF） 食管气管间单个（多个较少见）先天性异常连接。

（二）影像表现

1. 摄片

（1）间歇性食管隆突上方空气潴留。

（2）鼻胃管（nasogastric tube，NGT）尖端在食管内靠近胸廓入口处。

（3）胃内和肠管内含气：EA 合并 TEF。

（4）胃内和肠管内不含气：EA 不合并 TEF。

（5）扩张的食管囊袋和气管软化症导致气管异位，弯曲，狭窄。

（6）其他先天性畸形的征象。心脏增大、肺血管异常、椎体变异、肠管扩张。

2. 造影

（1）很少用于诊断 EA。向 NGT 内注入空气以确认盲端囊袋。

（2）术前食管造影可用于：①不合并 EA 的 H 型 TEF（这种类型的临床和影像诊断不太明确）；②不合并 TEF 的 EA（往往有很长的食管缺口）。a. 如果缺口很长需要二期手术修复。b. 缺口的术前测量：手术探针伸入上囊袋 ± 对比剂；通过胃造口术手术探针伸入下囊袋 ± 对比剂；在二次手术前测量缺口。

3. 影像推荐 最佳成像工具为：

（1）摄片 ± 通过 NGT 注入空气诊断 EA。

（2）食管造影用于疑似孤立性 TEF 和术后并发症。

（三）鉴别诊断

1. 管端错位 NGT 引起的创伤性咽部穿孔。

2. 喉气管裂 高位瘘连接，长度可变。

3. 慢性呼吸道疾病（与 H 型 TEF 类似） 吸入性胃食管反流（GER）、支气管异物、囊性纤维化、先天性肺部疾病。

4. 食管狭窄 烧伤、嗜酸性食管炎、既往异物史、大疱性表皮松解症、纵隔放射后。

5. 外源性食管压迫 血管环或纵隔肿块。

（四）病理

1. 一般特征 47%～75%合并其他畸形。10%～20%与 VACTERL（椎骨、肛门、心脏、气管、食管、肾、肢体畸形）相关。

2. 分期、分级和分型 用最广泛的手术分型（Gross）为：① A 型，EA 不合并 TEF（7%～9%）；② B 型，EA 合并近端 TEF（1%）；③ C 型，EA 合并远端 TEF（82%～86%）；④ D 型，EA 合并近端及远端 TEF（2%）；⑤ E 型，孤立性（H 型）TEF（不合并 EA）（4%～6%）。

（五）临床问题

1. 临床表现

（1）最常见的体征或症状：口腔分泌物过多、发绀、窒息、第一次尝试喂食时咳嗽。

（2）其他体征或症状：① NGT 不能到达胃腔。②反复发作的肺炎、吞咽困难（H 型 TEF）。

2. 自然病程及预后 术后生存率：75%～95%（取决于合并的心脏畸形，出生体重）。

3. 治疗

（1）支气管镜、食管镜瘘管 + 瘘管胸膜外结扎 + 食管节段吻合术。如果 TEF 没有合并 EA，食管末端往往相隔很远。① 一期手术：放置胃造口管。② 二期手术：生长后连接食管。③超长缺口需要重建：采用结肠间置或胃上提代食管术。④ Foker 手术：随着时间积极延伸食管→原发吻合术。

（2）早期术后并发症：①吻合口瘘（高达 15%，大多数小瘘口可自发愈合）；②没有发现的其他 TEF。

（3）长期术后并发症

1）吻合口狭窄（18%～50%）。①随着 EA 缺口长度、吻合口紧张度、GER 的增加而增加。②通过反复的球囊和探条扩张治疗。

2）复发性 TEF（高达 10%）。

3）食管运动障碍（几乎 100%）。

4）GER；食管炎（51%），Barrett 食管（6%）。如果药物治疗失败，使用手术治疗（Nissen）。

5）呼吸道感染。

6）气管软化（10%～20%）。

参考文献

1. Teague WJ et al: Surgical management of oesophageal atresia. Paediatr Respir Rev. 19:10-5, 2016

2. Smith N: Oesophageal atresia and tracheo-oesophageal fistula. Early Hum Dev. 90(12):947-50, 2014

3. Zani A et al: International survey on the management of esophageal atresia. Eur J Pediatr Surg. 24(1):3-8, 2014

十、先天性膈疝（Ⅰ）

（一）专业术语

1. 腹部内容物通过膈肌的先天性缺损疝入胸腔，最常见于后部（Bochdalek）。

2. 先天性膈疝（CDH）的好发部位：左侧 85%，右侧 13%，双侧 2%。

（二）影像表现

1. 最佳诊断要点：半胸腔内取代纵隔的多泡、圆形或管状相对均匀的充气透亮影。

2. 胸腔内疝内容物包括胃、小肠和大肠、肝、胆囊、脾。导致腹部肠气不足。

3. 支持设备以相对特殊的方式置入

（1）由于胃疝置入鼻胃管。

（2）由于肝疝置入脐静脉导管。

4. 产后 CDH 的胸部摄片通常没有必要。

（三）临床问题

1. 临床表现　大部分在产前或出生时发现；迟发性临床表现不常见。

（1）多数出生时呼吸窘迫。

（2）存在胸腔内肠鸣音。

（3）同侧呼吸音消失。

（4）舟状腹。

2. 治疗　立即进行产后支持治疗，直到患儿能够耐受手术（根治和修复）。

3. 预后　主要与严重的肺发育不良、肺动脉高压、先天性心脏病和其他畸形相关。

（1）如果产前已诊断，患儿在高级医疗中心出生，生存率增加。

（2）长期发病率：肺功能受损＋反复发作的呼吸道感染、神经认知和语言功能延迟、生长受限、胸壁畸形、脊柱侧弯。

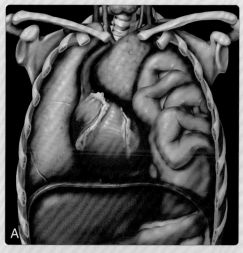

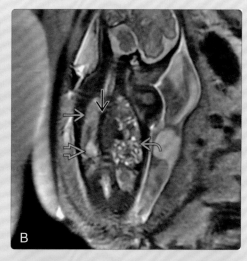

图 3-24　A. 示意图显示左伴膈肌后部巨大的缺损，胃和肠管部分疝入左侧胸腔内。由于双肺受压且发育不全，纵隔向右侧偏移。B. 孕 32 周胎儿，冠状位 T₂SSFSE 序列 MRI 图示左侧胸腔内充满疝入的肠袢（蓝弯箭）。发育不良的右肺（蓝箭）覆盖于被推移到右侧胸腔内的主动脉（黑箭）和疝入的胃（空心蓝箭）

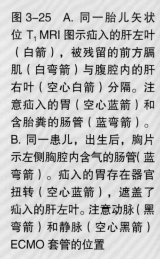

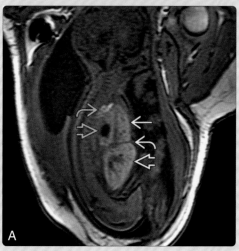

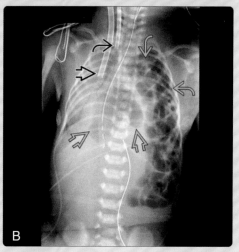

图 3-25　A. 同一胎儿矢状位 T₁ MRI 图示疝入的肝左叶（白箭），被残留的前方膈肌（白弯箭）与腹腔内的肝右叶（空心白箭）分隔。注意疝入的胃（空心蓝箭）和含胎粪的肠管（蓝弯箭）。B. 同一患儿，出生后，胸片示左侧胸腔内含气的肠管（蓝弯箭）。疝入的胃存在器官扭转（空心蓝箭），遮盖了疝入的肝左叶。注意动脉（黑弯箭）和静脉（空心黑箭）ECMO 套管的位置

十一、先天性膈疝（Ⅱ）

（一）专业术语

腹腔内容物通过膈肌的发育缺损疝入胸腔内。

1. Bochdalek 疝（70%～95%）：后方。

2. Morgagni 疝（2%～25%）：前方。

3. 中央肌腱疝（2%～7%）。

（二）影像表现

1. 一般特征　①最佳诊断依据：新生儿胸腔内多泡、圆形或管状的充气透亮影合并纵隔向对侧偏移。②位置：左侧85%，右侧13%，双侧2%。③形态：膈肌缺损程度和疝入物活动度；可能含有胃、小肠和大肠、肝、胆囊和脾。

2. 摄片

（1）取决于疝内容物和肠道内气体含量。

1）疝出的实质性器官为均一的软组织密度。

2）在吞入空气之前疝出的肠管可能表现为实性密度。①当空气进入肠管后，肠圈表现为密度均一的圆形或管状结构。气体膨胀程度每天都在变化。②疝入的充满气体的胃比肠管更大，并常合并异常扭转。

（2）纵隔由疝侧偏移。

（3）肺发育不良导致肺容量减低。同侧肺比对侧更严重。

（4）支持线和管道的位置异常。

（5）腹腔内肠管气体减少。

（6）术后表现：①疝内容物复位。②28%的胸腔积液最终吸收。③真空负压性气胸，发育不良的肺最初不能充气，但是会逐渐膨胀。④修复后的膈肌可以是有角度的或倾斜的。

3. 影像检查推荐　最佳成像工具：

（1）产前超声和 MRI：可提供诊断和预后信息。

（2）产后摄片：肺膨胀、支持装置。

（三）鉴别诊断

1. 先天性肺气管畸形　囊型表现为多囊的含气肿块。

（1）囊肿的大小通常不一。

（2）当气体取代囊肿内的液体后（出生几天后），而先天性肺气管畸形的表现通常是不变的。

2. 膈肌膨出　不合并肠管自由凸入胸腔的膈肌局灶性发育不全；内容物包括腹膜囊、膈肌腱和壁胸膜。

3. 先天性肺叶过度充气　单肺叶（下叶少见）的过度扩张。

4. 支气管肺隔离症　膈肌附近由体动脉供血的实性肿块。

（四）病理

1. 病因　膈肌发育不良的潜在病因占70%～80%。

（1）各种染色体异常（2%～35%）：18三体综合征最常见（2%～5%）；唐氏综合征（21三体综合征）最可能合并 Morgagni 型。

（2）已知特定的基因突变（<10%）。

2. 相关的畸形　孤立性占50%；心脏畸形占20%～40%。

（五）临床问题

1. 临床表现

（1）最常见的体征/症状：①60%～80%通过产前诊断；②出生时有呼吸窘迫。

（2）其他体征/症状：①胸腔内肠鸣音；②同侧呼吸音消失；③舟状腹；④<3%的30天后仍存活（生存率100%）。胃肠道症状更有可能发生。

2. 自然病程与预后

（1）预后与肺发育不良、肺动脉高压及其他畸形的严重程度有关。

（2）死亡率变化较大：10%～68%。高级医疗中心生存率增高。

（3）长期发病率：肺功能受损＋反复发作的呼吸道感染，神经认知和语言功能延迟，生长受限，胸壁畸形，脊柱侧弯。

3. 治疗

（1）在最终能耐受手术之前需要不同程度的支持性护理。①通气或氧合：立即插管±ECMO。②肺动脉高压：吸入一氧化氮或静脉注射西地那非。

（2）手术：小缺口的初级闭合和较大缺口的贴片修复；时间存在争议。并发症包括乳糜胸、腹腔间隔室综合征、反复发作的疝、旋转不良。

（3）胎儿气管闭塞疗法：宫内临时气囊闭塞气管刺激肺部生长。在有限的中心处于研究阶段。

参考文献

1. Puligandla PS et al: Management of congenital diaphragmatic hernia: a systematic review from the APSA outcomes and evidence based practice committee. J Pediatr Surg. 50(11):1958-70, 2015

2. Danzer E et al: Controversies in the management of severe congenital diaphragmatic hernia. Semin Fetal Neonatal Med. 19(6):376-84, 2014

3. Harting MT et al: The congenital diaphragmatic hernia study group registry update. Semin Fetal Neonatal Med. 19(6):370-5, 2014

4. Leeuwen L et al: Congenital diaphragmatic hernia. J Paediatr Child Health. 50(9):667-73, 2014

5. Slavotinek AM: The genetics of common disorders - congenital diaphragmatic hernia. Eur J Med Genet. 57(8):418-23, 2014

十二、肺表面活性物质缺乏症（Ⅰ）

（一）专业术语

1. 表面活性物质缺乏症（surfactant deficiency disease，SDD），又称为呼吸窘迫综合征和透明膜疾病（旧称）。

2. 表面活性物质缺乏所致的早产儿常见肺部疾病。

3. 微小的肺不张和肺部顺应性异常是本病的标志。

（二）影像表现

1. 孕 32 周以内的早产儿有患病风险。

2. 最初的发现是肺容量减低和弥漫性颗粒状致密影。

3. 如果气胸进展（由于肺顺应性降低），不会有张力（肺塌陷，纵隔移位）的表现。

4. 动脉导管未闭的发病率高，会导致肺水肿（"白肺"合并心脏增大）。

5. 支气管肺发育不良（broncho-pulmonary dysplasia，BPD）最终发生于 17%～55% 的早产儿。

（三）病理

表面活性物质涂覆于肺泡表面，降低表面张力，使肺泡保持开放状态。

（1）早产相关的 SDD：未成熟的 Ⅱ 型肺泡细胞不能产生表面活性物质。

（2）继发性 SDD：由于吸入胎粪或感染导致表面活性物质失活。

（3）原发性 SDD：由于其中一种基因产物异常导致表面活性物质功能障碍。

（四）临床问题

1. 呼吸窘迫，通常有早产史。

2. 急性并发症：肺泡破裂伴气压伤（气胸、纵隔气肿、PIE）。

3. 慢性并发症：BPD、猝死率增加。

4. 治疗

（1）产前预防（延迟分娩，母体使用类固醇类药物）。

（2）使用表面活性物质药物。

（3）机械通气＋呼气末正压通气。

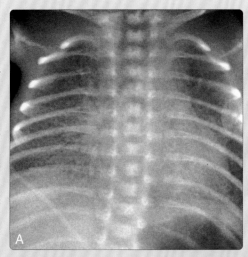
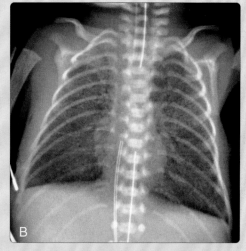

图 3-26 A. 早产儿，表面活性物质缺乏症（SDD），后前位胸片显示肺通气不足和两肺颗粒状致密影。B. 早产儿，胸片显示明显过度充气的肺内弥漫的颗粒状致密影。通常 SDD 患者的肺容量会减低，人工通气会使肺过度充气，特别是在使用表面活性物质后

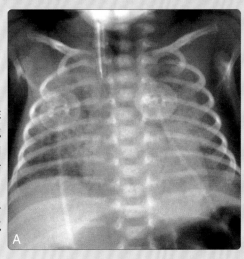
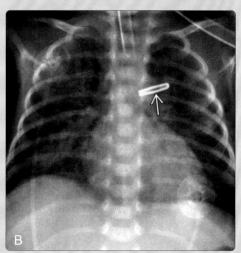

图 3-27 A. 1 周龄新生儿，SDD，胸片显示两肺弥漫性致密影。由于肺血管阻力减低，该新生儿动脉导管未闭（PDA）的方向扭转，从而导致了肺水肿。B. 同一患儿，胸片显示 PDA 结扎术 [外科夹闭（白箭）] 后，肺通气增加

十三、肺表面活性物质缺乏症（Ⅱ）

（一）专业术语

1. **同义词** 表面活性物质缺乏症（SDD）＝早产导致的肺部疾病、呼吸窘迫综合征、透明膜病（旧称）。

2. **定义**

（1）早产相关的 SDD（最常见）：①早产新生儿表面活性物质缺乏。②肺开始在 24 周（孕龄）时产生表面活性物质；通常到 36 周（孕龄）时产生足够的量。③缺乏表面活性物质会导致弥漫性微小肺不张和肺顺应性异常。

（2）继发性 SDD（较少见）：①胎粪吸入或肺炎可导致表面活性物质失活。②后果与早产儿相似，但通常伴发其他异常。

（3）原发性 SDD（最少见）：①基因产物的异常对表面活性物质的成分和（或）功能有不利影响。表面活性蛋白 B、表面活性蛋白 C、ABCA3 和 TTE-1 缺陷。②通常被称为表面活性物质功能障碍。

（二）影像表现

摄片

（1）基本特征：①继发于无数肺泡微塌陷的低肺容量；②弥漫性颗粒状致密影代表塌陷的肺泡与开放的肺泡相间（微肺不张）；③空气支气管造影显示异常肺内开放的气管；④胸腔积液很常见；⑤潜在的急性并发症包括间质性肺气肿（PIE）、纵隔气肿、气胸、肺炎、肺出血。

（2）使用表面活性物质后的特征：①颗粒状致密影消失，肺容量增加；②可能存在非全身性或部分性反应。

（3）几天之后的表现：①插管和通气支持后表现改变。②动脉导管未闭（PDA）发病率高，由于肺血管阻力下降可导致肺水肿（"白肺"合并心脏增大）。

（4）支气管肺发育不良（BPD）发生于 17％～55％的早产儿。慢性肺病，其特征为间质性颗粒状致密影，是由于局灶性肺不张和过度充气相间或弥漫性过度充气造成。

（三）鉴别诊断

1. **先天性心脏病**

（1）超声心动图是诊断金标准。

（2）PDA 多见于早产儿。

2. **B 组链球菌肺炎**

（1）在新生儿，尤其是早产儿中很常见。

（2）胸腔积液很常见（67％）：仅仅是影像上发现就可以与 SDD 相鉴别。

3. **胎粪吸入综合征**

（1）足月儿分娩时胎粪污染。

（2）肺门处辐射状绳索样高密度影。

（3）通常为高肺容量。

（四）病理

一般特征如下：

1. 表面活性物质涂覆于肺泡表面，降低表面张力，使肺泡保持开放状态并提高肺顺应性。

2. 未成熟的 Ⅱ 型肺细胞不能产生表面活性物质→肺泡性肺不张。

（五）临床问题

1. **临床表现** 最常见的征象或症状：有早产史的呼吸窘迫。

2. **流行病学** 50％的早产儿患有 SDD。孕 27 周以内的早产儿后遗症增加。

3. **自然病程及预后**

（1）急性并发症和相关疾病：①肺泡破裂合并气胸、肺气肿、肺间质性肺气肿；②脓毒症和肺部感染；③具有分流和宽脉压的 PDA；④肺出血。

（2）慢性并发症：① BPD 定义为氧气依赖超过 28 天的早产儿，矫正胎龄 36 周仍有氧依赖；②早产儿视网膜病变；③猝死率增加；④ 10％～70％存在神经系统损害（取决于 GA）。

4. **治疗**

（1）通过孕妇的治疗进行产前预防：①尽量延迟分娩，促进胎儿成熟；②母体类固醇给药，类固醇可以通过胎盘，增加表面活性物质产生。

（2）新生儿表面活性物质：①通过气管插管或导管注入气管内；②可以预防性地或在症状出现后用药；③改善氧合和呼吸，降低气压伤、颅内出血、BPD 和死亡的发生率；④ PDA 和肺出血的危险增加。

（3）机械通气＋呼气末正压通气。

（4）高频振荡通气。

参考文献

1. Sardesai S et al: Evolution of surfactant therapy for respiratory distress syndrome: past, present, and future. Pediatr Res. 81(1-2):240-248, 2017

2. Liu J: Lung ultrasonography for the diagnosis of neonatal lung disease. J Matern Fetal Neonatal Med. 27(8):856-61, 2014

十四、新生儿肺炎

（一）专业术语

1. 出生 28 天以内的肺炎。

2. 早发：通常在 48 小时内出现。

3. 晚发：通常在出生后第 2～4 周出现。

（二）影像表现

1. 摄片

（1）低肺容量和颗粒状致密影，类似于表面活性物质缺乏（胸腔积液发生率高达 67%）。

（2）汇合的＞片状的肺泡或网状致密影；可能位于肺门旁。

（3）并发症：气胸、纵隔气肿、肺气肿、肺间质性肺气肿。

2. 超声　可用于某些医疗中心。

（三）病理

1. 细菌病原体最常在早期和晚期发病　大多数早期致病菌为 B 组链球菌（Group B *Streptococcus*，GBS）（发达国家）、大肠埃希菌（发展中国家感染）。

2. 传染

（1）早期发病：经胎盘感染、吸入被感染的羊水、母体全身感染。

（2）晚期发病：被污染的 / 带菌的装置或人。

（四）临床问题

1. 典型表现　呼吸窘迫、败血症、白细胞异常升高＞20%，CRP 升高，ESR 增快。

2. 预防　孕 35～37 周，普遍筛查孕妇 B 族溶血性链球菌（GBS）带菌率。产时用青霉素类抗生素预防。

3. 新生儿治疗

（1）早期：经验性氨苄青霉素＋庆大霉素。

（2）晚期：经验性万古霉素＋氨基糖苷类。

（3）在疱疹病毒测试结果出来之前，可以考虑添加阿昔洛韦。

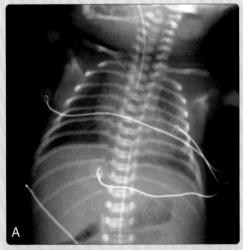
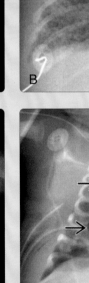
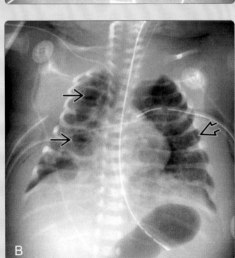

图 3-28　A. 新生儿，B 组链球菌肺炎，胸片显示弥漫分布的模糊致密影伴肺容量减小。这与表面活性物质缺乏症患者的表现非常相似。B. 新生儿肺炎患儿，胸片显示弥漫性结节状致密影合并肺容量增加，并可见全身性水肿

图 3-29　A. 新生儿结核，胸片显示右肺多发空洞结节（白箭）。B. 新生儿肺炎患儿，胸片显示左侧气胸（空心黑箭）和双侧多发肺大泡（黑箭），这些都是新生儿肺炎可见的并发症

十五、胎粪吸入综合征

（一）专业术语

胎粪吸入综合征（meconium aspiration syndrome，MAS）：吸入胎粪污染后的羊水发生的呼吸窘迫。导致肺顺应性降低和缺氧 ± 肺动脉高压和漏气综合征。

（二）影像表现

1. 肺门旁增粗、增厚的绳索样、线样和结节样致密影。

2. 肺不张和肺炎的斑片状模糊致密影。

3. 全肺过度充气。

4. ± 胸腔积液。

5. ± 漏气：纵隔积气、气胸、间质性肺气肿。

（三）鉴别诊断

先天性心脏病、新生儿肺炎、短暂性新生儿呼吸急促、表面活性物质缺乏症、肺发育不良。

（四）病理

胎粪吸入通过以下机制引起损伤。

（1）小气道的机械性阻塞→空气滞留、漏气的并发症。

（2）气道和肺实质的化学性肺炎。

（3）表面活性物质失活→弥漫性肺不张。

（4）肺血管收缩→持续性肺动脉高压。

（五）临床问题

1. 足月产和过期产新生儿疾病。

2. 羊水的胎粪污染发生于宫内或产时婴儿缺氧或窘迫。4%～12%胎粪污染发展为 MAS。

3. 胎粪污染和窘迫的婴儿立即抽吸 ± 插管。

4. ECMO 治疗严重的肺动脉高压。

5. 死亡率 7%～ 12%；慢性肺病 2.5%。

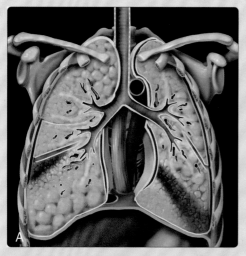
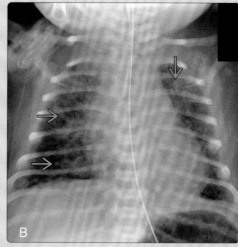

图 3-30 A. 示意图展示了过度充气和肺不张的不对称区域，以及表现为肺门旁绳索样高密度影的吸入胎粪和感染的气道。B. 新生儿，41 周孕龄，羊水胎粪污染和呼吸窘迫，胸片显示肺门旁粗大、网状、绳索样致密影（蓝箭），这是胎粪吸入的典型表现。双肺模糊致密影呈斑片状不对称分布

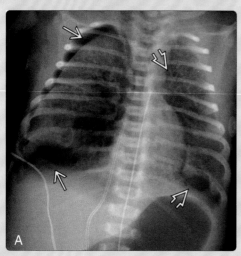
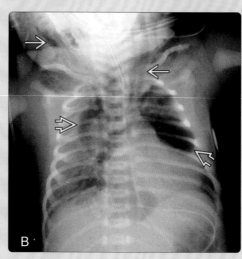

图 3-31 A. 足月产婴儿，胎粪吸入，胸片示右侧（白箭）比左侧（空心白箭）气胸更明显，两肺过度充气，可见弥漫性致密影。气胸是这类患者的常见并发症。B. 足月产婴儿，胎粪吸入，胸片可见巨大的纵隔积气（空心白箭）。注意线样透亮影（白箭），这是延伸至双侧颈部的皮下气肿

十六、新生儿短暂性呼吸急促

（一）专业术语

1. 由胎儿肺液排出延迟引起的肺淋巴管和毛细血管充血。通常在剖宫产后因缺乏阴道分娩时正常的胸廓压迫而发生。

2. 同义词

（1）湿肺病。

（2）胎儿液体潴留。

（二）影像表现

1. 肺容量正常到增大。

2. 心脏大小正常或轻度增大。

3. 与肺水肿相似的表现。

（1）弥漫性，通常双侧对称性分布的增多肺纹理。

（2）± 胸腔积液。

4. 24～48 小时影像表现好转。

5. 排除诊断

（1）与任何慢性病或肺病无关。

（2）偶尔需要影像检查来排除其他病因。超声心动图诊断先天性心脏病。

（三）临床问题

1. 轻度至中度呼吸窘迫　通常发生于足月婴儿

（1）呼吸急促发生在出生后的早期。

（2）呼气咕噜声、胸部回缩、鼻翼扩张。

（3）偶尔发绀可以用少量吸氧缓解。

2. 婴儿通常迅速改善并在随访时表现正常

（1）偶尔需要吸氧几个小时。

（2）液体量限制可能会有所帮助。

（3）通常不需要插管。

（4）呼吸道症状通常会在 3 天内消失。

3. 排除诊断

（1）无绒毛膜羊膜炎、母体感染、败血症。

（2）羊水未被胎粪污染。

（3）无胎膜早破。

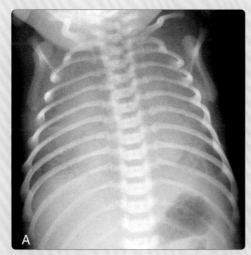
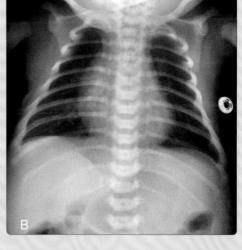

图 3-32　A. 足月婴儿，呼吸急促，胸片显示两肺弥漫分布的模糊致密影。依据影像表现和症状缓解，诊断为新生儿短暂性呼吸急促（TTN）。B. 同一患儿，48 小时后，胸片示之前两肺弥漫分布的致密影已消失。TTN 是一种排除性诊断，不能通过影像明确诊断，除非影像表现好转

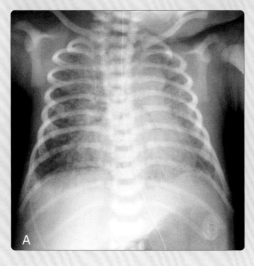
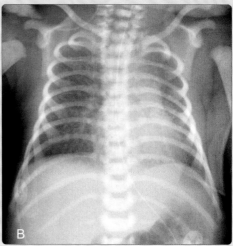

图 3-33　A. 足月婴儿，呼吸急促，胸片示整个肺部弥漫分布的条带状及结节状致密影。B. 同一患儿 48 小时后，胸片示之前弥漫分布的结节状致密影消失，这与 TTN 表现一致

十七、肺间质性肺气肿

（一）专业术语

1. 肺间质性肺气肿（pulmonary interstitial emphysema, PIE）：空气位于肺间质和淋巴管内。

2. 通常继发于早产儿正压机械通气导致的气压伤、低体重儿和表面活性物质缺乏症（SDD）。并不总是机械通气。

（二）影像表现

1. 最佳线索：插管早产儿，肺内新发的球囊状或线状透亮影。

2. 可仅限为 1 个叶或双侧对称。

3. 小的裂隙状透亮影＞＞大灶性或多灶性囊肿。

4. 发生于气胸或纵隔气肿之前。

5. PIE 很少形成大的充气性囊性肿块：持续性 PIE。CT 显示积聚的气体内呈线状（短线样）或圆形（点状）肺血管。

（三）鉴别诊断

1. 表面活性物质缺乏症。

2. 弥漫性肺部疾病的充气支气管征。

3. 早产儿慢性肺部疾病。

（四）临床问题

1. 2%～3% 的新生儿 ICU 患者。

2. 20%～30% 的 SDD 早产新生儿患者。

3. 通常无症状，在新生儿 ICU 摄片检出。

4. 通常发生在出生后 10 天。

5. 通常通过适当治疗可缓解。

6. 初步治疗：通过从传统的正压切换到高频通气，降低平均气道压。

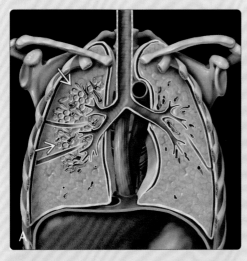
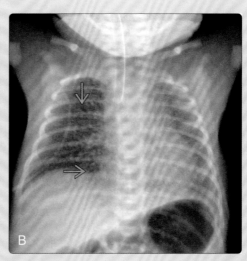

图 3-34　A. 冠状位示意图示继发于肺间质内逸出的气体，在肺内呈圆形或线形、点状气体影（白箭）。B. 孕 31 周早产儿 2 天龄，表面活性物质缺乏症插管后，胸片示典型的肺内弥漫分布的颗粒状致密影。右肺可见肺间质性肺气肿（PIE）（蓝箭），表现为轻度散乱分布的线状或泡状透亮影

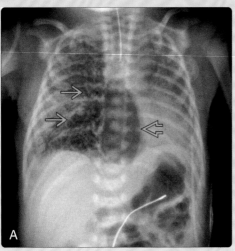
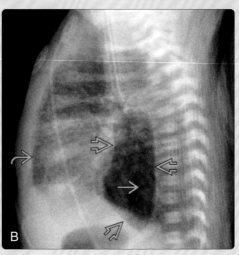

图 3-35　A. 同一患儿 24 小时后，胸片显示右肺更广泛分布的泡状或线状透亮影（蓝箭），这是 PIE 的典型表现。大量积聚的中下纵隔的气体也进展（空心蓝箭），将心脏向左侧推移。B. 同一患儿水平侧位胸片，示下后方局限性纵隔气肿（空心蓝箭）。右肺 PIE 的透亮影（蓝箭）叠加在积聚的气体上。注意肺的表面（蓝弯箭）没有显示气胸的游离气体

十八、新生儿气胸

（一）影像表现

1. 新生儿摄胸片时通常取仰卧位。

2. 仰卧位图像诊断气胸的线索

（1）大而透亮的半侧胸腔。

（2）遮盖膈肌，纵隔和（或）肺的透亮影。

（3）内侧条纹征：沿纵隔分布的透亮影。

（4）深沟征：界线清楚的肋膈沟。

（5）充满气体的胸膜囊疝过中线。

（6）如果双侧受累可显示前连接线。

3. 水平侧位显示肺前方的空气。

4. 尽管有张力，但患侧的肺部可能不会塌陷（肺顺应性减低）。

5. 超声：没有胸膜滑动和彗星尾征。

（二）鉴别诊断

纵隔积气、伪影、含气肿块、近期的半侧胸腔外科术后。

（三）病理

1. 肺泡过度膨胀和破裂

（1）直接进入胸膜腔→气胸。

（2）首先进入肺间质→间质性肺气肿。

2. 危险因素　低出生体重、早产或过期妊娠、男性、表面活性物质缺乏症、胎粪吸入、肺发育不良、出生时复苏、机械通气、巨大儿。

（四）临床问题

1. 发病率　足月儿 1%，早产儿 6%～7%。

2. 常见体征 / 症状　同侧呼吸音减低、呼吸窘迫、发绀、凹陷、呻吟、鼻翼扩张、胸部不对称（患侧饱满）、高碳酸血症、低氧血症；张力性气胸→低血压、休克。

3. 治疗

（1）无症状或轻症的患者期待 / 支持性治疗。

（2）如有症状，可进行针吸或胸腔导管引流。

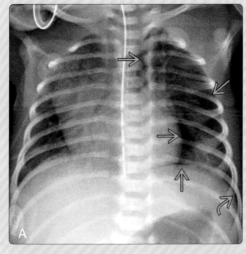
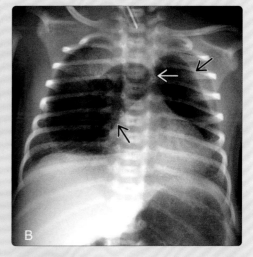

图 3-36　A. 孕 34 周早产儿 2 天龄，前后位、卧位胸片示与右侧相比，边界清晰的左侧肋膈角（蓝弯箭）透亮影遮盖了左侧胸腔（蓝箭）。这个表现是因为中等度的左侧气胸引起纵隔向右侧移位。B. 早产儿 2 天龄，表面活性物质缺乏症，前后位卧位胸片示透亮影（黑箭）勾勒出前方连接线（白箭），与两侧气胸一致

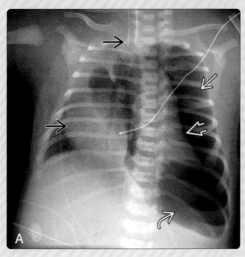
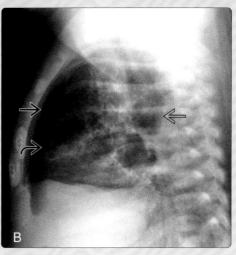

图 3-37　A. 出生 2 天，呼吸窘迫，前后位卧位胸片示左侧胸腔透亮影（白箭），左肺塌陷（空心白箭），膈肌受压（白弯箭），纵隔右移（黑箭），与左侧张力性气胸表现一致。B. 足月产女婴 1 天龄，水平侧位胸片显示肺（黑弯箭）前方气体（黑箭），与气胸表现一致。囊状透亮影（蓝箭）与已知的先天性肺气管畸形相关

十九、乳糜胸

（一）专业术语

继发于先天性或获得性疾病的胸膜腔内的淋巴液积聚，包括梗阻、先天性异常、血管压力增加、引流受损、感染、恶性肿瘤或胸导管损伤。

（二）影像表现

1. 通过超声、CT 或 MRI 发现乳糜胸的根本原因并评估治疗方案

（1）心脏手术后持续性胸腔积液。

（2）继发于 Turner 或 Noonan 综合征的先天性乳糜胸。

（3）各种相关的淋巴疾病，包括导管异常、系统性淋巴异常、Gorham-Stout 病、离散性囊性淋巴管畸形和肺淋巴管扩张。

2. 淋巴管造影（常规、核医学或 MRI）用于研究可疑的中心导管通道异常。障碍（包括闭锁、阻塞、破裂或运动障碍）可以显示正常淋巴通路的突然停止，延迟转运，异常积聚和（或）侧支。

（三）临床问题

1. 症状可能包括呼吸急促和呼吸困难、全身性水肿、乳糜性腹水、免疫抑制、蛋白质丢失型肠病（如果涉及肠道）。

2. 治疗方案：包括限制脂肪饮食、雷帕霉素 / 西罗莫司、胸腔穿刺术或引流术、胸导管结扎或栓塞、显微胸导管修复手术、胸膜固定术。

（1）50％的胸导管损伤可自发消退。

（2）当乳糜漏＞1L/d、持续5天，或持续漏＞2周，则需要干预。

（3）如果可能，治疗乳糜胸的潜在原因。

3. 合并综合征，多个部位的乳糜液积聚，早产儿预后较差。

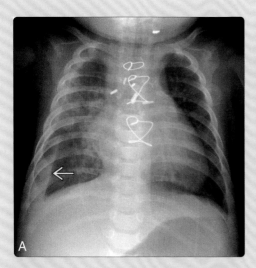

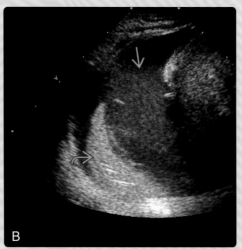

图 3-38 A. 4 月龄婴儿，先天性心脏病术后，胸片显示胸导管损伤导致的中等量乳糜胸（白箭）。胸片不太可能评估液体的具体成分。B. 同一患儿，先天性心脏病术后胸导管损伤右胸横切面超声示大量轻度回声的胸腔积液（蓝箭）。注意被胸腔积液围绕的压缩的右肺（蓝弯箭）

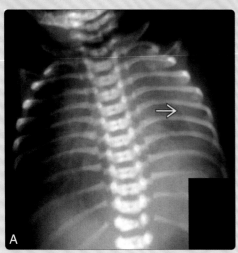

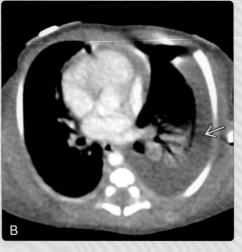

图 3-39 A. Turner 综合征患儿，胸片显示大量先天性左侧乳糜性积液（白箭）。B. Turner 综合征患儿，先天性乳糜胸，轴位增强 CT 图像示左侧大量胸腔积液（白箭）。相对于右侧，先天性乳糜胸更常见于左侧

二十、支气管肺发育不良（Ⅰ）

（一）专业术语

1. 支气管肺发育不良（broncho-pulmonary dysplasia，BPD）的当前定义

（1）早产儿（胎龄＜32 周）的慢性肺病。

（2）氧气依赖至少 28 天。

（3）矫正胎龄 36 周仍有氧依赖。

（4）胸片可显示正常。

2. 旧 BPD　需要延长机械通气和氧气治疗，较大早产儿。

3. 新 BPD　较为弥漫但整体较轻微的疾病，较小早产儿。

（二）影像表现

1. 典型的旧 BPD 表现

（1）肺实质不均匀过度充气。

（2）被粗钝的网状和带状致密影分隔开的斑片状，小圆形透亮影。

2. 新 BPD

（1）肺部外观早期可能接近正常并呈渐进性弥漫性浑浊致密影。

（2）严重的表面活性物质缺乏症患者可能表现旧 BPD 征象。

3. 旧 BPD 和新 BPD 相似的慢性胸部 CT 表现

（1）主要表现为外周异常。

（2）囊性 / 气肿性改变。

（3）胸膜下囊性和三角形致密影。

（4）线形、网状致密影＋实质带。

（5）呼气相点状空气潴留。

（三）病理

有效的预测因素：早产儿和低出生体重儿。

（四）临床问题

1. 是婴儿最常见的慢性肺病。

2. 潜在的终身并发症。

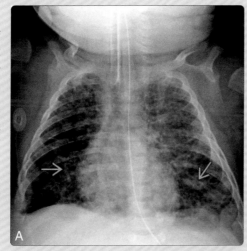
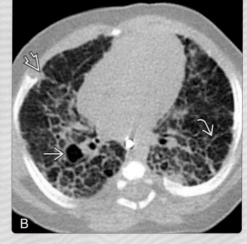

图 3-40　A. 孕 24 周早产儿 4 月龄，支气管肺发育不良（BPD），胸片显示两肺轻度过度膨胀合并粗大的肺纹理（蓝箭）。斑点状浑浊致密影和由于空气潴留导致的点状高透亮影相混合。B. 同一患儿轴位 CT 平扫，示肺实质内粗大的网状纹理（白弯箭），胸膜下三角形致密影（空心白箭）和散在的囊肿（白箭）

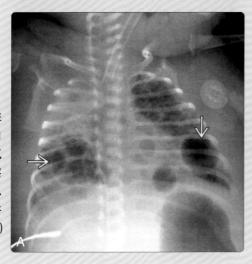
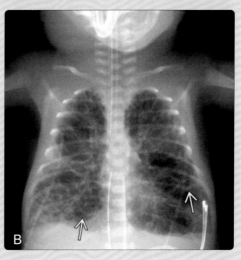

图 3-41　A. 新生儿，慢性肺病，胸片示双侧肺囊泡（白箭）形成，覆盖在过度充气和肺不张的区域。背景肺实质纹理粗糙。B. BPD 患儿胸片示明显的过度充气合并双侧粗大的间质纹理（白箭）和囊状改变

（一）专业术语

1. 缩写　支气管肺发育不良（BPD）、早产儿慢性肺病（chronic lung disease，CLD）。

2. 定义

（1）旧定义（1979）：氧气依赖和典型的胸片表现至少 28 天。

（2）新 NIH 共识定义（2001）：< 32 周孕龄的早产儿氧气依赖至少 28 天。①在 36 周孕龄（postmenstrual age，PMA）评估。②胸片可显示正常。

（3）生理学修订（2004）：矫正胎龄 36 周仍有氧依赖；导致更加标准化的诊断。

（4）早期描述的经典或旧 BPD：较大早产儿使用机械通气和氧气治疗导致炎症和纤维化。

（5）新 BPD：疾病早期更加弥漫但整体较轻，较小的早产儿在产前使用类固醇，产后使用表面活性物质，减少呼吸机 / 氧气浓度产生较少的炎症和纤维化。

（二）影像表现

1. 摄片

（1）典型 BPD：①已知 BPD 的特征性表现。被纤维化和肺不张的粗钝网状、带状致密影分隔开的斑片状，小圆形透亮肺实质。②上叶更多的致密影，以及底部过度充气。③侧位胸片显示胸腔前后径的相对狭窄判断过度充气的程度（与细支气管炎和哮喘不同）。

（2）目前新 BPD：①早期肺外观可近乎正常。②渐进性的弥漫浑浊致密影，最终导致实质带内囊点状空气潴留。

2. CT　CT 平扫 / 高分辨 CT。

（1）新、旧 BPD 之间的胸部 CT 表现重叠：随着疾病的进展，影像表现随着时间进展。

（2）胸膜下囊肿和三角形致密影。

（3）线性，网状致密影。

（4）结构扭曲。

（5）呼气相点状空气潴留。

（6）CT 表现与肺功能呈正相关。

3. 影像推荐　最佳成像工具如下。

（1）多数情况胸片；特定情况下吸气 / 呼气相胸部 CT。

（2）明确的危险因素：胎儿生长受限，机械性通气，高浓度给氧，产后败血症。

（三）临床问题

1. 临床表现　最常见的体征 / 症状如下。

（1）早产儿对氧气的持续需求。

（2）许多新的 BPD 患者最初患有轻度呼吸道疾病，并逐步恶化。

2. 流行病学

（1）婴儿最常见的慢性肺病。

（2）自最初描述以来，发病率没有显著变化（由于早产儿的存活率上升）。

（3）BPD 进展发生于：① 25％ 出生时体重 < 1500g 的婴儿，其中 50％ 体重 < 1000g。② 68％ 在 孕 22 ～ 26 周 出 生。③ 每 年 美 国 有 10 000 ～ 15 000 名婴儿发病。

3. 自然病程及预后

（1）早期肺功能异常预示着预后较差，常伴有终身肺部疾病。

（2）2 岁前肺部感染，尤其是 RSV 感染的风险增加，合并发病率和死亡率上升。

（3）婴儿期再入院率 > 50％。

（4）BPD 患者中高达 25％ 合并肺动脉高压。该类患者 2 年死亡率高达 48％。

（5）儿童时期肺功能慢慢改善，呼吸道感染减少。

（6）肺功能异常合并增加的气道高反应性和阻塞，可持续至成年。临床上与哮喘相似：喘息、咳嗽、呼吸困难、运动不耐受。

（7）年轻人肺气肿的风险增加。

（8）神经发育迟缓、生长受限。

4. 治疗

（1）BPD 预防 / 治疗试验中存在许多相互矛盾的结果。

（2）预防：①产前给予母亲类固醇类药物。②外源性表面活性物质。③温和通气（有限的压力，设定的容量）。④低浓度而不是高浓度的氧气吸入。⑤关闭未闭的动脉导管。⑥维生素 A、咖啡因、吸入一氧化氮。

（3）进展期 BPD 的药物干预作用有限：吸入性与全身性类固醇、利尿药、支气管扩张药、一氧化氮、西地那非。

参考文献

1. Keszler M et al: Mechanical ventilation and bronchopulmonary dysplasia. Clin Perinatol. 42(4):781-96, 2015

2. Mourani PM et al: Pulmonary hypertension and vascular abnormalities in bronchopulmonary dysplasia. Clin Perinatol. 42(4):839-55, 2015

3. Walkup LL et al: Newer imaging techniques for bronchopulmonary dysplasia. Clin Perinatol. 42(4):871-87, 2015

4. El Mazloum D et al: Chronic lung disease of prematurity: long-term respiratory outcome. Neonatology. 105(4):352-6, 2014

5. Jensen EA et al: Epidemiology of bronchopulmonary dysplasia. Birth Defects Res A Clin Mol Teratol. 100(3):145-57, 2014

二十二、病毒性胸部感染（Ⅰ）

二十二、病毒性胸部感染（Ⅰ）

（一）专业术语

1. 病毒感染可能侵犯气道和（或）肺实质。

2. 毛细支气管炎：急性炎症和小气道上皮细胞坏死合并黏液生成增多。典型＜2岁。

3. 其他专业术语：病毒性肺炎、下呼吸道感染、支气管周围肺炎。

（二）影像表现

1. 胸部摄片的主要目的　区分病毒性气道感染和细菌性肺炎。细菌性肺炎的阴性预测值为92%。

2. 病毒性气道感染的最佳影像诊断要点

（1）支气管周围纹理增多，合并肺门旁辐射状线状或"杂乱"致密影，以及"甜甜圈"样增厚的气管壁（横断面观察）。

（2）过度充气：侧位片显示一侧膈肌向下倾斜凹陷；胸廓前后径增加；±肺组织经肋间隙局部膨出。

（3）亚段肺不张，可能多灶分布。

（4）无局灶性/肺叶实变或胸腔积液。

3. 病毒性肺炎最佳影像依据　间质性，结节或斑片状的磨玻璃样致密影。

（三）临床问题

1. 病毒是导致大部分学龄前儿童胸部感染的病因；最常见的致病病毒因年龄而异。

2. 表现为流涕、咳嗽、呼吸急促、喘息、肺部啰音、用力呼吸加剧（呻吟，鼻翼扇动，肋间/肋下回缩）。通过体检或实验室检查很难区分细菌和病毒感染。

3. 治疗

（1）抗生素治疗合并的细菌感染。

（2）沙丁胺醇或类固醇无效。

（3）如果有低氧血症或呼吸窘迫应住院治疗。

（4）流感抗病毒治疗。

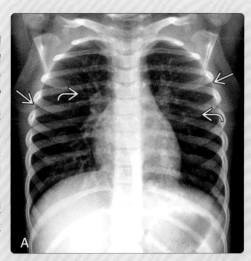
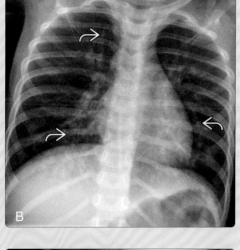

图3-42　A.儿童喘息，胸片显示典型的病毒性气道病变表现。肺门旁肺纹理轻度增多，合并增多的"甜甜圈"征（横断位上表现为气管壁增厚）（白弯箭）。肋骨之间肺部凸起（白箭），这是过度充气的典型表现。B.胸片示病毒性气道病变，肺门旁肺纹理增多代表支气管壁水肿（白弯箭）。无局灶性肺实变或胸腔积液

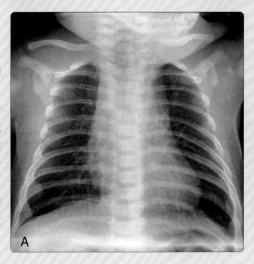
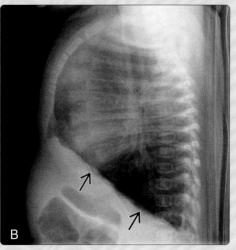

图3-43　A.儿童喘息，胸片示过度充气的肺合并增多的肺门旁线样肺纹理，符合病毒性气道疾病。无局灶性肺实变。B.同一患儿侧位胸片显示肺明显过度充气，合并扁平的半侧膈肌（黑箭）（比正位片更加明显）和胸腔前后径的增加。同时注意肺门旁增粗的辐射状肺纹理

二十三、病毒性胸部感染（Ⅱ）

（一）专业术语

1. 毛细支气管炎（AAP定义）：婴儿病毒性下呼吸道感染伴急性炎症、水肿、小气道上皮细胞坏死合并黏液生成增多。

2. 下呼吸道感染可与2岁以上细支气管炎患者有相同的表现，也可指下气道和肺实质的任何感染。

3. 病毒性肺炎可指肺实质的病毒感染±气道感染。

4. 下呼吸道疾病包括病毒性气道感染及哮喘。

（二）影像表现

1. 摄片

（1）主要目的：区分病毒性气道感染和细菌性肺炎。

（2）小气道病毒感染

1）缺乏局灶性地图样、圆形或空洞样实变影（细菌感染的标志）。

2）支气管周围条索影增多/可见支气管树增多：①从肺门发出的对称性辐射状粗糙线样高密度影。②增加的支气管壁厚度在横断面中表现为"甜甜圈"征。③肺部中央可能看起来很混杂。

3）过度充气：①膈肌凹陷的透亮影＞10个前肋单位或6个后肋单位。②扁平/向下倾斜的半侧膈肌（在侧位片中显示最佳）。③侧位片上胸腔前后径增加。④±肺组织经肋间隙局部膨出。⑤＞2岁可能不会看到，因为支气管增大，更少发生炎性狭窄或阻塞。

4）亚段肺不张：①楔形或三角形模糊影，通常较窄。最常见于中肺或下肺；通常为多灶性。②常被误诊为细菌性肺炎。

（3）肺实质受累：①间质性结节或斑片状致密影。②很少出现肺叶实变。③与气道感染相关的其他表现。

（4）±轻度肺门淋巴结肿大。

（5）吞咽引起的肠胀气。

2. 影像推荐　最佳成像工具是胸部摄片（正位和侧位）。

（1）细菌性肺炎的表现：阳性预测值30％。阴性预测值（NPV）92％。

（2）目的：抗生素治疗所有患有细菌性肺炎的儿童，同时减少不必要的抗生素给药（用于孤立性的病毒感染）。胸部摄片的高NPV有助于诊断。

（三）鉴别诊断

1. 哮喘　与支气管周围增多条带影和过度充气类似。

2. 细菌性肺炎

（1）局灶性/肺叶肺实变＞间质浸润：混杂的地图样，圆形或空洞样致密影。

（2）胸腔积液多见于细菌感染。

3. 支气管异物

（1）不对称的过度充气特征：在整个呼吸循环中受累侧的肺容量保持不变。

（2）异物常在摄片中隐匿。

4. 左向右心血管分流

（1）在婴儿中，左向右分流可能具有相似的表现。增加的肺动脉血流可能与增多支气管的周围肺纹理混淆；±过度充气。

（2）分流与心脏增大有关。

（四）临床问题

1. 临床表现

（1）征象和症状

1）毛细支气管炎：流涕、咳嗽、呼吸急促、喘息、肺部啰音、用力呼吸加剧（呻吟，鼻翼扇动，肋间/肋下回缩）。

2）社区获得性肺炎：咳嗽、发热、厌食、呼吸困难、喘息（高达62％）。

（2）通过体检或实验室检查很难区分细菌和病毒感染。

2. 流行病学　病毒是导致大部分学龄前儿童（4个月到5岁）肺部感染的病因。

3. 自然病程及预后　随着时间的推移症状缓解，通常为数天至数周。

4. 治疗

（1）抗生素：仅用于细菌感染（不仅仅是病毒）。

（2）毛细支气管炎：①婴儿通过雾化吸入高渗盐水可增加黏膜纤毛清除，从而缩短住院时间。②如果氧饱和度＜90％则行氧气支持治疗。③特定人群使用帕利珠单抗（RSV预防）。④不推荐常规使用沙丁胺醇和雾化肾上腺素。⑤不支持使用皮质类固醇。

（3）病毒性肺炎：①如果有低氧血症或呼吸窘迫住院治疗。②流感抗病毒治疗。

参考文献

1. Rhedin S et al: Respiratory viruses associated with community-acquired pneumonia in children: matched case-control study. Thorax. 70(9):847-53, 2015

2. Ralston SL et al: Clinical practice guideline: the diagnosis, management, and prevention of bronchiolitis. Pediatrics. 134(5):e1474-502, 2014

3. Franquet T: Imaging of pulmonary viral pneumonia. Radiology. Jul;260(1):18-39, 2011

4. Ruuskanen O et al: Viral pneumonia. Lancet; 377(9773):1264-1275, 2011

二十四、球形肺炎（Ⅰ）

（一）专业术语

1. 胸片表现为圆形边界光整的细菌性肺部感染；与肿块类似。

2. 在＜8岁的患儿中多见。

（二）影像表现

1. 界线清晰的圆形致密影 ± 空气支气管征。

2. 最常见于下叶上段的后部。

3. 没有占位效应或对邻近组织的侵犯。

（1）没有纵隔或血管扭曲。

（2）没有肋骨的膨胀或破坏。

4. 典型表现：圆形，边缘与纵隔或胸壁形成锐角的肺内"肿块"，但也可形成钝角。

（三）鉴别诊断

1. 支气管囊肿。

2. 神经母细胞瘤。

3. 先天性肺气管畸形。

4. 支气管肺隔离症。

（四）病理

1. 肺部空气循环的侧支通路直到8岁才发育完好。Lambert 通道，Kohn 孔。

2. 幼儿，细菌感染经肺传播受阻，易形成圆形外观。

3. 通常发生肺炎链球菌感染。

（五）诊断流程

1. 8岁以下儿童肺部圆形致密影→高度怀疑球形肺炎。

2. 该年龄段典型的肺炎表现（咳嗽、发热），其他肿块不必排除。

3. 如果对诊断有任何疑问，请考虑：

（1）对病灶行超声或CT检查。

（2）完成抗生素疗程后胸片随访。"肿块"消失排除其他病因。

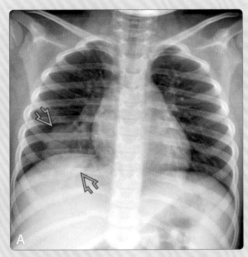
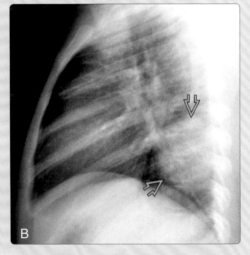

图3-44　A.幼儿咳嗽发热，胸片显示右肺下叶中部圆形、轻度分叶、边界局限的高密度影（空心蓝箭）。B.同一患儿；侧位胸片示圆形"肿块"（空心蓝箭）位于右肺下叶后方。注意病灶与胸后壁形成锐角，说明是肺部来源。这些发现是球形肺炎的典型表现

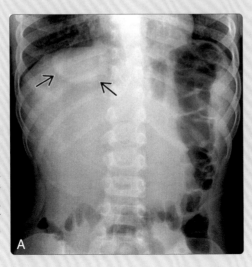
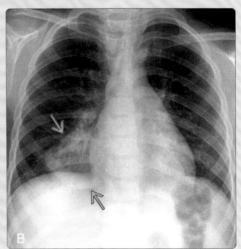

图3-45　A.7岁男孩，发热呕吐，腹部平片显示一个圆形致密影（黑箭）突出于右侧膈肌，提示右肺下叶球形肺炎。B.同一患儿，随后的胸片可清楚显示右下肺圆形边界局限的致密影（蓝箭），与球形肺炎诊断一致。注意相邻的肋骨是正常的

（一）专业术语

定义：胸片上表现为圆形边界光整的细菌性肺部感染；与肿块类似。

（二）影像表现

1. 摄片

（1）被清晰的肺勾勒出的圆形肺内致密影：脊柱旁肺炎可与后纵隔/脊柱边界形成锐角或钝角。

（2）局限于肺叶内，不跨叶间裂。

（3）不产生占位效应或侵犯邻近组织。邻近肋骨或脊柱没有骨质改变（例如膨胀或破坏）。

（4）空气支气管征有助于确诊气腔性疾病。

（5）胸腔积液不常见。

2. 超声

（1）越来越多地应用于儿童肺炎的诊断。敏感度 96％，特异度 93％。如果球形肺炎完全被充气肺包围可能更低。

（2）胸膜线回声异常：不规则，粗糙，中断或消失。

（3）胸膜下移动性强回声，肺实质"肝变"（空气支气管征）。

3. CT 或 MRI
①不提倡考虑球形肺炎。如果是肿块样病灶则优先考虑。②均匀的圆形致密影 ± 空气支气管征。③不合并边缘强化或中央空洞。④肺血管正常通过无占位效应、实变的肺。⑤邻近骨质没有异常。⑥降主动脉没有发出体部供血动脉。

4. 影像推荐

（1）肺炎在胸部摄片的儿科临床实践指南：①门诊即可治疗的无须确认的疑似社区获得性肺炎（community acquired pneumonia，CAP）；除缺氧、呼吸窘迫、抗生素治疗失败以外。②所有住院治疗 CAP 的患者均应接受胸部摄片（正位和侧位）。

（2）如果 8 岁以内的儿童有肺炎的症状 + 胸片上圆形致密影，则不需要其他的影像学检查。

（3）抗生素治疗后的随访摄片有助于记录圆形致密影的吸收。特别有助于对椎旁球形肺炎的诊断，与神经母细胞瘤类似。

（三）鉴别诊断

1. 支气管囊肿

（1）圆形，边界清晰的肺门旁肿块。

（2）± 对邻近结构的占位效应。

（3）增强 CT：水样密度肿块不合并空气支气管征 ± 合并感染边缘强化。

2. 神经母细胞瘤

（1）圆形或细长的后纵隔/椎旁肿块。只会增宽脊柱旁阴影，不合并局灶性突起。

（2）常见肋骨侵蚀或膨胀。

（3）CT：大多数可见钙化。

3. 支气管肺隔离症

（1）下叶的小叶或三角形肿块。

（2）可表现为复发性肺炎（总是相同的位置）。

（3）CTA：特征性起自胸主动脉或腹主动脉的体循环供血动脉。

4. 肺脓肿

（1）圆形空洞合并气液平。

（2）被不规则或边界不清的实变影包绕。

5. 胸壁尤因肉瘤

（1）部分受限的肿块，合并明确的骨质破坏。

（2）胸腔积液常见。

（3）多见于 8 岁以上的儿童。

（四）病理

一般特征

1. 与细菌感染相关的肺内渗出性致密影。肺炎链球菌是最常见的病原体。

2. 气体循环的侧支通道（Lambert 通道和 Kohn 孔）直到 8 岁才发育良好。阻碍细菌感染的传播，导致圆形外观。

（五）临床问题

1. 临床表现

（1）最常见的征象或症状：咳嗽和发热。

（2）其他征象或症状：腹痛，全身乏力，厌食。

2. 流行病学
75％＜ 8 岁；90％＜ 12 岁；平均年龄 5 岁。

3. 自然病程及预后
适当的抗生素治疗，症状和致密影在几天至几周缓解。随访摄片的缓解可排除其他病因。

参考文献

1. Jain S et al: Community-acquired pneumonia requiring hospitalization among U.S. children. N Engl J Med. 372(9):835-45, 2015

2. Pereda MA et al: Lung ultrasound for the diagnosis of pneumonia in children: a meta-analysis. Pediatrics. 135(4):714-22, 2015

3. Liu YL et al: Pediatric round pneumonia. Pediatr Neonatol. 55(6):491-4, 2014

4. Restrepo R et al: Imaging of round pneumonia and mimics in children. Pediatr Radiol. 40(12):1931-40, 2010

二十六、肺炎性胸腔积液和肺气肿（Ⅰ）

（一）专业术语

1.胸腔积液分为漏出性或渗出性。

2.肺炎性胸腔积液是继发于邻近肺部感染和毛细血管通透性增加的渗出液。

（二）影像表现

1.直立位胸部摄片

（1）扁平和抬高的膈肌，侧向移位的膈肌顶点，胃泡距继发于肺底液体的膈肌距离＞1.5cm。

（2）后肋膈角变钝（约50ml）。

（3）侧肋膈角变钝（约200ml）。

（4）一侧横膈倒置（＞2000ml）。

2.仰卧位胸片　可能需要高达500ml。一侧胸腔内，由密度均匀到模糊、致密±胸膜帽、占位效应的逐级改变。

3.增强CT　儿童漏出性和渗出性积液均可见壁胸膜强化及增厚，胸膜外间隙增厚及胸壁水肿。

4.超声　积液表现为无回声，有回声，或浮动/回荡/波形回声。

（1）漂浮的纤维蛋白附着在胸膜表面，隔膜和（或）胸膜增厚；肺固定说明被增厚的胸膜固定。

（2）包裹性积液形成：液体不随体位改变而移动。

5.影像推荐

（1）超声用于胸片怀疑的胸膜疾病。

（2）增强CT用于治疗后持续性/进行性进展的疾病。

（三）临床问题

1.治疗

（1）抗生素。

（2）如果积液量大、包裹或症状恶化/持续，进行胸腔引流。

（3）脓胸：胸腔导管＋组织纤溶酶原激活剂；如果临床症状无改善，影像上胸膜疾病持续存在，使用电视辅助胸腔镜手术。

2.大多数儿童可以完全临床恢复。

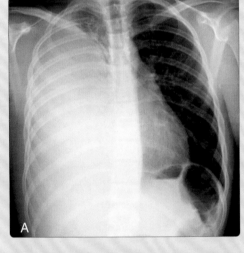
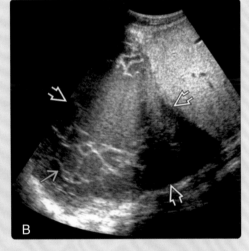

图3-46　A.儿童右侧肺炎，胸片显示右侧胸腔内大部分被致密影充填，合并纵隔左移。B.同一患儿，右侧胸腔纵切面超声示大量胸腔积液（空心白箭）合并内部多发碎片样回声分隔（蓝箭），符合脓性纤维蛋白性肺炎性积液

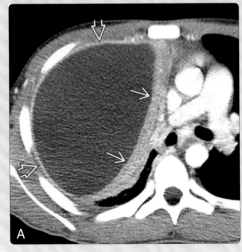
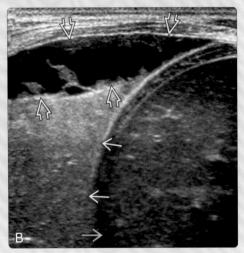

图3-47　A.同一患儿，轴位增强CT示右侧大量胸腔积液压迫右肺（白箭）。边缘强化（空心白箭）说明成分复杂，而先前超声上显示的分隔在CT上不可见。B.肺炎患者右肺纵切面超声示右侧胸腔积液（空心白箭）内多发碎片样和分隔样回声。注意被压缩的高回声肺（白箭）。肝脏（蓝箭）位于下方

二十七、肺炎性胸腔积液和肺气肿（Ⅱ）

（一）专业术语

1. 胸腔积液分为漏出性或渗出性　①漏出性：由于流体静压和肿瘤因素导致的不平衡。②渗出性：由于毛细血管通透性增加。

2. 肺炎性胸腔积液是渗出性的　①进展过程：渗出（简单）→纤维蛋白脓性（复杂）→机化。②脓胸是纤维蛋白脓性肺炎性胸腔积液。

（二）影像表现

1. 摄片

（1）肺炎＋邻近胸腔积液。

（2）站立位图像上积液的多少：①扁平和抬高的膈肌，侧向移位的膈肌顶点，胃泡距继发于肺底液体的膈肌距离＞1.5cm。②后肋膈角变钝（约50ml）。③侧肋膈角变钝（约200ml）。④一侧横膈倒置（＞2000ml）。

（3）仰卧位图像：灵敏度70%，可能需要高达500ml。

（4）一侧胸腔内，由密度均匀到模糊、致密±胸膜帽、占位效应的逐级改变。

（5）卧位透镜状或不移动的液体提示包裹。

（6）叶间裂积聚可表现为小裂隙增厚或肿瘤样表现。

2. 超声　①积液表现为无回声，有回声，或浮动/回荡/波形回声。②纤维蛋白沉积：浮动或扑动地附着于胸膜表面，隔膜和（或）胸膜增厚；肺固定说明被增厚的胸膜固定。③腔形成：液体不随体位改变而移动。

3. CT

（1）儿童漏出性和渗出性积液均可见壁胸膜强化及增厚，胸膜外间隙增厚及胸壁水肿。

（2）在证明纤维蛋白附着或分隔方面不如超声。

（3）如果积聚的气体分离成气泡，而不是形成单一的气液平面，可推断小腔形成。

4. 影像推荐　①超声用于胸片怀疑的胸膜疾病。必须扫查胸膜腔。②增强CT用于治疗后持续性/进行性进展的疾病（评估胸腔导管错位、肺坏死或脓肿、化脓性心包炎）。

（三）鉴别诊断

1. 恶性胸腔积液

（1）淋巴瘤、尤因肉瘤、胸膜肺母细胞瘤。

（2）寻找结节/肿块和（或）肋骨破坏。

2. 乳糜胸　产伤、淋巴管扩张、淋巴管畸形。

3. 肺脓肿　合并肺炎和进展性疾病的包裹性积聚。

（四）病理

一般特征如下：

（1）漏出性和渗出性的分类取决于液体成分。

（2）轻度渗出标准（至少满足1条）：胸腔积液血清蛋白比＞0.5或乳酸脱氢酶（LDH）比率＞0.6；胸腔积液LDH＞2/3正常上限血清水平。

（3）如果是渗出性，脓胸诊断：pH＜7.2，LDH＞1000 U，葡萄糖＜40 mg/dl或＜25%血糖，革兰染色阳性或培养阳性，WBC＞10 000/μl，影像上固定。

（4）常见病因包括肺炎链球菌和耐甲氧西林金黄色葡萄球菌。

（5）如果淋巴渗出，做结核试验。

（6）肺炎性胸腔积液的进展阶段。①积聚前：胸膜炎、炎症。②渗出（简单）：白细胞计数低的游离液体。③纤维蛋白脓性（复杂）：纤维蛋白沉积和化脓性物质。④包裹：胸膜增厚，会引起肺部凹陷。

（五）临床问题

1. 临床表现　发热、咳嗽、胸痛、呼吸困难、呼吸急促、患侧固定、量大导致呼吸窘迫。

2. 自然病程及预后

（1）大多数患儿在3~6个月完全临床恢复，摄片基本正常。

（2）1项研究中儿童死亡率＜3%（成人报道的死亡率高达20%）。

3. 治疗　美国儿外科协会建议：①给予抗生素。②如果积液量大，包裹，或症状恶化/持续，进行胸腔引流。③推荐使用＜14F的胸腔导管；单胸腔穿刺术可用于游离液体的大龄儿童。④脓胸：12F的胸腔导管＋3剂量的胸膜内组织纤溶酶原激活物→如果无临床改善，且影像上持续存在胸膜疾病，可行视频辅助胸腔镜手术。

参考文献

1. Long AM et al: 'Less may be best'-Pediatric parapneumonic effusion and empyema management: Lessons from a UK center. J Pediatr Surg. 51(4):588-91, 2015

2. Islam S et al: The diagnosis and management of empyema in children: a comprehensive review from the APSA Outcomes and Clinical Trials Committee. J Pediatr Surg. 47(11):2101-10, 2012

3. Calder A et al: Imaging of parapneumonic pleural effusions and empyema in children. Pediatr Radiol. 39(6):527-37, 2009

4. Kurian J et al: Comparison of ultrasound and CT in the evaluation of pneumonia complicated by parapneumonic effusion in children. AJR Am J Roentgenol. 193(6):1648-54, 2009

二十八、肺炎合并空洞样坏死

（一）专业术语

1. 细菌性肺炎的并发症，实变的肺内点状坏死进展，导致数量可变的薄壁空洞。

2. 同义词：坏死性肺炎、肺坏疽。脓肿有厚而边界清晰的壁，更常见于免疫功能低下的儿童。

（二）影像表现

1. 直到组织破坏至空腔与充气的肺／气道相通，才会有影像学表现。

2. 增强 CT 显示正常的肺部结构消失，肺的强化降低，实变的肺内薄壁囊肿。

3. 在免疫正常的儿童患者中，空洞样坏死经皮引流无明确作用。

（三）鉴别诊断

1. 先天性肺气管畸形。

2. 肺脓肿。

3. 支气管囊肿。

（四）临床问题

1. 越来越多地被认为是儿科肺炎并发症。

2. 最常见的病因是肺炎链球菌、MSSA、MRSA、其他葡萄球菌和链球菌属、假单胞菌、梭杆菌感染。

3. 尽管接受了治疗，但小儿肺炎患者症状进展（如发热、呼吸窘迫、败血症）提示有并发症（如空洞性坏死）。空洞性坏死的患者往往病情严重，需要入住 ICU。

4. 大多数患者使用抗生素和非手术治疗可康复；可能导致支气管胸膜瘘和气胸。

图 3-48 A. 患儿，症状进展迅速，胸片示右侧胸腔完全被致密影充填，并可见左下叶内侧部分致密影。双侧胸腔导管在位。B. 同一患儿，CT 冠状位图示整个右肺不均质的致密影，合并多发薄壁、含液囊性病灶（白箭），符合空洞性坏死。另请注意左下叶的致密影。无明显的胸腔积液

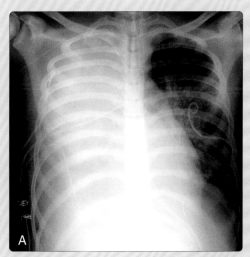
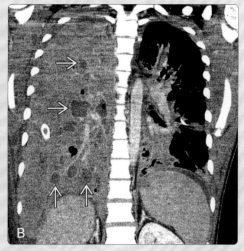

图 3-49 A. 轴位增强 CT 示左下叶实变旁多发薄壁含气囊肿（蓝箭）。这与先天性肺气管畸形非常类似。然而，使用抗生素后随访的影像显示病灶随着时间缓解，符合空洞性坏死。B. 患儿，胸片显示右侧胸腔致密影中充气性囊性病灶（蓝箭），提示空洞性坏死

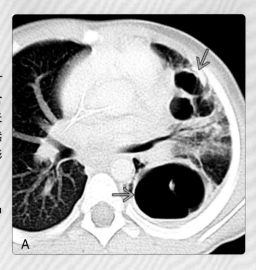
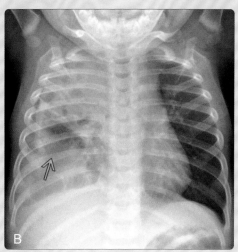

二十九、乳头状瘤病

（一）专业术语

复发性呼吸道乳头状瘤病（recurrent respiratory papillomatosis，RRP）：感染人乳头瘤病毒（human papilloma virus，HPV）引起的呼吸消化道良性肿瘤。终身发病率可变；有潜在致命性。

（二）影像表现

1. 部位　呼吸道与鳞状上皮的交界点。

（1）喉是最常见的部位。

（2）约30％的患者会出现喉外扩散。支气管内扩散→肺结节。肺实质受累占3％。

2. 摄片/CT

（1）气道：软组织结节突入管腔。

（2）肺：多个实性或空洞结节。± 阻塞性肺不张或肺炎；占肺部疾病恶变的0.5％；鳞状细胞癌。

（三）临床问题

1. 儿童最常见的喉部肿瘤。

2. HPV 的围生期传播：受感染的母亲→胎儿。

（1）绝大部分由 HPV-6 和 HPV-11 引起。

（2）风险增加：阴道分娩、第一胎、母亲年龄＜20岁；分娩时间＞10 小时有双倍风险；活动性尖锐湿疣致风险增加231倍。

3. 最常见的症状：声音嘶哑/声音变化。

4. 诊断时的平均年龄：约4岁。

5. 疾病可以在任何阶段自发缓解；死亡可能因大气道梗阻，呼吸衰竭或恶变导致。

6. 使用动力微型清创器进行切除治疗。

（1）需要反复切除。

（2）由于气道梗阻，10％～15％的患者需要气管切开；因远端传播的风险增加而尽可能延长时间。

7. HPV 四价疫苗具有保护作用。

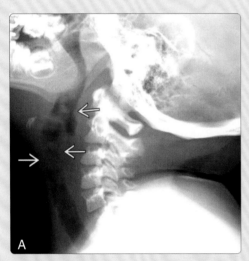
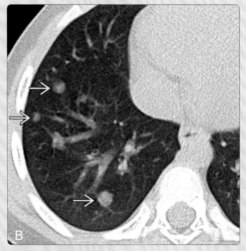

图 3-50　A. 患儿，复发性呼吸道乳头状瘤病（RRP），气道的侧位片示咽、喉和声门下气道乳头状瘤引起的多发性结节状充盈缺损（白箭）。RRP 通常发生在喉部。B. 同一患儿，轴位 CT 示右肺内多发实性结节（白箭）。近 30 % 的 RRP 患者有喉外乳头状瘤播散。扩散到肺表示疾病最严重的阶段

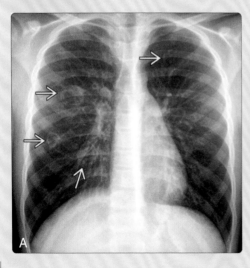
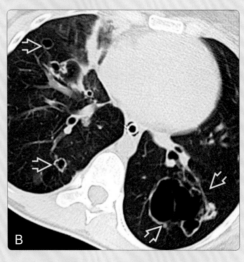

图 3-51　A. 患有 RRP 青少年的胸片，示肺内多发空洞样结节（白箭）。B. 轴位 CT 平扫示两肺大小不等，形态不规则的薄壁空洞病灶（空心白箭）。乳头状瘤病一般是一种良性、自限性疾病。但是，严重的情况可以有高复发率

三十、淋巴瘤

（一）专业术语

1. 淋巴瘤：由免疫系统细胞或其前体成分引起的恶性肿瘤。

2. 霍奇金淋巴瘤（Hodgkin lymphoma，HL），非霍奇金淋巴瘤（non-Hodgkin lymphoma，NHL）。

（二）影像表现

1. 胸部最好发的部位：前纵隔。

2. 如果前纵隔隆起性结构在摄片上显示不清，超声可以帮助区分正常胸腺和异常胸腺。

3. 增强 CT：通常用于初步诊断。

（1）弥漫性胸腺浸润：均匀强化的前纵隔肿块。移位，包裹和压迫相邻结构（如血管和气道）。与麻醉诱导期间呼吸衰竭相关的 > 50％ 的气管面积减少。

（2）胸部的其他部位：肺门、腋窝、锁骨上区域、肺、胸膜、心包。

4. PET：对淋巴瘤有较高的敏感性和特异性（96.5％，100％）。

（1）与传统成像相比，10％～23％ 的患者在早期就有变化。

（2）可以区分活动性疾病与残留的非活动性肿块。

（三）临床问题

1. 淋巴瘤是第三位常见的小儿恶性肿瘤，占所有儿科恶性肿瘤的 10％～15％。

2. 60％ 的淋巴瘤患儿有呼吸道症状。

3. HL 可出现无痛性淋巴结肿大和 B 组症状：发热、盗汗、体重减轻。

4. NHL 可能会因压迫气管或上腔静脉和（或）大量胸腔或心包积液而危及生命。

5. 治疗

（1）HL：化疗 ± 放疗；5 年生存率为 91％。

（2）NHL：化疗 + 骨髓移植或放射治疗；5 年生存率为 70％～76％。

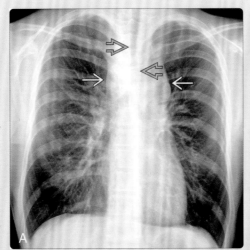
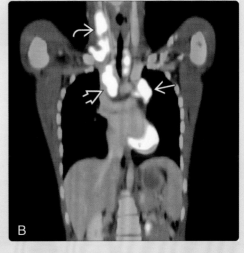

图 3-52　A.14 岁男孩，霍奇金淋巴瘤，胸片示纵隔增宽（白箭）合并气管狭窄或偏移（空心蓝箭）。B. 同一患者，冠状位 FDG PET/CT 示主肺动脉窗（白箭），右侧气管旁（空心白箭），右侧颈部（白弯箭）FDG 异常摄取。约 80％ 的霍奇金淋巴瘤患儿存在无痛性颈部淋巴结肿大

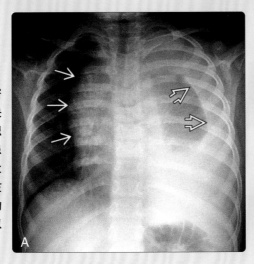
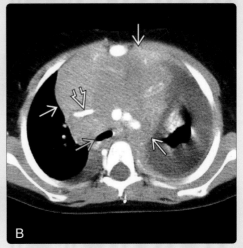

图 3-53　A. 幼儿，呼吸窘迫，胸片示巨大的纵隔肿块（白箭）和左侧大量胸腔积液（空心白箭）。B. 同一患儿，轴位增强 CT 显示巨大的纵隔淋巴瘤（白箭），左侧 > 右侧胸腔积液，狭窄的上腔静脉（空心白箭），以及受压的气管（蓝箭）

三十一、生殖细胞肿瘤

（一）专业术语

源自原始生殖细胞，分化为胚胎和胚外结构。

1. 畸胎瘤　成熟、不成熟、恶性。

2. 精原细胞瘤　生殖细胞瘤和无性细胞瘤。

3. 非精原细胞生殖细胞肿瘤（nonseminomatous germ cell tumor, NSGCT）　胚胎细胞、卵黄囊肿瘤、绒毛膜癌和混合生殖细胞肿瘤（germ cell tumor, GCT）。

（二）影像表现

1. 最佳线索：起源于胸腺或邻近胸腺的前纵隔肿块。胸部不太常见的位置：后纵隔、心脏、心包。

2. 畸胎瘤：多为囊性 + 软组织，脂肪（93%）和钙化（20%～40%）。增强 CT 对这些成分敏感。

3. 精原细胞瘤：均匀，大块的软组织肿块。经常跨越中线并具有占位效应。

4. NSGCT：不均匀出血和坏死。边缘不规则：脂肪层消失，肺部浸润。

5. 心包病变常引起心包积液。

6. 注意由于肿瘤镇静 / 全身麻醉期间的压迫可能导致气道塌陷。

（三）临床问题

1. 典型表现

（1）呼吸困难（25%～48%）、胸痛（23%～52%）、咳嗽（17%～24%）、上腔静脉综合征（6%～14%）、声音嘶哑（1%～14%）、发热（13%）、体重减轻（11%）。

（2）50%～60% 的畸胎瘤、38% 的精原细胞瘤和 10% 的 NSGCT 无症状。

（3）在 NSGCT 患者中，74% 的甲胎蛋白升高；38% 的 β-HCG 升高。

2. 纵隔 GCT 合并 Klinefelter 综合征的风险为 50～300 倍。

3. 治疗

（1）成熟畸胎瘤→手术。

（2）精原细胞瘤或 NSGCT →手术后化疗治疗残留病灶。

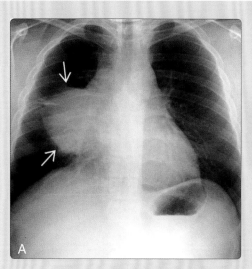
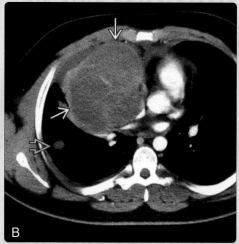

图 3-54　A. 年轻男性，卵黄囊瘤，后前位胸片显示右侧胸腔中部巨大肿块（白箭）遮住了正常的心脏边界（位于前方）。B. 同一患者，轴位增强 CT 显示前纵隔圆形肿块（白箭），与肌肉相比呈低密度。右肺底部可见一孤立性肺结节（空心蓝箭）。非精原细胞生殖细胞肿瘤可以转移到淋巴结、肺和肝

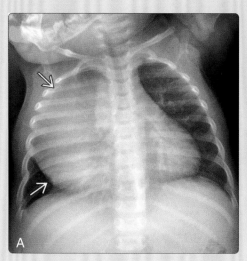
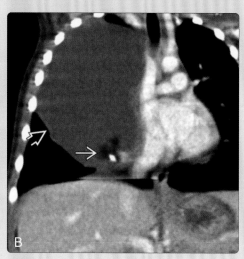

图 3-55　A.1 岁患儿，成熟性畸胎瘤，胸片示与右心边界相邻的巨大肿块（白箭），占据了大部分右半胸腔。大于通常看到的正常胸腺，右侧膈肌轻度受压。B. 同一患儿，冠状位增强 CT 示右侧胸腔内巨大肿块（空心白箭）。肿块主要是液体密度，但可见下方一个含有脂肪和钙化的结节（白箭）。存在囊性、脂肪成分和钙化灶可诊断为畸胎瘤

三十二、儿童虐待，肋骨骨折（Ⅰ）

（一）专业术语

儿童虐待：父母 / 看护人的任何行为或不作为对儿童造成伤害或即将发生的伤害风险。

（二）影像表现

1. 后肋骨骨折最常见于非意外创伤（non-accidental trauma，NAT）且最具特异性。

2. 摄片

（1）急性肋骨骨折的线样透亮影通常不明显。

（2）骨痂组织 / 骨膜下新骨形成可能在伤后 7～10 天可见。边缘模糊不清，肋骨增宽→边缘结节状 / 球状骨痂。

（3）肋骨头骨折可表现为高低混杂密度碎片；通常没有骨膜下新骨。

3. ^{99m}Tc MDP 骨扫描或 ^{18}F-NaF PET 互为补充。局部放射性示踪剂活性在 24 小时内升高。

4. 不主张用 CT 识别肋骨骨折，但可用于评估胸内或腹部损伤。

5. 初次放射性骨骼检查的适应证

（1）＜ 2 岁，怀疑 NAT。

（2）＜ 5 岁，有可疑骨折。

（3）对任何无法沟通的怀疑 NAT 的儿童。

6. 随访：骨骼检查，通常在 2 周后进行。如果：

（1）初次检查中可能存在骨折。

（2）初次检查正常，但基于临床表现或影像表现仍持续怀疑。

（三）临床问题

1. 临床表现：损伤与病史不符，愈合各阶段多发损伤；无法活动的婴儿淤伤、生殖器损伤、香烟烧伤、其他高度 NAT 特异性的伤害。

2. 多数肋骨骨折在临床体检中未被怀疑。表面瘀伤约 9%；± 背部或胸部体检时发出异响。

3. NAT 中最常见的骨骼损伤。NAT 的影像表现高达 29%。

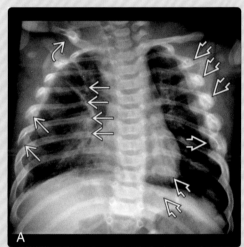
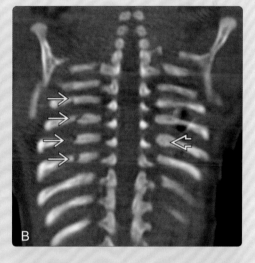

图 3-56　A. 婴儿，疑似被虐待，胸片显示左侧肋和后肋多发骨折合并骨痂形成（空心白箭），以及右侧多发不合并愈合征象的近期肋骨骨折（白箭）。还要注意右侧锁骨骨折（白弯箭）和右侧胸腔积液。B. 同一患儿随后不久的冠状位增强 CT（骨窗），显示急性右后肋骨折（白箭）和 1 根愈合的左后肋骨折（空心白箭）

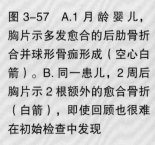
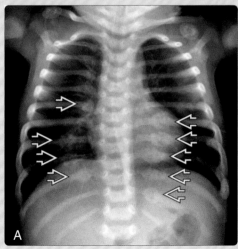
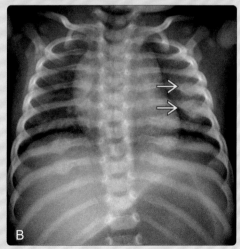

图 3-57　A.1 月龄婴儿，胸片示多发愈合的后肋骨折合并球形骨痂形成（空心白箭）。B. 同一患儿，2 周后胸片示 2 根额外的愈合骨折（白箭），即使回顾也很难在初始检查中发现

三十三、儿童虐待，肋骨骨折（Ⅱ）

（一）专业术语

定义：虐待儿童是指父母 / 看护人的任何行为或不作为对儿童造成伤害或即将发生的伤害风险，也称为非意外创伤或伤害（NAT，NAI）。

（二）影像表现

1. 一般特征

（1）最佳诊断依据：婴儿多发相邻的后内侧肋骨球形骨痂或骨膜下新生骨形成。

（2）部位：①可以发生在肋骨的任何地方。②以后方近肋椎关节最常见。

2. 摄片

（1）急性骨折通常不能通过摄片观察到。通常在肋骨短轴位上具有垂直 / 斜线形透亮影。

（2）伤后 7～10 天可见愈合后骨折。

（3）一项研究表明，随访摄片的灵敏度为 73%。

（4）一项研究表明，尸检的灵敏度仅为 26%。

3. CT　比初次骨骼检查更敏感，但仅用于疑似胸腹部内脏损伤。

4. MRI　儿童虐待全身 MRI 评估对肋骨骨折显示的灵敏度（57%）低于摄片。

5. 核医学　^{99m}Tc MDP 骨骼闪烁扫描或 ^{18}F-NaF PET 是对初步检查的补充，而不是常规检查。

6. 影像推荐

（1）初次骨骼检查：①适应证。<2 岁，怀疑 NAT；<5 岁，有可疑骨折；对任何无法沟通的怀疑 NAT 的儿童。②所有骨骼在至少 1 个平面上高分辨成像；肋骨用正位、侧面和双斜位摄片。

（2）随访骨骼检查：①通常初次检查 2 周后（不小于 10 天）。②适应证。初次检查可能存在骨折；初次检查正常，但基于临床表现或影像表现仍持续怀疑。③在一项研究中，确认可疑的骨折或确定 48% 的病例中有新的骨折（最常见于肋骨）。

（三）鉴别诊断

1. 与多发骨折相关的疾病

（1）成骨不全症（OI）：①Ⅳ型 OI 最常被误认为是虐待；巩膜颜色正常（不是蓝色）。②骨质疏松症，多发性骨折和缝间骨。

（2）Menkes 综合征：骨质疏松症、缝间骨、干骺端骨刺、毛发焦枯、颅内血管迂曲。

（3）佝偻病：由于干骺端模糊、杯状和扩张导致的生长板增宽 / 延长。

（4）白血病：骨质疏松症 ± 透明干骺带、渗透性破坏、侵袭性骨膜新骨形成。

2. 产伤　罕见，但可见于大婴儿和难产。

3. 心肺复苏造成的创伤

（1）肋骨骨折在儿科 CPR 中非常罕见（<1%）。

（2）大多数此类骨折会涉及前肋骨。

4. 意外创伤

（1）年龄和病史必须与伤害一致。

（2）肋骨骨折更可能是前肋和侧肋骨折。

（3）内脏损伤的可能性更大，骨折更少。

（四）病理

一般特点如下：

1. 施虐者双手环抱婴儿，拇指作用于前胸壁、其余四指指尖作用于后胸壁。

2. 挤压和摇动时的前后压缩会导致儿童骨折。后肋骨折（最常见和特异）发生在横向施力的过程中，为直接作用。

（五）临床问题

1. 临床表现

（1）NAT 的多种临床表现：损伤与病史不符，愈合各阶段多发损伤，无法活动的婴儿淤伤，生殖器损伤，香烟烧伤，其他高度 NAT 特异性的伤害（如典型的干骺端病变 / 成角骨折）。

（2）肋骨骨折：① NAT 最常见的骨骼损伤。发生在 10%～14% 的疑似虐待的骨骼检查中；仅有影像学表现的 NAT 病例高达 29%。②大多数基于临床检查：骨折部位相关淤伤很少见，为 9%；背部或胸部体检时发出异响。③相关性胸内损伤占 NAT 的 12.8% 与意外伤害的 55.6%。④在 <3 岁的儿童中，61% 与虐待有关，如果 <1 岁，则为 82%。

2. 治疗　①虐待指控的多学科调查包括医师、社会工作者、执法机构。②确保将"有危险"的儿童及其兄弟姐妹置于安全的环境中。

参考文献

1. Barber I et al: The yield of high-detail radiographic skeletal surveys in suspected infant abuse. Pediatr Radiol. 45(1):69-80, 2015

2. Kleinman, Paul K. Diagnostic Imaging of Child Abuse. Cambridge University Press, 2015.

3. Darling SE et al: Frequency of intrathoracic injuries in children younger than 3 years with rib fractures. Pediatr Radiol. 44(10):1230-6, 2014

三十四、肺挫伤和裂伤

（一）专业术语

1. 肺挫伤　由于创伤性肺泡毛细血管损伤导致肺泡和间质出血＋水肿。

2. 肺裂伤　肺实质直接撕裂。

（二）影像表现

1. 摄片　通常足以应对钝性胸部创伤。

（1）挫伤：非节段性斑片状或弥漫性致密影。在＜4～6小时可能不明显。

（2）撕裂：圆形透亮影±气液平面。最初可能会因挫伤而模糊不清。

2. 增强CT　临床或影像表现强烈提示有明显的胸部损伤时进行。

（1）检出挫伤的敏感性增加。仅在CT上看到的可疑挫伤，可能与发病率升高无关。

（2）挫伤：融合性、结节状、新月形或不定型的实变或磨玻璃样致密影。通常在外周边缘与胸膜下保持空隙。

（3）撕裂：被致密影包围的充满空气／流体的空腔。

（三）病理

机制：穿透性创伤10％～15％；闭合性损伤85％～90％（考虑到年轻患者的非偶然创伤）。

（四）临床问题

1. 肺损伤患者通常全身多系统创伤的严重程度增加→评估其他导致高发病率和死亡率的主要器官损伤。相关胸部损伤：心脏和大血管（8％）；膈肌、气管支气管树、食管均＜5％。

2. 临床表现：呼吸音减低、叩诊音钝、呼吸急促、胸闷、咯血、呼吸衰竭。

3. 支持治疗（清除痰液、控制疼痛、肺泡复张等）并观察并发症（感染、ARDS、张力性气胸、血气胸、咯血）。

图 3-58　A.13 岁，自行车碰撞，胸片示左前方第 5 肋骨骨折（蓝箭）伴邻近皮下气肿（空心白箭）和斑片状致密影（白弯箭），符合挫伤。B. 同一患儿，轴位增强 CT 显示左侧第 5 肋骨骨折（蓝箭），皮下气肿（空心白箭），气胸（空心蓝箭）和邻近肺内磨玻璃样致密影（白弯箭），符合挫伤。儿科患者由于肋骨的柔韧性相关肋骨骨折的发生率较低（与成人相比）

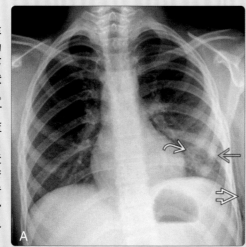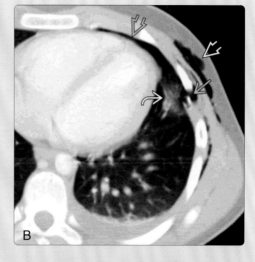

图 3-59　A. 外伤患者，轴位增强 CT 示左肺下叶不定型高密度影（白箭）。注意邻近胸壁薄的新月形透亮影（空心黑箭）。胸膜下空隙这个表现常见于肺部挫伤。B.17 岁，车祸，轴位增强 CT 示整个左上肺叶充满多个气 - 液的囊肿（空心蓝箭），符合肺裂伤。还要注意纵隔气肿（蓝箭）和广泛的皮下气肿（蓝弯箭）

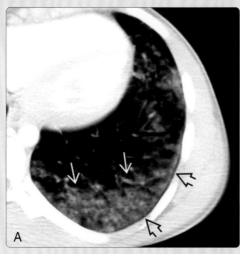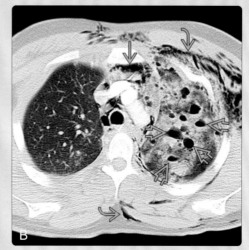

三十五、纵隔气肿

（一）影像表现

1. 纵隔气肿（pneumomediastinum，PM）的最佳检查工具：胸片。

（1）主肺动脉和主动脉弓外侧的胸膜线。

（2）任意一侧从上纵隔进入颈部的垂直透亮线。

（3）连续膈肌征：心包和膈肌之间的气体导致中央膈膜上表面正常被遮蔽的部分可见。

（4）大三角帆征：纵隔气体导致胸腺抬高。

2. CT 或食管造影仅用于有放射学证据的损伤、呼吸消化道损伤的危险因素（异物、手术、纵隔炎）或呼吸窘迫。

（二）病理

1. 自发性 PM　气体从破裂的肺泡进入间质和纵隔，最常见于哮喘或感染。

2. 继发性 PM　呼吸消化道的损伤（创伤、异物、Boerhaave 综合征）、手术、纵隔炎。

（三）临床问题

1. 胸痛，咳嗽和呼吸困难 ± 皮下气肿导致的捻发音。

2. 继发性 PM 可能出现肋骨骨折、气胸、血胸、颅内损伤、呼吸窘迫、心动过速。

3. 稳定患者的孤立性自发性 PM：自限性→支持性护理，急诊科观察。随着症状进展：进一步评估和治疗潜在的肺部病因。

4. 继发性 PM：如果有临床或影像学证据表明有消化道损伤，如 CT 或食管造影。在胸片正常的钝性损伤患者中，广泛筛查检出率低。

5. 并发症并不常见，包括假性填塞、纵隔炎、气胸。

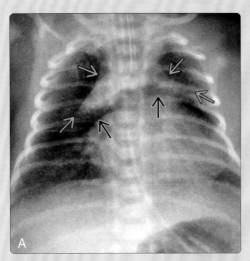
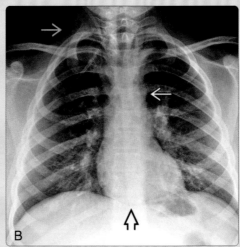

图 3-60　A.2 天龄婴儿，卧位胸片示气体（黑箭）将胸腺（蓝箭）抬高，表现为大三角帆征，符合纵隔气肿。肺内弥漫性颗粒状致密影与患儿的已知表面活性物质缺乏有关。B. 哮喘患儿，胸片示纵隔气肿造成的连续膈肌征（空心黑箭）。合并主动脉结旁纵隔气肿（白箭）。右侧颈部可见皮下气肿（蓝箭）

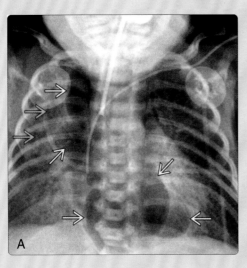
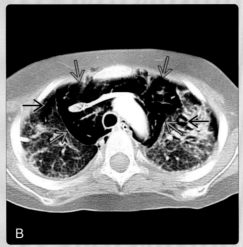

图 3-61　A. 插管婴儿，胸片显示整个纵隔大量异常透亮影(白箭)，符合纵隔气肿。胸腺组织（蓝箭）被推向右边。B. 儿童肺间质气肿（黑箭），轴位增强 CT（肺窗）显示广泛纵隔气肿（蓝箭）

三十六、哮喘（Ⅰ）

（一）专业术语

1. 不是单一疾病；相反，是多种表型的总称，通常由无害的环境致敏原引起免疫介导的宿主反应，造成气道高反应性。

2. 慢性气道高反应性→支气管壁平滑肌收缩和炎症级联反应→急性，可逆性气道狭窄和气流阻塞。

（二）影像表现

1. 通常正常；可有对称的过度充气和扁平的膈肌，胸骨后的间隙增宽。

2. 通常没必要；有助于排除并发症和鉴别诊断。

3. 如果对治疗反应不佳，考虑胸片。

（三）鉴别诊断

1. 病毒性细支气管炎。

2. 异物吸入。

3. 囊性纤维化。

（四）临床问题

1. 症状表现

（1）慢性和（或）反复咳嗽、喘息、气短、胸闷、运动受限、静息时使用辅助肌呼吸。

（2）呼气峰流速减慢和第1秒用力呼气量（FEV1）减少。

2. 治疗

（1）避免已知的诱发环境。

（2）吸入 β 受体激动药治疗支气管痉挛。

（3）吸入和口服皮质类固醇激素降低炎症反应。

（4）吸入的肥大细胞稳定剂可防止引起气道炎症和支气管痉挛的介质释放。

3. 预后

（1）6岁前间歇性喘息通常是良性的，通常会在几年内缓解。

（2）7～10岁哮喘症状的严重程度预测持续到成年。

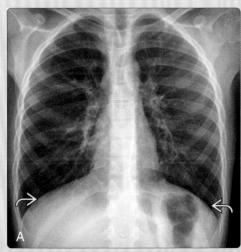
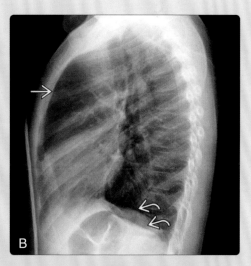

图 3-62 A.9岁男孩，严重哮喘、呼吸窘迫、呼吸音减低，胸片显示全肺过度充气，膈肌扁平（白弯箭），这是空气潴留的典型表现。B. 同一患儿，侧位胸片示胸骨后方巨大的间隙（白箭）和被压扁的膈肌（白弯箭）

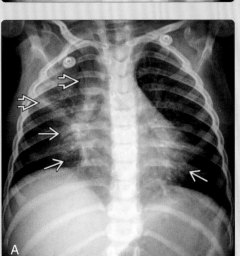
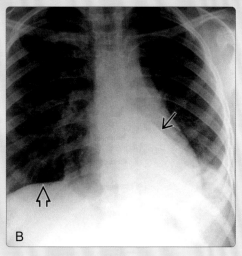

图 3-63 A. 幼儿，哮喘急性发作，正位胸片示不规则的心脏轮廓（白箭）和多灶性亚段肺不张以及支气管周围增厚导致的右上肺条状致密影（空心白箭）。B. 大龄儿童，哮喘，正位胸片示由于左肺下叶不张（黑箭）导致的三角形均匀致密影。左侧膈肌显示不清[与右侧界线清晰的膈肌相比（空心黑箭）]

（一）专业术语

1. 同义词　反应性呼吸道疾病，可能被弃用。

2. 定义

（1）是多种表型的总称，通常由无害的环境致病原引起免疫介导的宿主反应，造成气道的高反应性。

（2）慢性气道高反应性→支气管壁平滑肌收缩和炎症级联反应→急性，可逆性气道狭窄和气流阻塞。

（二）影像表现

1. 摄片

（1）不属于大多数急性儿童哮喘的范畴，包括：发热、疑似吸入异物（FB）、治疗后无改善或体检偶发局部病变。

（2）最常见的表现：正常胸片。

（3）其次常见的表现：过度充气的微小和非特异性的表现，通常是对称的。①压扁的膈肌。②后前位胸腔直径和胸骨后间隙增宽。③±肋间隙膨胀。

（4）不太常见的表现：①支气管周围增厚/袖套样。②肺不张。

（5）并发症：年龄较小的儿童和并发病毒性细支气管炎的患者更常见（如较小的支气管更容易变窄或闭塞）。①气压伤（纵隔气肿、皮下气肿、气胸很少）。②继发性过敏性支气管肺曲霉菌病。③肺炎。

2. CT　HRCT一般不明显，特别是在急性哮喘患者中。

3. 影像推荐　通常不推荐影像检查，除外：①发热儿童（疑似并发肺炎）。②疑似异物吸入。③治疗后无改善。④疑似气压伤或肺不张。

（三）鉴别诊断

1. 病毒性毛细支气管炎　通常是哮喘的诱发因素，可能不可通过放射学或临床来区分。

2. 异物吸入或摄入

（1）绝大多数吸入性FB能被射线穿透。

（2）在连续摄片中持续存在的空气潴留或不张，通常为单侧。

（3）双侧卧位或吸气/呼气相肺体积保持不变。

（4）症状持续，支气管扩张药治疗无效。

3. 囊性纤维化

（1）早期支气管壁增厚，进展为支气管扩张。

（2）黏液堵塞扩张的支气管。

（3）局灶性疾病最常见于上叶。

4. 纤毛运动障碍　①左右转位或右位心（50%），鼻窦炎，支气管扩张。②反复发作的肺炎。

5. 肺动脉吊带　①症状通常从出生时就存在。②对支气管扩张药治疗无反应。③左肺动脉在气管和食管之间穿行，形成的异常压迹。

（四）临床问题

1. 临床表现

（1）最常见的体征或症状是慢性和（或）反复咳嗽、气喘、气短、胸闷。

（2）其他体征或症状：①运动受限。②静息时使用辅助呼吸肌帮助呼吸。③呼气峰流速减慢和第1秒用力呼气量（FEV1）降低。④使用支气管扩张药后症状缓解。

2. 流行病学　是最常见的儿童慢性疾病。

（1）全球患病率为1%～30%。

（2）患病高峰期在6～11岁。

（3）在美国，更常见于非洲裔和西班牙裔儿童。

3. 自然病程及预后

（1）经过合适的治疗，预后通常很好。

（2）6岁之前喘息通常是良性的，一般会在几年之内缓解。

（3）7～10岁哮喘症状的严重程度会持续到成年。

4. 治疗

（1）避免已知的诱发环境。

（2）吸入β受体激动药治疗支气管痉挛。

（3）吸入和口服皮质类固醇激素降低炎症反应。

（4）吸入的肥大细胞稳定剂可防止引起气道炎症和支气管痉挛的介质释放。

参考文献

1. Douglas LC et al: RAD: Reactive airways disease or really asthma disease? Pediatrics. 139(1), 2017

2. Narayanan S et al: Relevance of chest radiography in pediatric inpatients with asthma. J Asthma. 51(7):751-5, 2014

3. Szefler SJ et al: Asthma across the ages: knowledge gaps in childhood asthma. J Allergy Clin Immunol. 133(1):3-13; quiz 14, 2014

4. Ober C et al: The genetics of asthma and allergic disease: a 21st century perspective. Immunol Rev. 242(1):10-30, 2011

5. Bisgaard H et al: Long-term studies of the natural history of asthma in childhood. J Allergy Clin Immunol. 126(2):187-97; quiz 198-9, 2010

6. Bush A et al: Management of severe asthma in children. Lancet. 376(9743):814-25, 2010

三十八、支气管异物（Ⅰ）

（一）专业术语

吸入异物（foreign body，FB）导致支气管完全或部分阻塞。

（二）影像表现

1. 绝大多数吸入性 FB 能被射线穿透。

2. 在胸片上发现单侧肺容量不变。

（1）不配合的患者（绝大多数）正位 ± 双卧位图像：发现患侧肺的被动性膨胀，提示空气潴留。

（2）配合的患者最大吸气 / 呼气相正位胸片：患侧外观不变。

3. 受累肺段的体积可以正常、增大或减小。

4. 考虑具有多平面重建和 3D 虚拟支气管镜的 CT 检查用于持续临床怀疑和胸片阴性的病例。

（三）鉴别诊断

难治性哮喘、病毒性下呼吸道感染、肺动脉吊带。

（四）临床问题

1. 年龄　最常见于 1～3 岁；18 月龄达到高峰。

2. 吸入通常是未察觉到的或者无法回忆的　高度怀疑很重要。诊断延误会导致并发症的发生率增加：支气管肺瘘、支气管破裂、远端肺损伤、肉芽肿形成。

3. 表现可能是急性的或延迟的

（1）同一天（25%）：喘息、咳嗽、± 发热。

（2）第 2～7 天（45%）或延迟＞1 周（30%）：无痛性咳嗽、难治性喘息、呼吸困难。

（3）完全阻塞：肺不张和塌陷。

（4）部分阻塞导致"球阀"效应：空气潴留和过度充气。

4. 治疗　支气管镜下取出 FB。

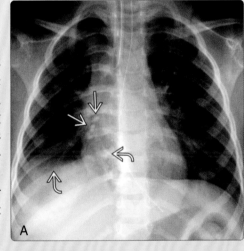

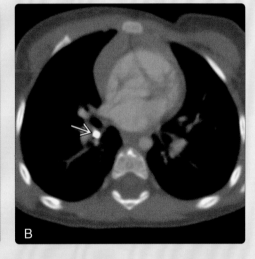

图 3-64　A. 3 岁患儿，车祸中吸入玻璃碎片，胸片示右下肺支气管（白箭）内三个小的不透射线异物。气道透亮度减低（白弯箭）合并体积变小，导致右侧膈肌抬高及轻微的纵隔移位。B. 同一患儿，轴位增强 CT 示右肺下叶段支气管内方形的不透射线玻璃异物（白箭）

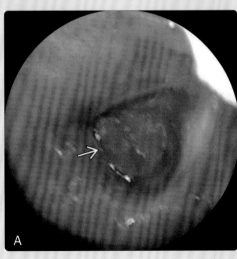

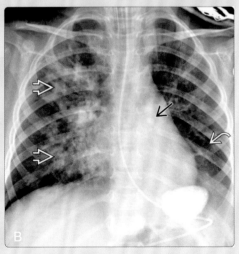

图 3-65　A. 同一患儿，支气管镜图像示被玻璃碎片（白箭）完全堵塞的段支气管。B. 幼儿，洪水后被发现晕倒在碎石堆，胸片示左主支气管内小的边界清晰的致密影（黑箭）。由于空气潴留（白弯箭），左肺下叶呈相对透亮度增高，由于吸入导致广泛的斑片状致密影（空心白箭）。由于吸入一个小石头导致支气管阻塞（与胃内对比剂和消化道置管有关）

（一）专业术语

1.缩写　异物（FB）、异物吸入（foreign body aspiration，FBA）。

2.定义　吸入 FB 导致支气管完全或部分堵塞。

（二）影像表现

1.一般特点　部位：大多数 FB 停留在主支气管。

（1）支气管（76%），喉（6%），气管（4%）。

（2）右支气管（58%）多于左支气管（42%）。是因为右主支气管比左主支气管走行更直，口径更大。

2.摄片

（1）最佳直接证据：不透射线 FB。但是大多数 FB 都是透射线的。

（2）最佳间接证据：吸气/呼气相或双卧位成像单侧肺容积不变。

（3）受累肺段的体积可以是正常、增大或减小（即肺容量增大并不总是异常）。①空气潴留导致过度膨胀和肺血减少。± 膈肌受压、肋间隙扩大、纵隔向对侧移位。②支气管完全阻塞导致肺不张、重复感染导致肺炎。± 膈肌抬高，肋间隙变窄，纵隔向同侧移位。

（4）气管支气管裂伤或肺泡破裂导致气胸和肺气肿。

（5）报道的 FBA 胸部摄片发现率：①正常，14%～35%。②过度充气，21%～43%。③致密影/肺不张，18%～29%。④纵隔移位，10%～37%。⑤不透射线 FB，3%～23%。

（6）双侧卧位摄片：最合适婴儿和幼儿。①正常，非阻塞性肺将变得更小，更不透明。②异常，阻塞的肺部将保持充气状态，相对透明。

（7）吸气/呼气相摄片：需要配合。无阻塞肺时体积缩小。

3.CT

（1）可以观察到：①持续性肺萎陷或肺炎。②疑似外部气道压迫的诊断检查。

（2）考虑具有多平面重建和 3D 虚拟支气管镜的 CT 检查用于持续临床怀疑和胸片阴性的病例。FB 表现为支气管内充盈缺损 ± 局灶性过度充气或肺不张。

4.影像推荐　①最佳成像工具：胸片。②方案建议：单独拍摄正常吸气相胸片不能排除 FB 吸入。

（三）鉴别诊断

1.病毒性下呼吸道感染

（1）比 FB 更常见。

（2）支气管周围条索增多＋对称性过度充气。

2.难治性哮喘

（1）比 FB 更常见。

（2）支气管周围条索增多＋对称性过度充气。

3.肺动脉吊带

（1）慢性；经常在出生时出现。

（2）通常与其他先天性心脏病有关，有完整的气管环。

4.外部肿块压迫气管　支气管囊肿、淋巴结肿大和其他肿块可能压缩支气管并存在不对称性充气。

（四）病理

大体病理和手术特征如下。

1.大多数 FB 是有机物或塑料，因此射线可透。

2.FB 停留在气管支气管树上。①干燥的食物吸收水分可能会膨胀。②花生等坚果引起气道刺激。③白细胞浸润和支气管壁水肿。④慢性 FB 导致肉芽肿形成。

3.可能会产生"球阀"效应导致。①空气潴留、过度充气。②完全阻塞，导致肺不张和塌陷。

（五）临床问题

1.临床表现　最常见的体征/症状为：

（1）FBA 可以急剧或延迟发作；事件经常未察觉到或无法回忆。①同一天（25%）：喘息、咳嗽 ± 发热。②第 2～7 天（45%）：无痛性咳嗽、难治性喘息、呼吸困难。③延迟＞1 周（30%）：与上述相同。

（2）高度怀疑很重要。

2.流行病学　年龄：最常见为 1～3 岁；高峰期：18 月龄。

3.自然病程及预后

（1）诊断延误使主要并发症的风险增加。并发症发病率：如果＞4 天为 4%，如果＞30 天则为 91%。主要有支气管肺瘘、支气管破裂、远端肺损伤。

（2）死亡罕见，在美国每年约有 100 人死亡。

4.治疗　支气管内移除 FB。

参考文献

1. Adramerina A et al: How parents' lack of awareness could be associated with foreign body aspiration in children. Pediatr Emerg Care. 32(2):98-100, 2016
2. Salih AM et al: Airway foreign bodies: a critical review for a common pediatric emergency. World J Emerg Med. 7(1):5-12, 2016
3. Darras KE et al: Imaging acute airway obstruction in infants and children. Radiographics. 35(7):2064-79, 2015

四十、肺囊性纤维化（Ⅰ）

（一）专业术语

1. 常染色体隐性遗传性多系统疾病，功能性氯离子转运穿过上皮细胞表面→分泌物增多（例如黏液、消化液、汗液）。

2. 在肺部，异常的黏液和减少的白细胞→慢性气道阻塞→反复炎症和感染→慢性气道损伤（逐渐恶化）。

（二）影像表现

最常见于上叶，其次为下叶。

1. 支气管周围壁增厚（早期表现）。

2. 由于空气潴留造成的马赛克样密度，呼气相CT显示最佳。

3. 支气管扩张表现为"印戒"征（支气管管径大于邻近的动脉）。

4. 黏液堵塞扩张的支气管（"指套"征）。

5. CT上树芽状小叶中央结节状致密影。

（三）病理

1. 白种人中最常见的致死性遗传疾病。2500人中约有1人患病。

2. 囊性纤维化（cystic fibrosis，CF）跨膜传导调节（CF transmembrane conductance regulator，CFTR）基因在7q31.2染色体上突变→缺陷氯化物运输→水的异常调节。

3. ＞1000个基因缺陷可导致CF；CFTR的ΔF508突变最常见（约90％）。

（四）临床表现

1. 70％出现在1岁以内，胃肠道症状更常见。

2. 90％出现在12岁以内，呼吸道症状较典型。常有哮喘症状。

3. 中位生存期：41.1岁。

（五）诊断流程

每年胸片或低剂量CT监测。相较于肺功能检查和摄片，CT更利于评估进行性病变并预测病情恶化。

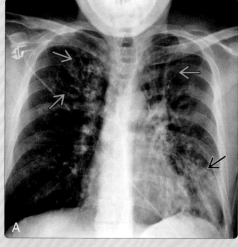
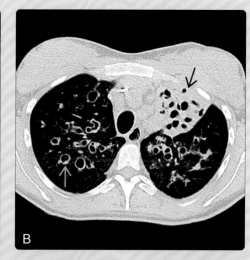

图3-66 A.CF患者，正位胸片示上叶明显的支气管扩张（蓝箭）＋左肺下叶结节状实变（黑箭）。B.CF患者，轴位CT平扫示两肺上叶支气管扩张合并左肺上叶前段实变（黑箭）。注意右肺上叶的印戒征（或"珍珠环"征）（蓝箭），扩张的支气管形成环，邻近的动脉形成附着的宝石

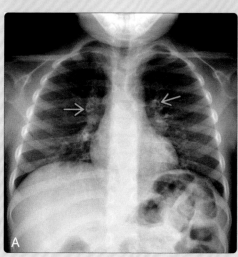
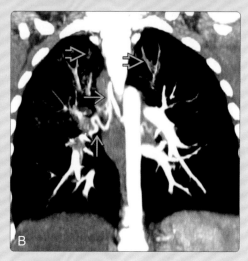

图3-67 A.7岁CF患儿，正位胸片示肺门旁支气管壁周围轻度增厚（蓝箭），这是CF的早期表现，与常见的病毒性细支气管炎无法鉴别。B.12岁CF患儿，咯血，冠状位CTA图示粗大的右支气管动脉（蓝箭）。评估更远端分支和邻近实质（用于肺泡出血和渗出）有助于定位出血的来源。还可见两肺上叶支气管扩张和黏液阻塞（空心蓝箭）

（一）专业术语

囊性纤维化（CF）：常染色体隐性遗传性多系统疾病，功能性氯离子转运穿过上皮细胞表面→分泌物增多（如黏液、消化液、汗液）。

（二）影像表现

1. 一般特征

（1）最佳诊断线索：上叶明显支气管扩张和支气管壁增厚，合并呼吸道（± 消化道）症状。

（2）部位：①在肺部，上叶和下叶上段更常见。②也累及鼻窦、胰腺、肝胆系统、消化道和性器官。

2. 摄片

（1）摄片对 CF 的早期变化不敏感。

（2）摄片的晚期变化包括支气管扩张、支气管壁增厚、黏液阻塞、过度充气、肺叶塌陷、肺动脉扩张导致肺动脉高压。

3.CT

（1）HRCT：①支气管壁周围增厚（早期表现）。②支气管扩张合并印戒征。扩张的支气管＞邻近肺动脉。③由于空气潴留造成的马赛克样密度，呼气相 CT 显示最佳。④CT 上显示树芽状小叶中央结节状致密影。支气管黏液和（或）感染性 / 炎症性碎片阻塞。⑤黏液堵塞扩张的支气管形成"指套"征。

（2）CTA：± 咯血时支气管动脉粗大和（或）异常 / 侧支动脉供血。

4. 影像推荐 最佳成像工具：吸气 / 呼气相高分辨率 CT。

（三）病理

1. 囊性纤维化（CF）跨膜传导调节（CFTR）基因在 7q31.2 染色体上突变。＞ 1000 个基因缺陷可导致 CF；Δ F508 突变最常见（约 90％）。

2.CFTR 蛋白功能失常→氯离子分泌不足→钠潴留增加和液体吸收→管腔分泌物黏度增加→实质性脏器和空腔脏器导管堵塞。

3. 在肺部，异常的黏液和白细胞降解产物（包括 DNA）→气道阻塞→复发性感染和炎症→慢性气道损伤导致对感染和炎症的易感性加重。

（四）临床问题

1. 表现

（1）最常见的体征 / 症状：①第 1 症状可能是新生儿胎粪性肠梗阻导致胎粪的排出延迟。②在儿童期，通常与哮喘患儿相似，表现为慢性咳嗽和喘息。

（2）其他体征 / 症状：慢性便秘，复发性胰腺炎，肝胆疾病。

（3）临床资料：①目前大多数能在新生儿筛查中检测到。②症状进展后，检测汗液氯化物（>60mEq/ml = ＋ CF）。

2. 流行病学

（1）年龄：① 70％出现在 1 岁以内，胃肠道症状更常见。② 90％出现在 12 岁以内，呼吸道症状较典型。

（2）流行病学：白种人中最常见的致死性基因缺陷（2500 人中约 1 人患病）。非洲或亚洲血统不常见。

3. 自然病程及预后 ①婴儿期：通常只有轻度肺部症状或无症状。②幼儿期：与哮喘患者相似，表现为咳嗽、喘息和支气管炎。③儿童晚期和青春期：复发性肺炎，支气管炎和支气管扩张伴有黏液堵塞。④终末期肺病可发生在不同年龄，但通常发生在青春期后期到成年早期。⑤ CF 进展的准确时间不可预测。⑥中位生存期：41.1 岁。

4. 治疗 ①目标：降低因黏液堵塞和感染导致的肺部损伤。②各种内部和外部气道清除技术。③预防性使用抗生素以降低感染的机会。④ ± 长期 Ⅳ（中央静脉导管）用于复发性肺部感染。⑤针对特定 CFTR 突变的新药。⑥ ± 单叶并发症患者行肺叶切除术。⑦终末期肺病可能需要肺移植。

（五）诊断流程

1. 考虑

（1）每年做胸片或低剂量 CT 监测支气管扩张等并发症。

（2）肺 MRI 检查有希望在未来用于本病的诊断。

2. 图像解读要点

（1）CT 在评估进行性肺疾病方面比肺功能检查或摄片更准确。

（2）急性重症患者经过治疗后，CT 表现发生相应改变。

参考文献

1. Murphy KP et al: Imaging of cystic fibrosis and pediatric bronchiectasis. AJR Am J Roentgenol. 206(3):448-54, 2016

2. Sanders DB et al: Chest computed tomography predicts the frequency of pulmonary exacerbations in children with cystic fibrosis. Ann Am Thorac Soc. 12(1):64-9, 2015

四十二、镰状细胞贫血，急性胸部综合征（Ⅰ）

（一）专业术语

在镰状细胞贫血（sickle cell disease，SCD）的基础上，胸片上新发的致密影 +1 种及 1 种以上其他症状（如发热、咳嗽、咳痰、呼吸急促、呼吸困难或缺氧）。

（二）影像表现

1. 上叶和中叶致密影在儿童中更常见。

2. 下叶病变在成人中更常见。

3. 初始胸片可能正常（46%）。致密影可能在症状出现 2 ～ 3 天后才会出现。

4. CT 上的致密影可能比胸片上更广泛。

（三）病理

可能病因：感染（30%）、肺部脂肪栓塞（9%）、肺梗死（18%）和肋骨梗死。

（四）临床问题

1. 急性胸部综合征（ACS）最常见于 2 ～ 4 岁患儿；发病率随年龄增长而下降。

（1）发热、咳嗽和呼吸急促是 10 岁以下患者最常见的症状。

（2）疼痛（胸部，四肢，腹部）多见青少年和成年人。

（3）危险因素：哮喘、吸烟、腹部手术、外伤。

2. ACS 是 SCD 患者疼痛危象后住院的第二大常见原因。

3. ACS 是 SCD 患者过早死亡最常见的原因。成人死亡率比儿童高 4 ～ 9 倍。

4. 治疗

（1）支持治疗：吸氧、抗生素、镇痛、静脉输液、刺激性肺量测定法和输血。

（2）预防：肺炎球菌疫苗，嗜血杆菌流感疫苗，羟基脲。

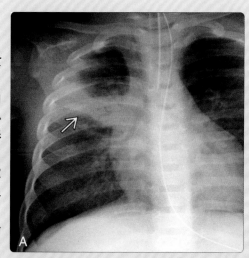
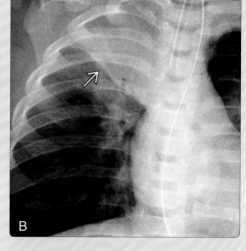

图 3-68　A.1 岁镰状细胞贫血患儿，发热、呼吸困难，胸片显示右上肺致密影（白箭）。B. 同一患儿，12 小时后，胸片示右上肺致密影增多，且右上肺体积变小（白箭）。急性胸部综合征被定义为有症状的镰状细胞贫血患者新出现的肺部致密影。在儿童中，它更常见于上叶和中叶

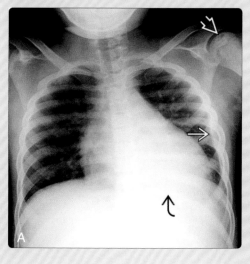
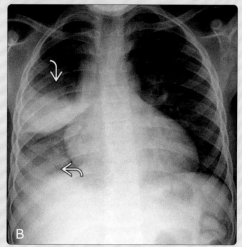

图 3-69　A. 胸片显示镰状细胞贫血最典型的表现：心脏增大、左下叶致密影（黑弯箭）和胸腔积液（白箭）。注意左侧肱骨头缺血性坏死（空心白箭）。B. 同一患儿，呼吸困难、发热，胸片显示右肺多发致密影（白弯箭），符合急性胸部综合征。注意心脏增大

四十三、镰状细胞贫血，急性胸部综合征（Ⅱ）

（一）专业术语

定义：在镰状细胞贫血（SCD）基础上，胸片上新发的致密影 +1 种及 1 种以上其他症状（如发热、咳嗽、咳痰、呼吸急促、呼吸困难或缺氧）。

（二）影像表现

1. 摄片

（1）急性胸部综合征（acute chest syndrome，ACS）。

1）初始胸片可能正常（46%）。①摄片表现落后于生理改变。②致密影可能在症状出现 2～3 天后才会出现。

2）致密影类似肺炎 ± 体积减小。

3）胸腔积液存在于 50% 以上的患者中。

（2）SCD 的其他表现：①慢性贫血导致心脏增大。②肱骨头缺血性坏死。③"H"形或双凹椎骨。④骨髓膨胀导致肋骨扩大。⑤胃泡侧小脾（脾切除自体移植）。⑥右上腹胆囊切除术。

2. CT　CTA 显示的肺栓塞是 ACS 的第三大常见病因。

（1）占 ACS 发作的 16%～17%。

（2）发生在段/亚段肺动脉。

（3）没有相关的下肢深静脉血栓形成。

3. 核医学　骨扫描显示如下：

（1）肋骨中异常斑点状放射性示踪剂摄取。摄取增加或降低：急性或亚急性骨梗死。

（2）可合并其他骨梗死与骨髓炎。

（三）病理

一般病理特点和病因如下：

（1）感染：占 ACS 患者的 38%～54%。①最常见的病原体：肺炎衣原体，肺炎支原体，RSV。②肺部致密影持续时间较未明原因感染时间长。

（2）肺部脂肪栓塞：占 ACS 的 9%～16%。①病因：血管闭塞性危象→骨髓室水肿和梗死→骨髓坏死→脂肪细胞进入静脉血→肺动脉分支栓塞。②经常骨痛。③实验室检查结果：血小板减少、贫血；LDH 升高，脂肪酶升高，磷脂酶 A_2 和尿酸升高；血清钙降低。

（3）肺梗死：占 ACS 的 16%～17%。①发生在段和亚段肺动脉。②没有相关的下肢深静脉血栓形成提示原位血栓形成。

（4）肋骨梗死伴通气不足：由疼痛和（或）服用镇痛药导致。①肋骨梗死与肺部致密影有高度相关性。②疼痛可能导致夹板固定和肺不张。③刺激性肺量测定法有助于预防 ACS 的肺部并发症。④镇痛药可减少夹板固定，但可能导致通气不足。

（四）临床问题

1. 临床表现　最常见的症状和体征如下：

（1）发热，咳嗽和呼吸急促：是 10 岁以下患儿最常见的症状。

（2）疼痛（胸部，四肢，腹部）：多见青少年和成人。

2. 人口统计学

（1）年龄

1）最常见于 2～4 岁患儿。

2）由于胎儿血红蛋白浓度较高，2 岁以下患儿的发病率较低。

3）发病率随着年龄的增长而逐渐下降。① ACS 患者死亡率过高。②获得性免疫力导致的病毒性疾病减少。

（2）种族：在美国，几乎只见于非裔美国人。

（3）流行病学

1）每 100 名患者 1 年总发病率为 12.8 次。

2）ACS 是 SCD 患者过早死亡最常见的原因。

3）ACS 是 SCD 患者疼痛危象后住院的第二大常见原因。①约 50% 的患者以 ACS 以外的诊断入院。②入院后 2～3 天诊断为 ACS。

3. 自然病程及预后

（1）> 20 岁的患者病情更严重。成人死亡率比儿童高 4～9 倍。

（2）与预后不良有关的表现：①体格检查。心理状态改变、心率 > 125 次/分、呼吸 > 30 次/分、体温 > 40℃、低血压。②实验室检查。动脉血 pH < 7.35、氧饱和度 < 88%、血红蛋白浓度下降 ≥ 2g/dl、血小板计数 < 20 万/ml、多器官衰竭。

（3）危险因素：哮喘、吸烟、腹部手术、创伤。

4. 治疗

（1）支持治疗：吸氧、抗生素、镇痛、静脉输液、刺激性肺量测定和输血。

（2）预防：肺炎球菌疫苗、嗜血杆菌流感疫苗和羟基脲。

参考文献

1. Knight-Madden J et al: Acute pulmonary complications of sickle cell disease. Paediatr Respir Rev. 15(1):13-6, 2014

2. Abbas HA et al: A review of acute chest syndrome in pediatric sickle cell disease. Pediatr Ann. 42(3):115-20, 2013

3. Desai PC et al: The acute chest syndrome of sickle cell disease. Expert Opin Pharmacother. 14(8):991-9, 2013

四十四、漏斗胸

（一）专业术语

1. 漏斗胸　胸骨向后压迫→前下胸壁中线处凹陷样表现。

2. Nuss 微创漏斗胸矫治术　胸部微创修复术。可通过手术将横向弯曲的金属棒插入胸骨和肋骨深处。

（二）影像表现

1. 摄片：前方垂直的肋骨使得右心缘模糊；凹陷的程度在侧位片上显示为最佳。

2. 使用 CT/MRI 进行 Nuss 微创漏斗胸矫治术前评估。

（1）Haller 指数：①横向（左右）胸廓直径除以矢状（前后）胸廓直径的比率。②Haller 指数 > 3.25 被认为符合手术指征（大多数保险代理机构）。

（2）MRI：单次心脏 MRI 可以代替超声心动图和 CT。± 右室射血分数降低、血流动力学改变不显著的心包积液。

3. Nuss 微创漏斗胸矫治术后。评估并发症→金属固定棒移位 / 旋转、气胸、胸腔积液、胸骨感染。

（三）临床问题

1. 对外表的担心很常见。

2. 运动不耐受（82%）、胸痛（68%）、耐力差（67%）、气短（42%）。

3. 与轻度胸部畸形相关的可触及的骨性不对称可被误认为软组织肿块。

4. 不太常见的症状包括心脏 [肺部杂音、二尖瓣脱垂、晕厥、Wolff-Parkinson White（预激）综合征]、限制性肺病、中央气道压迫。

5. 非手术治疗，除非有症状。

6. Nuss 微创漏斗胸矫治术在 85% 以上的患者中治疗效果极佳。

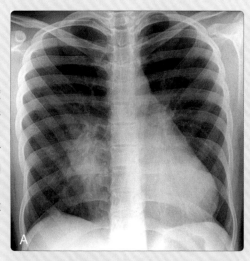
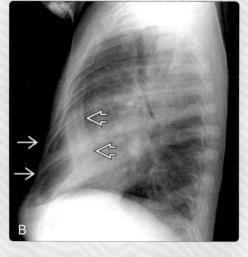

图 3-70　A. 胸片示边缘遮盖征，表现为明显的致密影使右心边缘模糊不清（与中叶疾病类似）。注意垂直方向的前肋。B. 同一患儿，侧位胸片示胸骨（空心白箭）位置与前肋（白箭）相比位置靠后，符合漏斗胸表现。中叶无病变

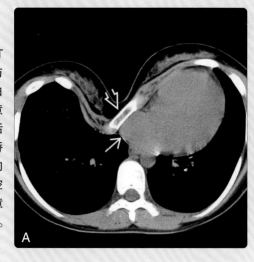
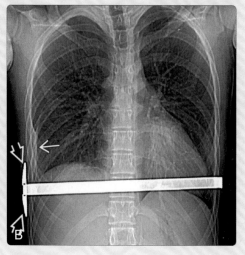

图 3-71　A. 轴位胸部 CT 平扫，示明显的漏斗胸，与前胸壁相比，胸骨（空心白箭）向后移位、旋转。注意右心房（白箭）紧贴胸骨后方。B. Nuss 微创漏斗胸矫治术后 CT 定位相显示横向金属棒由一个 T 形装置（空心白箭）固定在一端。注意右侧少量胸腔积液（白箭）。没有看到气胸

四十五、胸壁 Askin 瘤 / 尤因肉瘤

（一）专业术语

Askin 肿瘤：胸部的骨外尤因肉瘤，为尤因肉瘤家族的一部分。

（二）影像表现

1. 单侧胸腔致密影：可占据大部分胸腔的大的分叶状肿块，常伴有胸腔积液。

2. 肋骨破坏常见（＞50%）。

3. 对纵隔结构的占位效应：是相对血管气道的推移，而不是包裹或侵犯。

4. 纵隔淋巴结肿大：25%可出现。

5. 肺转移：38%可出现。

6. CT 和 MRI 可作为补充。

（1）CT 可以更好地检出肺内小的转移。

（2）MRI 可以更好地评估胸壁的累及。

7. PET/CT：用于分期。原发肿瘤和转移瘤的代谢活动增强。

（三）鉴别诊断

1. 球形肺炎。

2. 其他恶性肿瘤：淋巴瘤、神经母细胞瘤、神经细胞肿瘤、生殖细胞肿瘤、横纹肌肉瘤。

（四）病理

1. 常起源于胸壁软组织；起源于骨或肺周少见。

2. 与其他尤因肉瘤相同的小圆形蓝色细胞。

（1）免疫组化染色阳性，MIC2 基因产物（CD99）：90%。

（2）染色体易位：t（11；22）（q24；q12）：85%～95%。

（五）临床问题

1. 大的胸膜起源的肿块 ± 疼痛、发热、厌食、体重减轻、呼吸急促。

2. 中位年龄：14.5 岁（范围：4 个月至 20 岁）。

3. 预后不良：复发＞50%；6 年生存率为 14%。

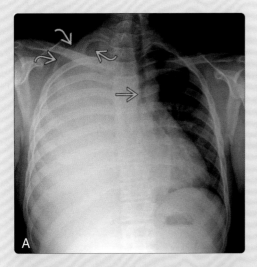
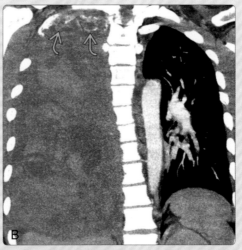

图 3-72　A. 后前位胸片示 15 岁女孩胸壁尤因肉瘤。右侧胸腔完全被致密影充填，对纵隔产生占位效应（蓝箭）。注意右侧第 2 肋（蓝弯箭）的透亮度，膨胀，渗透和侵蚀。B. 同一患者，冠状位增强 CT 示不均匀肿块占据右侧胸腔。右侧第 2 肋可见膨胀、破坏（蓝弯箭）

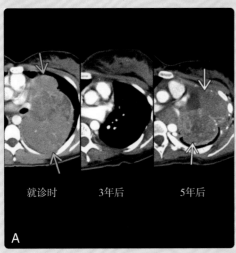
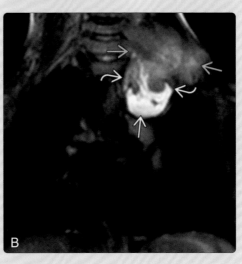

图 3-73　A. 女孩，Askin 瘤，就诊时（左）首次增强 CT 轴位图示左上胸腔内巨大的不均质肿块（蓝箭）。化疗、切除和放疗后，3 年随访 CT（中）没有发现肿瘤。肿瘤在第 5 年（右）复发（白箭）。B. 冠状位 T_2 FS 序列 MRI 示 3 岁 Askin 瘤患儿。左上胸腔内部分囊性（白箭）的不均匀肿块（白弯箭），并延伸至左下颈部（蓝箭）软组织内

就诊时　　3 年后　　5 年后

第四章 心　脏

一、儿科心脏检查方法

成像方法

1. 摄片　先天性心脏病（congenital heart disease，CHD）以胸部摄片为特征并经血管造影明确诊断的时代已经一去不复返。虽然两者对 CHD 的诊断和治疗仍有一定的作用，现在有了更为先进的成像方式，如超声心动图、心脏 MRI 和 CT，可以为复杂心血管疾病的患者提供详细的解剖和功能评估。

胸部摄片仍然有将患者表现分为心脏病变和肺部病变的价值。对于疑似心血管疾病症状和体征的患者（如胸痛、晕厥、呼吸急促或发绀），应首先行胸部摄片检查，并结合心电图及其他心脏病理学标志物等其他检查。

在初次胸片检查中，需要对心血管系统进行一些基本的评估，包括心脏的大小和位置、肺血管以及气管和主动脉弓的位置。

测量心脏大小时最好在吸气相立位胸片进行，但部分患者不能完全配合。心胸比正常值（即心脏的最宽横径与正位片胸部最宽横径的比值）在儿童期应＜ 50%。对于婴儿，若所摄胸片为仰卧位呼气相图像，心胸比可高达 70%。需要注意胸片中胸腺的大小，婴儿期胸腺相对较大，可能会影响心脏大小的测量。另外，"心脏大小"实际上反映的是心包及其内容物的大小，心包积液可以导致心影增大，但这种增大并非是真正的心脏增大。由于这些结构在胸片上无法区分，因此最好用"心脏纵隔"或"心脏胸腺轮廓"这些专业术语来反映胸部中央区的解剖结构。

心脏的位置也需要进行评估。心尖应朝向左侧，当发生胸部病变时心尖可被推压或牵拉移位到另一侧（例如先天性膈疝可将纵隔推移到对侧胸腔并旋转心脏）而偏离正常位置。此外，胃泡（通常在胸片上可见）应与心尖在同一侧；如果不在同一侧则说明位置关系紊乱（异构），这一情况与 CHD 高度相关。

由于胸腺大小和形状的变化，心脏形态的改变可能难以辨别。此外，对心腔和血管扩大（甚至缺失）摄片表现的认识需要依赖经验，并且在许多情况下缺乏敏感度和特异度。

利用摄片还可以检出肺血流量的增加，但可能无法区分这种血流量的增加是来自于肺动脉血流（来自心脏分流）还是肺静脉血流（如心力衰竭所致）。在某些情况下，两种模式可能同时存在。

胸部摄片还可以评估主动脉弓位置的异常。主动脉结的位置位于左侧，应比左侧支气管中远段位置略向内凹陷，并将气道稍微向右移动。如发生改变可能表明有右位主动脉弓或双主动脉弓的可能，会导致气道问题和（或）与潜在的 CHD 相关。

2. 其他检查方法　对于疑似心脏病的患者，首先要做超声心动图评估，这通常由心脏专科医师完成（极个别的情况下，心脏超声检查由非心脏专科医师在特定条件下操作完成，如急诊时对心包积液的探查）。

患有简单先天性心脏病的患者（如房间隔或室间隔缺损），通常不行心脏 CT 或 MRI 检查，因为超声心动图可以很好地显示心内解剖、大动脉关系及心功能。心脏 CT 和 MRI 通常用于超声心动图诊断有困难的病例。CT 和 MRI 经常用于评估肺静脉、肺动脉、体静脉和主动脉，因为超声心动图对心外解剖不能完全评估。异构患者常伴有心外解剖和气道的变异，需要常规行心脏 CT 或 MRI 检查。

CT 和 MRI 心脏检查均可评估基本的心功能指标，包括两个心室腔的体积和射血分数、左心室心肌质量和瓣膜的反流分数等。

心脏的 3D 图像可以被分割并输出到 3D 打印机用于心脏物理模型的创建。这些模型可用于对患者父母、患者和其他健康从业人员进行宣教。此外，特定患者的模型也可用于制订术前计划，在术前对即将置入患者体内的装置进行测试。事实证明，该方法可有效缩短手术时间。

关于心脏 CT 或 MRI 的选择，应考虑几个因素。随着时间分辨率的提高，心脏 MRI 优于心脏 CT，可用于评估心功能和心内解剖。对于心外解剖、气道及冠状动脉的评估，心脏 CT 具有更高的空间分辨率，优于 MRI。但是，这两种方式之间存在显著的重叠。与其他部位检查一样，心脏 MRI 检查比 CT 检查需要更长的镇静时间，而心脏 CT 的缺点在于有电离辐射。

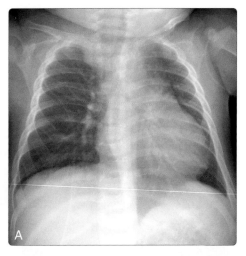

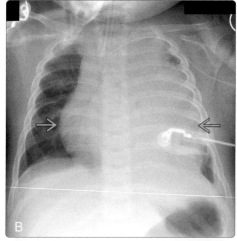

图 4-1　A. 9 月龄患儿，菌血症伴发热，胸部正位片示患儿的心脏轮廓、大小、位置和形态正常。肺血管分布在正常范围内。B. 5 天后同一患儿，正位胸片示因心包积液（经超声心动图确诊并随后引流）所致的心影（蓝箭）增大

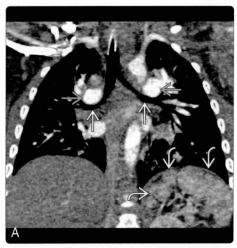

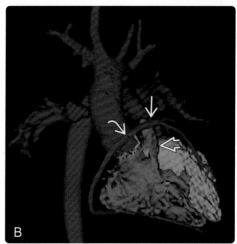

图 4-2　A. 多脾异构患儿，心脏 CTA 冠状位图示：双侧左支气管（白箭）形态、双侧左肺动脉（蓝箭）形态、多脾（白弯箭）。B. 法洛四联症（tetralogy of Fallot，TOF）患儿，3D 彩色编码心脏 CTA 前面观示：左冠状动脉（白箭）起源于右侧冠状动脉窦（白弯箭）并走行于右心室流出道（right ventricular outflow tract，RVOT）前方。注意 RVOT 的漏斗状狭窄（空心白箭）。这些特征在 TOF 患者中很常见

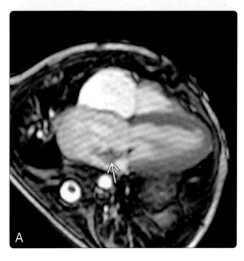

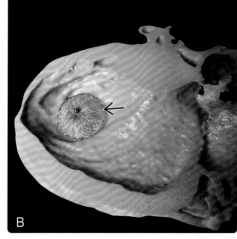

图 4-3　A. 二尖瓣反流患儿，心脏 MRI SSFP 电影序列四腔心视图，示二尖瓣向左心房方向的失相位伪影（白箭）。B. 3D 打印树脂模型，室间隔左心室面视图示室间隔缺损处放置的封堵装置（黑箭）。这种 3D 打印可用于术前手术计划的制订

参考文献

1. Cantinotti M et al: Three-dimensional printed models in congenital heart disease. Int J Cardiovasc Imaging. 33(1):137-144, 2017
2. Rajiah P et al: Update on the role of cardiac magnetic resonance imaging in congenital heart disease. Curr Treat Options Cardiovasc Med. 19(1):2, 2017
3. Dacher JN et al: CT and MR imaging in congenital cardiac malformations: Where do we come from and where are we going? Diagn Interv Imaging. 97(5):505-12, 2016
4. Lapierre C et al: Segmental approach to imaging of congenital heart disease. Radiographics. 30(2):397-411, 2010

二、房间隔缺损

（一）专业术语

1. 房间隔缺损（atrial septal defect，ASD） 心脏房间隔缺损；可独立发生，也可与其他先天性心脏病变伴发。

2. 左向右分流 左心血流绕过体循环直接进入右心。大部分 ASD 的并发症与长期左向右分流有关。

3. ASD 的类型

（1）左向右分流：继发孔型（70% ～ 90%）、原发孔型、静脉窦型、无顶冠状窦缺损。

（2）卵圆孔未闭仅允许右向左分流（单向瓣膜作用），在正常心房压力下通常短暂出现。卒中风险增加；与不明原因的偏头痛相关。

（二）影像表现

1. 左向右分流可导致右心慢性容量负荷增加，最终导致右心房、右心室增大和肺动脉增宽。继发症状和体征在患儿中不常见。

2. 诊断首选超声心动图。

3. 心脏 MRI 可显示心功能、血流和解剖。

（三）临床问题

1. ASD：占儿童 CHD 的 10%，占成人 CHD 的 30%。

2. 继发 ASD：大多数患者无症状；因心脏杂音或行其他医学检查时发现。

（1）多数患儿可自行闭合。

（2）儿童时期很少发生发育滞后、呼吸道感染、呼吸急促等表现。

（3）缺损较大的患儿通常要到成年后才会出现症状，在 10 ～ 20 岁症状较为轻微。①疲劳、运动不耐受、晕厥、气短、心悸。② ASD 导致严重肺动脉高压的中位年龄为 51 岁。

（4）修补指标：分流比 ＞ 1.5 ：1 或缺损 ＞ 10 mm。用封堵器修补。

3. 原发性 / 房室间隔缺损（心内膜垫缺损）更严重，需要早期手术修复。

4. 静脉窦型 ASD 需要行手术治疗复杂的解剖异常。

图 4-4 A.4 岁患儿的胸部正位片显示心影增大、肺血增多。该患儿患有较大的、未经修复的房间隔缺损。B. 心脏 MRI SSFP（亮血）序列四腔心图示继发孔型房间隔缺损（空心蓝箭）。注意左向右分流在右心房引起的去相位伪影（黑箭）

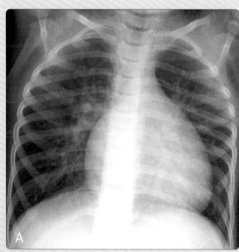
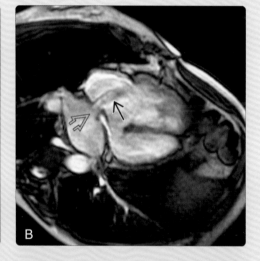

图 4-5 A. 心脏 MRI SSFP（亮血）序列四腔心图示静脉窦型 ASD，缺损位于房间隔外上侧（白箭）。这个缺损几乎总是和右上肺部分肺静脉异位引流相关。B. 冠状动脉 CTA 轴位图示卵圆孔未闭（白箭）：典型表现为房间隔的斜行缺损以及片状隔膜。这一表现的发生率约为 25%。因无左向右分流，故右心房大小正常

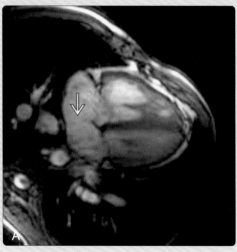
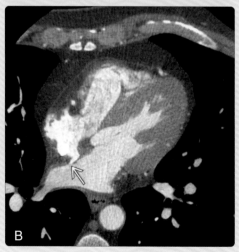

三、室间隔缺损

（一）专业术语

1. 左、右心室经室间隔的异常沟通

（1）膜周部室间隔缺损（80%）。

（2）与房室间隔缺损相关的室间隔后部或流入道缺损（8%～10%）。

（3）肌部或小梁间隔缺损（5%～10%）。

（4）流出道间隔缺损或嵴上型缺损（5%）。

2. 伴有室间隔缺损（ventricular septal defect，VSD）的复杂先心病 法洛四联症（TOF）、共同动脉干、右心室双出口（double outlet right ventricle，DORV）。

（二）影像表现

1. 心影增大伴主肺动脉增宽、肺动脉血流增加、左心房增大、主动脉通常较小。

2. 分流量较大时出现肺气肿，是由于扩张的肺动脉压迫支气管及肺顺应性异常所致。

3. 超声、CT 和 MRI 显示解剖结构。

（1）肌部多发 VSD："瑞士奶酪"样室间隔。

（2）MRI 速度编码电影成像用于估计缺损区分流量。

（三）鉴别诊断

1. 房室管缺损。

2. 动脉导管未闭（patent ductus arteriosus，PDA）。

3. 右心室双出口（DORV）。

（四）临床问题

1. 小 VSD 儿童无症状，可有心脏杂音。可自发闭合。

2. 中度或较大分流 通常在肺血管阻力下降前无症状。

（1）儿童可发展为呼吸急促、心动过速、出汗、生长发育迟缓。

（2）手术治疗。肌部病变手术困难大；常用 VSD 导管封堵器。

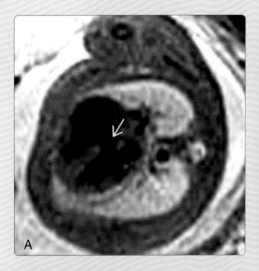
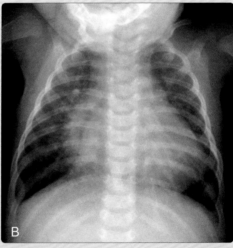

图 4-6　A. 横轴位 MRI SSFSE T₂ 序列示法洛四联症胎儿膜周部室间隔缺损（VSD）（白箭）。B. 2 月龄患儿，多发肌部 VSD，前后位摄片显示心影增大、肺血增多

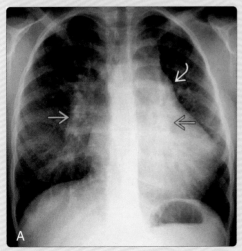
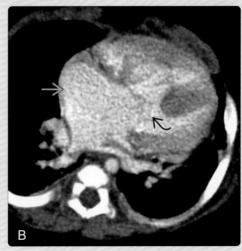

图 4-7　A. VSD 伴肺动脉高压患者。前后位摄片显示心尖抬高（或上翘）。肺动脉分支（PAs）增宽（蓝箭）。肺动脉段突出（白弯箭），外围肺血管影减少。B. 轴位 CTA 显示室间隔缺损（黑弯箭）的年轻患者，右心房明显增大（蓝箭）

四、房室间隔缺损

（一）专业术语

1. 房室间隔缺损（atrioventricular septal defect，AVSD）：完全性房室管（complete atrioventricular canal，AVC）缺损，心内膜垫缺损。

2. 以房间隔、室间隔、单侧或双侧房室瓣受累为特征的广泛缺损。

3. 原发孔型房间隔缺损：部分 AVC 缺损或部分房室间隔缺损。

（二）影像表现

1. 右心房增大、右心室增大、肺动脉增宽及肺动脉血流增大。

2. 房间隔前下部较大的缺损（原发孔型房间隔缺损）。

3. 室间隔大缺损（后部型最常见）。

4. 主动脉瓣前、上异常伸长＋发育不良的 5 叶型共同房室瓣导致主动脉瓣下的左心室流出道狭窄→血管造影中表现为"鹅颈"样畸形。

5. 房室瓣共同开口于单心室→不平衡房室管缺损（出现优势右心室或优势左心室相当于生理性单心室）。

6. 肺动脉高压患者肺顺应性异常：肺部过度膨胀。

7. 二尖瓣关闭不全在手术前后均可发生。

（三）临床问题

1. 临床表现

（1）分流量大者可出现呼吸急促、心动过速及发育停滞。

（2）分流量小者可以临床无症状，在 10 岁前可无症状（可耐受）。

（3）二尖瓣关闭不全可增加疾病的复杂性和早期症状。

2. 联合畸形 唐氏综合征、内脏异位、法洛四联症。

3. 治疗 手术前的医疗管理（视病变和严重程度而定）。

（1）心包补片封闭部分 AVC。

（2）生理性单心室可能需要分期手术（如不平衡 AVC 可行 Glenn → Fontan 手术）。

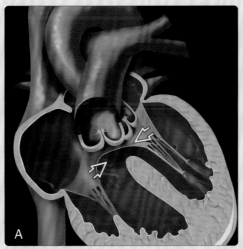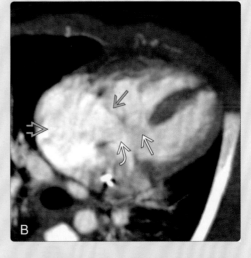

图 4-8 A.示意图示房室（AV）间隔（或称心内膜垫）缺损（空心白箭）使右心房、右心室和左心室相沟通。B. 唐氏综合征新生儿，心脏CTA轴位图像示：大的室间隔缺损（VSD）（白箭）、原发孔型房间隔缺损（ASD）（白弯箭）和共同房室瓣（蓝箭）、共同构成房室间隔缺损（AVSD）。注意右心房增大（空心蓝箭）

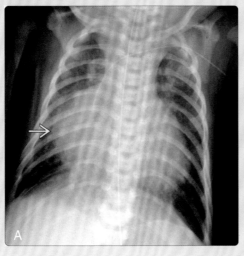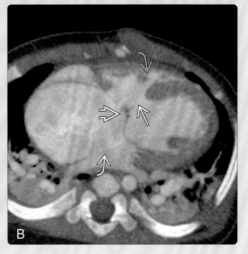

图 4-9 A.2 月龄唐氏综合征患儿，正位胸片显示心影增大、肺血管增多及肺淤血。注意巨大的右心房（白箭）。B. 心脏 CTA 轴位图像显示AVSD：发育不良的共同房室瓣（空心白箭）合并流入道型 VSD（白箭）、原发孔型 ASD（白弯箭）。在这个不平衡 AVSD 中可见增大的右心房和小的右心室（蓝弯箭）

五、动脉导管未闭

（一）专业术语

1. 出生前肺动脉（pulmonary artery，PA）与降主动脉近段之间的正常交通管道在出生后持续性开放。

2. 血流动力学：主动脉与 PA 之间的左向右分流。

3. 动脉导管未闭（patent ductus arteriosus，PDA）常伴发于复杂先天性心脏病：视不同类型的畸形发生左向右或右向左分流。

4. PDA 在持续性胎儿循环综合征：可导致右向左分流。

（二）影像表现

1. 典型的摄片表现：当早产儿纠正表面活性物质缺乏症后，肺血管阻力下降，可见出现心脏增大和心力衰竭。

2. 超声心动图是主要成像方式。

3. CTA 和 MRA 可以很好地显示 PDA：通常为前后方向线形（管状结构），大小不等。

（1）PDA 可能是连接主动脉和（或）头臂干与 PA 之间的迂曲血管。

（2）CTA 可显示迂曲的 PDA 或血管环对气道的压迫。

4. 闭合时，形成动脉韧带，伴 / 不伴钙化。

（三）病理

出生后肺血管阻力下降，主动脉与 PA 之间可经 PDA 发生左向右分流。

（1）左心容积过载。

（2）舒张期血液逆流可导致肾、肠道低灌流→肾功能不全、坏死性小肠结肠炎。

（3）右心室负荷增高最终导致右向左分流，出现发绀（Eisenmenger 综合征）。

（四）临床问题

1. 早产儿动脉导管关闭　可使用吲哚美辛。

2. 在发绀型心脏病中维持 PDA 开放　可使用前列腺素 E_1。

3. 足月儿、大龄儿童　外科夹闭或结扎，带管道封堵器和（或）线圈的血管内封闭术。

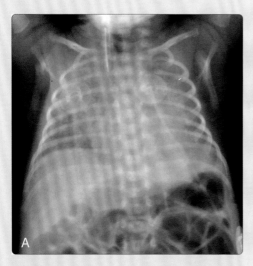
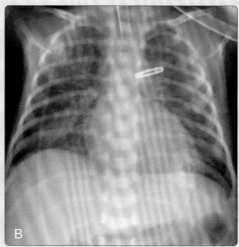

图 4-10　A.7 日龄早产儿前后位胸片，示两肺弥漫性模糊影。超声心动图显示动脉导管未闭（PDA）及左向右分流。B. 同一患儿的前后位胸片示 PDA 术后的手术夹，肺部通气（透亮度）增加，肺水肿减轻

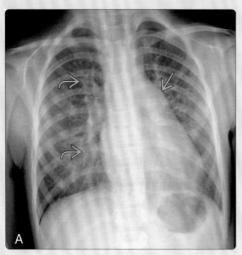
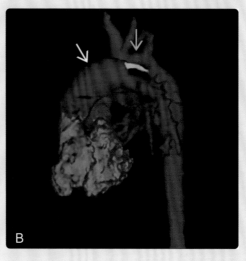

图 4-11　A.8 岁 PDA 患儿正位胸片，示肺血管影增多（由分流所致）（蓝弯箭），主肺动脉段突出（蓝箭）。慢性 PDA 可引起 Eisenmenger 综合征。B.3D 彩色编码心脏 CTA 的斜位图，示 PDA（绿色）合并轻度主动脉弓发育不良（蓝箭）。注意由左向右分流导致的主肺动脉（白箭）增宽

六、法洛四联症

（一）专业术语

1. 最常见的发绀型先天性心脏病。

2. 四联症：胚胎时期圆锥室间隔前移所致的 4 种心脏畸形。

（1）漏斗部或肺（动脉）下狭窄（右心室流出道、肺动脉瓣下）。

（2）（前部对位不齐所致的）室间隔缺损（VSD）。

（3）主动脉骑跨于 VSD。

（4）继发性右心室肥厚（right ventricular hypertrophy，RVH）。

3. 法洛四联症谱系

（1）蓝色法洛四联症：肺动脉下梗阻明显→经 VSD 的右向左分流→发绀外观。

（2）粉色法洛四联症：肺动脉梗阻较轻→经 VSD 的左向右分流（正常）→无发绀外观。

（3）肺动脉闭锁和主肺动脉侧支（major aortopulmonary collaterals，MAPCA）：如果 MAPCA 受限（形成不足）则发绀严重。

（4）肺动脉瓣缺如的四联症：肺动脉内的"来回"血流导致大量肺动脉分支扩张、气管支气管受压。

（二）影像表现

1. 摄片　心脏大小正常、肺动脉段凹陷、肺血减少（血量不足）。

（1）RVH（右心室增大）：心尖上翘、靴形心。

（2）右位主动脉弓，约占 25%。

2. 超声心动图　首诊，通常是产前诊断。冠状动脉异常对手术计划的制订有重要意义：左前降支可能起源于右冠状动脉并穿行于右心室流出道（RVOT）（4%）。

3. 心脏 MRI　用于术后评估；明确肺动脉瓣置换术（pulmonary valve replacement，PVR）时机。

（三）临床问题

1. 1 岁内行经典修补术：室间隔缺损闭合、利用补片修复 RVOT 梗阻。

2. 肺动脉瓣反流导致右心室增大、运动耐受性、房室功能障碍、室性心律失常。

3. PVR 越来越多被用于预防右心室增大。

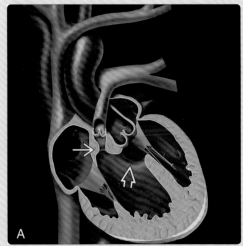
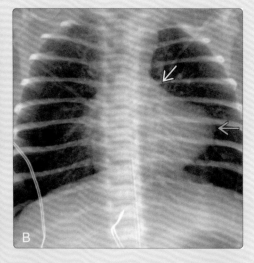

图4-12　A.冠状位示意图，示法洛四联症（tetralogy of Fallot，TOF）主要特征：包括肺动脉瓣下（漏斗部）狭窄（白箭），小肺动脉瓣、主动脉骑跨于高位 VSD（空心白箭），右心室肥厚、右位主动脉弓。B.TOF 患者，正位胸片示典型表现：肺动脉段凹陷（白箭）、心尖上翘（蓝箭）、靴形心。注意肺血减少

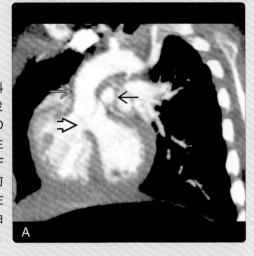
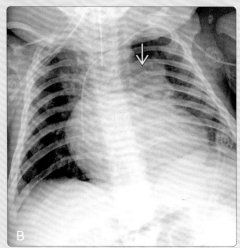

图4-13　A.TOF 患者，斜冠状位 CTA 示主肺动脉发育不良（黑箭）和高位 VSD（膜部）（空心黑箭）、主动脉骑跨（蓝箭）。B.TOF 合并肺动脉瓣缺如患儿，前后位摄片示肺动脉增宽，左侧明显（白箭）。该患儿由于气道严重狭窄而难以处理

七、肺动脉闭锁

（一）专业术语

以是否伴有室间隔缺损（VSD）分为两种不同类型。

1. 肺动脉闭锁（pulmonary atresia，PAt），室间隔完整：由动脉导管未闭（PDA）、卵圆孔未闭（patent foramen ovale，PFO）维持肺动脉（pulmonary arteries，PAs）的正常大小。

2. PDA、VSD、多发主动脉肺动脉侧支血管（MAPCAs）：PAs 发育不良 / 缺如；MAPCAs 供应一侧或双侧肺的血供。在右心室流出道（RVOT）阻塞性（法洛型）心脏病的极端情况下，PA 解剖结构复杂多变。

（二）影像表现

1. 明显的靴形心。

2. 常见右位主动脉弓。

3. PAt、室间隔完整：因右心房重度扩张所致心影明显增大。

4. 超声心动图进行初步诊断。

5. 心脏 CTA 显示 PAs、MAPCAs、冠状动脉瘘及冠状动脉窦。

6. CT 或 MRI，用于评估术后分流 / 导管通畅。

7. 心导管用于评估血流动力学，选择性造影和导管介入。

（三）临床问题

1. 出生后 PDA 闭锁出现进行性发绀。前列腺素 E_1 维持 PDA 开放。

2. 充血性心力衰竭伴大量、无梗阻、高流量的 MAPCAs。

3. 因肺血管疾病出现进行性发绀导致不可逆肺动脉高压时。未经治疗生存期 < 10 年。

4. 治疗

（1）PAt、VS 完整：修复类型取决于 RV 大小和 RV 对冠状动脉循环的依赖性。

（2）PAt、VSD、MAPCAs：行 MAPCAs 单源化手术；如存在肺动脉，则保留。

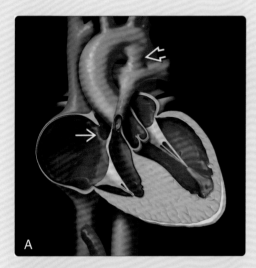
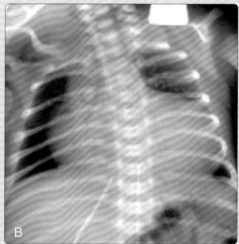

图 4-14　A. 示意图示不伴有室间隔缺损的肺动脉闭锁。可见卵圆孔未闭（白箭）、右心房增大和右心室肥大。主动脉的血流经 PDA 供应肺动脉（空心白箭）。B. 肺动脉瓣闭锁的新生儿正位摄片，示心影增大、肺血减少。这种表现的鉴别诊断包括肺动脉闭锁、Ebstein 畸形和三尖瓣闭锁

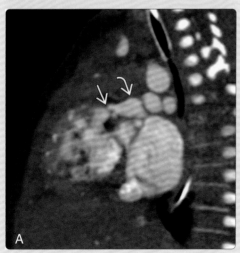
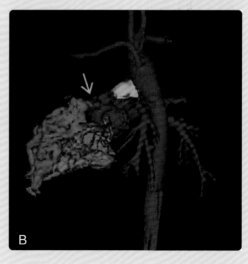

图 4-15　A. 心脏 CTA 矢状位 MIP 重建示肺动脉瓣（白箭）增厚。PDA（白弯箭）供应主肺动脉血流。该患者为 PDA 依赖性，若无 PDA 则无法生存。B.3D 彩色编码 CTA 的左前斜位图示完全性肺动脉闭锁：右心室（紫色）与肺动脉（蓝色）之间的间隙（蓝箭）。PDA（绿色）提供肺部血流

八、Ebstein 畸形

（一）专业术语

1. 三尖瓣隔叶、后叶下移伴三尖瓣反流。

2. 发绀型先天性心脏病合并心脏肥大及肺血减少。

（二）影像表现

1. 经典摄片表现：右心明显增大（盒形心脏）。

2. 所有横断面模式均可显示右心房增大，三尖瓣隔瓣向心尖位移、房化右心室。

（三）病理

1. 90% 合并卵圆孔未闭（PFO），继发性房间隔缺损。

2. 重度三尖瓣反流→右心容量负荷过载→右向左分流。

3. 右心室扩大导致左心室舒张功能不全。

4. 由于传导异常导致的心律失常。

（四）临床问题

1. 第一表现可以从产前或新生儿时期一直到老年（平均 14 岁）。

（1）常见：新生儿发绀、慢性右心衰竭、心律失常、血栓形成与异常栓塞，无症状。

（2）产前：胎儿水肿或肺发育不全。

2. 预后取决于三尖瓣反流的血流动力学改变程度，出现发绀、心律失常。出生后 1 周，发绀症状有所改善：肺血管阻力下降→右向左分流下降。

3. 发绀新生儿的支持治疗：吸氧、一氧化氮通气，以降低肺血管阻力。

4. 最终修复手术：三尖瓣置换术和（或）重建（瓣膜成形术）。

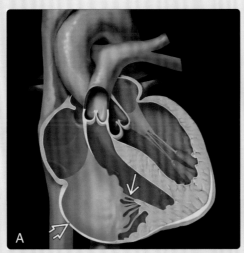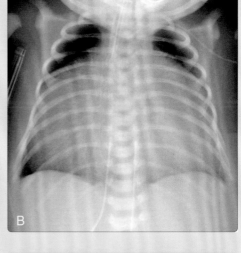

图 4-16　A. 示意图示三尖瓣后瓣（白箭）向下移位，部分与右心室（RV）壁（空心白箭）融合，导致 RV 的流入部分"心房化"。B. 胸部正位摄片示典型的 Ebstein 畸形表现：巨大的心脏（盒形心脏）、肺血减少

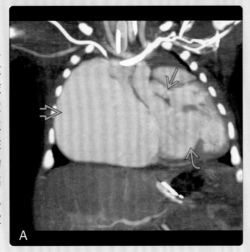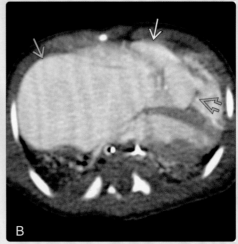

图 4-17　A.Ebstein 畸形患者心脏 CTA 冠状位 MIP 重建图，示右心房（空心蓝箭）明显扩张，合并右心室（蓝弯箭）增大。肺动脉流出道缩小（蓝箭）。B. 心脏 CTA 轴位图，示明显扩张的右心房（蓝箭），三尖瓣隔瓣（空心蓝箭）向心尖移位。注意房化（平滑）的右心室壁（白箭）

九、D型大动脉转位

（一）专业术语

1. 心室与大动脉连接不一致：主动脉起自右心室、肺动脉（PA）起自左心室。

2. 肺循环和体循环的完全分离；如无卵圆孔未闭、室间隔缺损（VSD）和（或）动脉导管未闭（PDA）等异常交通将血液混合，会导致死亡。

（二）影像表现

1. 术前

（1）大血管平行且几乎在同一矢状平面内，主动脉瓣位于肺动脉瓣前方、稍偏右（D-loop）；常见冠状动脉发育畸形。

（2）典型摄片表现：纵隔狭窄伴心脏增大［"吊蛋征"（egg on its side）］伴肺血增多。

2. 术后［大动脉转换术／Jatene术（大动脉调转术）]

（1）大血管解剖的经典改变。在同一矢状面显示 PA 在前、主动脉在后；左、右 PAs 悬垂于升主动脉之上。

（2）冠状动脉转位。

（3）两支动脉的牵引可能导致狭窄。

（三）临床问题

1. 严重发绀的表现不会因增氧而改善，但呼吸窘迫很少。

（1）如伴有大的 VSD：新生儿期表现为充血性心力衰竭。

（2）如伴有大的 VSD+ 肺动脉（或瓣下）狭窄：症状较轻，不经治疗可以存活数年。

2. 潜在治疗方法：术前使用前列腺素 E_1 维持 PDA 持续开放；急诊球囊房间隔造瘘术（Rashkind术）；早期手术（首选）：大动脉转换术 + 冠状动脉转位术（Jatene术）；晚期手术：用心包片做心房内折流术（Mustard术）或房间隔组织和心房壁形成心内与心外隧道（Senning术）改变心房静脉血流。

3. 单纯性大动脉转位早期转流术具有良好的预后；预后由潜在的冠状动脉异常决定。

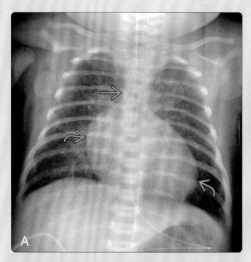
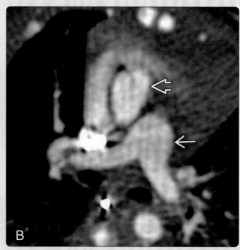

图 4-18　A.D 型大动脉转位（D-transposition of the great arteries，D-TGA）患者胸部摄片示心脏增大、肺血增多。上纵隔狭窄（蓝箭），心脏呈球形（蓝弯箭），这种组合被称为"吊蛋"征。B. 心脏 CTA 轴位图示肺动脉（PA）（白箭）位于升主动脉（空心白箭）后方略偏左。这是 D-TGA 经典的大血管关系

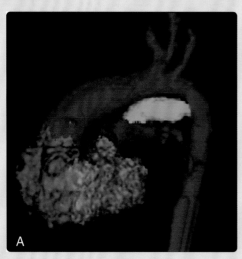
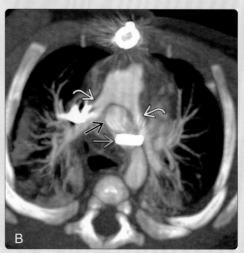

图 4-19　A.3D 彩色编码 CTA 重建侧位图，示主动脉（红色）起源于右心室（紫色），PA（蓝色）起源于左心室（粉红色）。主动脉弓和 PA（蓝色）之间通过一较大的动脉导管（PDA）（绿色）相沟通。B.心脏 CTA 轴位 MIP 图，示大动脉转换术后的经典解剖关系：肺动脉（白弯箭）悬吊于升主动脉（黑箭）上方。大多数 D-TGA 患者有持续存在且较大的 PDA，需要夹闭（蓝箭）

十、L型大动脉转位

（一）专业术语

1."先天性矫正型转位"（用词不当）。

2.心室大动脉转位：房室连接不一致和心室大动脉连接不一致。

（1）右心房经二尖瓣连接至右侧形态学左心室（LV），左心室与肺循环相连。

（2）左心房经三尖瓣连接到左侧形态学右心室（RV），右心室与体循环相连。

3.类别：取决于合并的畸形。

（1）室间隔缺损（60%～80%）：无发绀、肺血增多。

（2）右心室流出道（肺动脉瓣下）梗阻（30%～50%）：发绀。

（3）仅1%无合并畸形：真性先天性矫正型转位。

（二）影像表现

1.经典摄片：左上心缘平直。

2.CT及MRI可显示复杂解剖结构。

（三）病理

VSD：80%以上；左心室流出道（肺动脉瓣下）梗阻：30%～50%；左侧三尖瓣发育不良、Ebstein畸形，反流：30%。

（四）临床问题

1.充血性心力衰竭（VSD，系统性房室瓣功能障碍）；发绀（肺动脉瓣下狭窄）；很少完全无症状。

2.由于进行性、系统性房室瓣和右心室功能障碍，矫正术后预后不佳：15年后死亡率为50%。

3.真性先天性矫正型大动脉转位患者可达到正常寿命。

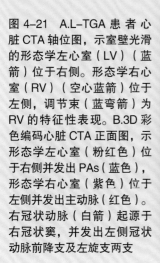

图4-20 A.L型大动脉转位（levo-transposition of the great arteries，L-TGA）患者，胸部摄片显示左上心缘（白箭）平直。B.心脏CTA轴位图，示L-TGA大血管的典型位置。主动脉（AO）（蓝箭）位于肺动脉（PA）（空心蓝箭）的左前方，（正常情况PA应位于主动脉的左前方）

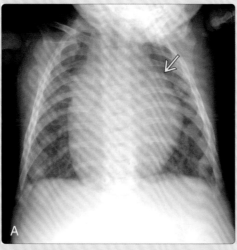

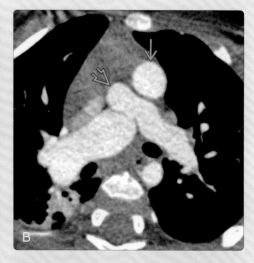

图4-21 A.L-TGA患者心脏CTA轴位图，示室壁光滑的形态学左心室（LV）（蓝箭）位于右侧。形态学右心室（RV）（空心蓝箭）位于左侧，调节束（蓝弯箭）为RV的特征性表现。B.3D彩色编码心脏CTA正面图，示形态学左心室（粉红色）位于右侧并发出PAs（蓝色），形态学右心室（紫色）位于左侧并发出主动脉（红色）。右冠状动脉（白箭）起源于右冠状窦，并发出左侧冠状动脉前降支及左旋支两支

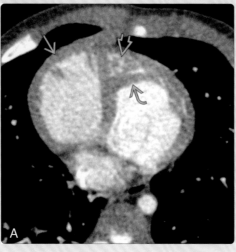

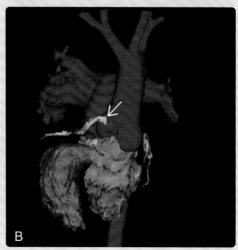

十一、三尖瓣闭锁

（一）专业术语

三尖瓣和右心室流入道先天性缺如或发育不全。

（二）影像表现

1. Ⅰ型：心室大动脉连接正常（70%～80%）。

2. Ⅱ型：D型大动脉转位（12%～25%）。

3. Ⅲ型：L型大动脉转位/错位（3%～6%）。

4. 小的室间隔缺损（VSD）→心脏大小正常、右心室发育不良、肺血减少。

5. 大的VSD→常表现为心脏增大伴有血流量增加或大动脉转位。

6. MRI：非常适合评估术后左心室功能和腔静脉-肺动脉吻合术后的解剖。

7. CTA：有助于评估发绀患儿的肺动脉栓子和侧支血管。了解以前的外科手术方式对于正确治疗及解释成像至关重要，特别是在Glenn吻合术和Fontan手术中（因为不透光的血液与血栓相似）。

（三）鉴别诊断

1. Ebstein畸形。

2. 法洛四联症。

（四）临床问题

1. 50%的新生儿在出生后24小时出现发绀。

2. 30%有充血性心力衰竭的征象。

3. 新生儿心电图电轴左偏，提示有发绀表现。

4. 分期手术入路，类似于单心室。体动脉-肺动脉的改良Blalock-Taussig分流术→上腔静脉与肺动脉双向Glenn吻合术→下腔静脉导管至肺动脉的改良下腔静脉Fontan术。

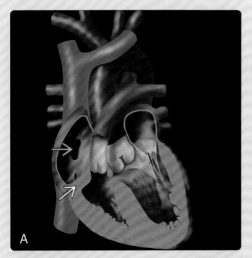
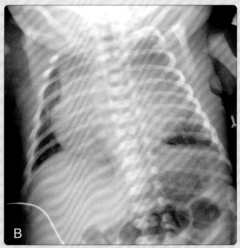

图4-22　A.冠状位示意图，示三尖瓣闭锁，右房室（AV）沟（白箭）水平的闭塞导致右心室无前向血流。房间隔缺损（蓝箭）、室间隔缺损、右心室发育不良。B.三尖瓣闭锁患儿的正位胸片显示心脏增大、肺血减少

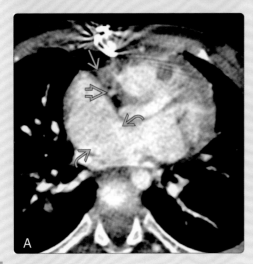
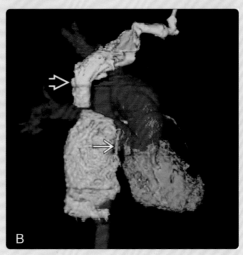

图4-23　A.心脏CTA示正常三尖瓣所在的右侧房室沟内有脂肪和软组织（蓝箭）。注意右侧冠状动脉（空心蓝箭）深埋在右房室沟内。可见大的ASD（在蓝弯箭之间）。B.3D心脏CTA图，示Glenn分流术后，上腔静脉（空心白箭）直接连接到肺动脉（深蓝色）。注意三尖瓣闭锁的外观，右心房（浅蓝色）和右心室发育不良（紫色）分开。右冠状动脉（白箭）位于闭锁三尖瓣的房室沟中

十二、（共同）动脉干

（一）专业术语

1. 由心脏发出的共同动脉血管（干）：形成主动脉、肺动脉（PA）和冠状动脉。

2. 先天性心脏病变最常与右主动脉弓相关（30%～40%）。

（二）影像表现

1. 经典摄片表现　心脏增大、肺血增多、纵隔狭窄、右位主动脉弓。

2. 超声　高位（流出道）室间隔缺损（VSD），动脉干瓣下。

（三）病理

1. Collett 和 Edwards 分类

（1）Ⅰ型：动脉干部分分离成升主动脉和主PA。

（2）Ⅱ型：没有肺动脉干。

（3）Ⅲ型：左、右肺动脉分别从共同动脉干的背侧发出。

（4）Ⅳ型："伪干"：肺动脉分支由降主动脉发出的主肺动脉侧支血管（MAPCAs）（有争议，对肺动脉闭锁合并 VSD 和 MAPCAs 的误用）。

2. 与 22q11 染色体缺失密切相关（CATCH-22 综合征）　心脏缺陷（C）、异常面容（A）、胸腺发育不良（T）、腭裂（C）、低钙血症（H）。

（四）临床问题

1. 顽固性充血性心力衰竭→肺动脉高压→分流逆转→进行性加重的发绀。

未经治疗：65% 的患儿 6 个月内死亡，75% 的患儿 1 年内死亡。

2. 多数外科医师推荐早期完全修复（2～6 周）：在右心室和 PA 之间放置导管并修复 VSD。

（1）术后病情由 PA 导管的功能及导管置换术的需要决定。

（2）动脉瓣功能障碍常见（反流）→需要行瓣膜成形术、假体。

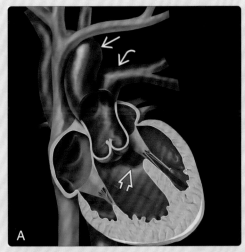
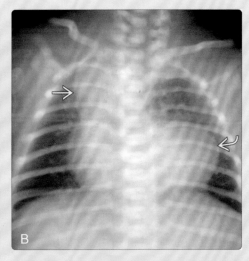

图 4-24　A. Ⅰ型共同动脉干冠状位示意图，示高位室间隔缺损（空心白箭）和一个共同的动脉瓣发出主动脉（白箭）和主肺动脉（PA）（白弯箭）。发绀是由于心室和动脉干内混合血流所致。B. 共同动脉干患儿的正位胸片，示心影增大、右主动脉弓（白箭）、肺血增多。心尖上翘（白弯箭）。这种外观常常被误认为是法洛四联症

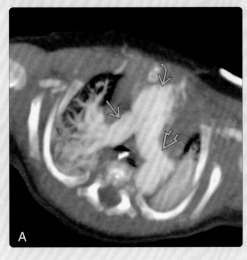
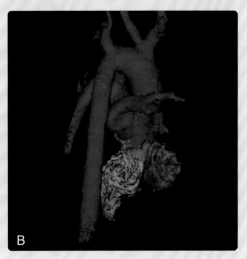

图 4-25　A. 共同动脉干患儿的轴位 CTA MIP 重建图，示左肺动脉（空心蓝箭）、右肺动脉（蓝箭）、主动脉（蓝弯箭）均起源于中央的共同动脉干。B.3D 彩色编码心脏 CTA 右前斜位图，示 PAs（蓝色）起源于升主动脉后侧（红色），二者共同起源于动脉干

十三、完全型肺静脉畸形引流

（一）专业术语

1. 完全型肺静脉畸形回流（total anomalous pulmonary venous return，TAPVR）或"引流" 肺静脉（PVs）与左心房连接失败。所有 PV 回流入右心（心外左向右分流）。

2. 心上型 TAPVR（Ⅰ型，40%～50%）"垂直" 共同 PV 汇入左头臂静脉。

3. 心内型 TAPVR（Ⅱ型，20%～30%）共同 PV 汇入冠状静脉窦或右心房。

4. 心下型 TAPVR（Ⅲ型，10%～30%）共同 PV 汇入门静脉、导管静脉或下腔静脉。

（二）影像表现

1. 心脏增大（Ⅰ，Ⅱ型）；心脏缩小（Ⅲ型）。

2. 分流血管（Ⅰ，Ⅱ型）；肺水肿（Ⅲ型）。

3. Ⅰ型："雪人" 形心脏。

4. Ⅱ型：与房间隔缺损（ASD）无法区分。

5. Ⅲ型：心脏小，肺呈网状改变（水肿）。

（三）病理

1. 所有类型都有卵圆孔未闭以形成右向左分流→不同程度的发绀。

2. Ⅲ型：共同 PV 被膈肌裂孔阻塞→肺静脉淤血和水肿。

3. 左心可能发育不全，尤其是Ⅲ型。

4. 合并症：单心室、房室间隔缺损、共同动脉干、法洛四联症、体静脉畸形连接、异构综合征。

（四）临床问题

1. Ⅰ、Ⅱ型：充血性心力衰竭。

2. Ⅲ型：出生时严重发绀。

3. 早期手术吻合 PV 与左心房同时使用前列腺素 E_1 改善全身灌注。

4. 并发症包括：PV 吻合口狭窄→不可逆肺动脉高压。

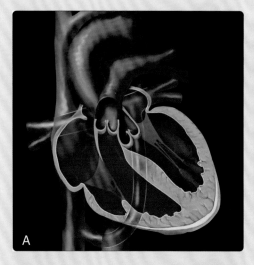
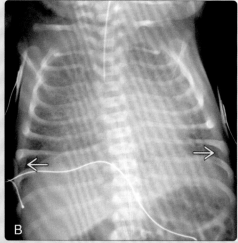

图 4-26 A. 示意图示心下型 TAPVR（Ⅲ型）汇入下腔静脉，形成心外左向右分流。混合血液通过卵圆孔进入左心房。B. 新生儿正位片，示弥漫性肺水肿伴双侧胸腔少量积液（白箭）。注意本例Ⅲ型 TAPVR，患者的心脏大小是正常的

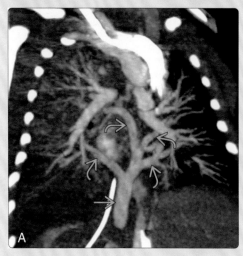
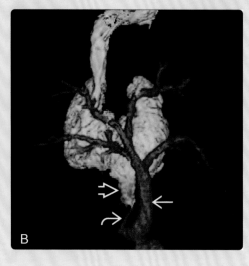

图 4-27 A. Ⅲ型 TAPVR 患儿的冠状位 MIP CTA，示肺静脉（蓝弯箭）汇合为一条粗大的垂直静脉（蓝箭），然后流入膈下。B. 心下型 TAPVR 患儿 3D 彩色编码 CTA 后面观，显示肺静脉（紫色）汇入一条粗大向下的垂直静脉（白箭）。只有一支小静脉（白弯箭）连接到下腔静脉（空心白箭）。对称性心房异构（浅蓝色）

十四、左心发育不全综合征

（一）专业术语

1. 升主动脉、主动脉瓣、左心室及二尖瓣发育不良／闭锁。

2. 继发性发现：动脉导管未闭，主动脉缩窄。

（二）影像表现

1. 胸片显示心脏增大，右心房增大，肺静脉充血伴间质水肿。

2. 产后超声心动图足以进行治疗计划的制订。

（1）升主动脉＜5mm。

（2）左心腔小、左心室壁薄。

（3）右心腔扩张、肺动脉增宽。

（4）出生后即刻行非限制性心房水平分流至关重要；可能需要急诊球囊房间隔造口术；血氧饱和度取决于心房水平分流的程度。

（5）异常室壁运动。

3. CTA 和 MRI 应用于手术分级。

（三）临床问题

1. 最严重的先天性心脏病损害：未经治疗的患儿在几天／几周内死亡；干预后，预后明显改善。新生儿期表现为充血性心力衰竭、心源性休克、发绀、全身灌注不良、代谢性酸中毒。

2. 治疗

（1）药物：出生／诊断时使用前列腺素以保持动脉导管持续开放（提供右向左血流至降主动脉）。

（2）姑息性修复：Norwood 3 期手术。

（3）在某些医疗中心：心脏移植。

3. 预后取决于分期 Norwood 修复和 Fontan 手术的并发症（右心室功能不全，静脉高压）。

图 4-28 A. 左心发育不全综合征（hypoplastic left heart syndrome，HLHS）的示意图前面观，左心房、二尖瓣、左心室（白弯箭）、主动脉瓣（空心白箭）及升主动脉（白箭）发育不全。体循环血流量依赖动脉导管（蓝箭）在房间隔缺损（空心蓝箭）处的开放。B.HLHS 患者心室水平的轴位 T₁ 序列 MRI 图，示右心室增大（白箭）、小的左心室（空心白箭）。注意增大的右心房（白弯箭）

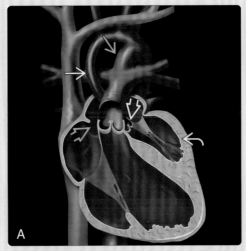
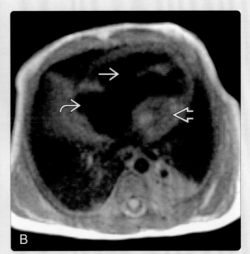

图 4-29 A.HLHS 新生儿，轴位 CTA MIP 图，示左心室发育不全（白弯箭），右心房（蓝箭）及右心室（空心蓝箭）扩张。B. 同一患儿，CTA 3D 重建前斜位图，示很小的升主动脉（白箭）和冠状窦（空心白箭）。肺动脉增宽（白弯箭）并通过未闭的动脉导管供应降主动脉（蓝弯箭）。流向冠状窦的血流通过发育不良的主动脉发生逆行

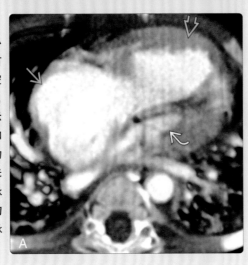
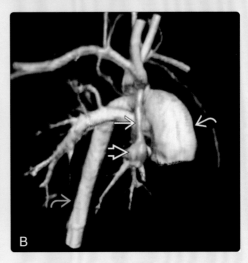

十五、左侧冠状动脉起源异常

（一）专业术语

左冠状动脉异常起源于肺动脉：儿童最常见的先天性冠状动脉异常。

（二）影像表现

1. 胸片显示心影增大。

2. 超声成像（约90%诊断准确率）表现

（1）左冠状动脉（left coronary artery，LCA）异常源于肺动脉主干。

（2）LCA向肺动脉的逆向血流。

（3）右冠状动脉扩张和丰富的冠状动脉间隔侧支形成。

（4）左心室（left ventricle，LV）收缩功能减低、LV扩张。

（5）乳头肌缺血、功能受损，造成二尖瓣反流及二尖瓣环扩张。

3. CTA/MRA诊断冠状动脉起源的价值（约100%诊断准确率）。

（三）临床问题

1. 罕见的先天性异常，若不及时诊断或手术，死亡率可高达90%。引起心肌缺血和心肌梗死、左心室收缩功能不全、二尖瓣关闭不全。

2. 高达90%的婴儿有易怒、发育停滞、喘息（二尖瓣反流所致）、出汗、氧饱和度减低和灌注减低（严重发绀或灰白）等非特异性症状。心电图显示左心室前外侧壁梗死。

3. 年龄较大的患儿常无症状，直至出现昏厥、心律失常和偶发性猝死的突发事件。

4. 冠状动脉异常可单独发生，也可与其他疾病伴发，必须手术。

5. 手术治疗：如果不及时治疗死亡率高达90%；预后与术前LV收缩功能障碍程度有关。手术方式包括冠状动脉再植入主动脉、旁路移植、Takeuchi板障肺动脉内隧道术。

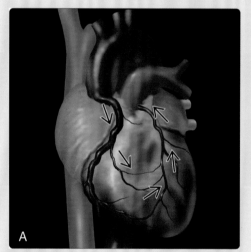

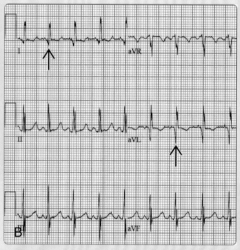

图4-30 A.示意图示左冠状动脉（LCA）异常起源于主肺动脉（PA）。正常的RCA发出侧支血管供应LCA，血流从压力较高的LCA逆流至阻力较低的PA[流动方向用（黑箭）表示]。这种血流绕过了左心室（LV）的高阻力心肌床。B.新生儿心电图显示I导联和aVL导联的病理性深Q波（黑箭），与ALCAPA和心肌缺血的诊断一致

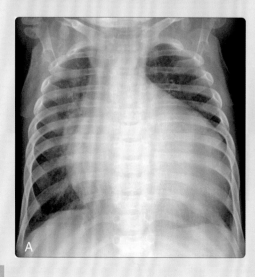

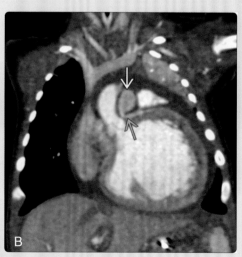

图4-31 A.8月龄患儿伴有喘息、打呼和体重减轻，前后位摄片示心影明显增大（4个月前胸片显示正常）。超声心动图显示LCA起源于肺动脉主干。B.CTA显示LCA（蓝箭）异常起源于PA主干（白箭）下方，与ALCAPA的诊断一致。左心室明显扩张

十六、右心室双出口

（一）专业术语

1. 右心室双出口（double outlet right ventricle，DORV）：心室与大动脉连接异常的一种类型，两支大动脉完全或主要起源于形态学右心室。大动脉和室间隔缺损（VSD）之间可有 16 种不同的位置关系。

2. 复杂先天性心脏病，与心室异常、瓣膜狭窄或闭锁、房室瓣异常、主动脉瓣异常、主动脉缩窄、冠状动脉异常和体静脉或肺静脉回流异常共存。

（二）影像表现

1. 肺血流量取决于 VSD 的部位、分流量或肺动脉瓣狭窄的程度。

2. 除了超声心动图外，3D CTA／MRI 成像有助于明确复杂的心内结构关系，用于制订术前计划。主动脉和肺动脉呈左右并排关系且主动脉位于右侧，这一类型占 50％～64％。

（三）临床问题

1. 子宫内（胎儿期）即可诊断；可在出生后或 1 个月内出现临床症状。

（1）DORV 伴有肺动脉狭窄：发绀、发育迟缓、呼吸急促。

（2）DORV 合并主动脉瓣下 VSD、不伴肺动脉狭窄：出现较大的左向右分流、早期即有肺动脉高压。

2. 手术方式取决于解剖学改变

（1）VSD 修补，补片内隧道连接右心室与肺动脉。

（2）伴心室发育不全者，行 Norwood／Fontan 手术。

3. 复杂手术术后死亡率较高；非复杂病变的术后 15 年生存率：85％～90％。

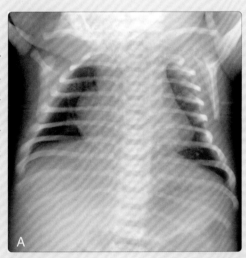
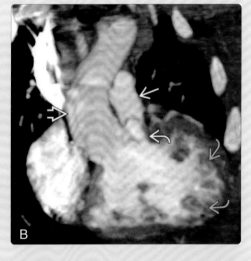

图 4-32 A.DORV 患儿，前后位摄片示肺血管减少，心脏轻度增大。患儿的肺动脉狭窄使得胸片表现与法洛四联症的患儿相似。B. 患有 DORV 新生儿，心脏 CTA 冠状位 MIP 图，示肺动脉（白箭）和主动脉（空心白箭）共同起源于右心室（蓝弯箭）。注意肺动脉瓣下（白弯箭）的右心室流出道狭窄

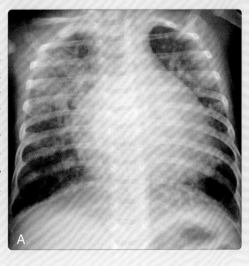
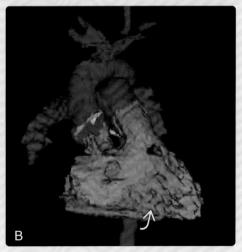

图 4-33 A. 婴儿，前后位胸片显示心脏扩大，肺动脉血流明显增加伴有静脉淤血。患儿的 DORV 不伴肺动脉狭窄，这解释了肺部血流增加的原因。B.DORV 患儿的 3D 彩色编码心脏 CTA 的正面视图，示主动脉（红色）和肺动脉（蓝色）共同起源于右心室（白弯箭）（紫色）

十七、主动脉缩窄

（一）专业术语

主动脉管腔狭窄伴血流阻塞。

（二）影像表现

1. 部位：导管前，典型的发育不良（婴儿期）；导管旁或导管后，典型的局限性缩窄（成人）；腹主动脉缩窄，中间主动脉综合征（罕见）。

可能有主动脉峡部弥漫性发育不全＋局限性缩窄（对手术计划很重要）。

2. 可以是单纯型（成人孤立的主动脉缩窄）或复杂型（合并其他心脏畸形，在幼年期出现）。

3. 经典摄片表现

（1）降主动脉近段狭窄后扩张。

（2）肋骨切迹（年龄＞5岁）。

（3）左心室肥厚：心尖圆钝。

4. 婴儿期首诊使用超声心动图。

（三）病理

1. 最常见的伴发心脏畸形　室间隔缺损（33%）、PDA（66%）、主动脉瓣二瓣化（50%）。

2. Turner 综合征　20%～36%有主动脉缩窄。

（四）临床问题

1. 临床表现

（1）婴儿期：充血性心力衰竭（取决于主动脉弓中断、伴发的其他心脏畸形）。

（2）大龄儿童：高血压、股动脉搏动减弱、上下肢血压差异（手臂与腿部血压差）。

2. 治疗：切除＋端端吻合、插入移植、补片主动脉成形术、球囊血管成形术。

并发症：再狭窄（＜3%；若婴儿期手术，发生率增高），术后动脉瘤（补片主动脉成形术后的发生率24%）。

3. 长期生存率降低（晚期发生高血压、冠心病）。

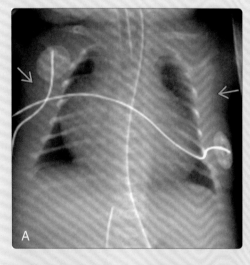
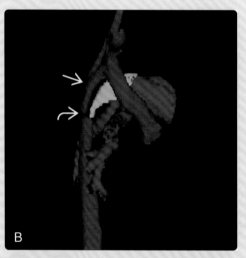

图 4-34　A.2 周龄充血性心力衰竭和严重主动脉缩窄婴儿，正位胸片示心脏增大和全身水肿（蓝箭）。B.3D 彩色编码心脏 CTA 斜位图，示导管前型（白箭）主动脉局限性缩窄（白弯箭）。注意，PDA（绿色）与主动脉重度狭窄的连接处即将闭合（肺动脉为蓝色）

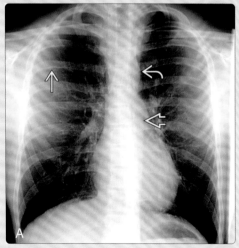
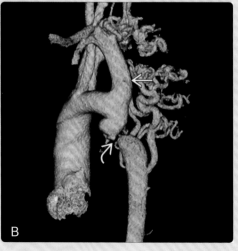

图 4-35　A. 青少年，主动脉缩窄患者正位胸片示主动脉结突出（白弯箭）和降主动脉（空心白箭）的突起在跨越狭窄水平处形成"3"字形标志。注意侧支血管造成肋骨表面的硬化和波浪状改变，形成肋骨切迹（白箭）。B.3D 彩色编码心脏 CTA 斜位图，示主动脉局限性缩窄（白弯箭）并形成多发粗大的侧支血管。注意左锁骨下动脉（白箭）增宽、迂曲成团

十八、主动脉狭窄

（一）专业术语

1. 主动脉瓣先天性病变的疾病谱包括无症状的主动脉瓣二瓣化、肥厚阻塞性主动脉瓣狭窄、严重的新生儿主动脉闭锁和左心发育不全综合征；占所有先天性心脏病的 3%～5%。

2. 主动脉狭窄（aortic stenosis，AS），包括主动脉瓣狭窄、主动脉瓣上狭窄和主动脉瓣下狭窄。主动脉瓣狭窄最常见，占80%。

（二）影像表现

1. 因病变位置、病因和狭窄程度而异。

2. 胸部摄片表现多样，范围较广，可表现为婴儿期重度心脏增大、水肿，也可表现为青少年期胸片无明显异常。

3. 主动脉瓣狭窄所致升主动脉狭窄后扩张。系由通过主动脉瓣狭窄处的高速喷射的血流所致。

4. 主动脉瓣上狭窄表现为升主动脉呈漏斗状改变。

5. 主动脉瓣下狭窄可有肥厚型心肌病。

6. 在儿童期心影可不增大。

7. MRI 和心脏超声检查可进行定量评估。

8. 可使用心导管经皮球囊扩张术治疗；并发症为主动脉瓣关闭不全。

（三）病理

1. AS 的分级　喷射速度、跨瓣压差、主动脉瓣面积。

（1）轻度狭窄＜ 20 mmHg。

（2）中度狭窄 20 ～ 40 mmHg。

（3）重度狭窄＞ 40 mmHg。

2. 合并症包括　Williams 综合征、左心发育不全综合征、主动脉瓣二瓣化、肥厚型心肌病、心内膜炎。

（四）临床问题

1. 10%～ 20% 的 AS 患者在出生后 1 年内发现。

2. 新生儿：常出现心排血量减低或不足的征象，包括呼吸急促和喂养问题等。

3. 儿童期：常无典型表现，但可有收缩期杂音或胸骨上震颤。1% 的儿童猝死可能由 AS 导致；通常发生在运动时。

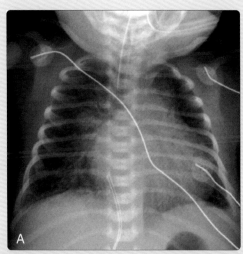
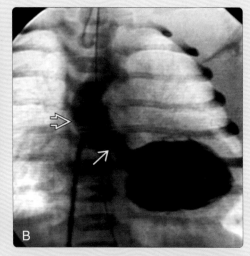

图 4-36　A.2 周龄婴儿，正位摄片示心力衰竭伴肺门周围肺水肿、心影增大。该患儿有严重的主动脉瓣狭窄。B. 左心室造影正位片，通过重度狭窄的主动脉瓣（白箭）的喷射样血流。注意狭窄后方的升主动脉（空心白箭）扩张

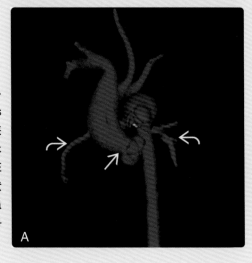
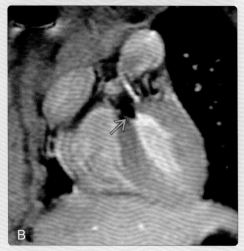

图 4-37　A.3D 彩色编码心脏 CTA 正位图，示 Williams 综合征患者的主动脉瓣上狭窄（白箭），常伴有肺动脉发育不良（白弯箭）。B.GRE 亮血电影序列 MRI 斜冠状位图，示主动脉瓣下狭窄患者左心室流出道去相位信号缺失伪影（蓝箭）

十九、肺动脉狭窄

（一）专业术语

1. 最常见的狭窄部位为漏斗部、肺动脉瓣，肺动脉（PA）瓣上狭窄或 PA 分支狭窄。

2. 肺动脉瓣狭窄最常见（＞90％）。

（二）影像表现

1. 瓣膜狭窄：心脏大小正常、肺动脉段扩张，约占 80％。瓣叶增厚，瓣叶交界融合形成拱形 / 圆顶形开口，肺动脉流出道收缩期高速血流。

2. Williams 综合征：肺动脉瓣上肺动脉狭窄（PA stenosis，PS）。

3. Alagille 综合征：瓣膜 PS 和外周 PA 狭窄。

4. 法洛四联症和复杂畸形多见于漏斗部狭窄。

5. 右心室肥大常为肺动脉狭窄的继发改变。

（三）病理

相关疾病包括 Williams、Noonan 和 Alagille 综合征。

（四）临床问题

1. PS 通常在 2 ～ 6 岁行常规体检时发现。

2. 轻度狭窄：通常无症状，伴有收缩期射血杂音。

3. 中度狭窄：运动性呼吸困难，易疲劳。

4. 重度狭窄：婴儿可能出现严重发绀。

5. 治疗：肺动脉瓣狭窄压差＜ 25mmHg 的轻度狭窄患者可行内科治疗；肺动脉压＞ 50mmHg 的中重度狭窄患者行球囊瓣膜成形术。在瓣膜发育不良时需要手术治疗。

6. 严重 PS 的新生儿：应立即行肺动脉瓣切开术并使用前列腺素维持动脉导管开放。需要行肺动脉瓣膜切开术或姑息性 Blalock-Taussig 分流术。

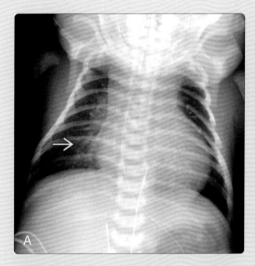
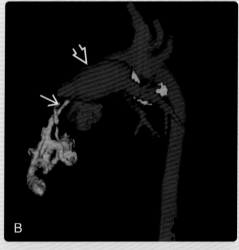

图 4-38　A. 重度肺动脉狭窄患儿，正位片示心影中度增大、间质性肺水肿。注意间质性肺水肿导致肺血管影显示模糊（白箭）。B.3D 彩色编码心脏CTA侧位图，示重度肺动脉瓣狭窄（白箭）伴其后方主肺动脉狭窄后扩张（空心白箭）。注意主动脉（红色）与肺动脉（蓝色）之间未闭的动脉导管（绿色）

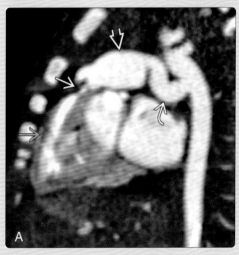
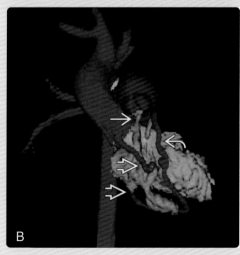

图 4-39　A. 心脏 CTA 左心室矢状位 MIP 重建图，示重度肺动脉狭窄（白箭）伴后方主肺动脉（空心白箭）狭窄后扩张及右心室（RV）（蓝箭）肥厚。注意沟通降主动脉与肺动脉的迂曲扩张的 PDA（白弯箭）。B.3D 彩色编码心脏CTA正位图，示重度肺动脉瓣狭窄（白箭）与发育不良的 RV（紫色）。注意冠状动脉（白弯箭）与 RV（空心白箭）之间的异常沟通，即冠状动脉瘘

二十、心肌炎

（一）影像表现

1. 胸部摄片 多表现正常。

（1）心功能不全所致心影增大和（或）心包积液。

（2）严重者可发生肺水肿。

2. 超声心动图 用于诊断心功能不全和（或）心包积液。

3. 心导管和心内膜心肌活检术 既往诊断心肌炎的金标准（但为有创性检查，且对于散在分布的心肌炎可能会漏诊）。

4. 心脏 MRI 其诊断效能越来越得到认可。

（1）心脏容积和功能评估：射血分数减低伴室壁运动异常，可有 / 无心包积液。

（2）心肌组织特征（水肿、充血和纤维化）：T_2 信号增高，早期及延迟强化，平扫：T_1 值 > 990 毫秒。

（3）急性期 ≥ 2 个阳性标准：敏感度 80%，特异度 90%。

（二）鉴别诊断

心肌缺血、遗传性心肌病、川崎病、感染性休克及结节病。

（三）病理

1. 传染性病因（多为病毒性） 多见于健康人群。

2. 毒素 / 药物反应 抗生素、抗癫痫药、一氧化碳、违法药物（可卡因）。

3. 自身免疫性 狼疮、结节病、大动脉炎。

4. 缺血性 急性冠脉综合征 / 心肌梗死。

（四）临床问题

1. 非特异性症状：发热、疲劳、不适、呼吸困难、肌肉疼痛、食欲缺乏、不明原因的窦性心动过速。类似急性心肌梗死。

2. 多数病例症状轻微，仅需支持治疗。

3. 少许可突发心力衰竭和休克。约占年轻人猝死的 10%。

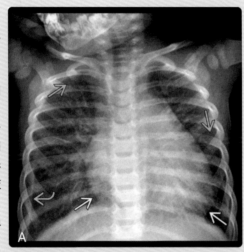
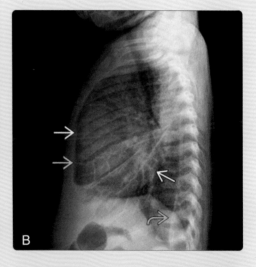

图 4-40 A.18 月龄患儿（既往体健），有呼吸窘迫症状，后前位摄片示心影增大（白箭），中央肺血管（中轴间质）及周围间质（蓝箭）充血，为典型的肺水肿表现。伴少量胸腔积液（蓝弯箭）。B. 同一患儿的侧位摄片显示心影增大（白箭）、间质水肿（蓝箭）及胸腔积液（蓝弯箭），提示心功能不全。该患儿患有细小病毒性心肌炎

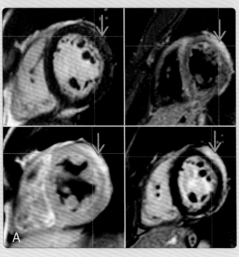
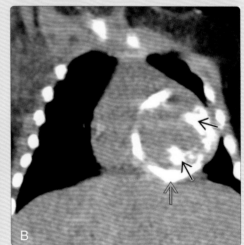

图 4-41 A. MRI 短轴位图示心肌炎患者左室前侧壁（蓝箭）的信号增高（为特征性表现），SSFP 序列（左上）、T_2 序列（右上）、早期增强（左下）、延迟强化（右下）。B.CT 平扫冠状位重建图，示左心室心肌（蓝箭）及乳头肌（黑箭）明显的营养不良性钙化。该新生患儿既往患有肠道病毒性心肌炎

二十一、肥厚型心肌病

（一）专业术语

家族性心肌病，以左心室心肌增厚但心腔未扩张为特征，无明确的全身性或心源性诱因。

（二）影像表现

1. 超声心动图用于初步诊断及筛查。

2. 心脏 MRI 越来越多用于评估心室大小、左心室流出道（left ventricular outflow tract，LVOT）梗阻和心肌纤维化 [表现为钆剂延迟强化（late gadolinium enhancement，LGE）]。

（1）室间隔不对称性肥厚，典型位置位于室间隔基底段。

（2）动态评估 LVOT 梗阻情况。

1）室间隔明显增厚造成收缩期左心室流出道梗阻。

2）收缩期二尖瓣前向运动。

3）收缩和舒张功能障碍。

（4）基底部、中部室间隔心肌中层斑片状或局灶性延迟强化。是导致室性心律失常及心脏性猝死的危险因素。

（三）临床问题

1. 为最常见的遗传性心肌病（1/500）

（1）原发性：典型的常染色体显性遗传。

（2）继发性：与综合征、神经肌肉和代谢紊乱有关。

（3）特发性：1 岁以下患儿约 50% 为特发性。

2. 无典型症状，一般症状包括呼吸困难、胸痛或晕厥，尤其在用力时易发生。

（1）常为室性心律失常。

（2）收缩期心脏杂音强度随 Valsalva 呼吸、体位（站立 / 蹲下）或运动改变而增加；左室心尖搏动处明显。

（3）临床病程多变，年死亡率约为 1%。

（4）年轻人心脏性猝死的主要原因。

3. 治疗：药物治疗，如 β 受体阻滞药（普萘洛尔）、抗心律失常药；侵入性治疗，如起搏器、室间隔消融、心肌切除术。

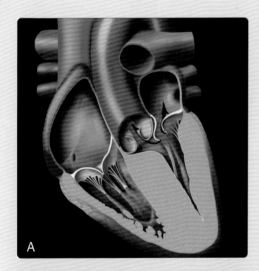
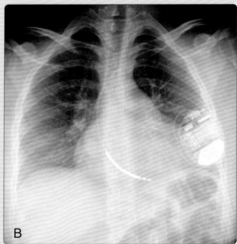

图 4-42　A."五腔心"示意图，示梗阻性肥厚型心肌病（hypertrophic obstructive cardiomyopathy，HOCM）。室间隔肥大与收缩期二尖瓣前向运动（systolic anterior motion，SAM）共同导致左心室流出道（LVOT）梗阻及二尖瓣反流。B.18 岁女性患者，胸部摄片，示心影增大、心室起搏器置入（防止高风险因素造成突发心脏事件而置入）

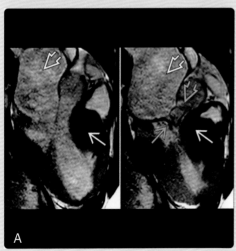
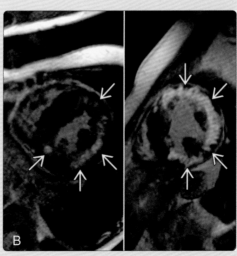

图 4-43　A. 心脏 SSFP 序列 MRI 三腔心图，示重度室间隔肥厚（白箭）及 SMA 征（蓝箭）导致舒张期（左）、收缩期（右）LVOT 狭窄（空心蓝箭）。注意所示的左心房增大（空心白箭）。B. 同一患者，心室短轴位 MRI 示左心室延迟强化在随访中范围增大，提示心肌纤维化进展。延迟强化（白箭）显示心肌纤维化严重（左）（虽然表现为斑片样），在随后的随访中延迟强化进一步进展（右）

二十二、内脏异位综合征（Ⅰ）

（一）专业术语

正常左右不对称的胸、腹部器官的位置结构异常；典型描述为右心房异构和左心房异构。

（二）影像表现

1. 最佳诊断线索　胸部和腹部的异常对称性。

2. 典型摄片表现　中位肝、心尖与胃位置关系的异常、双侧左/右肺结构（两侧均为三肺叶的右肺结构或均为两肺叶的左肺结构）、心影增大或其他先天性心脏病的征象。

3. 超声　用于初步诊断心内异常、全身系统异常和（或）肺静脉连接异常。

4. 多平面 MRI 检查　节段分析法分析心内连接异常。

5. CTA　快速检查胸腹部脏器位置异常、体循环和肺静脉连接、气管支气管解剖。

6. 上消化道造影检查　常伴发相关脏器的旋转不良。

7. 最佳成像方式　首选超声心动图，其次是 MRI。

（三）病理

1. 除了内脏正位或反位，其他任何的异常排列关系都被称为内脏不定位。

2. 内脏异位综合征表现为重叠的疾病谱：典型的无脾、多脾以及其他异常。

（四）临床问题

1. 无脾　新生儿有严重的发绀、易感染、严重的先天性心脏病。

2. 多脾　不太严重的心脏疾病（如全身静脉畸形、房间隔缺损）；常较晚发现。

3. 第一年死亡率　无脾 85%，多脾 65%。

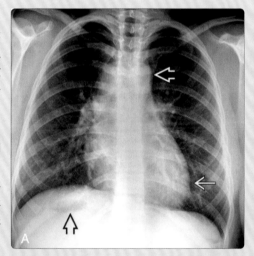
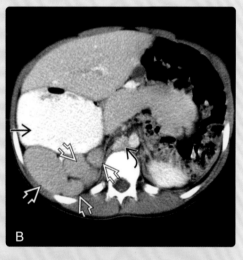

图 4-44　A. 后前位摄片示心尖位于左侧（白箭）、主动脉弓（空心白箭）位于左侧、胃泡（空心黑箭）位于右侧，属于心房不定位。B. 内脏异位综合征患儿，经上腹部层面增强 CT 轴位，示胃泡位于右侧（黑箭），多脾（空心白箭）。奇静脉扩张（黑弯箭），下腔静脉（IVC）肝段缺如，奇静脉延续为 IVC

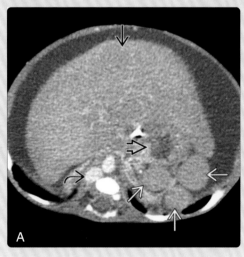
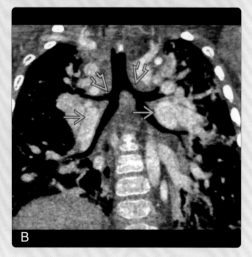

图 4-45　A. 内脏异位综合征患儿，上腹部增强 CT 轴位图，中位肝（黑箭）、胃位于左侧（空心黑箭）、多脾（白箭）以及奇静脉扩张（黑弯箭）、肝内段下腔静脉（IVC）缺如，奇静脉延续为下腔静脉。B.CTA 冠状位重建图，双侧对称性分布的动脉上支气管（空心蓝箭）位于肺动脉（蓝箭）上方，为右房异构。双侧支气管都为典型的右主支气管结构

二十三、内脏异位综合征（Ⅱ）

（一）专业术语

1. 同义词　不定位、右/左异构。

2. 定义　正常左右不对称的胸、腹部器官的位置及结构异常。

（二）影像表现

1. 摄片

（1）经典表现：中位肝、心尖和胃的位置关系异常、双侧对称性左/右肺结构、心影增大或其他先天性表现。

（2）无脾综合征或右心房异构

1）双侧水平裂。

2）双侧对称性的较短的右主气管形态学表现（隆突分叉角度较窄、上肺支气管分支位置较高）。

3）双侧动脉上支气管：主支气管位于伴行肺动脉的上方（动脉上支气管）。

4）心影增大、肺水肿。

（3）多脾综合征或左心房异构

1）双肺均无水平裂。

2）双侧对称性的较长的左主支气管形态学表现（隆突分叉角度较宽）。

3）双侧动脉下支气管：主支气管位于伴行肺动脉的下方（动脉下支气管）。

4）侧位片示下腔静脉缺如，正位胸片可见突出的奇静脉影。

（4）双综合征：①心脏位置异常（40%：中位心、右位心）。②横位肝。③左位心合并胃泡右位、右位心合并胃泡左位或胃居中。

2. 其他形式的表现　上消化道造影检查：常伴发相关脏器的旋转不良。

3. 影像检查推荐　最佳影像检查方法首选心脏超声，其次为 MRI。CTA 用于术后患者的解剖学检查。

（三）鉴别诊断

1. 完全内脏转位

（1）正常镜面影像。

（2）和 CHD 相关性较低（3%～5%）。

（3）可伴发不动纤毛综合征（Kartagener）：鼻窦炎、支气管炎、不孕症。

2. 右位心 + 腹部正位或左位心 + 腹部脏器反位　均与 CHD 相关（95%～100%）。

3. 右旋心　心尖位于右胸，胃位于左侧。

（1）右肺发育不良（弯刀综合征）。

（2）左侧肿块样病变（膈疝，先天性肺气道畸形）。

（四）病理

1. 一般特征

（1）多脾和无脾重叠的疾病谱。病理生理学改变取决于相关的 CHD。

（2）大多数没有特定的基因缺陷（通常是散发的）。

2. 分期、分级和分类　2 个主要的亚型。

（1）无脾综合征等同于右心房异构或双侧/两侧右侧结构。①无脾。②IVC 和主动脉在同侧。③双侧上腔静脉（约 36%）。④右心耳异构。⑤合并重度发绀型 CHD（房室间隔缺损、共同房室瓣、右心室双出口、大动脉转位、肺动脉狭窄/闭锁）。⑥肺静脉连接异常。完全性肺静脉畸形引流，＞80%；常伴梗阻，位于膈下。

（2）多脾综合征等同于左心房异构或双侧/两侧左侧结构。①多脾、不等脾、多叶脾（功能性脾）。②双侧两叶肺伴动脉下支气管。③左心耳异构。④合并较轻的 CHD（常见房间隔缺损、室间隔缺损）。⑤体静脉连接异常：IVC 中断伴奇静脉延续（＞70%），肝静脉分别引流入共同心房。

（五）临床问题

1. 临床表现

（1）最常见的体征/症状

1）无脾症：男性新生儿有严重的发绀，易感染。

2）多脾症：症状多变，通常出现较晚。

（2）其他体征/症状：旋转不良、扭转、肝外胆道闭锁。

2. 自然病程与预后　第一年死亡率：无脾 85%，多脾 65%。

3. 治疗

（1）前列腺素（如果 CHD 病变有肺血流不足或主动脉弓中断/梗阻）。

（2）视潜在心脏病的性质而制定各种手术方法。

（3）抗生素预防（功能性无脾症）。

参考文献

1. Teele SA et al: Heterotaxy syndrome: proceedings from the 10th international PCICS meeting. World J Pediatr Congenit Heart Surg. 6(4):616-29, 2015

2. Kothari SS: Non-cardiac issues in patients with heterotaxy syndrome. Ann Pediatr Cardiol. 7(3):187-92, 2014

二十四、川崎病（Ⅰ）

（一）专业术语

病因不明的中、小血管炎症性疾病，主要发生在儿童。

1. 病变范围广，有特征性表现。

2. 冠状动脉瘤是最严重的并发症。

（二）影像表现

1. 胸部摄片检查通常表现正常。

2. 超声心动图在检测近端冠状动脉瘤有较高的敏感度和特异度，仍然是首选检查方法。

3. CTA 可显示冠状动脉及其他动脉的动脉瘤、狭窄和钙化。

4. 心脏 MRI 扫描包括心功能、冠状动脉成像、心肌活性的首过灌注和钆剂延迟强化。

5. 大范围 MRA 可显示外周动脉瘤。

（三）鉴别诊断

发疹性感染、过敏或超敏反应、血管炎。

（四）病理

病因不明，但临床和流行病学特征表明可能与毒素或感染引起的异常免疫反应相关。

（五）临床问题

1. 急性发热期（1～11 天）：发热≥5 天，双侧非化脓性结膜炎、皮疹、四肢红斑/水肿、口腔黏膜变红开裂、颈部淋巴结肿大（通常为单侧）、胆囊积液；心肌炎（36%）和心包炎（16%）。

2. 亚急性期（11～21 天）：血小板增多症、手指脱皮、动脉瘤进展；发热消退。

3. 慢性期（>60 天）：心脏并发症。

4. 早期发现预后良好；治疗：静脉注射丙种球蛋白＋阿司匹林。

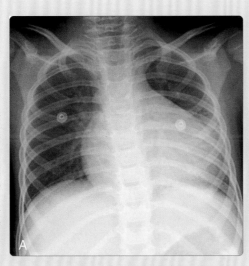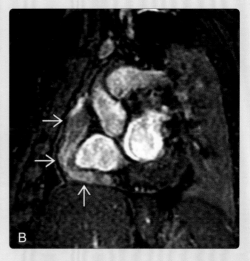

图 4-46 A.5 岁男孩，持续发热，前后位摄片示心影增大。该患儿 6 天前胸部摄片（未显示）示心影正常。B. 同一例患儿心脏矢状位 SSFP 亮血序列 MRI，示右冠状动脉一较大的梭形动脉瘤（白箭）形成。该患儿病情已经进展为心肌梗死

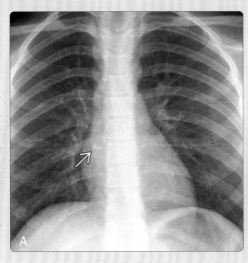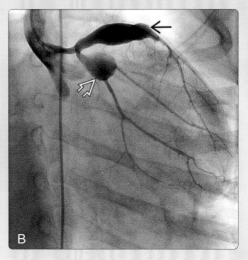

图 4-47 A. 大龄患儿，后前位摄片，示右肺门下方弧形钙化（白箭），该患儿 4 岁时被确诊为川崎病，证实此病变是由动脉瘤钙化所致。B. 川崎病患者冠状动脉造影左冠状动脉主干斜位片，示左侧冠状动脉前降支（黑箭）近段梭形动脉瘤、左侧冠状动脉回旋支（空心白箭）动脉瘤样扩张

（一）专业术语

1. 同义词　黏膜皮肤淋巴结综合征；急性发热性黏膜皮肤综合征。

2. 定义　病因不明的中、小血管炎症性病变，发生于特定阶段。

（二）影像表现

1. 摄片

（1）初次胸片检查常表现正常。

（2）有时可因心包积液或心脏增大而表现为心影增大。

（3）冠状动脉或其他动脉钙化。

2. 超声心动图　对冠状动脉近端扩张和动脉瘤有较高的敏感性（80%～85%）和特异性，因此是首选检查方式。可评估心室功能、瓣膜功能和心包积液。

3. CT　CTA 可显示冠状动脉或其他动脉的动脉瘤、狭窄及钙化。

4. MRI

（1）T_2WI：可显示继发于心肌炎急性期的心肌水肿。

（2）GRE MRI 负荷成像：量化灌注指标。

（3）MRA：准确显示冠状动脉瘤、闭塞及狭窄；用于胸、腹部动脉瘤或周围动脉受累情况的观察和随访。

（4）稳态自由进动电影 MRI：显示局部室壁运动异常；可测量心功能：包括舒张末期左心室容积和射血分数。

（5）延迟强化：可显示梗死心肌。

5. 超声检查

（1）通常为非化脓性淋巴结肿大，单侧发生，位于颈前三角区。

（2）可有胆囊水肿。

（3）有 / 无肾大。

（4）可发现胸部以外的动脉瘤。

6. 影像检查推荐　最佳成像工具如下：

（1）超声心动图：用于首诊及随访。

（2）心脏 MRI：对于大龄儿童，可评估心功能、心肌缺血、心肌存活及动脉瘤。

（三）鉴别诊断

1. 发疹性感染　病毒或细菌感染。毒性休克综合征、风湿热、单核细胞增多症。

2. 过敏或超敏反应　Stevens-Johnson 综合征、多形性红斑。

3. 血管炎　系统性红斑狼疮、结节性多动脉炎、大动脉炎。

（四）临床问题

1. 临床表现

（1）最常见的体征 / 症状

1）急性发热期（1～11 天）：①体温升高≥5 天。②双侧非化脓性结膜炎。③皮疹。④手脚出现红斑和水肿。⑤舌和口腔黏膜变红并破裂。⑥颈部淋巴结肿大，常单侧。⑦心肌炎（36%）和心包炎（16%）。

2）亚急性期（11～21 天）：发热消退。①持续易怒、厌食症、结膜炎。②血小板增多。③手指、脚趾脱皮。④有或无动脉瘤（发生猝死的最大风险因子）。

3）恢复期（21～60 天）：症状缓解。

4）慢性期（＞60 天）：出现心脏并发症。

（2）其他症状 / 体征：①发病高峰为 6 个月至 2 年。②另一个高峰出现在 5 岁以后。③日本，4 岁以下儿童的发病率为 50/10 万（是美国的 10 倍）。

2. 自然病程与预后

（1）大多为自限性。

（2）早期发现并治疗，预后良好。

（3）随着冠状动脉瘤的进展可出现：①血栓形成、心律失常、心肌梗死或（延迟）心脏破裂。②动脉瘤消退后出现持续性管壁异常。③慢性冠状动脉功能不全、动脉粥样硬化发生率提前＜4%。④＞1%患者死于心律失常。

3. 治疗

（1）早期大剂量阿司匹林消炎，直到发热减轻。

（2）急性期静脉注射丙种球蛋白以减少冠状动脉病变。

（3）儿童服用小剂量阿司匹林 6～8 周，对确诊有动脉瘤的儿童延长药物服用时间。

（4）如果发生血栓，经导管冠状动脉介入治疗：组织纤溶酶原激活剂溶栓。

（5）根据冠状动脉受累程度决定是否需要长期治疗，可进行冠状动脉旁路移植术或心脏移植。

参考文献

1. Newburger JW et al: Kawasaki disease. J Am Coll Cardiol. 67(14):1738-49, 2016

2. Mavrogeni S et al: How to image Kawasaki disease: a validation of different imaging techniques. Int J Cardiol. 124(1):27-31, 2008

二十六、风湿性心脏病

（一）专业术语

急性风湿热：A 组 β 溶血性链球菌感染后 1 ～ 5 周，累及心脏、关节、皮肤和脑的多系统疾病。

（1）基于自身免疫反应。

（2）40％的急性风湿热患者可有心脏受累 [风湿性心脏病（rheumatic heart disease，RHD）]。

（二）影像表现

1. 急性风湿热　心影增大、左心房增大、肺水肿（左心室功能不全合并二尖瓣关闭不全）。

（1）"风湿性肺炎"很少见。

（2）心包积液。

2. 慢性风湿性心脏病　瓣膜钙化，尤其是二尖瓣或主动脉瓣。

3. 急性期　超声心动图定量评估二尖瓣关闭不全的程度及左心室功能。

4. 慢性期　超声心动图显示瓣膜狭窄的进展情况，表现为瓣膜增厚、钙化。

（三）临床问题

1. 急性期发生在 3 ～ 15 岁患有链球菌感染（通常是咽炎）的儿童。在美国，0.3％的 RHD 发生于链球菌感染之后。

2. 初期治疗：治疗 A 组链球菌性咽炎及根除传染源以预防急性风湿热。

（1）在美国，化脓性链球菌引起的咽喉炎得到了显著控制。

（2）该疾病现在在世界上人口密集、贫困地区最常见，化脓性肺炎链球菌可以在干燥、炎热的气候中传播。

3. 风湿热 Jones 诊断标准：有链球菌感染证据，2 个主要标准或 1 个主要 +2 个次要标准。

（1）主要标准：心肌炎、多发性关节炎、舞蹈病、皮下结节、环形红斑。

（2）次要标准：发热、关节痛、急性期反应物升高、红细胞沉降率升高。

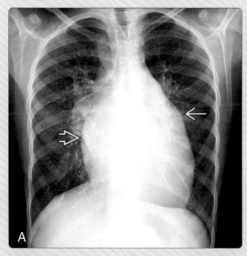
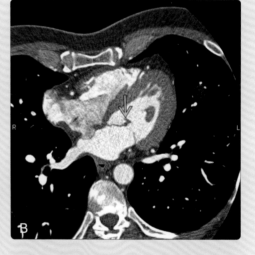

图 4-48　A.成人风湿性心脏病（RHD）患者后前位胸片，示由左心耳（白箭）增大所致的心影增大，增大的左心耳表现为肺动脉段下方、心外侧缘的局限性隆起。左心房突出，在右心缘（空心白箭）形成双房影。B.年轻的 RHD 患者增强 CT 轴位图示二尖瓣不规则增厚（蓝箭）

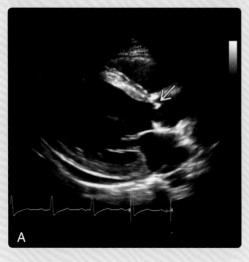
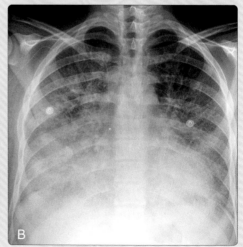

图 4-49　A.17 岁急性风湿热患者，超声心动图左心室流出道（三腔心）切面显示：主动脉瓣（白箭）增厚并受损，伴有中度至重度反流（多普勒，未附图）。可见瓣膜赘生物，经证实为 RHD 合并心内膜炎。B.同一患者的前后位摄片示肺水肿。由急性细菌性心内膜炎合并风湿性主动脉瓣疾病造成主动脉瓣进行性关闭不全所致

二十七、马方综合征

（一）专业术语

常染色体显性遗传性结缔组织病 *FBN 1* 突变→纤维蛋白 -1 异常。

（二）影像表现

1. 心血管　主动脉根部扩张（75%）、升主动脉夹层、二尖瓣脱垂（50%～70%）、主肺动脉扩张、二尖瓣环钙化、腹主动脉扩张。

2. 骨骼　漏斗胸、鸡胸、四肢细长、蜘蛛指（趾）、关节过度伸展（肌腱、关节囊松弛）、脊柱侧弯、胸椎前凸、扁平足、髋臼前凸。

3. 肺　自发性气胸、肺尖肺大疱。

4. 硬脊膜　扩张（扩大的神经袖和椎体后扇形改变）。

5. 影像检查推荐

（1）CTA：用于紧急情况下排除主动脉夹层和（或）主动脉破裂。

（2）超声心动图或心脏 MRI 检查：用于主动脉根部扩张及瓣膜病的常规随访。

（三）病理

1. 2010 年修订版 Ghent 诊断标准。

2. 根据家族史、主动脉根部大小 / 解剖、晶状体异位、*FBN 1* 突变、系统评分。

（四）临床问题

1. 临床表现　心脏杂音、胸痛、视觉障碍、个高肢体细长，手指和脚趾过长，漏斗胸。90%的患者死于心血管并发症。

进行性主动脉扩张→最易发生主动脉夹层。马方综合征患者伴有向背部放射的胸痛者，应怀疑主动脉夹层。

2. 治疗

（1）药物：使用 β 受体阻滞药或血管紧张素 II 受体阻滞药预防主动脉根部进行性扩张。

（2）手术：主动脉窦直径 > 5cm 时需要行预防性主动脉根部手术。

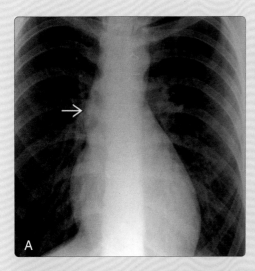

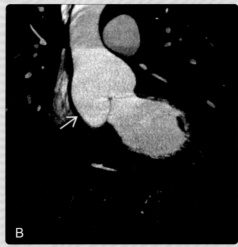

图 4-50　A. 马方综合征患者正位摄片，示纵隔右缘的升主动脉扩张（白箭）。B. 马方综合征患者胸部 MRA 冠状位图，示主动脉窦部扩张（白箭）。这一表现在马方综合征患者中很常见，在胸片上表现为纵隔右侧的软组织突起

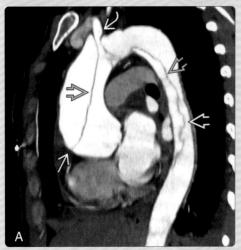

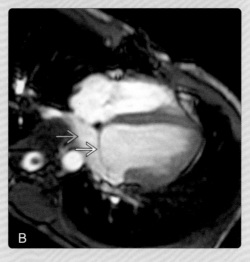

图 4-51　A. 马方综合征患者胸部 CTA 斜矢状位图，示大范围的主动脉夹层（空心蓝箭），从升主动脉（白箭）一直延伸到降主动脉（空心白箭）。注意头臂干（白弯箭）受到累及。B. 心脏 SSFP 亮血电影序列 MRI 四腔心图，示二尖瓣脱垂，二尖瓣叶（白箭）脱入左心房（蓝箭）

第五章 消化系统

一、儿科胃肠道检查方法

成像方法

1. 摄片　广泛性腹痛、呕吐和便秘是儿科患者最常见适应证。如果患者可触及肿块怀疑粪便球时，也可以拍摄平片。结合病史、体格检查和实验室检查，能够明确腹痛发生的部位，并指导进一步断面成像检查，特别是超声或 CT。

在对腹部平片进行评估时，有益且便于记忆的关键词有结石、骨骼、肿块、气体。当注意力集中于寻找游离气体、肠管内异常积气时，上述关键词有助于发现其他异常征象（"结石"提示各种类型的异常钙化，"肿块"提示肠管扭曲、肠内气体积聚）"气体"提示观察腹部平片中显示的肺部情况（肺炎也能表现为腹痛）。

拍摄一个或两个体位的腹部摄片是值得考虑的问题。如果关注的问题是便秘，或者住院患者中初始两图像检查肠气是连续的，则单个仰卧位就足够了。然而，另一个改变肠内容物的图像（例如直立，左侧位或交叉侧位）对于进一步辨别肠气形态和检测腹腔游离气体特别有用。

对肠气的评估是解读腹部平片的核心内容。除新生儿时期外，少到中等量的气体和粪便分散在结肠到直肠的水平。小肠内也可以有散在分布的少量气体。

当某个区域出现肠气减少或增加时，可以用"非特异性"或"肠气缺乏"来描述。临床医师（或放射科医师）不应将其视为正常，但是在没有其他相关的影像特征（如明显扩张的充气肠袢、肠管气液平或肠壁增厚）时，这些术语通常表示轻度至中度异常，可以进一步进行放射学检查。

在有空气吞咽的幼儿（通常在呼吸道感染或哮喘的情况下）中，常见的一种肠气表现是肠管的弥漫充气扩张。然而，这种气体扩张 / 轻度扩张不应局限于一段（如胃，这意味着胃幽门或十二指肠梗阻）。

胃炎是最常见的引起患儿肠气异常的疾病之一。

通常表现为分散的或多个轻度充气扩张的肠袢。在立位或卧位上可有许多气液平面，特别是结肠内的气液平面提示胃肠炎。虽然临床表现（如缺乏肠鸣音）具有典型特征（与肠胃炎或梗阻不同），但肠梗阻也可有相同的影像表现。远端小肠梗阻也可能与肠胃炎的影像表现重叠，但结肠扩张伴气液平面不是前者的典型表现。当出现局限性或弥散性肠管扩张时，要考虑机械性肠梗阻或缺血性肠梗阻（很少）的诊断，需要注意的是这两种病变也可在腹部平片上表现为正常。

当腹部外伤导致腹痛时，X 线的价值有限，不过医源性创伤（如内镜活检导致的疼痛）时，立位或卧位的放射学检查可能有用，其可作为寻找腹腔游离气体的初步检查。

2. 超声　在大多数儿童中，超声可以很好地显示腹部脏器，包括实质脏器和空腔脏器。检查前适当的"禁食（nothing by mouth，NPO）"来限制可能遮蔽相邻器官的肠气。检查前所需的准确的 NPO 时间是由各个医院决定的，并且根据所要求的检查类型而有所不同。

肝胆系统的声像表现具有特征性，包括肝脏病变、胆道扩张和胆囊病变。超声能很好地检出聚集物（局限或游离）。在过去的 20 年里，对儿童的某些肠道病变的评估已经从透视检查到超声检查发生了很大的变化，包括对肥厚性幽门狭窄和回结肠肠套叠的评估。许多医院现在也将超声检查作为评估阑尾炎的主要手段（增强 CT 或 MRI 作为不能确诊病例的备用检查手段）。一些医疗中心使用超声波对系列肠道疾病进行评估，包括炎性肠病、中肠扭转和坏死性肠炎，这仅限于个别机构，尚未普及。

对于疑似腹部肿块的患儿，无论是囊肿还是肿瘤，超声检查仍然是很好的初步筛查方法。大多数肿块确诊最终需要进一步的横断面成像，如增强 CT 或 MRI，以确定病变的范围以及与周围结构（如血管）的关系。

3. 透视检查　各种使用对比剂的透视检查可用于评估儿童胃肠道情况。

透视吞咽检查（也称为改良钡吞咽）通常用于气道、上消化道和（或）神经系统异常的患者，此类病变导致吞咽和（或）造成误吸。这些检查通常是与言语治疗师一起进行的，他们可能也在以其他方式评估患者。

食管造影的常见适应证包括吞咽困难、急性食物堵塞、既往或现发的食管疾病的并发症（如食管闭锁修复、气管食管瘘造成的术后狭窄）。食管造影很少用于自发性纵隔气肿（通常由肺泡破裂而不是食管穿孔引起）。不过，穿透性损伤后的纵隔气肿、钝性损伤合并其他胸部损伤或严重呕吐的患者可能需要对食管进行对比评估。

上消化道造影最常用于评估疑似幽门狭窄（首选超声）引起的婴幼儿呕吐。传统上，上消化道造影可作为疑似旋转不良病变的首选检查方法，但并非最佳的检查方法。在透视成像上近端胃肠道的形态有许多变化，人们日益认识到，显示十二指肠与肠系膜上动脉关系的断面成像方法可能对旋转不良更敏感，也更具特异性，不过与手术金标准相比，这些方法有局限性。当呕吐物为胆汁，需要排除中肠扭转时，上消化道造影仍然是广泛使用的检查方法。超声则作为不明病因的初步筛查方法。

小肠钡剂造影（small bowel follow-through, SBFT）检查有助于评估肠道运动障碍或疑似部分阻塞。SBFT检查现在很少用于评估急性小肠病变（如炎性肠病）。

儿科患者对比剂灌肠最常见的适应证之一是"排除先天性巨结肠"。对比剂灌肠可以显示先天性巨结肠的特征，但先天性巨结肠可以有多种表现，也可以表现为正常。因此，灌肠的价值实际上是排除其他病变。也就是说，如果考虑远端梗阻或慢性便秘是由先天性巨结肠引起，而灌肠检查并不能明确诊断，这种情况只能通过直肠活检来确诊。

4. CT　由于其适用范围广、成像速度快，发生钝性腹部创伤（如机动车事故或跌倒）伴或不伴症状，需要快速评估内脏损伤时，增强CT非常有价值。增强CT在评估实质脏器损伤中具有优势，但是肠道损伤难以诊断，常常依赖于间接表现（如局灶性增厚或肠系膜渗出）。这种情况下口服对比剂毫无用处，只会徒增检查时间。

增强CT可以帮助评估其他急腹症，包括肠梗阻、缺血、炎性肠病和阑尾炎。在这些情况下，口服对比剂是有帮助的，但是尚有争议。如果感兴趣的区域（如肠梗阻点）位于大量扩张肠管的远端，那么如果在1～2小时的检查时间，口服对比剂通常还不能完全充盈肠管，可能会使扫描延迟数小时。此外，口服对比剂可能会影响肠壁强化程度的评估（如缺血或炎性肠病）。在这种情况下，最好与放射科医师或外科医师讨论是否口服对比剂。

急性和慢性胰腺炎通常使用一些断面成像方法来寻找坏死和并发症，MRI在这个方面可能提供更多的信息。选择增强CT或MRI对新发现的腹部肿块的评估仍然存在争议，但是MRI具有一些优势，特别是对于需要多次随访的儿童（可减少多次CT扫描造成的辐射）。

一般来说，CT平扫在胃肠道病变中价值不大。

5. MRI　MRI在研究急性肠道炎性病变方面取得较大进展，尤其是炎性肠病和阑尾炎。MRI在肝胆系统成像方面也取得了显著进展，但是在急性病症中没有特征性。这一领域有用的MRI技术包括测定脂肪含量（无创测量脂肪肝的定量方法）和铁含量（通常在慢性输血患者中），MRCP检查胆道系统，肝胆期对比剂（与其他形式相比，其强化方式对于评估肝病具有更强的敏感度和特异度）。

6. 核医学　小儿胃肠道核成像应用很少。肝胆系统的功能（尤其是使用肝胆动态显影剂扫描）可用于评估胆囊病变（如急性和慢性胆囊炎）或肝胆系统异常（如胆道闭锁）。对于下消化道出血的患者，Meckel扫描是非常有用的，它对含有异位胃黏膜的Meckel憩室具有很高的敏感度和特异度（这是导致出血最常见、最典型的原因）。然而，Meckel憩室引起的其他表现（如炎症或梗阻）可能在这些扫描中无法显示。对于怀疑有胃肠运动障碍的患者，也可以用核医学来评估胃排空。

图 5-1 A.16 岁腹痛患者，仰卧位摄片示正常的肠道气体表现，整段结肠（蓝弯箭）到直肠（白箭）内有适量的粪便和气体，一些小肠的中心有非特异性的突起（空心蓝箭）。B.同一患者立位摄片，示正常的肠气和结肠内粪便（蓝弯箭）。小肠无扩张、增厚或气液平面（空心蓝箭）征象以提示病变，左上腹显示正常的胃泡气液平面（蓝箭）

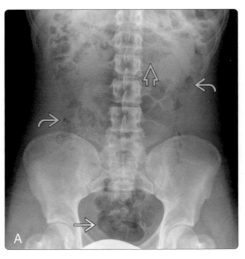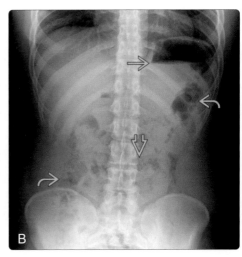

图 5-2 A.17 岁腹痛患者，立位摄片示右侧膈下肝脏上方腹腔游离气体（蓝箭）。左侧膈下的游离气体（蓝弯箭）由于胃泡（黑箭）的影响难以观察到。结肠内见到既往上消化道造影残留的对比剂（空心蓝箭）。B.同一患者侧位摄片，示腹腔游离气体位于肝脏周围（蓝箭），高度提示肠道穿孔

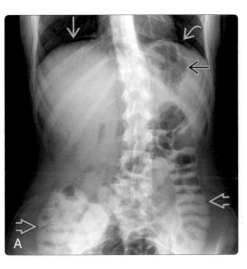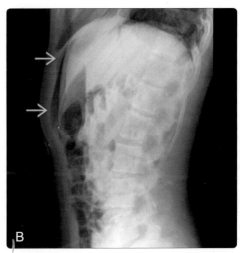

图 5-3 A.6 岁便秘患儿，仰卧位摄片示整段结肠内较多粪便（蓝箭），直肠最显著（蓝弯箭）。B.4 岁伴有发热和上腹部疼痛的患儿，立位摄片示小肠和结肠广泛充气扩张，结肠内气液平面（蓝箭），常见于胃肠炎和肠梗阻。同时还要注意心影后方左肺下叶肺炎（空心蓝箭）和胸腔积液（蓝弯箭）

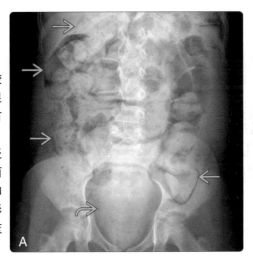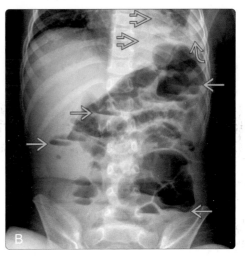

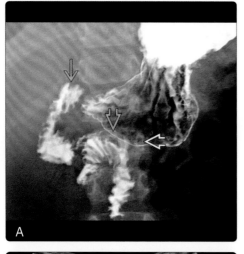

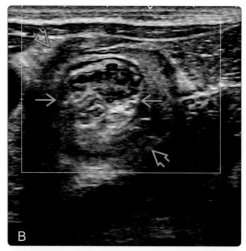

图 5-4　A.3 岁旋转不良患儿，上消化道造影仰卧位示十二指肠空肠交界处（空心蓝箭）位于十二指肠球部（蓝箭）下方、左椎弓根（空心白箭）右侧。这种异常易使儿童发生中肠扭转。B.16 月龄患儿，间歇性腹痛、胆汁性呕吐和血便，右下腹横切位超声显示回肠套叠的靶征改变。靶征同心圆由肠套叠内圆（蓝箭）和肠套叠外圆（空心蓝箭）组成

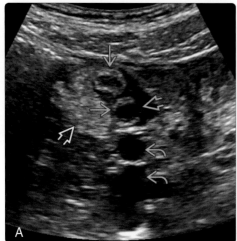

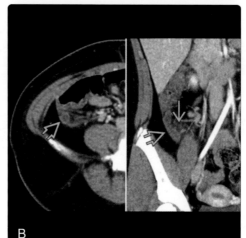

图 5-5　A. 青少年阑尾炎右下腹超声横切位图，示阑尾扩张（蓝箭）、环形的管壁连续性中断（空心蓝箭）。阑尾位于髂血管（蓝弯箭）之上。阑尾周围脂肪（空心白箭）呈硬化 / 炎症渗出样改变。B.11 岁患儿，右下腹疼痛、呕吐和白细胞增多，增强 CT 显示盲肠后扩张的阑尾（空心蓝箭）有强化，相邻脂肪模糊（蓝箭），符合急性阑尾炎表现

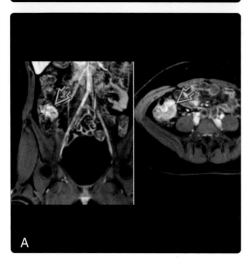

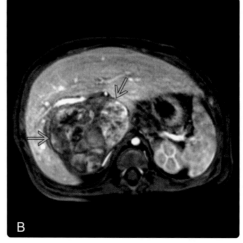

图 5-6　A. 近期诊断为克罗恩病的 15 岁患者，T$_1$ 增强 FS 序列 MRI 肠道造影，示回肠末端黏膜增强和肠壁增厚（空心蓝箭），符合活动性炎症表现。B.16 月龄肝母细胞瘤患儿，T$_1$ 增强 FS 序列 MRI 轴位图，示肝右叶一不均匀强化肿块（蓝箭）

参考文献

1. ACR Appropriateness Criteria: Vomiting in Infants up to 3 Months of Age. https://acsearch.acr.org/docs/69445/Narrative/. Published 1995. Reviewed 2014. Accessed March 27, 2017

2. Carroll AG et al: Comparative effectiveness of imaging modalities for the diagnosis of intestinal obstruction in neonates and infants: a critically appraised topic. Acad Radiol. 23(5):559-68, 2016

3. Dillman JR et al: Equivocal pediatric appendicitis: unenhanced MR imaging protocol for nonsedated children-a clinical effectiveness study. Radiology. 279(1):216-25, 2016

4. Pugmire BS et al: Magnetic resonance imaging of primary pediatric liver tumors. Pediatr Radiol. 46(6):764-77, 2016

5. Sanchez TR et al: Sonography of abdominal pain in children: appendicitis and its common mimics. J Ultrasound Med. 35(3):627-35, 2016

6. Hernanz-Schulman M: Pyloric stenosis: role of imaging. Pediatr Radiol. 39 Suppl 2:S134-9, 2009

7. Chang PT et al: Diagnostic errors of right lower quadrant pain in children: beyond appendicitis. Abdom Imaging. 40(7):2071-90, 2015

8. Tackett JJ et al: Malrotation: Current strategies navigating the radiologic diagnosis of a surgical emergency. World J Radiol. 6(9):730-6, 2014

9. Bongers ME et al: The value of the abdominal radiograph in children with functional gastrointestinal disorders. Eur J Radiol. 59(1):8-13, 2006

10. Strouse PJ: Sonographic evaluation of the child with lower abdominal or pelvic pain. Radiol Clin North Am. 44(6):911-23, 2006

二、旋转不良（Ⅰ）

（一）专业术语

1. 旋转不良　小肠或大肠在发育过程中的任何旋转异常。

2. 固定异常　肠系膜固定肠的位置或长度异常，通常与旋转不良有关。肠系膜固定短易导致中肠扭转[肠系膜上动脉（superior mesenteric artery, SMA）周围的中肠扭转]→血管闭塞和潜在的肠缺血]。

（二）影像表现

1. 胃肠透视检查

（1）第三组十二指肠（D3）从不越过中线，常在上消化道造影的侧位视图上常向前延伸。

（2）在上消化道造影正位视图，十二指肠空肠交界处位于左椎弓根的右侧、十二指肠球部下方。

（3）在灌肠或小肠钡剂检查中，有/见不同程度的结肠旋转不良，盲肠位置异常。

2. US/CT/MRI

（1）十二指肠不旋转：D3 段不能在中线左侧穿过 SMA 与主动脉之间。

（2）正常 SMA/肠系膜上静脉位置逆转（不可靠）。

3. 最佳成像工具　上消化道透视检查。超声尚有争议。

（三）病理

通常单发，但常见于先天性膈疝、腹裂、脐膨出和内脏异位。

（四）临床问题

1. 大多数患儿在婴儿期出现非胆汁性或胆汁性呕吐、反复腹痛或体重增加不明显，也可能无症状。

2. Ladd 手术治疗：如有扭转进行肠复位，如有 Ladd 索带压迫松解索带，将小肠和大肠分别复位至腹部右侧、左侧。

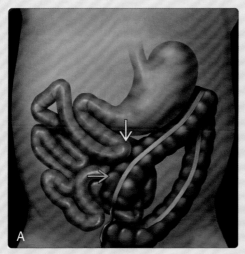
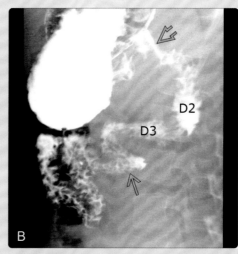

图 5-7　A. 前面观，示小肠和大肠位置异常。十二指肠空肠交界处（duodenojejunal junction, DJJ）位置较低，处于中线（白箭），靠近异位的盲肠（蓝箭）。肠系膜短且固定，易发生中肠扭转。B.3 岁有非胆汁性呕吐病史的患儿，上消化道造影侧位图，示在十二指肠球部（空心蓝箭）下方见到位于腹腔内前方的 D3 段，以及位置较低的 DJJ（蓝箭），提示旋转异常

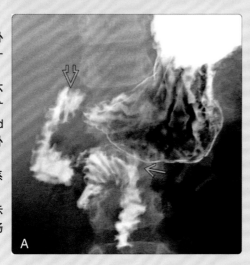
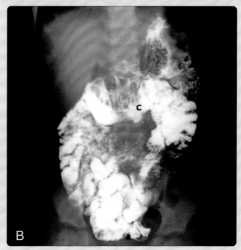

图 5-8　A. 同一患儿的仰卧位图，示低位 DJJ（蓝箭）（十二指肠球部下方，空心蓝箭）未能穿过中线，符合旋转不良。十二指肠没有扭曲或扩张，提示中肠扭转或 Ladd 索带压迫。B. 同一患者仰卧位小肠钡剂造影（SBFT），以确定盲肠位置并估计肠系膜根部的长度。盲肠（C）较高，位于中线左侧，提示肠系膜根部很短，发生中肠扭转的风险很高

（一）专业术语

1. 旋转不良　在发育过程中由于不正常的旋转导致小肠和（或）大肠不同程度的异常定位。

（1）小肠和大肠在妊娠期分别旋转。

（2）旋转异常可能影响其中一个或两个。

2. 固定异常　肠系膜固定肠的位置或长度异常，通常与旋转不良有关。有中肠扭转（midgut volvulus，MV）的倾向。

（二）影像表现

1. 一般特征　最佳诊断标准如下：

（1）上消化道造影：十二指肠非腹膜后位置＋十二指肠空肠交界处（DJJ）异常，位于中线或中线右侧。

（2）US/CT/MRI：十二指肠（D3）段未能通过主动脉和肠系膜上动脉（SMA）之间。

（3）灌肠或横断面成像：结肠形态异常。

2. 透视表现

（1）上消化道造影：① D3 从不越过中线，通常在侧位图上向前伸展。②在正面图上，DJJ 位于左椎弓根右侧。③空肠常位于右腹部。④ ±Ladd 索带或 MV 所致肠梗阻。

（2）钡剂灌肠：结肠不同程度旋转不良。①高位和（或）中线位置的部分旋转的盲肠。②不旋转的左侧结肠。③介于两者之间的任何情况。

3. 影像检查推荐最佳成像工具　上消化道造影以观察 DJJ。

（三）病理

1. 一般特征

（1）病因学

1）正常胚胎中肠、结肠逆时针旋转 270° 失败，导致肠道不同程度的异位。①程度从完全不旋转到几乎正常。②从 DJJ 到盲肠肠系膜固定的长度决定了发生 MV 的风险。

2）Ladd（腹膜纤维）索带固定十二指肠和（或）结肠的位置异常。①可能发生在任何肠段，经常跨越 D2 或 D3。②可能导致外部压迫。

（2）相关疾病

1）先天性膈疝、腹裂和脐膨出几乎都伴有旋转不良，由于粘连很少出现肠扭转。

2）旋转不良通常与十二指肠闭锁、小肠闭锁和狭窄、内脏异位综合征（无脾和多脾）等有关。

2. 大体病理和外科特征　Treitz 韧带：可以伸展的肌肉。DJJ 的正常位置被移位可有以下因素：①邻近扩张的肠管。②邻近肿块、囊肿、器官肿大。③十二指肠肠管扭曲。

（四）临床问题

1. 临床表现　最常见的症状/体征

（1）儿童：非胆汁或胆汁性呕吐、反复腹痛，体重增加不明显，也可能是无症状。

（2）成人：非特异性→慢性呕吐、间歇性腹痛、腹泻。

2. 流行病学

（1）大多数在出生后第 1 个月出现，绝大多数人在出生后的最初几年出现。

（2）1/200 活产婴儿旋转异常无症状，1/6000 活产婴儿旋转不良有症状。

3. 自然病程与预后　旋转不良并发症如下。

（1）MV：围绕 SMA 中肠扭曲→血管阻塞和潜在的肠缺血。

（2）Ladd 索带引起的肠梗阻。

（3）内疝：罕见，通常是由十二指肠旋转不良和结肠旋转正常所致。畸形肠疝的囊样肿块经右侧结肠静脉后进入右上腹。

4. 治疗　Ladd 手术。

（1）如有扭转进行肠扭转复位。

（2）如有 Ladd 索带压迫松解索带。

（3）分别将小肠和大肠重新复位到右腹部和左腹部：粘连可固定肠道。

（4）± 阑尾切除术。

参考文献

1. Abbas PI et al: Evaluating a management strategy for malrotation in heterotaxy patients. J Pediatr Surg. 51(5):859-62, 2016

2. Carroll AG et al: Comparative effectiveness of imaging modalities for the diagnosis of intestinal obstruction in neonates and infants: a critically appraised topic. Acad Radiol. 23(5):559-68, 2016

3. Drewett M et al: The burden of excluding malrotation in term neonates with bile stained vomiting. Pediatr Surg Int. 32(5):483-6, 2016

4. Koch C et al: Redefining the projectional and clinical anatomy of the duodenojejunal flexure in children. Clin Anat. 29(2):175-82, 2016

5. Raitio A et al: Malrotation: age-related differences in reoperation rate. Eur J Pediatr Surg. 26(1):34-7, 2016

6. Graziano K et al: Asymptomatic malrotation: diagnosis and surgical management: an American Pediatric Surgical Association outcomes and evidence based practice committee systematic review. J Pediatr Surg. 50(10):1783-90, 2015

7. Landisch R et al: Observation versus prophylactic Ladd procedure for asymptomatic intestinal rotational abnormalities in heterotaxy syndrome: A systematic review. J Pediatr Surg. 50(11):1971-4, 2015

8. Lodwick DL et al: Current surgical management of intestinal rotational abnormalities. Curr Opin Pediatr. 27(3):383-8, 2015

9. Zhou LY et al: Usefulness of sonography in evaluating children suspected of malrotation: comparison with an upper gastrointestinal contrast Study. J Ultrasound Med. 34(10):1825-32, 2015

四、中肠扭转（Ⅰ）

（一）专业术语

1. Treitz 韧带 悬吊十二指肠空肠交界处（DJJ），确保十二指肠旋转正常。

2. 旋转不良 小肠（small bowel，SB）肠系膜旋转和固定异常，可导致并发症。

（1）Ladd 索带导致肠梗阻。

（2）肠系膜根部短，容易扭曲，导致中肠扭转（MV）。

3. MV 围绕肠系膜上动脉小肠扭曲→肠梗阻、缺血 / 坏死。

（二）影像表现

1. 摄片 多表现为正常。

（1）胃及十二指肠近段扩张及远段肠腔气体减少有提示性。

（2）很少因缺血 / 坏死而出现弥漫性远段肠扩张 / 肠梗阻。

2. 上消化道造影 十二指肠 D2 ～ D3 段扩张，十二指肠"鸟嘴"征上方呈螺旋状 /"螺旋"征。

3. US 或 CT "漩涡"征。

（三）鉴别诊断

1. Ladd 索带压迫旋转不良。

2. 先天性十二指肠梗阻疾病。

（四）病理

如果肠旋转不良，DJJ- 盲肠距离（肠系膜根部）较短，易发生扭曲（肠扭转）。

（五）临床问题

1. 典型表现：婴儿胆汁性呕吐。

（1）＞ 90% 在出生后 3 个月内出现。

（2）需要急诊上消化道检查（最佳成像方法）。

2. 延迟诊断可导致弥漫性肠坏死。

3. 治疗：急诊手术（Ladd 索带手术）。减少肠扭转，切除不能存活的肠管，切断 Ladd 索带（如有），将小肠置于右腹部，结肠置于左腹部。

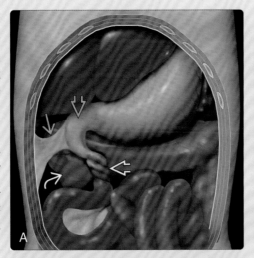
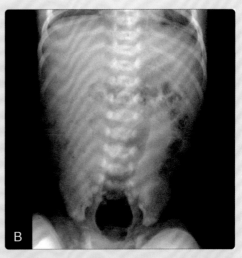
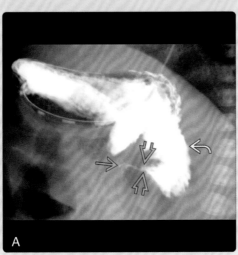
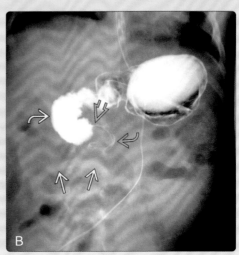

图 5-9 A. 前位视图显示中肠扭转（MV），十二指肠近端扩张（空心蓝箭），逐渐变细成一圈扭曲狭窄的环（空心白箭）。盲肠（白弯箭）位于右上腹内侧，并由 Ladd 索带固定（蓝箭）。由于缺血性肠梗阻，其余小肠变为紫色，并有扩张。B. 前后位摄片示一名胆汁性呕吐患者的非梗阻性肠管气体表现，该患者在随后的上消化道造影检查中发现 MV

图 5-10 A.3 天龄男孩出现胆汁性呕吐，上消化道造影侧位片，示十二指肠至 D3 段扩张（白弯箭），其远端表现为鸟嘴状改变（空心蓝箭），见一细线状对比剂（蓝箭）向远端延伸，高度提示为 MV。B. 同一患儿的上消化道正位图（几秒后），示近端十二指肠扩张（白弯箭），在 D3 段有部分性梗阻（空心蓝箭）。螺旋状 /"螺旋"征（蓝弯箭）诊断为 MV。在这种情况下，肠壁增厚（白箭）提示肠缺血

五、中肠扭转（Ⅱ）

（一）专业术语

1. Treitz 韧带　悬吊十二指肠空肠交界处（DJJ），确定十二指肠旋转正常。

2. 旋转不良　小肠（SB）肠系膜旋转和固定异常，可导致并发症。

（1）Ladd（腹膜）索带导致肠梗阻。

（2）肠系膜根部短，容易扭曲，导致中肠扭转（MV）。

3. MV　围绕肠系膜上动脉小肠异常扭曲导致肠梗阻、缺血/坏死。

（二）影像表现

1. 摄片

（1）胃及十二指肠近段扩张，伴有远段肠腔气体减少有提示性。不同于十二指肠球部扩张而远端肠管内无气体，如十二指肠闭锁。

（2）很少因缺血/坏死而出现弥漫性远段肠扩张/肠梗阻，这样的患儿往往病情很重。

（3）早期多表现为正常。

2. 透视

（1）上消化道造影：①十二指肠 D2～D3 段扩张：十二指肠近端扩张的程度与病程长短有关。②通常扭曲呈鸟嘴状，±完全梗阻。③通常鸟嘴远端为"螺旋"征/螺旋状。④可看到旋转不良，无 MV。在胆汁性呕吐患者中，这可能反映间歇性肠扭转。

（2）超声

1）十二指肠近端扩张。

2）在灰阶和彩色多普勒上，围绕 SMA 周围的漩涡状血管（SMV）和小肠肠系膜的"漩涡"征。

3. CT　增强 CT 表现为：

（1）SMA 周围涡流血管（SMV）和小肠肠系膜的"漩涡"征。

（2）可能因 SMA 闭塞（引起缺血/坏死）而小肠肠壁强化降低或无强化。

（3）可能因缺血性肠梗阻引起小肠扩张。

4. 影像检查推荐　最佳成像方法：婴儿胆汁性呕吐→急诊上消化道造影。

（三）鉴别诊断

1. Ladd 索带压迫旋转不良　鸟嘴可以完全梗阻，类似 MV。

2. 先天性十二指肠梗阻疾病　十二指肠闭锁、十二指肠狭窄、环状胰腺，十二指肠蹼。

（1）闭锁有"双气泡"征：十二指肠近端明显扩张，远端肠管无气体。

（2）十二指肠狭窄或隔膜远端通常正常和 DJJ 正常。

（四）病理

1. 正常旋转时，DJJ 位于左上腹，盲肠位于右下腹。Treitz 韧带与盲肠之间由一个较长的肠系膜束带固定，防止肠系膜扭曲。

2. 若肠旋转不良，DJJ 至盲肠距离（肠系膜根部）较短，易发生扭转（肠扭转）。

（五）临床问题

1. 临床表现

（1）最常见的症状/体征：出生后第 1 个月出现胆汁性呕吐。十二指肠远端到 Vater 壶腹梗阻通常为绿色/黄色呕吐物。

（2）其他症状/体征：①急性腹痛。②患者可无症状，或不典型或慢性症状。

2. 流行病学

（1）90％发生在出生后 3 个月内。

（2）39％发生在出生后 10 天内。

（3）可发生在任何年龄段。

3. 自然病程与预后　诊断延误可导致弥漫性肠坏死。

4. 治疗　急诊手术。Ladd 索带手术：减少肠扭转，切除不能存活的肠管，切断 Ladd 索带（如有），将小肠置于右腹部、结肠置于左腹部。

参考文献

1. Carroll AG et al: Comparative effectiveness of imaging modalities for the diagnosis of intestinal obstruction in neonates and infants: a critically appraised topic. Acad Radiol. 23(5):559-68, 2016

2. Drewett M et al: The burden of excluding malrotation in term neonates with bile stained vomiting. Pediatr Surg Int. 32(5):483-6, 2016

3. Dumitriu DI et al: Ultrasound of the duodenum in children. Pediatr Radiol. 46(9):1324-31, 2016

4. Horsch S et al: Volvulus in term and preterm infants - clinical presentation and outcome. Acta Paediatr. 105(6):623-7, 2016

5. Shrimal PK et al: Midgut volvulus with whirlpool sign. Clin Gastroenterol Hepatol. 14(2):e13, 2016

6. Mitsunaga T et al: Risk factors for intestinal obstruction after Ladd procedure. Pediatr Rep. 7(2):5795, 2015

7. Marine MB et al: Imaging of malrotation in the neonate. Semin Ultrasound CT MR. 35(6):555-70, 2014

8. Nehra D et al: Intestinal malrotation: varied clinical presentation from infancy through adulthood. Surgery. 149(3):386-93, 2011

六、十二指肠闭锁或狭窄

（一）专业术语

1. 是新生儿最常见的上消化道梗阻。

2. 闭锁：先天性肠腔闭塞。

3. 狭窄：明确的肠腔变窄。

（二）影像表现

1. 新生儿基本的影像表现为"双泡"征

（1）十二指肠明显扩张提示宫腔内慢性梗阻（最常见的原因是十二指肠闭锁），尤其是远端无气体。

（2）如果胃部或十二指肠因插管或呕吐而减压，在最初的摄片上可能看不到。

2. 十二指肠轻度至中度扩张伴远端气体→急诊上消化道造影排除中肠扭转。

（三）鉴别诊断

肠扭转、十二指肠蹼、空肠闭锁、环状胰腺。

（四）病理

50%以上患者伴有其他疾病。

（1）旋转不良、环状胰腺、胆总管囊肿或其他胆道异常、食管闭锁/气管食管瘘、肛门闭锁、心脏畸形、肾脏异常、VACTERL联合征。

（2）30%～46%患有唐氏综合征（21三体综合征）。

（五）临床问题

1. 产前诊断常采用超声检查。

2. 出生后，胆汁性＞非胆汁性呕吐（80∶20）：由闭锁部位相对于壶腹部的位置决定。

3. 未经治疗：脱水、电解质异常、死亡。

4. 手术治疗：存活率＞90%。

（1）十二指肠吻合术是最常见的手术。

（2）并发症：十二指肠肥大、运动障碍、粘连。

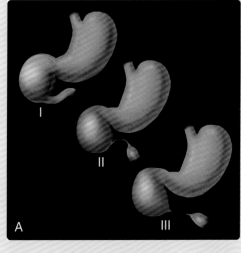
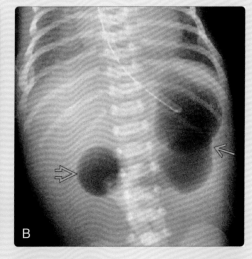

图 5-11 A.冠状位图像显示十二指肠闭锁的类型：腔内隔膜（Ⅰ）、纤维索（Ⅱ）和完全中断（Ⅲ）。B.前后位摄片示胃（蓝箭）和十二指肠（空心蓝箭）扩张，无远端肠气，即十二指肠闭锁的"双泡"征。手术前不需要上消化道造影检查

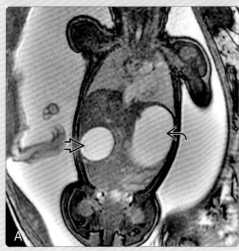
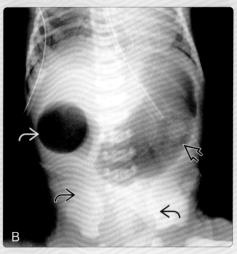

图 5-12 A.孕33周胎儿冠状位 SSFP 序列 MRI 示胃中度扩张（黑弯箭），近端十二指肠明显扩张（空心黑箭）。B.同一患儿出生后的前后位摄片，示十二指肠明显扩张（白弯箭），从正面看呈一个圆形。胃中度扩张（空心黑箭），无远端肠气（黑弯箭）显示。这是十二指肠闭锁典型的"双泡"征表现

七、十二指肠蹼

（一）专业术语

十二指肠腔不完整的隔膜，致十二指肠部分或间歇性完全梗阻（十二指肠闭锁谱）。

（二）影像表现

1. 十二指肠第 2～4 段发现蹼状结构。通常靠近壶腹部。

2. 孔径大小决定阻塞的程度、出现年龄、影像表现。

3. 早期表现：胃和十二指肠近端扩张至 D2/D3；可见远端气体。

4. 晚期表现：十二指肠远端的薄而膨胀的"风向袋"膜；可变的十二指肠管径（取决于孔径大小）。

5. 蹼状结构可能无法在任何成像检查中见到。

6. 最佳检查：上消化道造影。

（三）鉴别诊断

十二指肠闭锁或狭窄，中肠扭转，胃肠道重复囊肿，环状胰腺，肠系膜上动脉综合征。

（四）病理

1. 再通失败　十二指肠闭锁。

2. 相关疾病　唐氏综合征（30%）、旋转不良（28%）、环状胰腺（33%）、其他肠闭锁、胆道异常、幽门狭窄、十二指肠前门静脉；心脏异常。

（五）临床问题

1. 早期患者（出生后 1 周、婴儿早期）：进食不耐受、呕吐（胆汁性＞非胆汁性）。

2. 晚期患者（童年至成年）：恶心、腹痛、持续呕吐、急性胰腺炎。

3. 治疗后：预后良好。

4. 手术与内镜切除。

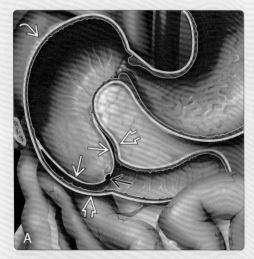
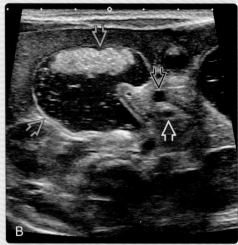
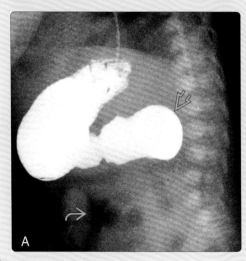
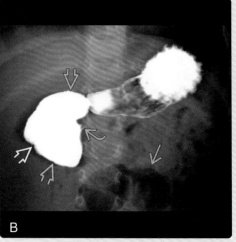

图 5-13　A. 十二指肠管腔（空心白箭）中"风向袋状"的蹼（白箭），远端有一个针孔状开口（黑箭）。因长期局部梗阻，近端十二指肠（白弯箭）中度扩张。B.3 周龄男孩幽门狭窄，反复呕吐，横断面超声检查显示幽门正常。然而，十二指肠（空心蓝箭）D2～D3 明显扩张，无中肠扭转[没有"漩涡"征，肠系膜上动脉（空心白箭）/静脉（空心黑箭）关系正常]

图 5-14　A. 同一患儿在超声检查后，上消化道造影侧位片，示无钡剂通过扩张的十二指肠近端（空心蓝箭），可见肠气（蓝弯箭），即刻手术，在十二指肠发现了一个密闭的十二指肠蹼。B. 上消化道造影仰卧位，示十二指肠扩张（空心蓝箭），可见远端气体（蓝箭）和一个小孔（蓝弯箭），在蹼的近端附着处出现"酒窝"征（空心白箭）（当蹼向远端伸展时会皱起）

（一）专业术语

先天性空肠或回肠肠腔闭塞，闭锁范围可仅有局部隔膜、长段肠道闭锁、肠系膜间隙。

（二）影像表现

1. 梗阻部位（闭锁）决定了 X 线和透视表现。

2. 近端空肠闭锁：胃＋十二指肠 +1 ～ 2 组空肠扩张，灌肠造影时显示细小结肠的可能性较小。

3. 空肠中段至回肠远端闭锁：许多扩张的肠圈，灌肠显示细小结肠。

4. 新生儿检查方案建议

（1）首先腹部摄片。

（2）怀疑远端肠梗阻进行水溶性对比剂灌肠。

（3）急性近端阻塞进行上消化道造影，如果是慢性阻塞，则无须进行术前检查。

（三）鉴别诊断

胎粪性肠梗阻、新生儿小左结肠、先天性巨结肠症、肛肠直肠畸形、腹股沟疝。

（四）病理

10％～ 52％相关疾病：腹裂（高达 20％）、胎粪性肠梗阻/囊性纤维化、旋转不良、肠扭转。

（五）临床问题

1. 新生儿表现

（1）宫内闭锁至出生后 1 ～ 2 天。

1）回肠远端闭锁：无胎便排出＋腹胀，胆汁性呕吐。

2）空肠或回肠近端闭锁：胆汁性呕吐。

（2）狭窄或隔膜：早期与晚期表现为间歇性呕吐、发育不良。

2. 治疗　切除闭锁段＋吻合术。

3. 并发症　短肠综合征（14％）、运动障碍、粘连。

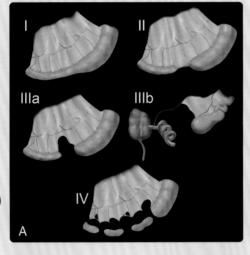
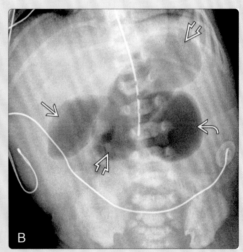

图 5-15　A. 冠状位图示空肠闭锁的分类：隔膜（Ⅰ）、无肠系膜缺损的纤维索（Ⅱ）、肠系膜缺损并分离（Ⅲa）、不完全分离呈"苹果皮"样（Ⅲb）和多个闭锁（Ⅳ）。B. 前后位 X 线片显示空肠闭锁典型的"三泡"征，表现为扩张的胃（空心白箭）、十二指肠（白箭）和空肠近端（白弯箭），无远端肠气

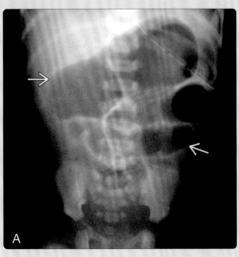
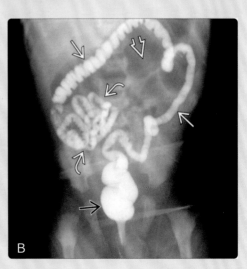

图 5-16　A. 新生儿胆汁性呕吐，前后位摄片示大量扩张的肠管（白箭），提示中远端小肠梗阻。B. 同一患儿仰卧位对比剂灌肠显示一个典型的小结肠（白箭），直肠管径正常（黑箭）。远端回肠，肠管纤细，边界不清，其内缺乏对比剂充盈（白弯箭）。对比剂不能通过扩张、膨胀的近端小肠（空心白箭）。这些表现强烈提示回肠中段闭锁（手术证实）

九、胎粪性肠梗阻

（一）专业术语

1. 胎粪异常厚而坚硬，造成新生儿回肠远端梗阻，常发生于囊性纤维化（CF）。

2. 难以准确命名的疾病（实际上不是肠梗阻）。

（二）影像表现

1. 腹部 X 线显示多发性肠扩张。

2. 如果在围生期并发节段性肠扭转、闭锁、坏死和（或）穿孔，X 线均可显示：

（1）软组织肿块或腹部无气体。

（2）胎粪性腹膜炎钙化。

3. 水溶性对比剂灌肠（water-soluble contrast enema，WSCE）上显示细小结肠＋回肠末端充满胎粪。

（三）鉴别诊断

回肠闭锁、先天性巨结肠症、小左结肠/胎粪栓综合征、肛门直肠畸形。

（四）病理学

1. 复杂性胎粪性肠梗阻（meconium ileus，MI）：50%。

2. 高达 90% 的 MI 患者有 CF，10%～20% 的 CF 患者存在 MI。

（1）CF 发生率：2500 个白种人中有 1 个（在其他种族中不太常见）。

（2）CFTR 基因突变（7 号染色体）。

（五）临床问题

1. 新生儿无胎便排出、腹胀、胆汁性呕吐。

2. 治疗

（1）连续高渗 WSCE 治疗单纯性 MI。由于液体丢失，需要进行充分的静脉补充。

（2）复杂性 MI 或高渗性 WSCE 难以治愈的单纯性 MI 需手术治疗。

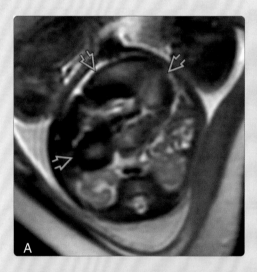
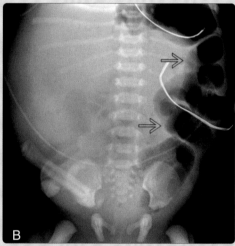

图 5-17　A. 孕 33 周时 SSFSE T₂ 序列胎儿 MRI 示小肠扩张（SB）（空心蓝箭），其内充满中等至低信号的胎粪。在矢状位图像（未显示）显示细小结肠，提示远端小肠梗阻。母亲具有囊性纤维化（CF）基因。B. 同一患儿出生数小时后的仰卧位腹部摄片，示巨大的软组织肿块推压扩张的肠管（蓝箭）向左侧移位，复杂的胎粪性肠梗阻（MI）

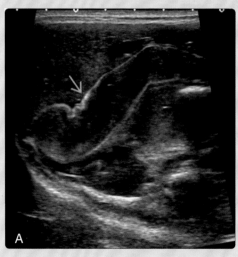
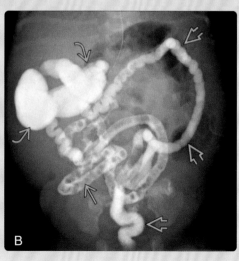

图 5-18　A. 在同一患儿的摄片后超声检查，示扩张肠管内充满粪渣，并见强回声肠壁，提示肠梗阻（蓝箭）。腹部可见腹水，但未见假性囊肿或其他穿孔征象。B. 同一患儿当天的 WSCE 示细小结肠（空心蓝箭），其内没有明显的胎粪。逆流至回肠末端（TI），在到达扩张的小肠（蓝弯箭）前肠管内见阻塞的胎粪球（蓝箭）。结果证实为 MI

十、先天性巨结肠症（Ⅰ）

（一）专业术语

1. 先天性肠道神经系统疾病：肠肌间、黏膜下神经丛神经节细胞缺失。蠕动消失→功能性肠梗阻。

2. 无神经节的肠段长度不等，从肛门逆向正常神经支配的肠管逐渐移行。

（二）影像表现

1. 新生儿摄片：大量肠管扩张。

2. 新生儿期以后摄片：大量粪块，可变的结肠扩张。

3. 钡剂灌肠适用于评估新生儿远端肠梗阻，诊断先天性巨结肠（Hirschsprung disease，HD）的表现包括：

（1）直肠乙状结肠比＜1。

（2）结肠远端狭窄段到近端扩张段之间的移行段。

（三）鉴别诊断

1. 新生儿小左结肠（胎粪栓综合征）。

2. 回肠闭锁。

3. 胎粪性肠梗阻。

4. 肛门直肠畸形。

5. 牛奶过敏性结肠炎。

（四）临床问题

1. 新生儿：无胎便排出，腹胀，胆汁性呕吐，小肠结肠炎。

2. 大龄儿童：出生后便秘，小肠结肠炎。

3. 直肠活检诊断。

4. 治疗：切除受累结肠，将正常肠管与肛门吻合。

（五）诊断流程

1. 钡剂灌肠不能排除 HD（但可以提示 HD 或其他诊断）。

2. 新生儿 Frank 结肠炎：HD，排除其他诊断。

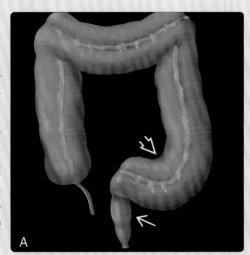
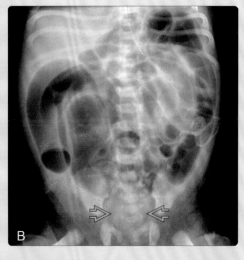

图 5-19 A. 前位视图显示一狭窄的远端结肠（白箭），在乙状结肠降结肠交界处向扩张的近端结肠过渡的移行段（空心白箭），这是短段的先天性巨结肠症（HD）的特征。B. 出生 2 天无胎粪的男婴，平片显示多个扩张的肠管，提示远端肠梗阻，直肠内未见气体（空心蓝箭）。这项检查不能区分小肠和结肠。明确梗阻的病因需进行钡剂灌肠

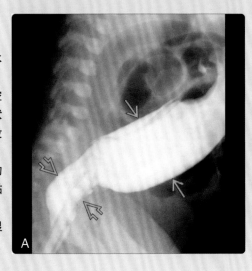
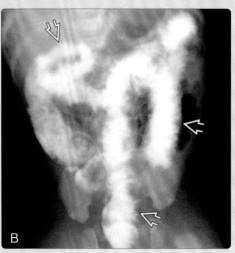

图 5-20 A. 同一患者的水溶性对比剂灌肠（WSCE）侧位图，示狭窄的直肠（空心蓝箭）和相对扩张的乙状结肠（蓝箭），提示为短段 HD。并经直肠活检证实。B. 一名新生儿胆汁性呕吐的 WSCE 正面图，示结肠黏膜很不规则（空心白箭），提示 HD 有结肠炎。活检显示全段肠壁内缺乏神经节

十一、先天性巨结肠症（Ⅱ）

（一）专业术语

定义

先天性巨结肠症（HD）：肠道神经系统的先天性异常。

1. 肠肌 - 黏膜下神经丛神经节细胞缺失：蠕动消失→功能性肠梗阻。

2. 无神经节的肠段长度不等，从肛门逆向神经支配的结肠逐渐移行，移行段可能是：①直肠乙状结肠：短段型 HD（70%～80%）。②直肠乙状结肠近端：长段型 HD（15%～25%）。③整段结肠：全结肠型 HD（4%～13%）。④结肠和小肠（SB）：全肠型 HD（非常罕见）。⑤肛门直肠边缘以上：超短段 HD（非常罕见）。

（二）影像表现

1. 一般特征

（1）最佳诊断标准：灌肠造影显示直肠乙状结肠比＜1，从直肠到脾曲需良好的侧位图。

（2）形态学：①神经节缺乏的远端结肠管腔狭窄。②移行段上方有神经支配的近端结肠管腔扩张。

2. 摄片

（1）新生儿：①大量扩张的肠管提示远端梗阻。② ± 小肠结肠炎时肠壁不规则增厚，很少有气肿。

（2）新生儿期以后：①肠管内有大量粪块，不同程度的扩张。②极少数情况下，出生后第 1 年出现穿孔的游离气体，通常在近端结肠或阑尾穿孔。

3. 透视　钡剂灌肠。

（1）短段或长段 HD：①直肠乙状结肠比＜1（并非全部）。②移行段：结肠远端狭窄段到近端扩张段之间的肠段。③ ± 远端黏膜呈锯齿状（痉挛）。④ ± 黏膜不规则 / 壁增厚的肠炎。⑤对比剂的排空延迟（＞24～48 小时）。⑥超短段 HD 灌肠造影几乎正常。

（2）全结肠型 HD：可能出现正常或小结肠或长度缩短的圆形弯曲（形似问号或逗号）。

4. 影像检查推荐　最佳成像工具：水溶性对比剂灌肠（WSCE）。

（三）病理

1. 一般特征　相关疾病为 5%～32% 的 HD。①唐氏综合征（7%～15%）。②神经嵴病综合征。③先天性中枢性低通气综合征（Ondine curse 综合征）。

2. 显微镜下表现

（1）直肠活检诊断

1）抽吸活检：床边，不太可靠。

2）全层活检：在手术室，明确诊断。

（2）肠肌层、黏膜下神经丛无神经节。

（3）肥厚性神经纤维（乙酰胆碱酯酶阳性）。

（4）病变通常是连续的，没有跳跃区。

（5）移行段的放射 – 病理学相关性。

1）短段 HD：75% 相关。

2）长段 HD：25% 相关。

（四）临床问题

1. 临床表现　最常见的症状 / 体征如下：

（1）新生儿 24～48 小时无胎便排出（60%～90%）。

（2）腹胀（63%～91%）。

（3）胆汁性呕吐（19%～37%）。

（4）小肠结肠炎（5%～44%）。

2. 流行病学

（1）90% 在新生儿时期确诊。

（2）10% 诊断较晚，青少年或成人少见。

（3）男性 ＞女性 = 4：1（长段、全结肠 HD →1：1）。

3. 自然病程及预后

（1）未经治疗的 HD 可导致便秘、肠炎、中毒性巨结肠、败血症、死亡。

（2）治疗：高达 40% 的慢性污粪，便秘。必须对手术效果进行评估。

4. 治疗

（1）切除无神经节段结肠。

（2）将正常肠道拖至肛门处吻合。

（五）诊断流程

1. 对比剂灌肠不能排除 HD，若临床怀疑，必须活检。

2. WSCE 对评估新生儿远端梗阻最有用：新生儿 HD 高达 80% 的敏感度。

参考文献

1. Aworanti OM et al: Does functional outcome improve with time postsurgery for Hirschsprung disease? Eur J Pediatr Surg. 26(2):192-9, 2016

2. Frongia G et al: Contrast enema for Hirschsprung disease investigation: diagnostic accuracy and validity for subsequent diagnostic and surgical planning. Eur J Pediatr Surg. 26(2):207-14, 2016

3. Gosain A: Established and emerging concepts in Hirschsprung's-associated enterocolitis. Pediatr Surg Int. 32(4):313-20, 2016

4. Putnam LR et al: The utility of the contrast enema in neonates with suspected Hirschsprung disease. J Pediatr Surg. 50(6):963-6, 2015

5. Langer JC: Hirschsprung disease. Curr Opin Pediatr. 25(3):368-74, 2013

十二、新生儿小左结肠综合征

（一）专业术语

1. 新生儿暂时性功能性结肠梗阻 在这种情况下，结肠内残留的正常胎粪致功能性梗阻（不是机械性梗阻的潜在原因）。

2. 同义词 结肠功能不成熟、胎粪栓综合征。

（二）影像表现

1. 新生儿摄片显示肠管扩张。难以区分新生儿小肠、大肠。

2. 水溶性对比剂灌肠（WSCE）

（1）细小左半结肠（乙状结肠＋降结肠）至脾曲，突然或逐渐过渡到正常/轻度扩张的横结肠，直肠乙状结肠比值正常。

（2）结肠内散在的胎粪充盈缺损。

（3）管径变细可能是结肠近端或远端。

（三）鉴别诊断

先天性巨结肠症、回肠闭锁、胎粪性肠梗阻、肛门直肠畸形。

（四）病理

糖尿病母亲或母亲接受硫酸镁治疗的婴儿发病率上升。

（五）临床问题

1. 表现为腹胀、胎粪排出延迟、胆汁性呕吐。新生儿最常见的诊断是胎粪未排出。

2. 暂时现象：通常在几天内消退（因灌肠或直肠刺激而加速）。

3. 如果症状持续存在，直肠活检可排除先天性巨结肠症；有学者主张对所有患者进行活检。

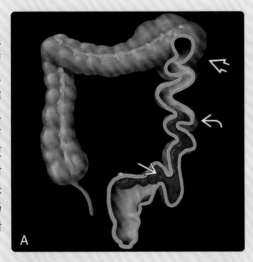
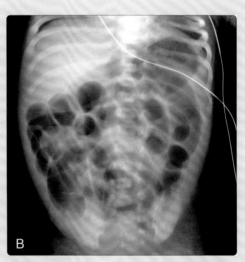

图 5-21 A. 前位视图图显示新生儿左侧小结肠（白弯箭）延伸至脾曲（空心白箭）。在小的乙状结肠中可见堵塞的胎粪（白箭），但这种正常的胎粪不会引起阻塞（与胎粪性肠梗阻不同）。B. 腹胀、呕吐的足月儿腹部前后位平片，示肠管弥漫性扩张但直肠无气体，提示远端肠梗阻。患儿的母亲在怀孕后期有镁治疗史

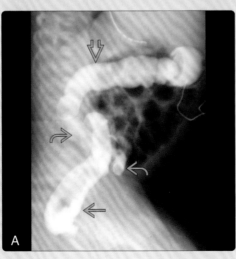
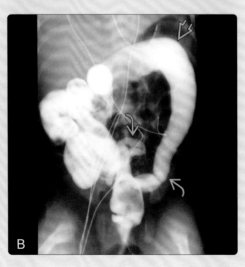

图 5-22 A. 同一患儿侧位水溶性对比剂灌肠（WSCE）显示直肠管径正常（蓝箭），可见小的乙状结肠和降结肠段（蓝弯箭），逐渐移行到管径正常的远端横结肠（空心蓝箭）。B. 同一患儿 WSCE 的仰卧位图，示从小的乙状结肠段和降结肠（蓝弯箭）逐渐移行到正常的脾曲（空心蓝箭）。胎粪通过刺激后排出，活检诊断先天性巨结肠症阴性，为典型的小左结肠综合征

十三、肛门直肠畸形

（一）影像表现

1. 新生儿临床检查＋前后位腹部摄片：大量扩张的肠管，± 直肠气体，± 肠钙化。

2. 评估其他疾病（VACTERL 或综合征）。

（1）肾脏和脊柱超声。

（2）盆腔超声：检查女性泄殖腔。

3. 延迟远端结肠造影用于肛门直肠畸形（anorectal malformation，ARM）分类和术前计划。

4.± 骨盆 MRI：手术修复之前，修复中和（或）术后。

（二）鉴别诊断

新生儿远端肠梗阻（伴有正常肛门）：先天性巨结肠、胎粪性肠梗阻、空肠闭锁。

（三）病理

1. 肛门闭锁的类型

（1）直肠会阴瘘（男性或女性）。

（2）直肠前庭瘘：25％的女性 ARM。

（3）直肠尿道瘘：50％的男性 ARM。

（4）直肠膀胱颈瘘：10％的男性 ARM。

（5）无瘘：5％的 ARM（男性或女性）。

（6）泄殖腔畸形：仅限女性。

2. 直肠闭锁或狭窄　1％的 ARM。

（四）临床问题

1. 典型表现：新生儿直肠开口缺如 / 错位、腹胀。

2. 大多数 ARM 需要：

（1）在出生后数天内改行结肠造口术。

（2）后矢状肛门成形术，数月后进行最终的修复。

（3）目标：最大限度地控制粪便和尿液，保持性功能。

3. 预后取决于畸形类型、骶骨不全程度、脊柱畸形、手术技术。

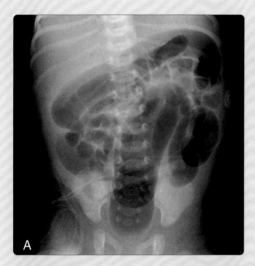
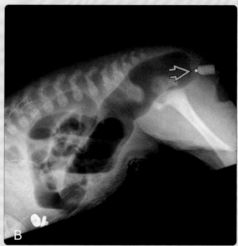

图 5-23　A. 出生 24 小时男婴肛门闭锁且无瘘管的临床表现（即尿道或会阴没有胎粪），前后位摄片，示多个扩张的肠管延续到盆腔，直肠扩张。B. 在同一患儿的肛门上放置标记的俯卧侧位图显示肛门附近的直肠袋（空心蓝箭），是一种不伴直肠瘘的低位肛门直肠畸形（ARM），新生儿可以进行修复而不需要接受结肠造口术

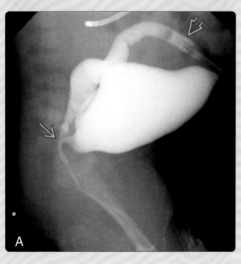
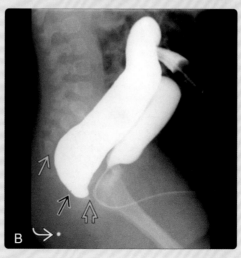

图 5-24　A. 患有 ARM 的 3 月龄男婴，结肠造影示显影的远端结肠段（空心蓝箭）。脊柱前方可见直肠前列腺尿道瘘（蓝箭），需要腹腔镜检查及后矢状肛门成形术（PSARP）。B. 患有 ARM 的 3 月龄男婴，结肠造影示直肠尿道瘘（空心蓝箭）及脊柱尖端（蓝箭）下方的直肠囊袋影（黑箭）。远端结肠段的长度足以通过 PSARP 将囊袋拖到肛门区域（白弯箭）

十四、坏死性小肠结肠炎（Ⅰ）

（一）专业术语

坏死性小肠结肠炎（necrotizing enterocolitis，NEC）：是一种以炎症、缺血和细菌渗透入肠壁为特征的危及生命的新生儿胃肠道疾病。

（二）影像表现

1. 根据临床和影像学检查诊断。

2. 疑似 NEC 的主要影像学检查方法：摄片。

（1）影像表现从非特异性表现（肠气减少）到提示性表现（肠壁增厚、扩张）再到确诊性表现 [肠壁积气、门静脉积气（PVG）和气腹]。

（2）Duke 腹部 X 线评估量表

1）报告 NEC 表现的标准词汇。

2）显著的观察者内部和观察者之间的一致性。

3）评分增高提示需手术治疗。

3. 超声是较好的辅助检查方法

（1）血供匮乏 + 蠕动减弱，提示隐匿性肠坏死，需手术治疗。

（2）其他表现包括局部积液、腹水、肠壁回声增强、壁内气体、肠壁增厚或变薄、PVG 和游离气体。

4. 急性期不用对比剂灌肠检查，它用于急性发作治疗后狭窄的定位。

（三）临床问题

1. 最常见于极低体重（＜1500g）患儿，出生后 2～3 周；10% 足月儿（通常有基础性疾病）。

2. 典型病史：食欲缺乏伴呕吐，胃残留物增加，血便。其他常见的临床表现包括腹胀和（或）变色，呼吸暂停和心动过缓，嗜睡，体温不稳定。

3. 治疗：静脉营养 + 抗生素 ± 手术治疗。

4. 总死亡率 10%～50%。肠穿孔败血症继发死亡。

5. 10%～20% 的存活者晚期出现肠道狭窄。

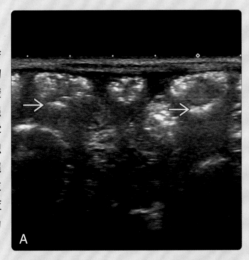
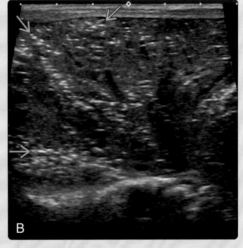

图 5-25　A. 孕 34 周早产儿腹部左下腹（LLQ）纵切位超声，示大量肠管，肠壁呈环状结节状回声。许多强回声灶（白箭）后面出现"雾状"阴影，是典型的肠壁积气征。B. 同一患儿横向超声显示肝脏实质有许多树枝状线形和结节状回声灶（蓝箭），尤其是肝脏外周，为典型的门静脉积气（PVG）

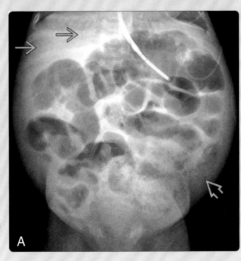
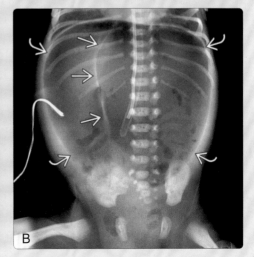

图 5-26　A. 随后的仰卧位摄片（同一患儿）显示 LLQ 中肠壁积气的气泡样透亮影（空心蓝箭）。在肝脏中可见 PVG 的树枝状积气（蓝箭）。该患儿诊断为坏死性小肠结肠炎（NEC），接受了非手术治疗。B.NEC 早产儿的腹部摄片显示大量气腹导致整个腹部异常透亮（白弯箭）。镰状韧带（白箭）由空气勾勒出来，这种外观类似于美式足球（"足球"征）的条带

（一）专业术语

1. 坏死性小肠结肠炎（NEC） 病因尚不明确的新生儿胃肠道疾病，以炎症、缺血和细菌渗入肠壁为特征。

2. 极低出生体重儿（VLBW） ＜ 1500 g。

3. 超低出生体重儿（ELBW） ＜ 1000 g。

（二）影像表现

1. 摄片

（1）非特异性表现：①肠道气体减少。②缺乏正常马赛克肠气形态。

（2）提示性表现：①肠管不对称扩张。②在连续摄片上肠管固定、"展开"。③肠管分离：肠壁增厚与肠间塌陷或肠内积液与腹水。

（3）确诊性表现

1）肠壁积气（50%～75%的患者）：①肠壁呈泡状或线条状透明影。②与成形粪便相混淆。

2）门静脉积气（PVG）：肝脏内树枝状透亮影。

3）腹腔内游离气体：①整个上腹部透明度增高。②足球征：腹部膨胀伴透亮度增高，仰卧位气体勾勒出垂直的镰状韧带。③"冲天炉"征，仰卧位上中线横膈下积气。④ Rigler 征，气体勾勒出肠壁的轮廓。⑤左侧卧位图上右肝缘或水平侧位图上肝前缘的新月形透亮影。⑥水平侧位图腹部或仰卧位图腹部周边的三角形透亮影。

2. 超声

（1）灰阶超声：①局灶性积液、腹水、肠蠕动消失，肠壁增厚或变薄，以及肠壁回声增强均提示 NEC。②肠壁积气。肠壁周围结节性回声 ± 后方"雾状"声影。③ PVG。肝脏周围树枝状线形和点状回声，可能实时看到通过门静脉回声灶。④腹膜内游离气体。线形回声伴"雾状"声影直接深入腹膜表面。

（2）彩色多普勒：①血供减少提示坏死/穿孔。②早期可见供血血管增加。

3. 透视

（1）急性：急性 NEC 禁忌灌肠。

（2）慢性：在新生儿重症监护室，相对"年长"的患儿常因狭窄而导致肠梗阻，致病的 NEC 发作并不总是有明显的临床表现。NEC 术后 4～8 周出现单次或多次狭窄。

4. 影像检查推荐　最佳成像方法如下：

（1）连续摄片：肠管固定、扩张，可预测肠坏死。

（2）超声检查肠坏死敏感度高达 100%，特异度 95%（主要是无血供＋蠕动减弱）。

（三）病理

相关疾病：早产儿肺部疾病，先天性心脏病，颅内出血，脑室周围白质软化症。

（四）临床问题

1. 临床表现

（1）最常见的体征/症状：①喂养不耐受的症状（呕吐、胃残留物增加、血便）。②腹部可能会出现膨胀、变色、红斑和（或）发亮。③呼吸暂停和心动过缓、嗜睡、体温不稳定。

（2）其他体征/症状：① 1/3 有暴发性肠穿孔。② 1/3 发生感染性休克。

2. 流行病学

（1）早产 VLBW 或 ELBW 的发病率最高（90%）。① 3%～13% ＜ 1500 g，ELBW 中的发病率是 VLBW 的 3 倍。② NEC 在孕期后 29～31 周达到高峰，特别是分娩后 2～3 周。

（2）足月新生儿占 10%。①早期出现 NEC（分娩后 1～3 天）。②通常有一个或多个风险因素。

3. 自然病程及预后

（1）总死亡率 10%～50%。肠穿孔继发败血症而死亡。

（2）存活者的发病率：延迟性肠狭窄（10%～20%）、短肠综合征、神经发育迟缓。

4. 治疗

（1）预防：益生菌降低 VLBW 婴儿的 NEC 发病率和死亡率。

（2）怀疑 NEC 时：静脉营养＋抗生素。

（3）手术适应证：临床 ± 影像表现。①游离气体视为绝对指标。②临床恶化，肠坏死。

参考文献

1. He Y et al: Ultrasonography and radiography findings predicted the need for surgery in patients with necrotising enterocolitis without pneumoperitoneum. Acta Paediatr. 105(4):e151-5, 2016

2. Lau CS et al: Probiotic administration can prevent necrotizing enterocolitis in preterm infants: A meta-analysis. J Pediatr Surg. 50(8):1405-12, 2015

3. Yikilmaz A et al: Prospective evaluation of the impact of sonography on the management and surgical intervention of neonates with necrotizing enterocolitis. Pediatr Surg Int. 30(12):1231-40, 2014

4. Muchantef K et al: Sonographic and radiographic imaging features of the neonate with necrotizing enterocolitis: correlating findings with outcomes. Pediatr Radiol. 43(11):1444-52, 2013

5. Sharma R et al: A clinical perspective of necrotizing enterocolitis: past, present, and future. Clin Perinatol. 40(1):27-51, 2013

十六、肥厚性幽门狭窄（Ⅰ）

（一）专业术语

肥厚性幽门狭窄（hypertrophic pyloric stenosis，HPS）：婴幼儿特发性幽门肌层增厚→进行性胃出口梗阻。

（二）影像表现

1. 由于幽门肌层异常延伸和增厚，胃出口几乎完全梗阻。幽门不能松弛 / 打开→胃排空极少→胃过度膨胀→呕吐。

2. 超声显示肥厚的环形肌呈低回声和充满黏液的细长幽门管。

常见的 HPS 超声诊断标准如下：①幽门管长度＞15～16 mm。②幽门肌厚度＞3mm。③检查期间幽门增厚未改变。胃内容物仍能缓慢排出。

3. 上消化道造影显示少量钡剂通过狭窄和延长的幽门管，肥厚的肌肉对胃窦和十二指肠产生占位效应，胃过度蠕动收缩，胃食管反流 / 呕吐。

（三）临床问题

1. 通常见于 2～12 周的婴儿，第 5 周时达到高峰。

（1）进行性非胆汁性喷射性呕吐：前期可耐受喂养（即 HPS 并非先天性）。

（2）体重减轻、低钾 - 低氯代谢性碱中毒、脱水。

（3）体格检查时可触及"橄榄样"肿块：有经验者 97％ 特异度，现在由于早期影像学诊断而不太常见。

2. 1/5 的 HPS 婴儿表现为呕吐。胃食管反流＞＞ HPS。

3. 手术治疗：幽门肌切开术，预后良好。

（四）诊断流程

幽门痉挛与 HPS 相似（但通常是短暂的）。

图 5-27　A. 患有肥厚性幽门狭窄（HPS）的呕吐患者的前后位摄片，示充气扩张的胃蠕动增强、肌肉收缩（黑箭），试图推动胃内容物通过肥大狭窄的幽门。B. 消化道造影侧位图显示一条细线样的钡剂通过狭窄、细长的幽门管（空心白箭），十二指肠球部显示不清（白箭）。增厚的幽门肌在胃窦和十二指肠球部的基底部形成圆形压迹

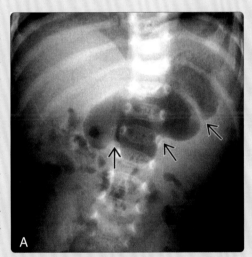
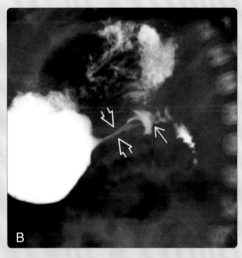

图 5-28　A.3 周龄 HPS 患儿，横切斜位超声示拉长的幽门管（白箭）长约 22.5mm。增厚的低回声肌肉（蓝箭），胃内有大量潴留物（白弯箭）。B. 另一 HPS 婴儿横切斜位超声示光标之间的幽门肌肉厚 4.5mm。可见到肠系膜上动脉（白箭）与肠系膜上静脉（白弯箭）的正常关系（提示无中肠旋转）

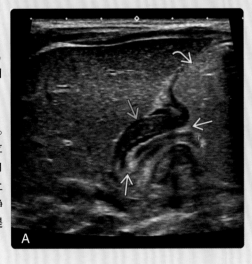
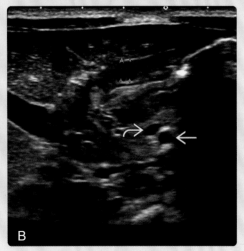

十七、肥厚性幽门狭窄（Ⅱ）

（一）专业术语

定义：特发性幽门肌层增厚→进行性胃出口梗阻。

（二）影像表现

1. 摄片

（1）胃扩张，远端肠气减少。

（2）如果婴儿刚刚呕吐过，胃可能会塌陷。

（3）良性胃充气扩张及门静脉积气很少与肥厚性幽门狭窄（HPS）相关。

2. 超声

（1）幽门肌层厚度和幽门管长度异常的阈值因研究而异。一般来说，测量阈值增高，特异度增高但敏感度减低。

（2）HPS 的常用阈值：①幽门肌单层壁厚度＞3mm。②幽门管长度＞15～16mm。

（3）肥厚和较多的黏膜内回声。

（4）动态检查时胃蠕动增强和幽门管持续闭塞。

3. 透视

（1）过度膨胀的"毛虫胃"：由于胃运动过度引起的胃壁起伏（蠕动过强）。

（2）狭窄的幽门管呈"双轨"征或"细线"征。

（3）肥厚的幽门肌在胃窦远端形成的"肩"征。

（4）"鸟嘴"征为对比剂通过狭窄的幽门管。

（5）十二指肠球部充盈缺损（覆盖十二指肠球部的基底部肥厚的肌肉压迹）＋幽门管狭窄、延长："蘑菇"征。

4. 影像检查推荐　超声是最佳成像方法。

（1）怀疑 HPS 时行超声检查，具有较高的敏感度和特异度，没有电离辐射。

（2）具有非典型病史（包括胆汁性呕吐）行上消化道造影检查。

（三）鉴别诊断

1. 幽门痉挛　①通常见于易怒婴儿，自行恢复。②不像真正的 HPS 那样厚或细长。

2. 胃食管反流　①超过 2/3 的婴儿呕吐，如需明确病因需放射学检查。②幽门超声检查正常时的推测性诊断。

3. 中肠扭转所致的肠旋转不良　①因有中肠缺血的危险而急诊手术。②典型的表现为胆汁性呕吐（呈绿色）。③十二指肠近端轻度扩张，在第 2～3段十二指肠交界处呈鸟嘴状突出。④在典型的狭窄段肠管，对比剂通过时变为"螺旋状"或漩涡状。

4. 胃石症　①由胃中未消化的物质堆积引起。

②上消化道内大量充盈缺损。

5. 其他导致胃出口梗阻的原因　①十二指肠狭窄或胃窦隔膜。②胃窦息肉、胃窦炎、环状胰腺。

（四）病理学

一般特征：幽门环状肌的特发性肥厚。

1. 可能是前列腺素或红霉素诱导、神经介导、家族性。

2. 早产儿的发病率略高于足月儿：出现在早产儿的后期。

3. 母亲＜20 岁、未产妇、吸烟者和配方奶粉喂养婴儿的发病率较高。

（五）临床问题

1. 临床表现

（1）最常见的体征/症状：①先前健康的婴儿出现进行性呕吐。②体格检查时可触及"橄榄样"肿块：对于有经验的临床医师，体格检查发现的阳性率可达 97%。早期行影像诊断已不太常见。

（2）其他体征/症状：体重减轻、碱中毒、脱水。

2. 流行病学

（1）年龄：早产儿 2～12 周或更晚，在第 5 周时达到高峰。

（2）性别：男：女为 5：1。

（3）发病率：（2.5～3）/1000。

3. 自然病程及预后

（1）逐步进展，数周后可自发缓解。

（2）手术或非手术治疗后预后良好。

4. 治疗

（1）手术治疗：幽门肌切开术。①纵向切开肥厚的肌肉（不破坏黏膜），打开幽门管。②腹腔镜下幽门肌切开术与开腹手术成功率相同。

（2）非手术替代品：药物治疗和少量多次喂养。①在没有药物治疗的情况下恢复正常喂养需要几周时间。②使用的药物包括肉毒杆菌素，静脉注射阿托品。

（3）并发症：①由于幽门肌切开术不充分导致手术失败。②胃十二指肠肌切开术或肠切开术。

参考文献

1. Bakal U et al: Recent changes in the features of hypertrophic pyloric stenosis. Pediatr Int. 58(5): 369-71, 2016

2. Raske ME et al: ACR appropriateness criteria vomiting in infants up to 3 months of age. J Am Coll Radiol. 12(9):915-22, 2015

3. Aboagye J et al: Age at presentation of common pediatric surgical conditions: Reexamining dogma. J Pediatr Surg. 49(6):995-9, 2014

4. Hernanz-Schulman M: Infantile hypertrophic pyloric stenosis. Radiology. 227(2):319-31, 2003

十八、胃食管反流

（一）专业术语

1. 胃食管反流（gastroesophageal reflux，GER） 胃内容物逆行流入食管。

2. 胃食管反流疾病（GERD） 胃食管反流引起临床症状或组织损伤。

（二）影像表现

1. 胃内容物逆行进入食管。可通过超声、上消化道造影、放射性核素闪烁扫描显示。

2. 反流性食管炎

（1）透视检查最佳。

（2）食管运动障碍常是早期症状。

（3）食管远端黏膜不规则/增厚/狭窄。

（4）Barrett 食管（儿童罕见）。

3. 上消化道造影排除解剖/功能异常，而不是诊断 GER。

（1）食管运动障碍。

（2）食管裂孔疝。

（3）胃出口/十二指肠梗阻。

（4）旋转不良。

4. 放射性核素闪烁扫描：是检测 GER 最敏感的检查方法。

（三）临床问题

1. 婴儿：反复呕吐/反流、易激怒、喂食困难、体重增加不良/生长迟缓、睡眠障碍、短暂恢复的不明原因的表现。

2. 儿童：腹部或胸部疼痛、胃灼热、反复呕吐/反流、吞咽困难、呼吸道症状（如喘息、咳嗽）。

3. 大多数婴儿在 1～2 岁时 GER 消失：4 个月时 50% 消失，在 12 个月时降低到 5%～10%，约 4% 有持续性 GER，1% 需要手术（胃底折叠术）。

图 5-29 A.3 天龄婴儿，有严重反流，上消化道造影显示非正常的、完全扩张的食管几乎没有蠕动。蠕动减弱是反流性食管炎和胃食管反流性疾病最早的表现。B.7 月龄恶性胃食管反流婴儿，上消化道造影显示轻度食管裂孔疝，膈上方的胃皱襞（蓝箭）及折叠增厚的远端食管（空心蓝箭），符合反流性食管炎和蠕动障碍。食管内可见到气体（白箭）

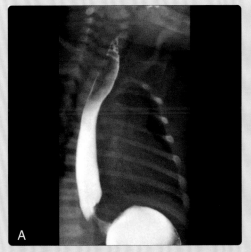
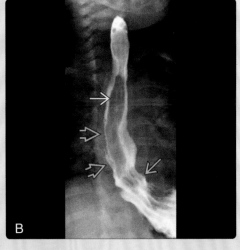

图 5-30 A.20 天龄反复非胆汁性呕吐患儿，胃食管交界处的纵切位超声，在实时检查中，一列气体回声（蓝箭）正从充满液体的胃（空心蓝箭）逆向移动到食管（白箭）。B.食管裂孔疝（空心白箭）患者的上消化道造影侧位片，示对比剂明显反流（蓝箭）伴有支气管内误吸（白箭），需要将肠吸引管置入食管以防止进一步误吸

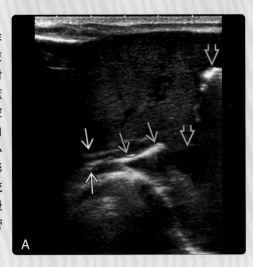
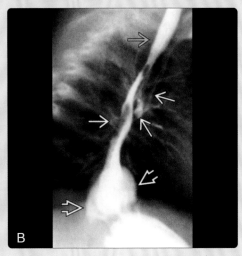

十九、胃扭转

（一）专业术语

整个或部分胃沿轴扭转至少 180°。

1. 器官轴型扭转（organoaxial volvulus，OAV）：沿长轴旋转。

2. 系膜轴型扭转（mesenteroaxial volvulus，MAV）：沿短轴旋转。

（二）影像表现

1. 左侧膈下和（或）上方圆形积气扩张结构，使用鼻胃管后张力减低。用鼻胃管（NG）减压。可靠的图像上可能显示两个气液平面。

2. 上消化道造影与增强 CT 确诊

（1）OAV：水平胃，幽门向下，胃大弯高于胃小弯。

（2）MAV：垂直胃，幽门高于胃底，幽门接近或与胃食管连接处重叠。

（三）病理

1. 原发性扭转 韧带固定缺如、不易固定或松弛。

2. 继发性扭转 胃解剖 / 功能障碍（如溃疡，手术前）或邻近器官（如膈膨出、脾脏游走、肠旋转不良）。

（四）临床问题

1. 58% 在 1 岁以内。

2. 症状：恶心、非胆汁性呕吐、疼痛和腹胀。

（1）急性：呼吸窘迫和发绀。

（2）慢性：生长迟缓和绞痛。

（3）完整的 Borchardt 三联征（干呕，上腹胀，NG 管难以通过）不常见。

3. 自然病程：梗阻、缺血、穿孔。

4. 治疗

（1）23% ～ 60% 的急性发作需要复位。

（2）用 NG 管进行胃减压。

（3）开腹或腹腔镜下复位 + 胃固定术和（或）胃造瘘术。

（4）修复继发性扭转相关缺损。

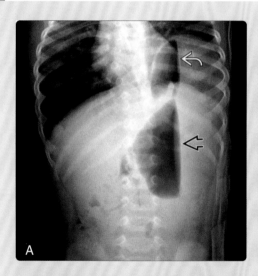
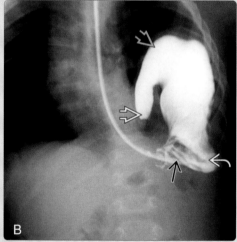

图 5-31 A.6 月龄呕吐患儿，左侧卧位摄片，示左侧下胸部（白弯箭）和左上腹部（空心黑箭）有两个大的气液平面。B. 同一患儿上消化道造影正面图，示胃大部分位于左侧胸部。胃腔倒置，胃窦（空心蓝箭）和胃出口（空心白箭）位于胃底（白弯箭）上方，可见到贲门处扭曲的褶皱（黑箭）。手术中发现为急性系膜轴型扭转伴慢性膈疝

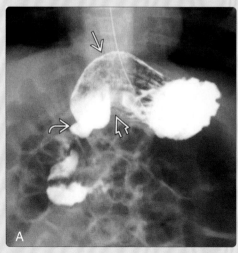
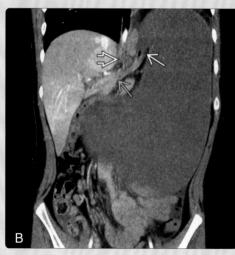

图 5-32 A. 食欲缺乏的 4 月龄患儿，上消化道造影正位图，示胃大弯（白箭）高于胃小弯（空心白箭）。幽门向下（白弯箭）。该表现符合器官轴型胃扭转。B.11 岁呕吐患儿，冠状增强 CT 显示狭窄的幽门（白箭）位于胃食管连接处（空心白箭）水平之上。近端十二指肠被拉长（蓝箭）。腹部内容物异常延伸到左侧下胸部。在手术中证实系膜轴型扭转

二十、吞入硬币（Ⅰ）

（一）影像表现

1. 圆盘状金属密度，无周边斜坡或台阶改变。

2. 最常见的嵌塞部位

（1）食管上段胸廓入口处。

（2）食管中段主动脉弓压迹。

（3）食管下端括约肌胃食管交界处。

3. 其他梗阻部位包括幽门、十二指肠、回盲瓣。

4. 影像建议

（1）筛查：从颈部到骨盆正面摄片 ± 上呼吸道侧位片。

（2）如果发现异物，则进行有针对性的侧位摄片。

（二）鉴别诊断

1. 吞入纽扣电池。

2. 吞入磁铁。

3. 各种其他异物。

（三）临床问题

1. 大多数为 5 岁以下儿童。

2. 最常见的症状

（1）无症状：目睹吞入或偶然发现。

（2）症状：流涎、胸 / 颈痛、呕吐、吞咽困难、咳嗽、呼吸窘迫、喘鸣。

3. 25%～30% 的食管内硬币自发排出：如果在早期成像则更有可能在远端食管见到。

4. 食管内硬币的治疗：如有症状，应立即用内镜取出，如无症状，在 24 小时内进行内镜取出（在内镜检查前摄片复查以确认其位置）。

5. 胃内硬币的治疗：监测排便情况，2 周内摄片复查→如果在 2～4 周未排出则用内镜取出。

6. 小肠硬币的治疗：观察，如果有症状经内镜 / 手术取出。

7. 不常见的并发症：食管狭窄、穿孔、主动脉食管瘘或气管食管瘘。

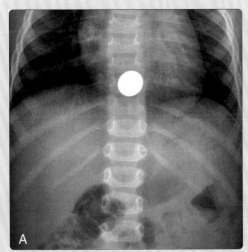
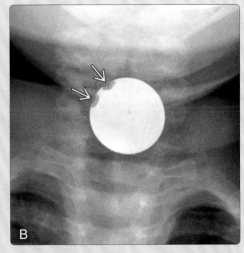

图 5-33 A.2 岁呕吐患儿下胸部正位摄片，示一枚 19.5mm 的圆盘样金属影，与硬币一致，位于食管远端。在内镜检查中发现圆盘是一角硬币。摄片无法根据尺寸准确判断硬币类型。B. 前后位摄片示一枚卡在颈段食管内的硬币。硬币比气管宽，表示是食管的位置。由于胃食管反流到含锌的硬币引起腐蚀（白箭）

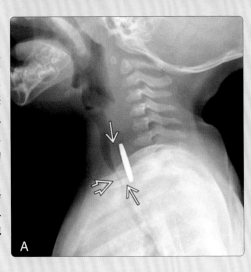
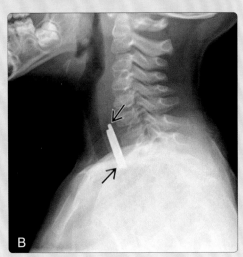

图 5-34 A. 侧位摄片示胸廓入口食管近端内的金属硬币。硬币和气管之间软组织肿胀（白箭），伴有气管狭窄（空心白箭）。这些表现提示为长期的异物可能难以去除。B. 目睹吞入异物的 2 岁患儿，侧位气道摄片，示两枚直接相邻的硬币（黑箭）卡在食管上段的胸廓入口处。这种外观与纽扣电池的台阶样边缘相似

二十一、吞入硬币（Ⅱ）

（一）影像表现

1. 一般表现

（1）部位

1）最常见的嵌塞部位：①食管上段胸廓入口处。②食管中段主动脉弓压迹。③食管下段括约肌（LES）胃食管连接处。

2）其他梗阻部位包括幽门、十二指肠、回盲瓣。

（2）大小

1）美国硬币：①便士（1 美分）19mm。②镍币（5 美分）21mm。③ 1 角（10 美分）18mm。④ 1/4 元（25 美分）25mm。

2）由于放大倍数和硬币直径的微小差异，摄片测量可能无法准确识别硬币。

2. 摄片

（1）圆盘形金属异物，无周边斜坡 / 台阶 / 晕圈。

（2）通常在正位片上看到硬币的正面（冠状面）。

（3）很少在正位片上看到其矢状面。

（4）较大硬币或继发软组织肿胀可能对气管产生占位效应。

3. 影像建议

（1）吞入异物摄片筛查：颈部到骨盆正位片 ± 上气道的侧位片。

（2）如果发现异物，则进行有针对性的侧位 X 线检查。①帮助确认位置。②帮助确定异物类型。

（二）鉴别诊断

1. 吞入纽扣电池

（1）圆盘状金属异物。①侧位片：周边呈斜坡 / 台阶样改变。②正位片：环形晕或"双环"征。

（2）食管嵌塞需要紧急清除。

2. 吞入磁铁

（1）金属密度，外形和大小不一。

（2）多个磁铁或磁铁为其他金属异物，在不同肠段产生吸附→瘘管、穿孔、梗阻。

3. 其他金属异物　按钮、珠宝、玩具零件。

4. 气管内吸入的硬币　正位胸片显示矢状位的硬币，提示为硬币位于气管内，这种经典教义并不准确。

（1）无论方向如何（冠状面还是矢状面），硬币更容易卡在食管内。

（2）无论硬币显示冠状位或矢状位，都有位于食管内或气管内的可能。

（三）临床问题

1. 一般表现　最常见的症状 / 体征如下：

（1）无症状：目睹吞入或偶然发现。

（2）症状：流涎、胸 / 颈痛、呕吐、吞咽困难、咳嗽、呼吸窘迫、喘鸣。

2. 流行病学

（1）大多数患儿＜ 5 岁。

（2）便士吞入最常见：44%。

3. 自然病程及预后

（1）25%～ 30% 的食管硬币自发排出。自发排出的可能性与食管中的位置相关：近段 14%，中段 43%，远段 67%。

（2）并发症：并不常见

1）食管狭窄、穿孔、主动脉食管瘘或气管食管瘘。

2）1982 年后的镀铜的锌便士：锌含量 97.5%。①胃酸可能侵蚀硬币的边缘。②胃酸与锌反应生成氯化锌。③大量摄入可引起锌中毒。

4. 治疗

（1）北美儿科胃肠病、肝脏病和营养学会指南如下。

1）食管硬币：①有症状。急症内镜取出。②无症状。24 小时内，内镜下取出，内镜检查前摄片查看其进展情况。

2）胃内硬币：①监测排便情况，2 周内复查摄片。②如果在 2～ 4 周未排出则经内镜取出。③内镜检查前摄片复查。

3）小肠内硬币：①临床观察。②有症状的进行肠镜检查 / 手术取出。

（2）使用胰高血糖素（松弛 LES）有争议：可能引起呕吐和误吸。

（3）如果硬币进入气道，透视引导下使用弗利管取出，可能会因为硬币滑入气道而引起急性气道堵塞。

（4）通过扩张器（bougienage）将硬币推入胃中则不评估食管。

参考文献

1. Kramer RE et al: Management of ingested foreign bodies in children: a clinical report of the NASPGHAN Endoscopy Committee. J Pediatr Gastroenterol Nutr. 60(4):562-74, 2015

2. Pugmire BS et al: Review of ingested and aspirated foreign bodies in children and their clinical significance for radiologists. Radiographics. 35(5):1528-38, 2015

3. Wright CC et al: Updates in pediatric gastrointestinal foreign bodies. Pediatr Clin North Am. 60(5):1221-39, 2013

4. Schlesinger AE et al: Sagittal orientation of ingested coins in the esophagus in children. AJR Am J Roentgenol. 196(3):670-2, 2011

5. Chen X et al: Pediatric coin ingestion and aspiration. Int J Pediatr Otorhinolaryngol. 70(2):325-9, 2006

6. Waltzman ML et al: A randomized clinical trial of the management of esophageal coins in children. Pediatrics. 116(3):614-9, 2005

7. O'Hara SM et al: Gastric retention of zinc-based pennies: radiographic appearance and hazards. Radiology. 213(1):113-7, 1999

二十二、吞入纽扣电池（Ⅰ）

（一）专业术语

1. 通常由幼儿吞入圆盘形电池所致。有害锂电池的类型越来越多。

2. 食管易受到嵌塞电池的伤害，可能带来灾难性后果。

（二）影像表现

1. 正面摄片：正面边缘呈现双晕/环形。

2. 侧位摄片：台阶/斜坡边缘。

负极（较窄的一面）：可能是最严重的有害部位。

3. 北美儿科胃肠病、肝脏病和营养学会指南。

（1）摄片范围从鼻咽到肛门。至少对有确切异物的部位拍摄侧位片。

（2）紧急取出食管电池后

1）如果存在食管损伤，行 CTA/MRI 评估邻近/受累的血管结构。CTA 是最安全、最有效的血管评估方法。

2）在进食前进行食管造影以排除食管瘘。

（3）食管远端电池：处理因电池大小和患儿年龄而异。

（三）临床问题

1. 负极附近组织中因氢氧自由基的产生而引起的烧伤。

2. 吞入电池未被察觉可能以迟发的方式出现非特异性症状：呕吐，喂养困难，咳嗽，胸痛或腹痛，流口水，喘鸣。

3. 主要并发症的风险增加：未察觉的吞入，大小≥20mm（大部分为锂，摄片高估其大小），年龄＜5岁，吞入多个电池。

（1）吞入电池未被察觉可引起严重后果，92%的死亡病例和56%的主要并发症与之相关。

（2）并发症包括气管食管瘘、食管穿孔、食管狭窄、声带麻痹、主动脉肠瘘（死亡率高）。

4. 电池取出数周后损伤进展。

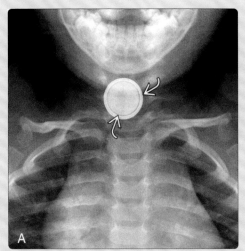
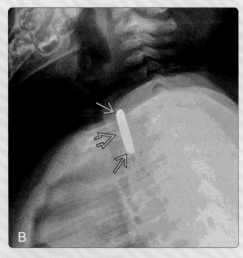

图5-35 A.1岁患儿，急性咳嗽、作呕和呕吐（未目睹吞入异物），正面摄片示在近端食管有一直径23mm的圆盘状异物，具有双环/晕轮征（白弯箭），与纽扣电池一致。B.10月龄患儿，目视异物吞入，随后出现流口水和呕吐，侧位片显示了纽扣电池典型的圆周台阶边缘（蓝箭）。前面较窄的是负极（空心蓝箭）

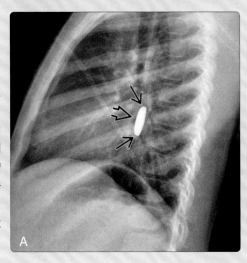
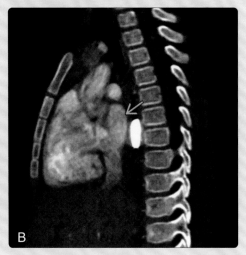

图5-36 A.7岁患儿，已知吞入纽扣式电池（直径＞20mm）12小时后的侧位片，纽扣式电池卡在食管中远段。斜坡边缘（黑箭）的负极（空心黑箭）在前，朝向左心房。B.同一患儿，增强CT矢状位图，示左心房（蓝箭）后方食管内的电池。有软组织增厚（炎症），没有瘘的征象

二十三、吞入纽扣电池（Ⅱ）

（一）专业术语

定义

1. 通常系幼儿吞入圆盘形电池。

2. 食管易受到嵌塞电池的伤害，可能带来灾难性后果。

（二）影像表现

1. 一般特征　最常见的食管嵌塞部位。①食管上段胸廓入口处。②食管中段主动脉弓压迹水平。③食管下段括约肌GE交界处。

2. 摄片

（1）尺寸不一的金属密度圆盘。大小≥20mm：预后较差的风险增高（但摄片会高估尺寸）。

（2）正位片：正面边缘呈现双晕/环形。

（3）侧位片：切线位上台阶/斜坡边缘。①在新的更薄的电池上可能无法看到"台阶"征。②负极：侧面较窄侧，可能造成最严重伤害的部位。③电池周围的软组织水肿可引起气管前移或变窄。

（4）并发症可能表现为纵隔增宽（水肿或积液）和（或）气体。

（5）取出电池后可能残留金属碎片。

3. CT

（1）CTA观察主动脉/血管损伤：①壁不规则/外凸或壁水肿。②血液外渗。③纵隔水肿/积液。

（2）目前还没有确定的表现可以预测随后的血管损伤。

4. 食管造影　①黏膜不规则/水肿伴管腔狭窄。②对比剂渗漏入纵隔或气管。③长期狭窄。

5. 影像推荐

（1）最初的"异物筛查"正位摄片包括颈部到骨盆。

（2）侧位片：①上呼吸道包括鼻咽。②识别异物的任何部位。区分电池和硬币，识别负极。

（3）根据北美儿科胃肠病、肝脏病和营养学会（NASPGHAN）指南进行随访成像。CTA是最安全、最有效评估血管的方法。

（三）鉴别诊断

1. 吞入硬币　扁平金属圆盘（无斜边或双环标志）。

2. 吞入磁铁　1个以上磁铁或1个磁铁＋其他金属异物可能通过肠壁吸引导致肠道损伤。

（四）病理

1. 锂电池　食管嵌塞后的腐蚀性损伤。①黏膜接触两极，完成回路。②负极附近的组织中，电解电流产生氢氧根→pH上升。③电池取出数周后损伤进展。

2. 非锂类电池　主要通过碱性泄漏造成损伤。

（五）临床问题

1. 临床表现　吞咽过程可能被目睹（通常没有症状）或未经察觉而有症状：呕吐、喂养困难、咳嗽、胸痛或腹痛、流口水，喘鸣。

2. 自然病程及预后

（1）吞入电池未被察觉可引起严重后果，92%的死亡病例和56%的主要并发症与之相关。

（2）主要并发症的风险增加：直径≥20mm（主要为锂），年龄<5岁，吞入多个电池。

（3）主要并发症：①气管食管瘘占48%。②食管穿孔占23%。③食管狭窄占38%。④声带麻痹占10%。⑤主动脉瘘占致死病例的46%（1977～2015年）：可在电池取出数周后发生。

3. 治疗　NASPGHAN指南基于电池位置和大小、临床稳定性和患者年龄。

（1）食管、稳定：立即内镜下取出。

（2）食管、不稳定/活动性出血：外科医师在场或与外科医师一起在内镜下立即取出。①CTA或MRI评估主动脉受累/邻近情况。②CTA、MRI阴性→食管造影排除渗漏。③损伤接近主动脉（≤3mm）→每5～7天进行一次CTA或MRI，直到损伤消失。

（3）食管远端，≥20mm，<5岁。①在24～48小时评估食管损伤＋内镜移除。②如果食管损伤→CTA、MRI。

（4）食管远端，<20mm，和（或）≥5岁。①可考虑门诊摄片复查（48小时≥20mm或10～14天<20mm）。②如果在摄片复查过程中出现胃肠道症状或电池没有排出，则进行内镜移除。

参考文献

1. Leinwand K et al: Button battery ingestion in children: A paradigm for management of severe pediatric foreign body ingestions. Gastrointest Endosc Clin N Am. 26(1):99-118, 2016

2. Kramer RE et al: Management of ingested foreign bodies in children: a clinical report of the NASPGHAN Endoscopy Committee. J Pediatr Gastroenterol Nutr. 60(4):562-74, 2015

3. Pugmire BS et al: Review of ingested and aspirated foreign bodies in children and their clinical significance for radiologists. Radiographics. 35(5):1528-38, 2015

4. Jatana KR et al: Pediatric button battery injuries: 2013 task force update. Int J Pediatr Otorhinolaryngol. 77(9):1392-9, 2013

5. Litovitz T et al: Emerging battery-ingestion hazard: clinical implications. Pediatrics. 125(6):1168-77, 2010

二十四、吞入多个磁铁（Ⅰ）

（一）专业术语

1. 吞入多个磁铁或单个磁铁＋其他金属异物。可能导致严重的肠道并发症。

2. 稀土磁铁比传统磁铁强 5～10 倍。

（二）影像表现

1. 金属密度异物，形状多样。

2. 磁铁透过肠壁吸引。多个"堆叠"的磁铁可与单个矩形或圆柱形异物相似。

3. 肠壁被夹在中间的影像征象

（1）密切相连的磁铁或磁铁与相邻的金属异物之间的间隙。

（2）连续摄片磁铁未移动。

4. 并发症引起的肠道气体形态异常：溃疡、穿孔、瘘管、梗阻、肠扭转。

5. 异物吞入摄片

（1）颈部到肛门正位片，± 上气道侧位。

（2）如果发现异物，则进行有针对性的侧位摄片。

（三）临床问题

1. 症状　无，腹痛/呕吐，窒息。

2. 处理　取决于磁铁的数量、消化道的位置和症状。

（1）单磁铁：移除，摄片观察至其排出。

（2）食管/胃内多个磁铁或磁铁＋金属异物：内镜或手术取出。

（3）胃外多个磁铁或磁铁＋金属

1）有症状和（或）肠道气体形态异常：手术探查和磁铁去除。

2）无症状或肠道气体形态异常：仔细分析，多次临床和影像评估，直到磁铁排出与移除。

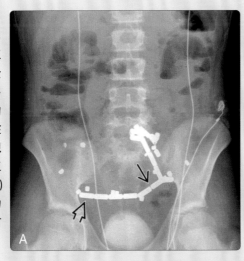
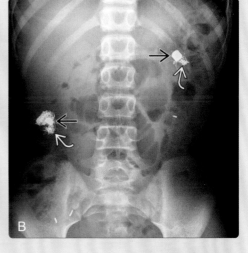

图 5-37　A.12 岁自闭症男孩，腹痛伴胆汁性呕吐，正面腹部立位片示多个杆状金属异物（空心黑箭），大多数连接在一起。磁铁之间的小间隙（黑箭）可能是夹在中间的肠壁。在手术中发现许多小肠穿孔和瘘管。B. 正位摄片显示两组磁铁（黑箭）吸引吞入的其他金属异物（白弯箭）。手术时发现有肠穿孔

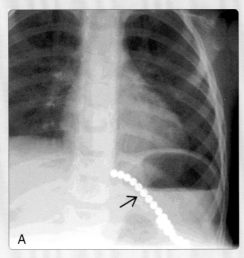
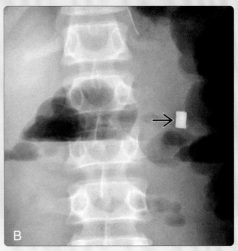

图 5-38　A.2 岁的无症状患儿，怀疑吞下磁铁，胸部正位片显示出一条位于胃部的磁铁链（黑箭）。内镜取出磁铁。B.13 岁的无症状患儿，吞下 6 块磁铁，正面腹部立位片，示左腹部有一叠金属异物（黑箭）。在手术中发现因磁铁吸引穿过肠壁而导致空肠和结肠穿孔

二十五、吞入多个磁铁（Ⅱ）

（一）专业术语

1. 吞入多个磁铁或单个磁铁＋其他金属异物。肠段之间相互磁吸作用可导致严重的肠道并发症。

2. 由铁、硼和钕组成的新型稀土磁铁：比传统磁铁强 5～10 倍。

（二）影像表现

1. 摄片

（1）金属密度异物，形状多样：杆状、圆盘状、球/滚珠轴承等。

（2）可能有较大的不透射线的部分。

（3）多个吸引在一起的"堆叠"磁铁可与单个矩形或圆柱形异物相似。放大有助于观察各个组件。

（4）夹在中间的肠壁影像：①密切相连的磁铁或磁铁与相邻的金属异物之间的间隙。②连续摄片磁铁未移动。

（5）并发症引起的肠道气体形态异常：溃疡、穿孔、瘘管、梗阻、肠扭转。

2. 影像检查推荐

（1）NASPGHAN 指南成像建议：①已知吞入磁铁。②原因不明的胃肠道症状与肠内稀土磁体有关。

（2）异物吞入摄片筛查：①颈部到肛门正位片，± 上气道侧位。②若发现异物，则进行针对性的侧位摄片。有助于定位和定性（例如 1 个位置摄片检查中未显示的额外的金属或磁铁）。

（三）鉴别诊断

1. 吞入硬币　①最常见的吞入不透射线的异物。②没有斜边的金属圆盘。

2. 吞入纽扣电池　①金属圆盘侧面有斜边，正面有双环。②食管内需要紧急取出。

（四）病理

1. 磁铁透过肠壁相互吸引：强大的稀土磁铁最多可透过 6 层肠壁产生磁吸。① 2009 年，玩具中禁止添加稀土磁铁。②目前，市场出售的含稀土磁铁的用品主要是成人饰品、家居摆件。

2. 产生压力性溃疡、缺血性损伤、瘘管、坏死、穿孔和（或）梗阻。黏膜溃疡可能在 8 小时内发生。

（五）临床问题

1. 临床表现

（1）54.7%＜ 5 岁。

（2）临床医师要考虑有磁铁吞入，这点至关重要：在 2000～2012 年只有 1% 的病例目睹了磁铁吞入 [美国消费品安全委员会（CPSC）数据]。

（3）常见症状（单个中心研究，56 例）：无症状 57.1%；腹痛/呕吐 32.1%；窒息 10.7%。

2. 自然病程及预后　CPSC 数据：美国 72 例（2000～2012 年）。

（1）无不良反应，33%；＞ 1 处穿孔和坏死，34%；1 处穿孔，6%；溃疡，5%；瘘管，3%；肠扭转，2%。

（2）手术：70%；内镜取出：8%；自然排出：21%；死亡：1%。

3. 治疗　NASPGHAN 发表的指南如下：

（1）单磁铁：①食管/胃。如果有再次摄入的风险可取出，或门诊连续摄片直到排出。②胃外。尽可能去除或门诊连续摄片检查直至排出。

（2）食管/胃中＞ 1 个磁铁或 1 个磁铁＋金属。①如果＜ 12 小时：小儿消化科会诊，内镜下取出。②如果＞ 12 小时：内镜下取出前咨询手术；内镜检查不成功则手术取出。

（3）胃外＞ 1 个磁铁或 1 个磁铁＋金属。

1）咨询儿科胃肠科医师＋手术。

2）症状：手术取出。

3）无症状，影像上无梗阻/穿孔。①肠镜/结肠镜取出与连续摄片。②急诊科每 4～6 小时进行一次摄片。③摄片上有进展：确认磁铁排出（指导家长并门诊随访）。④摄片无进展：如果无症状，则住院→每 8～12 小时继续连续摄片，手术/内镜取出。

（4）家长教育：儿童周围不得有其他金属或磁铁。

参考文献

1. Kramer RE et al: Management of ingested foreign bodies in children: a clinical report of the NASPGHAN Endoscopy Committee. J Pediatr Gastroenterol Nutr. 60(4):562-74, 2015

2. Pugmire BS et al: Review of ingested and aspirated foreign bodies in children and their clinical significance for radiologists. Radiographics. 35(5):1528-38, 2015

3. Brown JC et al: Pediatric magnet ingestions: the dark side of the force. Am J Surg. 207(5):754-9; discussion 759, 2014

4. Abbas MI et al: Magnet ingestions in children presenting to US emergency departments, 2002-2011. J Pediatr Gastroenterol Nutr. 57(1):18-22, 2013

5. De Roo AC et al: Rare-earth magnet ingestion-related injuries among children, 2000-2012. Clin Pediatr (Phila). 52(11):1006-13, 2013

6. Otjen JP et al: Imaging pediatric magnet ingestion with surgical-pathological correlation. Pediatr Radiol. 43(7):851-9, 2013

7. Hussain SZ et al: Management of ingested magnets in children. J Pediatr Gastroenterol Nutr. 55(3):239-42, 2012

8. Oestreich AE: The usefulness of magnification in postgastric magnetopathy. Pediatr Radiol. 37(12):1268-9, 2007

二十六、疝（Ⅰ）

（一）专业术语

1. 疝　疝内容物通过正常或异常的开口从正常的体腔中突出。

2. 腹股沟疝　腹部内容物经腹股沟缺损区突出。

腹股沟斜疝：疝内容物突入开放的腹股沟深环，延伸至未闭合的腹膜鞘状突，经腹股沟浅环突出。

（1）15% 双侧腹股沟疝。

（2）女性卵巢可经 Nuck 管疝出。

3. 脐疝　疝内容物延伸到开放的脐环。

4. 股疝　疝内容物延伸穿过股环。

5. Amyand 疝　腹股沟疝包含阑尾 ± 炎症。

6. 腹内疝　通过腹腔内缺损处疝出。

7. 创伤性　通过创伤后腹壁缺损延伸。

8. 嵌顿疝　未经特殊的操作、镇静、麻醉或手术，疝内容物不能回纳。

9. 绞窄性疝　由于疝道压迫导致疝内容物缺血。

（二）影像表现

超声是检查可触及病变较好的方法。

1. 能描述疝内容物的特征，评估内容物的血流及邻近组织。肠管：蠕动、旋转内容物、肠道特征。

2. 站立和（或）Valsalva 动作有助于可复性疝的确诊。

3. 梗阻性疝：以腹壁缺损处为界，输入端肠管扩张，输出端肠管不充盈。

4. 绞窄症状：在增强 CT 或 US 上，肠壁增厚和（或）增强 / 流量降低，小血管充血，肠系膜绞窄 / 积液。

（三）临床问题

由于存在嵌顿的风险，大多数疝需手术治疗。

图 5-39　A. 新生儿腹胀，前后位摄片显示一段充满气体的肠管通过左侧腹股沟管（白箭）延伸至左侧睾丸鞘膜（白弯箭）。腹部近端肠管扩张提示有肠梗阻。B. 新生儿小肠造影的正位片，示一段小肠（白箭）疝入右侧腹股沟管。近端肠管无扩张。由于鞘状突未闭合，腹股沟疝在早产儿中更为常见

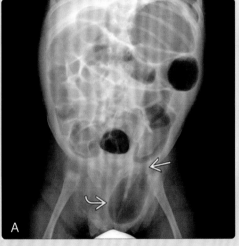
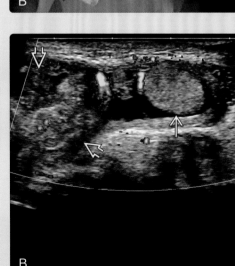

图 5-40　A.1 岁男孩的冠状位增强 CT 显示盲肠（白箭）和阑尾（白弯箭）疝入右侧睾丸鞘膜。阑尾内有粪石，但没有发炎。当腹股沟疝包含阑尾时，称为 Amyand 疝。B.1 月龄男婴的纵向能量多普勒超声显示肠管（空心白箭）疝入腹股沟管。精索压迫导致同侧睾丸（白箭）缺血，这种现象仅限于新生儿

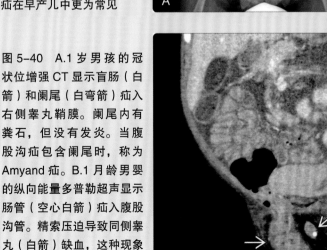
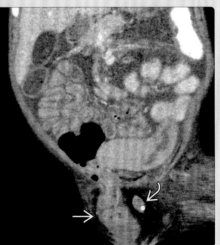

（一）专业术语

1. 定义

（1）疝：疝内容物通过正常或异常的开口从正常的体腔中突出。

1）腹股沟疝：腹部内容物经腹股沟缺损区疝出。①腹股沟斜疝：腹部内容物突出开放的腹股沟深环→未闭合的腹膜鞘状突（patent processus vaginalis，PPV）→腹股沟浅环。Nuck 管：女性 PPV 术语，延伸到大阴唇。②腹股沟直疝：腹腔内容物通过腹股沟管壁（由于腹部肌肉无力），从腹股沟浅环疝出。

2）脐疝：腹部内容物通过开放的脐环疝出。

3）股疝：腹部内容物通过股环疝出。

4）切口疝：腹部内容物通过手术切口引起的缺损疝出。

5）腹壁疝：腹部内容物通过前腹壁缺损疝出。

6）Amyand 疝：含阑尾的腹股沟疝。

7）腹内疝：通过腹腔内的窝或孔疝出，先天性或后天性缺损。

8）创伤性：通过创伤性腹壁缺损疝出。

（2）嵌顿疝：未经特殊的操作、镇静、麻醉或手术，疝内容物不能回纳。

（3）绞窄性疝：由于疝道压迫血管导致疝内容物缺血的疝。

2. 相关病变

（1）腹股沟斜疝：早产。

（2）脐疝：早产、唐氏综合征、Beckwith-Wiedemann 综合征。

（3）后天性内疝：需要 Roux-en-Y 重建的腹部手术。

（4）近期修复大型先天性疝（脐膨出、腹裂、膈疝）。腹部内容回纳后腹压增高＋缺损修复可导致复发或形成新的疝。

（二）影像表现

1. 摄片
①腹股沟疝：软组织或充气的肿块，向下延伸至骨盆以外。右侧60％，双侧15％。②脐疝：脐部圆形软组织或充气的肿块。③±肠梗阻的征象：肠道充气扩张和多个气液平面。

2. CT
①腹部内容物通过腹壁缺损突出。②梗阻性疝：以腹壁缺损处为界，输入端肠管扩张，输出端肠管不充盈。③可能发生绞窄的表现：疝内积液，肠壁增厚或管腔扩张。④绞窄症状：肠壁增厚，肠壁强化减低，小血管充血，肠系膜绞窄。

3. 超声
腹股沟疝：腹部内容物进入阴囊或阴唇。

（1）通过肠蠕动、肠内容物扭转、肠壁特征确认肠道存在。

（2）使用彩色多普勒检查肠道血流量。

（3）在女婴中，可能会看到疝出的卵巢。

（4）在男婴中，可能在彩色多普勒看到流向同侧睾丸的血流减少或缺失。

4. 影像建议
最好的影像检查方式如下：

（1）诊断通常基于临床检查。

（2）对不明原因腹部隆起的病因选择超声检查。①站立或 Valsalva 动作有助于重现疝囊。②可以显示疝内容物。③可评估疝内容物和疝囊压迫的邻近组织的血液供应。

（3）CT 可能对肠梗阻或腹痛有用。

（三）临床问题

1. 临床表现
最常见的症状/体征如下：

（1）疝囊：无痛，可复性隆起。

（2）嵌顿疝：不易复位的疝。

（3）梗阻性疝：呕吐、腹胀。

（4）绞窄性疝：疼痛、腹膜炎、休克。

2. 流行病学

（1）儿童腹股沟疝的发生率为 0.8％～4.4％。

1）发生在任何年龄，早产儿发病率高。①出生＜32周的婴儿占13％，体重＜1000 g 的婴儿占30％。②40％的 PPV 在出生后第1个月闭合。

2）术后粘连、嵌顿是导致肠梗阻的第二大常见原因。①早产儿中 10％～30％发生嵌顿疝。②高达15％的较大年龄的儿童发生嵌顿疝。

（2）脐疝：婴儿和幼儿最常见。①75％的体重＜1500g 的婴儿有脐疝。②大多数脐疝在5岁时自发闭合。③发生嵌顿疝的风险低。

（3）创伤性疝：平均年龄为9.5岁。

3. 治疗
①由于存在嵌顿的风险，大多数疝需手术治疗。②腹股沟疝修补术的并发症：复发、感染、睾丸萎缩、输精管损伤、不孕症。

参考文献

1. Cigsar EB et al: Amyand's hernia: 11 years of experience. J Pediatr Surg. 51(8):1327-9, 2016
2. Kelly KB et al: Pediatric abdominal wall defects. Surg Clin North Am. 93(5):1255-67, 2013
3. Orth RC et al: Acute testicular ischemia caused by incarcerated inguinal hernia. Pediatr Radiol. 42(2):196-200, 2012
4. Brandt ML: Pediatric hernias. Surg Clin North Am. 88(1):27-43, vii-viii, 2008

二十八、阑尾炎（Ⅰ）

（一）专业术语

阑尾腔急性梗阻→扩张→腔内压力增高→静脉堵塞→缺血→阑尾壁反复感染→最终穿孔。

（二）影像表现

1. 超声是儿童右下腹疼痛的一线检查方法。

（1）右下腹不可压缩、扩张、管状盲端结构（阑尾），周围脂肪硬化。± 阑尾结石回声、声影。

（2）超声上阑尾直径≥ 6mm（压迫时）提示急性阑尾炎。

2. CT 上 40% 正常人的阑尾直径 > 6 mm，寻找其他炎症特征。

（1）阑尾壁增厚和强化。

（2）阑尾周围炎伴脂肪模糊和少量积液。

（3）右下腹局部肠梗阻。

3. MRI 表现类似于增强 CT。

4. 穿孔特征

（1）阑尾壁不连续。

（2）阑尾石周围炎症改变，但阑尾境界不清。

（3）邻近肠壁增厚，中等量积液和局部混杂包裹性积液。

5. 分阶段影像评价方法：US / MRI > US / CT。

（三）临床问题

1. 典型表现：右下腹疼痛、厌食、恶心和呕吐。

（1）12 ～ 24 小时脐周疼痛转移至右下腹。

（2）McBurney 点压痛。

（3）发热、拒按、反跳痛。

2. 1/3 以上的患儿临床表现非特异性。特别是幼儿（穿孔后更容易出现）。

3. 如果病史典型且手术及时，通常预后良好，伴穿孔时发病率和死亡率升高。

图 5-41　A.9 岁患儿，右下腹（RLQ）疼痛、呕吐，前后位片显示右下腹卵圆形钙化(白箭)，提示阑尾结石。左上腹可见一些轻度扩张的小肠（空心白箭）并有气液平，考虑局限性肠梗阻。B.同一患儿的横断面 RLQ 超声显示圆形阑尾结石回声（白箭），后方伴声影（典型的钙化）。周围增厚脂肪呈回声增强改变（白弯箭）

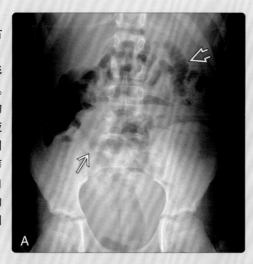
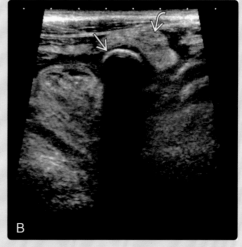

图 5-42　A.同一患儿横切位超声，示右下腹边界不清、不均质的包裹性积液（白弯箭），提示为脓肿。B.同一患儿的轴位增强 CT 显示阑尾（黑箭）和厚壁边缘强化的脓肿（白弯箭）伴周围炎症。其后方直肠周围也可见类似的包裹性积液（空心白箭），相邻的肠管移位，肠壁增厚（白箭）。这些表现提示典型的穿孔性阑尾炎

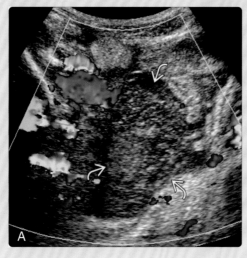
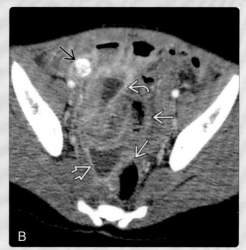

二十九、阑尾炎（Ⅱ）

（一）影像表现

1. 摄片

（1）± 钙化的阑尾结石、右下腹（right lower quadrant，RLQ）肠管少量气体并伴气液平面，姿势固定 / 脊柱侧弯。

（2）穿孔时多表现异常。①梗阻导致弥漫性肠扩张或肠梗阻。②右下腹脓肿引起肠管移位。③邻近的肠壁增厚。

（3）摄片可表现正常。

2. 超声表现

（1）灰阶超声：①不可压缩的管状盲端结构（从盲肠延伸）直径≥6mm。②阑尾结石回声伴后方声影。③阑尾周围脂肪增厚：可能是最好的独立提示性表现。④右下腹 / 盆腔内积液（少量、无回声、孤立的可表现正常），局限性复杂蜂窝织炎或脓肿（提示穿孔）。⑤穿孔最常见的超声表现包括邻近肠管扩张或肠壁增厚，阑尾壁不连续，至少 2 处积液，复杂液体，散在的脓肿。⑥评估可能会受到腹肌紧张、肠气干扰或脓肿内气体的影响。

（2）彩色多普勒：± 阑尾壁充血。

3. CT 增强 CT 表现如下：

（1）阑尾扩张（> 6 ~ 8mm）。

（2）阑尾壁增厚、强化。

（3）阑尾周围炎伴脂肪模糊，和少量边界不清的液体。

（4）虽经口服或经直肠灌肠造影，盲肠未见阑尾充盈。

（5）钙化的阑尾结石。

（6）右下腹淋巴结肿大。

（7）右下腹局限性肠梗阻。

（8）伴穿孔：①阑尾壁不连续。②阑尾石周围炎症改变，但阑尾显示不清。③右下腹或盆腔下部（直肠子宫陷凹）局限性蜂窝织炎或积液 ± 边缘强化，提示脓肿形成。④管腔外气体。⑤邻近的肠壁增厚。⑥小肠梗阻或弥漫性肠梗阻。⑦中等量积液，腹膜强化伴广泛性腹膜炎。

（9）CT 正常对小儿阑尾未见显示的阴性预测值约 99%。

4. MRI ①无电离辐射，是 CT 较好的替代检查方法。②阑尾炎的 MRI 表现与 CT 相似。③已发表的阑尾治疗方案因Ⅳ型对比剂管理而异，敏感度 / 特异度 > 94%。

5. 影像检查推荐 最佳成像方法如下：

（1）阑尾壁不连续。

（2）分阶段影像诊断中超声检查是右下腹疼痛患者的初始模式。①经验丰富的超声医师诊断准确。②无电离辐射。③正常阑尾显示或阑尾不显示且无继发炎症表现的阴性预测值 > 90%。

（3）分阶段 US/ CT 增强：敏感度约 99%，特异性度 90%，阴性阑尾切除率为 8.1%。

（4）分阶段 US/ MRI 增强：敏感度约 100%，特异度约 99%，阴性阑尾切除率 1.4%。

（5）考虑因素包括辐射风险、可用人员、扫描时间、患者大小。US 为女性生殖器官的病理学提供了极好的评估，可用于替代诊断。

（二）临床问题

1. 临床表现

（1）最常见的体征 / 症状：右下腹疼痛、厌食、恶心和呕吐。

（2）其他体征 / 症状。

1）较大年龄儿童无穿孔的典型症状。① 12 ~ 24 小时脐周疼痛转移至右下腹。② McBurney 点压痛。③发热、拒按、反跳痛。

2）1/3 以上的患儿临床表现非特异性。①诊断延迟，穿孔率高。②幼儿更常见。

2. 自然病程及预后 ①如果病史典型而及时手术，病程通常预后良好，伴穿孔时发病率和死亡率升高。高达 40% 表现为穿孔。②残留的感染性阑尾结石可在数周至数年后出现延迟性脓肿。阑尾结石可迁移 / 侵蚀至腹膜外部位。

3. 治疗 ①腹腔镜阑尾切除术治疗早期阑尾炎。在一些非穿孔性阑尾炎病例中，有些数据支持静脉注射抗生素而无须手术。②穿孔性阑尾炎合并脓肿治疗包括静脉注射抗生素，经皮引流，延迟阑尾切除术。必须切除阑尾结石，以防止以后脓肿形成。③如果有明显的腹膜炎，应行开放性剖腹手术加腹腔冲洗。

参考文献

1. Duke E et al: A systematic review and meta-analysis of diagnostic performance of MRI for evaluation of acute appendicitis. AJR Am J Roentgenol. 206(3):508-17, 2016

2. Moore MM et al: Magnetic resonance imaging in pediatric appendicitis: a systematic review. Pediatr Radiol. 46(6):928-39, 2016

3. Betancourt SL et al: The 'wandering appendicolith' Pediatr Radiol. 45(7):1091-4, 2015

4. Kulaylat AN et al: An implemented MRI program to eliminate radiation from the evaluation of pediatric appendicitis. J Pediatr Surg. 50(8):1359-63, 2015

5. Tulin-Silver S et al: The challenging ultrasound diagnosis of perforated appendicitis in children: constellations of sonographic findings improve specificity. Pediatr Radiol. 45(6):820-30, 2015

6. Aspelund G et al: Ultrasonography/MRI versus CT for diagnosing appendicitis. Pediatrics. 133(4):586-93, 2014

三十、回结肠型肠套叠（Ⅰ）

（一）专业术语

远端小肠（肠套叠套入部）以伸缩的方式套入结肠（肠套叠鞘部）。

（二）影像表现

1. 超声 是临床怀疑时的最佳诊断方式。

（1）右腹部具有靶征的圆形肿块。

（2）平均直径 2.6cm（单纯小肠肠套叠 1.5cm）。

（3）扫描探头近端和远端显示小肠和大肠的关系。

（4）可见内陷的淋巴结、阑尾、其他病理性诱导病变（如重复囊肿）。

（5）包裹性积液：灌肠复位的失败率增高。

（6）血管分布减少，发生坏死的可能性增高，复位的失败率增高。

2. 摄片 多数情况下可发现异常征象。

（1）右腹部结肠少量气体 ± 圆形肿块：± 肿块内见脂肪密度（包绕肠系膜）。

（2）新月征：肿块与气体形成的弧形界面。

（3）回肠偏移向盲肠的位置。

（4）± 小肠梗阻。

3. 空气灌肠复位 空气冲入小肠→成功。

（三）临床问题

1. 3 月龄至 3 岁最常见。90％特发性，诱导性病变 5％～ 10％（Meckel 憩室＞重复囊肿＞息肉＞淋巴瘤）。

2. 表现:嗜睡易怒、绞痛、腹部疼痛、间歇性哭闹、可触及的右侧腹部肿块、"果酱样"大便、呕吐（可能是胆汁性的）。

3. 治疗：如果不能及时复位，肠道可发生坏死。

（1）复位：透视下空气灌肠，超声引导下水压灌肠。

（2）灌肠失败或有禁忌证时手术治疗。

（3）复位后复发率 5％～ 15％。

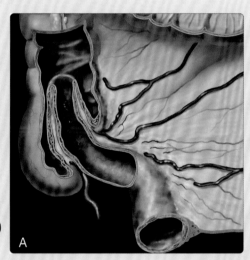

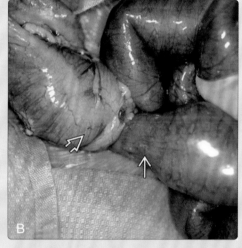

图 5-43 A.冠状面图显示回结肠（ileocolic, IC）肠套叠，末端回肠套入盲肠和升结肠。肠套叠血管充血。B.回结肠型肠套叠复位术中照片（尝试空气灌肠复位失败后）显示远端回肠（白箭）套入盲肠（空心白箭）

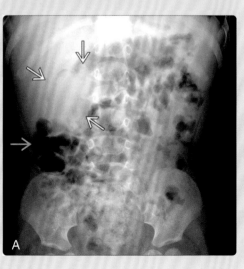

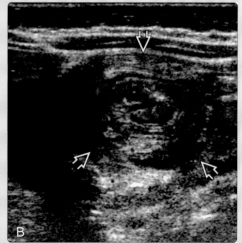

图 5-44 A.前后位摄片，示典型的回结肠型肠套叠病例，右上腹肝曲重叠处见软组织肿块（白箭）。回肠（蓝箭）偏移到右下腹。B.1岁腹痛患儿，右下腹横切位多普勒超声，示肠套叠典型的靶征（空心白箭）。靶征由肠套叠套入部和肠套叠鞘部的不同肠壁层和中间脂肪组织组成

三十一、回结肠型肠套叠（Ⅱ）

（一）专业术语

定义：远端小肠（肠套叠套入部）以伸缩的方式套入结肠（肠套叠鞘部）。

（二）影像表现

1. 一般特征　部位：常累及近端结肠，向远端不同程度延伸。

2. 摄片

（1）右腹部结肠内少量气体 ± 圆形肿块。①可以看到多层透明脂肪密度（套叠的肠系膜）。②新月标志：右侧或横结肠内围绕软组织肿块（肠套叠套入部）的弧形气体轮廓。

（2）± 小肠梗阻。

3. 超声　"靶环"征：肠套叠横切面呈由高回声层和低回声层（肠壁和肠系膜脂肪）组成的圆形肿块。可见内陷的淋巴结、阑尾、其他病理性诱导病变（如肠道重复囊肿）。

4. 透视　空气灌肠复位。肠套叠套入顶端在结肠远端气柱处表现为圆形软组织肿块。

5. 影像建议　最佳的影像检查工具如下：

（1）超声用于诊断（敏感度和特异度高）。

（2）空气灌肠治疗。

（三）鉴别诊断

1. 阑尾炎　炎性包裹可类似软组织肿块。

2. 卵巢扭转

（1）超声可表现出伴周围囊肿的无血管肿块。

（2）只见到 1 个正常卵巢。

3. 胃肠炎　结肠内的气液平面表明胃肠炎。

4. 孤立性小肠肠套叠

（1）平均直径小于回结肠型肠套叠。

（2）位置可变（不累及结肠）。

（四）病理

一般特征、病因如下：

1. 约 90% 特发性（可能来自反应性淋巴组织增生）。之前可能有病毒性疾病。

2. 5% ～ 10% 由儿童病理性诱导性疾病引起。① Meckel 憩室＞重复囊肿、息肉等。②更有可能超出典型年龄范围。

（五）临床问题

1. 临床表现

（1）最常见的体征 / 症状：①嗜睡和易怒交替。②绞痛或"间歇性哭闹"。③可触及右侧腹部肿块。

（2）其他症状 / 体征：①血性腹泻（红色"果酱样"大便）。②腹部绞痛。③呕吐，可能是胆汁性。

2. 流行病学

（1）小儿小肠梗阻最常见的原因。

（2）病毒性疾病好发的季节性发病（主要是冬、春季）。

（3）好发年龄：3 月龄至 3 岁。

3. 自然病程及预后

（1）病情紧急：如果不能复位，肠道会梗死，坏死→穿孔→腹膜炎、休克、死亡。

（2）很少会自发复位。

4. 治疗

（1）第一线：影像引导下减压。①透视引导下注入空气最常见，成功率约 80%。②透视下液体灌肠较少见。③超声引导下的水压灌肠正逐步获得认可。

（2）禁忌证：腹膜炎（相关的）、气腹。

（3）空气灌肠穿孔的风险：0.5% ～ 1.0%。

（4）准备指南：充分补水、静脉输液、体检、手术咨询。

（5）随着空气的注入，肠套叠会见到圆形肿块逆行向盲肠移动。

（6）肠套叠套入部最容易"卡"在回盲瓣。

（7）见到气体涌入小肠＋软组织肿块消失可认为复位成功。

（8）如果初次尝试时肿块有所回退，但在回盲瓣以外未复位，休息约 60 分钟可减少水肿和增加成功机会。如果患者稳定、每次尝试肠套叠套头部进一步向盲肠移动，可重复尝试。

（9）灌肠复位失败或有灌肠禁忌时手术治疗。

（10）成功复位后肠套叠复发：5% ～ 15%。①大多数复发发生在 48 ～ 72 小时。②复发通常在考虑手术探查病理诱发性疾病之前，最多灌肠治疗 3 次。

参考文献

1. Doniger SJ et al: Point-of-care ultrasonography for the rapid diagnosis of intussusception: a case series. Pediatr Emerg Care. 32(5):340-2, 2016

2. Flaum V et al: Twenty years' experience for reduction of ileocolic intussusceptions by saline enema under sonography control. J Pediatr Surg. 51(1):179-82, 2016

3. Tareen F et al: Abdominal radiography is not necessary in children with intussusception. Pediatr Surg Int. 32(1):89-92, 2016

4. Sadigh G et al: Meta-analysis of air versus liquid enema for intussusception reduction in children. AJR Am J Roentgenol. 205(5):W542-9, 2015

5. Applegate KE: Intussusception in children: evidence-based diagnosis and treatment. Pediatr Radiol. 39 Suppl 2:S140-3, 2009

（一）专业术语

最常见的脐肠系膜管残余。

（二）影像表现

1. 典型的影像表现（胃肠道出血患者） 在核素锝扫描（Meckel 扫描）上显示右下腹局灶持续性放射性核素浓聚。与胃摄取、强度一致，约 65% 有症状的 Meckel 憩室有胃黏膜异位。

2. 其他检查方法（超声、CT、MRI）

（1）盲端管状结构可能不明显。

（2）可表现为囊肿，甚至有肠道特征（超声上肠壁的表现）。

（3）伴有炎症时，表现与阑尾炎相似：①厚壁管状结构，肠管充血。②穿孔罕见。

（4）腔内肿块，是肠套叠的诱发病因。

（5）可能只看到原因不明的肠梗阻。

（三）鉴别诊断

1. 胃肠道出血 核素锝扫描阳性。

（1）胃肠道重复囊肿时明显浓聚。

（2）克罗恩病、阑尾炎或血管病变的充血可能导致轻度浓聚。

2. 小肠梗阻 阑尾炎（appendicitis）、粘连（adhesion）、肠套叠（intussusception,）、腹股沟疝（inguinal hernia）、旋转不良（malrotation）（可用 AAIIM 帮助记忆）。

3. 右下腹炎症 阑尾炎、克罗恩病、网膜梗死、肠系膜淋巴结炎、卵巢扭转。

（四）临床问题

1. "2" 相关规律：2% 的一般人群，距回盲瓣 2 英尺（约 61cm）以内，大多数 < 2 岁患儿有症状。

2. 出血（隐匿或明显）、炎症、肠套叠、肠梗阻、肠扭转（包括憩室扭转）或穿孔。

3. 手术切除治疗。

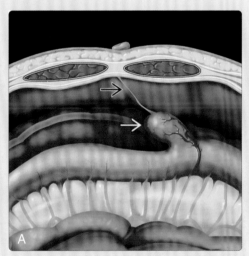
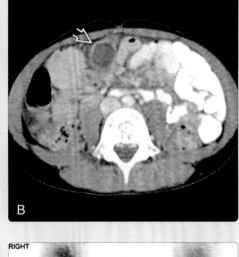

图 5-45 A. 轴位图显示了一例起自系膜对侧肠壁并引起炎症的 Meckel 憩室（白箭），可见闭合的脐肠系膜管残迹（黑箭）从其末端延伸出来。B.10 岁男孩间歇性腹部隐痛，轴位增强 CT 显示一边缘强化的囊性病变（空心白箭）位于脐深处，这个囊肿似乎不与肠管相通。术中发现一因分泌物聚积而至膨胀的 Meckel 憩室

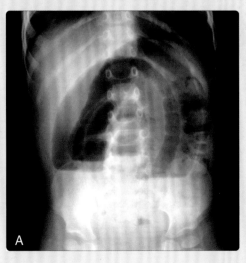
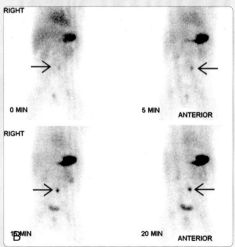

图 5-46 A. 幼儿，前后位片，示小肠扩张、伴不同的气液平面，结肠内气体较少，符合小肠梗阻表现。术中发现脐肠系膜管残余阻塞。B. 低位消化道出血的患儿，^{99m}Tc 扫描，前面观示下腹部 Meckel 憩室，表现为渐进性、明显、局灶性放射性同位素浓聚（黑箭）

三十三、Meckel 憩室（Ⅱ）

（一）专业术语

定义：为最常见的脐肠系膜管残余。

（二）影像表现

1. 一般表现　好发部位如下：

（1）右下腹或中线 / 脐周位置。

（2）大部分位于回盲瓣 2 英尺（约 61cm）内。

2. 摄片　腹部可能正常或显示病变。

（1）右下腹肿块。

（2）肠管移位。

（3）小肠梗阻。

（4）肠道结石或摄入的异物（罕见）。

3. 超声

（1）右下腹厚壁管状结构或肠管充血。

（2）右下腹的异质性肿块，表现可与阑尾炎相似。找到正常的阑尾。

（3）可表现为囊肿，甚至有 3 层肠壁特征（黏膜和浆膜回声之间的低回声肌层）。肠壁常不均匀，伴有炎症时壁厚。

（4）腔内肿块是肠套叠的诱发病因（倒置Meckel）。

4. CT　增强 CT。

（1）偶尔可能表现为塌陷的，或盲端的，或表现为囊性的充满分泌物的结构。

（2）如果感染，类似于阑尾炎：盲肠附近的厚壁盲端结构伴周围炎症。①如果穿孔，可看到脓肿和游离气体。②阑尾正常提示本病诊断。

（3）可能会导致影像上无法解释的小肠梗阻。

（4）如果是肠套叠，可能是隐匿性的。

（5）如果有出血，CTA 可显示局部血流增加。

5. 核医学　^{99m}Tc 高锝酸盐扫描。

（1）Meckel 憩室最特异的检查：准确性约 90%。

（2）在大多数 Meckel 憩室的异位胃黏膜中高锝酸盐浓聚。

1）约 65% 有症状的 Meckel 憩室有胃黏膜异位。

2）约 1/2 扫描阴性而临床高度怀疑的病例在第二次检查中为阳性。

（3）憩室通常不与肠腔沟通，因此放射性示踪剂不会在肠道内向下游移动，除非有活动性出血。

6. 影像检查推荐　最佳成像工具如下。

（1）胃肠道出血进行 ^{99m}Tc 高锝酸盐扫描。

（2）其他表现者进行超声或增强 CT 检查。

（三）病理

1. 在 2%～3% 的尸检中发现了脐肠系膜管残余（OMDR）。

（1）胎儿早期卵黄囊与原始消化道相连接。

（2）Meckel 憩室最常见的 OMDRs 的谱，还包括脐带回肠瘘、脐窦或囊肿，或连接回肠和脐的纤维索。

2. 少数 Meckel 憩室出现症状，通常是由于存在胃黏膜异位。憩室内含残余的胰腺组织者少见。

（四）临床问题

1. 临床表现

（1）最常见的症状 / 体征：胃肠道出血，出血隐匿或明显。

（2）其他症状 / 体征：腹痛伴小肠梗阻、肠套叠、肠扭转（包括憩室扭转）、肠穿孔。

2. 流行病学　大多在 2 岁之前出现症状。年龄较大的患者更易出现肠套叠或小肠梗阻，而不是胃肠道出血。

3. 治疗

（1）手术切除，通常也将阑尾一同切除。

（2）Meckel 憩室通常在影像上或手术室偶然发现时被切除。

（五）诊断流程

图像判读要点如下：

（1）^{99m}Tc 高锝酸盐扫描：含有胃黏膜的 Meckel 憩室阳性。

（2）小肠梗阻在影像和病史上无法解释则考虑OMDR。

参考文献

1. Francis A et al: Pediatric Meckel's diverticulum: report of 208 cases and review of the literature. Fetal Pediatr Pathol. 35(3):199-206, 2016
2. Sanchez TR et al: Sonography of abdominal pain in children: appendicitis and its common mimics. J Ultrasound Med. 35(3):627-35, 2016
3. Gezer HÖ et al: Meckel diverticulum in children: evaluation of macroscopic appearance for guidance in subsequent surgery. J Pediatr Surg. 51(7):1177-80, 2015
4. Kawamoto S et al: CT detection of symptomatic and asymptomatic Meckel diverticulum. AJR Am J Roentgenol. 205(2):281-91, 2015
5. Vali R et al: The value of repeat scintigraphy in patients with a high clinical suspicion for Meckel diverticulum after a negative or equivocal first Meckel scan. Pediatr Radiol. 45(10):1506-14, 2015
6. Huang CC et al: Diverse presentations in pediatric Meckel's diverticulum: a review of 100 cases. Pediatr Neonatol. 55(5):369-75, 2014

三十四、肝母细胞瘤

（一）专业术语

恶性胚胎性肝肿瘤。

（二）影像表现

1. 超声评估可触及的肿块，MRI 与 CT 进一步确定其特征和范围。

2. 孤立的圆形、分叶状肿块（80%），通常 > 10cm。

（1）可能是多灶的（20%）。

（2）治疗前分期（pretreatment extent of disease, PRETEXT）：根据影像分级系统评估无肿瘤累及的肝脏区段。

（3）不均质，通常在各期强化低于正常肝脏。

（4）血管侵犯，邻近血管的移位/压迫/消失。

（5）胸部 CT 评估肺转移。20% 发生转移：肺 ≫ 骨，脑。

（三）临床问题

1. 儿童期最常见的原发性肝脏恶性肿瘤。

2. 表现为无痛性腹部肿块或肝大，通常 AFP 水平显著升高。

3. 在幼儿中诊断，中位年龄为 19 月龄。

（1）年龄 > 4 岁的儿童只占 5%~10%。

（2）4% 为先天性的。

4. 极低出生体重儿的风险增加（20 倍风险），Beckwith-Wiedemann 综合征（2280 倍风险），家族性腺瘤性息肉病（847 倍风险）。

5. 治疗：切除 ± 新辅助化疗。

（1）仅切除术可以治愈。

（2）新辅助治疗后无法切除则进行移植（无转移）。

（3）治疗后 AFP 水平：用于监测的肿瘤标志物。

6. 无事件生存率/总体生存率

（1）标准风险：高达 83%/95%。

（2）高风险：高达 65%/69%。

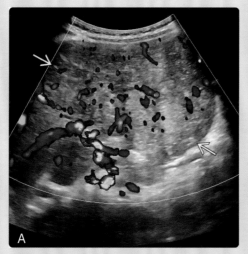
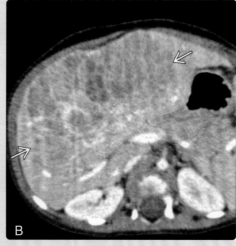

图 5-47　A.1 岁肝母细胞瘤患儿，肝脏横切位彩色多普勒超声，示肝脏内一个不均匀高回声、中度血流供应的肿块（白箭）。B. 同一患儿轴位增强 CT 显示肝脏 4b、5 段肿块（白箭）。推断该肿瘤局限于这两个中心区域，治疗前肿瘤分期（PRETEXT）Ⅲ级（因为需要切除 3 个区域才能完全切除肿瘤）

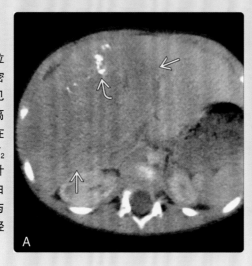
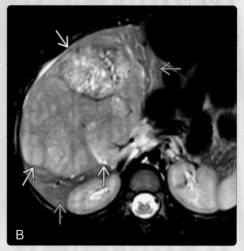

图 5-48　A.2 岁儿童轴位增强 CT 图，示肝脏一低密度肿块（白箭）。肿块内见小片状钙化（白弯箭），高达 50% 的肝母细胞瘤存在钙化。B. 同一患儿轴位 T₂ FS 序列 MRI，示肝右下叶见一不均匀的肿块。肿块（白箭）整体呈中等信号，但与背景肝脏（蓝箭）相比呈轻度高信号

三十五、肝血管瘤，婴儿和先天性

（一）专业术语

1. 血管瘤　新生儿/幼儿软组织或内脏（尤其是肝脏）的良性内皮肿瘤。

（1）不是血管内皮瘤（更具侵袭性的肿瘤）。

（2）不是海绵状血管瘤（静脉畸形）。

（3）先天性血管瘤（congenital hemangioma，CH）：在围生期发现，出生后不会增长。

（4）快速消退型（rapidly involuting，RICH）与非消退型（non-involuting，NICH）。

2. 婴儿血管瘤（infantile hemangioma，IH）　在生命的最初几周发生，具有增殖期和消退期特征。

（二）影像表现

1. 小儿肝血管瘤分为 3 种类型

（1）局灶性（CH）：孤立的大的异质性肿块。

（2）多灶性（IHs）：多个小到中等大小的均匀肿块。

（3）弥漫性（IHs）：肝大并被肿块取代。

2. 超声筛查肝脏，MRI 进一步定性：肝脏 IHs

常见于 ≥ 5 个皮肤性 IHs 婴儿。

（三）临床问题

1. 肝脏 CH 和 IHs 可无症状，也可表现为肝大和（或）心力衰竭。

（1）CH 可能有短暂消耗性凝血障碍（非 Kasaba - merritt 现象）。

（2）弥漫性 IHs 可表现为甲状腺功能减退、肝衰竭、腹腔间隔室综合征。

2. 在有 CH 或 IHs 的婴儿中，AFP 下降（而非上升）。

3. 自然病程

（1）CH：RICH 大小在最初几个月体积减小。

（2）IHs：在婴儿期会增大，但数年后逐渐消退。

死亡率：38% 弥漫 IHs，9% 多灶性 IHs。对 ≥ 5 个皮肤性 IHs 患者行超声筛查，可降低死亡率。

4. 如果出现并发症需要治疗

（1）CH：栓塞、切除。

（2）IHs：初期药物治疗（普萘洛尔、类固醇、长春新碱少用）；栓塞，病情严重时肝移植。

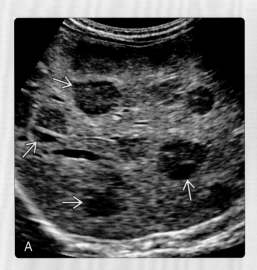

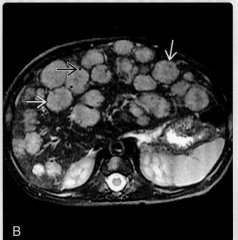

图 5-49　A.7 月龄婴儿，皮肤血管瘤（IHs）病史，超声纵切图示肝脏内多发、圆形、边界清楚的低回声肿块（白箭）。B.该患者轴位 T₂ FS 序列 MRI，示 IHs 典型的表现：多发、圆形、界线清楚的小到中等大小的高信号病灶（但不是液体样明亮信号）（白箭），其中一些包含高速流空血管（黑箭）

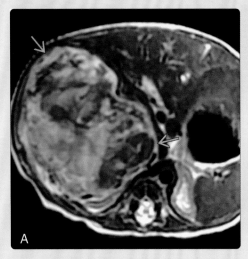

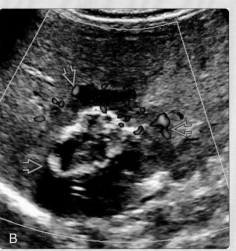

图 5-50　A.10 天龄腹胀患儿，轴位 T₂MRI，示肝右叶内一个较大的、不均匀的、孤立的肿块（蓝箭），是典型的先天性血管瘤。B.同一患儿，5 个月后纵切位彩色多普勒超声，肿块表现为一个有明显间隔的病变（空心蓝箭），未经治疗肿块缩小（从 9cm 缩小到 4cm）。这种程度的退化发生在出生后的前几个月，是典型的快速消退型先天性血管瘤

三十六、局灶性结节性增生

（一）专业术语

由肝细胞、Kupffer 细胞、异常胆管和血管组成的良性上皮肿瘤。

（二）影像表现

1. 边界清楚的圆形或卵圆形肿块，边缘光滑或呈轻度分叶状，50%～70%可见中央瘢痕。

2. 超声：相对于肝脏可以是高回声、低回声或等回声。多普勒显示轮辐状、血管丰富的中央瘢痕和放射状血管。

3. 增强 CT：动脉期均匀强化 ± 中央瘢痕低强化。

4. 肝胆期对比剂 MRI 检查（最佳检查方法）

（1）T_1WI：等至稍低信号，± 低信号瘢痕。

（2）T_2WI：稍高信号，± 高信号瘢痕。

（3）动脉期：明显强化肿块 ± 中央瘢痕低强化。

（4）静脉期：等至轻度强化肿块 ± 中心瘢痕明显强化。

（5）延迟肝胆期：相对于正常增强的肝脏背景，病灶轻度强化。通常是均匀的（可不均匀）。

（三）病理

1. 先前存在的血管畸形的增生性反应伴中央瘢痕。

2. 化疗和（或）干细胞移植后的患病率增加。通常多发病灶，较小，无中央瘢痕。

（四）临床问题

1. 占儿童原发性肝肿瘤 2%。

2. 通常无症状，偶尔引起可触及的肿块和（或）腹部隐痛。

3. 实验室指标正常，包括甲胎蛋白。

4. 无潜在恶性。

5. 无症状患者非手术治疗，有症状患者手术治疗。

图 5-51 A.17 岁女孩，右上腹疼痛，横切位超声图，示肝脏边界清楚、稍低回声的肿块（白箭），伴中央无回声的瘢痕（空心白箭），是典型的局灶性结节增生（focal nodular hyperplasia，FNH）。B. 同一患者的轴位 T_2 FS 序列 MRI，示肝右叶边界清楚的肿块（白箭），相对于周围肝实质病灶呈略高信号，并且显示了高信号的中央瘢痕（空心白箭）。最终证实为 FNH

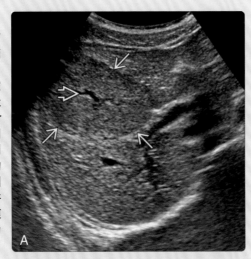
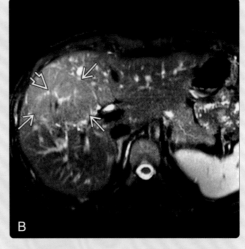

图 5-52 A.14 岁女孩，轴位增强 CT，示肝脏均匀轻度强化的肿块（空心蓝箭）。在随后的肝细胞特异性对比剂的多期 MRI 检查中，病变表现与 FNH 一致。B. 肝脏病变的患者，使用肝细胞特异性对比剂，20 分钟延迟扫描冠状位 T_1 增强 FS 序列 MRI，示相对于周围正常增强的肝实质，肿块呈明显强化（黑箭）。肿块内见不强化的中央瘢痕（空心黑箭），是 FNH 的典型特征

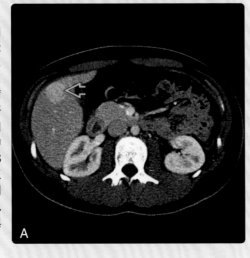
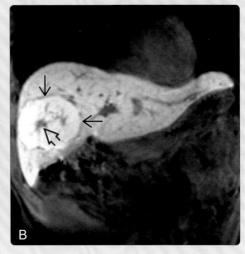

三十七、肝脏腺瘤

（一）专业术语

1. 起源于肝细胞的良性肿瘤。

2. 分型

（1）炎症型占 35% ～ 50%。

（2）肝细胞核因子 1α（HNF1α）突变型占 35% ～ 40%。

（3）β-连环蛋白激活型占 10% ～ 19%：恶性可能性增高。

（4）未分化型占 5% ～ 10%。

（二）影像表现

1. 由于含脂肪、出血、坏死、钙化，肿块在 US / CT / MRI 上可能是均匀或不均匀的。

2. 不同分型可能表现不同的 MRI 特性。

（1）炎症型：T_2WI 上周边呈高信号，动脉期明显强化。

（2）HNF1α 型：在 T_1 反相位呈低信号（由于含脂质），动脉期呈明显强化或等信号强化。

（3）β-连环蛋白型和未分化型：不同表现。

3. 肝胆期对比剂 MRI 检查可能有助于与局灶性结节性增生的鉴别。腺瘤在肝胆期很少有对比剂滞留。

4. CT：动脉期→不均匀明显强化。若肿瘤破裂/出血，包膜下或腹水密度增高。

（三）鉴别诊断

1. 局灶性结节性增生。

2. 肝细胞肝癌。

（四）临床问题

1. 腺瘤可能与口服避孕药、类固醇、糖原储存疾病有关。如果停止口服避孕药，可能会消退。

2. 可能出血/破裂，罕见恶性潜能（5%）。出血风险增高与肿瘤大小有关。

3. 如果肿瘤较大或有症状则手术切除。

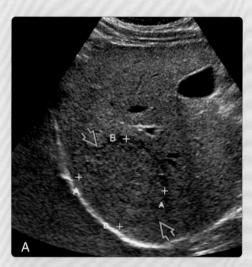
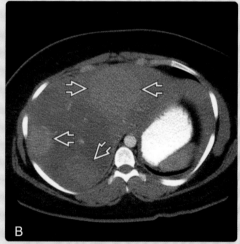

图 5-53　A. 患有 Fanconi 贫血症的青少年，用雄激素治疗，斜纵切位超声示在肝右叶等回声、边界清楚的圆形肿块（空心蓝箭），活检证实为肝腺瘤。B.16 岁女孩，腹部隐痛，增强 CT 动脉期显示 3 个轻度早期强化的肝脏肿块（空心白箭），后来活检结果是肝腺瘤

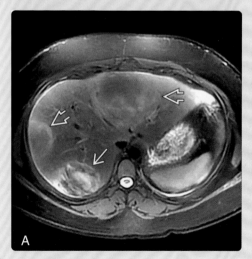
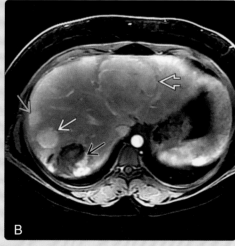

图 5-54　A. 同 一 16 岁 女孩，轴位 T_2FS 序列 MRI，2个腺瘤为轻度高信号（空心白箭），第 3 个肿块因先前出血而不均匀，其内见局灶性低信号（白箭）。B. 同一 16 岁女孩，T_1 增强 FS 序列 MRI 动脉期，示最大的腺瘤呈轻度强化（空心白箭），稍小的腺瘤均匀强化（白箭），第 3 个腺瘤（黑箭）不均匀强化伴低信号。另可见其他较小的强化的腺瘤（蓝箭）

三十八、胆道闭锁

（一）专业术语

胆道闭锁（biliary atresia，BA）：肝外胆管缺如或严重缺陷。

（二）影像表现

1. 超声　常用于排除新生儿黄疸的其他原因，然而，特征性发现可以很好地提示 BA。

（1）大多数胆囊缺如或异常小而不规则胆囊（"胆囊幽灵"征）。

（2）肝外胆管闭塞处门静脉前纤维组织回声（"三角索"征）。

（3）无胆管扩张。

（4）肝脏回声通常正常（早期）。

（5）肝脏硬度增高（通过弹性成像）可能对 BA 更具特异性。

2. 核医学肝胆（HIDA）扫描　无放射性示踪剂排泄到肠内，高达 25% 可见胆囊显示。

3. 术中胆管造影　胆 - 肠道不相通。

（三）鉴别诊断

新生儿肝炎、胆栓综合征、Alagille 综合征、胆总管畸形。

（四）病理

1. 发育不良、闭锁或肝外胆管纤维化在围生期恶化。

2. 相关疾病：在 BA 脾脏畸形综合征中十二指肠前门静脉、IVC 中断、先天性心脏病、位置异常、多脾（或无脾）（10%～15%）。

（五）临床问题

1. 新生儿黄疸合并（直接）高胆红素血症，在围生期明显。

2. 肝细胞功能最初正常，逐渐恶化→纤维化→门静脉高压。

3. 如果年龄＜ 2 个月，Kasai 肝门肠吻合术短期有效率 90%；如果＞ 3 个月其有效率降低至＜ 50%。

4. 大多数成年患者最终需要肝移植。

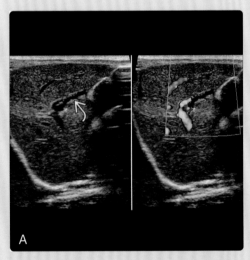
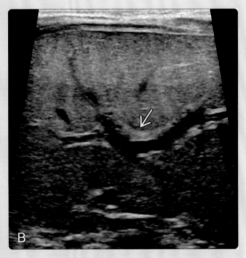

图 5-55　A. 充分禁食的新生儿黄疸患者分屏灰阶和彩色多普勒超声显示沿肝脏下缘一非常小、不规则形状的胆囊（白弯箭）。这种圆齿状的形状有时被称为幽灵胆囊。B. 横切位超声示在门静脉前肝总管的位置见异常回声（白箭），即"三角索"征。此征象及"幽灵胆囊"强烈提示胆道闭锁（BA）

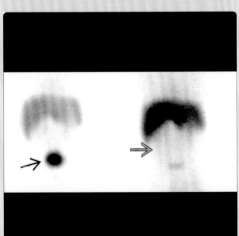
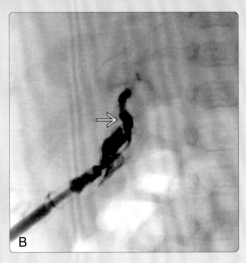

图 5-56　A. 黄疸婴儿的肝胆闪烁显像，示肠内没有甲溴菲宁的排泄。肝脏放射性示踪剂缓慢由肾脏排泄到膀胱（黑箭）。24 小时延迟图像显示仍没有肠道放射性示踪剂（蓝箭），是典型的 BA。B. 胆囊发育不全的患者术中胆管造影，示肝总管缩短（白箭），但无肠道引流，证实为 BA。随后患者进行了肝门肠吻合术（Kasai 术）

三十九、胆总管囊肿

（一）专业术语

肝外和肝内胆管畸形的疾病谱。

（二）影像表现

1. 儿童患有黄疸和肝酶升高的超声表现。右上腹部圆形或管状囊性肿块，与胆囊分开。儿童 CBD 扩张＞10mm 强烈提示胆总管囊肿。

2. MRCP 用于详细的术前评估胆管解剖和胰胆管畸形。

（三）病理

1. 病因可能是由于胰胆管汇合异常，胰管汇入 CBD 近端 Oddi 括约肌→胰酶的胆道反流。

2.1977 年 Todani 修改了分类

（1）Ⅰ型囊肿：CBD 呈节段性或弥漫性梭形扩张，最常见的类型（75％～95％）。

（2）Ⅱ型囊肿：胆管憩室。

（3）Ⅲ型囊肿：胆总管突出到十二指肠。

（4）Ⅳ型：肝外胆管囊肿不连续，孤立型（Ⅳb型）或 Caroli 型（Ⅳa 型）。

（5）Ⅴ型：肝内胆管囊性扩张（Caroli 病）。

（四）临床问题

1. 临床表现　2/3 病例在 10 岁之前确诊。

（1）婴儿：黄疸、白陶土样便、肝大，腹部可触及肿块。

（2）成人：上腹部疼痛、黄疸、胆管炎、胰腺炎。

2. 并发症　胆管穿孔、胆结石形成、细菌性胆管炎并发肝脓肿脓毒症、胆道狭窄、低级别胆道梗阻→肝硬化门静脉高压、胆管癌发生。

3. 一般治疗　囊肿切除及胆道分流/肝门肠吻合术。

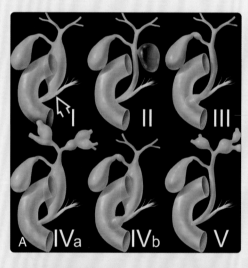

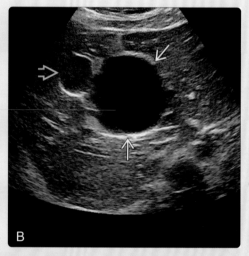

图 5-57　A.示意图示各种类型的胆总管畸形。可见异常的胰胆管汇合（空心白箭），胰管插入胆总管 Oddi 括约肌近端。B.9 岁儿童肝脏横切面超声，示胆囊（空心蓝箭）附近有一个大而清楚的囊肿（白箭）

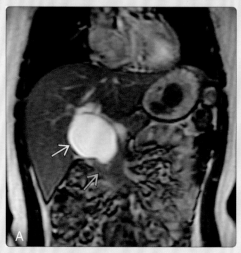

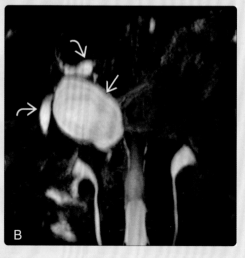

图 5-58　A.同一患儿，冠状位 SSFP 序列 MRI，示肝门的椭圆形囊肿（白箭），延伸到胰头（蓝箭），典型的胆总管囊肿。B.同一患儿，MRCP 冠状位 MIP 图，示明显扩张的肝总管/胆管（白箭）和局部扩张的肝内胆管（白弯箭），这一例属于Ⅳa 型胆总管囊肿

四十、脂肪变性／脂肪性肝炎

（一）专业术语

1. 单纯性脂肪变性 ＞5%肝细胞的脂肪浸润。

2. 非酒精性脂肪肝（non-alcoholic fatty liver disease，NAFLD） 伴有代谢综合征和（或）肝功能酶异常的脂肪变性。

3. 非酒精性脂肪性肝炎（non-alcoholic steatohepatitis，NASH） 肝脂肪含量异常，伴有炎症活动或纤维化。

（二）影像表现

1. 超声 显示弥漫性肝脏回声增高。

（1）肝回声比右肾回声更强。

（2）声波传播差：超声肝内汇管区及右膈肌回声显示率减低。

2. CT平扫 肝密度比脾低。正常肝脏密度略高于脾。

3. 增强CT 由于不同期相肝、脾强化不同，很难评估脂肪变性。

4. MRI 只有成像测试才能量化肝脂肪。脂肪变性定义为脂肪分数＞5％。

（三）鉴别诊断

1. 肝硬化。

2. 囊性纤维化。

（四）临床问题

1. 儿童慢性肝病最常见的病因

（1）NAFLD存在于38％～40％的肥胖患者中。

（2）通常出现在11～13岁：肥胖、腹痛、疲劳、肝大。

2. 危险因素

（1）可更改的：肥胖、久坐不动的生活方式、高糖饮料摄入、睡眠呼吸暂停。

（2）不可更改的：男性、西班牙裔、家族史、父母肥胖、低出生体重。

3. 单纯性脂肪变性→NAFLD→NASH→肝硬化。

4. 治疗：通过饮食调整和锻炼减轻体重。

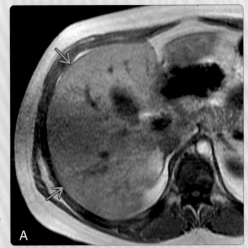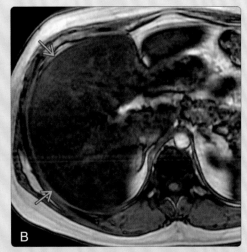

图 5-59 A.患有非酒精性脂肪性肝炎的青少年，肝脏轴位 T₁ MRI 同相位图，示肝脏轮廓与信号强度正常（蓝箭）。B.同一患者轴位 T₁ MRI 反相位图，示肝脏明显的信号丢失（蓝箭），典型的脂肪变性。在这种情况下，脂肪含量为 30％。通过 MRI 检测和定量肝脂肪含量的方法有很多种，包括 MRI 波谱和化学位移成像

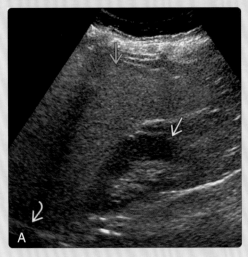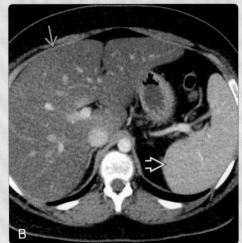

图 5-60 A.与右肾（白箭）相比，同一患者的超声显示肝脏（蓝箭）的回声弥漫性增强。此外，超声波传播差，肝脏汇管区不显影，右侧膈肌（白弯箭）显示差。B.同一患者，轴位增强 CT 显示肝（蓝箭）密度低于脾（空心白箭），符合肝脂肪变性

四十一、肝纤维化／肝硬化

（一）专业术语

肝硬化：以桥接纤维化为特征的肝脏疾病。各种潜在的疾病可能导致肝硬化。

（二）影像表现

1. 肝结节状轮廓，游离缘易见。

2. 超声：肝回声纹理粗糙。

3. MRI：花边状的，因纤维化 T_1 信号降低。

（1）MRI 可检测潜在的沉积物（脂肪、铁等）。

（2）肝细胞特异性对比剂可鉴别结节。

4. MRI 或超声弹性成像可以确定肝硬度作为纤维化的指标。

5. 进展性纤维化导致肝体积缩小。

6. 门静脉高压的症状：腹水、脾大、静脉曲张。

（三）鉴别诊断

胆道闭锁、Alagille 综合征、进行性家族性肝内胆汁淤积症、病毒性肝炎、α_1 抗胰蛋白酶缺乏症、囊性纤维化、Wilson 病、非酒精性脂肪肝病、自身免疫性肝炎、原发性硬化性胆管炎、Fontan 术后生理学改变。

（四）临床问题

1. 症状常包括厌食、疲劳、虚弱、恶心和呕吐。

2. 晚期肝病患者可出现黄疸、瘙痒、消化道出血、腹水和肝性脑病。

3. 早期纤维化可以通过治疗基础疾病逆转。

4. 晚期肝病的治疗：肝移植。

5. 肝硬化患者通常每 6 个月排查一次肝细胞癌。

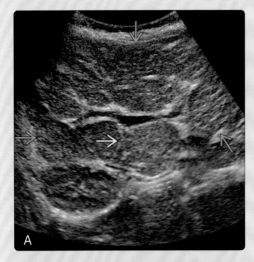
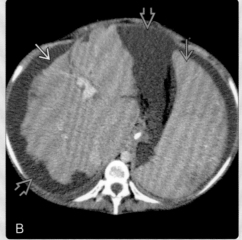

图 5-61　A. 横切位超声显示肝脏（蓝箭）形态明显异常，肝脏轮廓呈结节状，回声变粗。可见到细小的纤维化回声（白箭）。B. 轴位增强 CT 显示肝脏（白箭）体积缩小、肝硬化，边缘呈大结节状。门静脉高压征象包括腹水（空心蓝箭）和脾大（蓝箭）

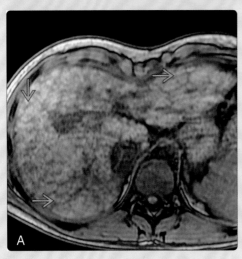
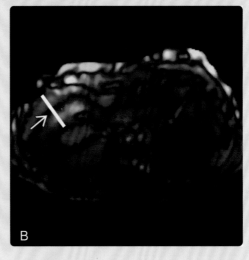

图 5-62　A. 自身免疫性肝炎的青少年，轴位 T_1 MRI 反相位图，示整个肝脏（蓝箭）纤维化，花边样征象。B. 肝脏轴位 MRI 弹性图，示穿过肝脏的声波的厚度（白箭）增加。该患者肝硬度为 4.92kPa（晚期纤维化＞ 2.71kPa）

四十二、胰腺炎（I）

（一）专业术语

1. 急性胰腺炎（acute pancreatitis，AP） 胰腺的急性炎症，累及局部组织／远隔器官。

（1）诊断需要以下3个特征中的2个：与疾病一致的腹痛，血清淀粉酶或脂肪酶升高3倍，或与AP一致的影像表现。

（2）AP两种类型：间质水肿性与坏死性。

（3）局限性积液

1）胰腺假性囊肿：第4周后与间质水肿性胰腺炎相关的积液。

2）局限性坏死：第4周后，液体和坏死物质局部聚集。

2. 慢性胰腺炎（chronic pancreatitis，CP） 复发或持续性炎症，导致实质和胰管破坏。

（二）影像表现

1. 间质水肿性胰腺炎 胰腺增大伴水肿和均匀强化（± 轻度下降）。

（1）急性胰周积液：大小和形状不等的非包裹性积液。

（2）胰腺假性囊肿：发病4周后包裹性囊性病变，无内部实性成分。

2. 坏死性胰腺炎 不均匀性强化（中度至明显降低）。

（1）急性坏死性积液：内部不均匀的非包裹性积液。

（2）局限性坏死：发病4周后，边界清楚的包含坏死组织的囊腔。

3. 慢性胰腺炎 胰腺萎缩，胰管扩张和胰腺内钙化。

4. 影像检查推荐

（1）急性：增强CT与MRI＋MRCP。

（2）已知的胰腺炎或积液复查：超声。

（三）临床问题

1. 上腹痛，淀粉酶和脂肪酶升高，＞正常3倍。

2. 治疗包括液体复苏、疼痛管理、早期肠内营养，± 积液引流。

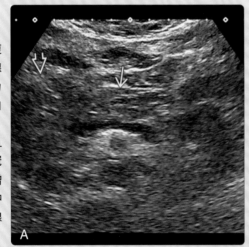
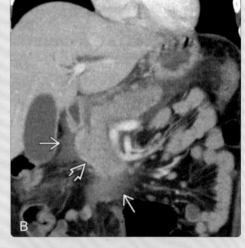

图 5-63 A.青少年患有腹痛和急性间质水肿性胰腺炎，胰腺横切位超声表现为胰腺低回声，边界不清楚(白箭)。胰头部（空心白箭）比其余胰腺部分增大，并且边界不清。B.同一患者，冠状位增强CT，示胰头部增大（空心白箭）伴胰周水肿（白箭）。间质水肿性胰腺炎的特征是胰腺均匀强化

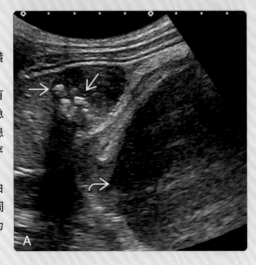
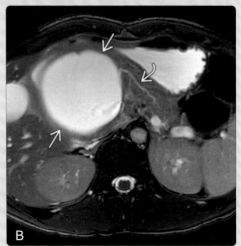

图 5-64 A.青春期男孩，胰腺炎2周病史，右上腹横切面超声显示胆囊（白箭）内结石。胆囊内侧、后侧有大量积液（白弯箭），与急性胰周积液一致。B.同一患者，轴位2D SSFP FS 序列MRI，示胰管（白弯箭）延伸至较大的胰周积液（白箭）。如果在症状出现4周后积液仍持续存在，则认为是假性囊肿

四十三、胰腺炎（Ⅱ）

（一）专业术语

1. 急性胰腺炎（AP） 胰腺的急性炎症，累及局部/周围组织。

（1）诊断需要以下3个特征中的2个：①与疾病一致的腹痛。②血清淀粉酶或脂肪酶升高≥正常3倍。③与AP一致的影像表现。

（2）AP两种类型：①间质水肿性胰腺炎。②坏死性胰腺炎。

2. 急性复发性胰腺炎 ≥2次不同的AP发作，疼痛完全缓解≥1个月或酶水平正常。

3. 慢性胰腺炎（CP） 复发/持续胰腺炎症，导致胰腺实质及胰管不可逆地破坏，胰腺外分泌功能降低。

4. 局限性积液 ①急性胰周积液：间质水肿性胰腺炎最初4周导致的积液。②胰腺假性囊肿：最初4周后，间质水肿性胰腺炎相关的积液。③急性坏死性聚集：前4周含有液体和坏死性物质聚集。④局限性坏死：第4周后，液体和坏死物质局部聚集。

（二）影像表现

1. CT

（1）间质水肿性胰腺炎：①胰腺局灶性或弥漫性肿大。②胰腺水肿实质均匀强化，密度常轻度降低。③±周围脂肪炎症。④急性胰周积液：均质积液，无包膜。⑤胰腺假性囊肿：发病4周后出现包膜清晰的液体密度囊肿。

（2）坏死性胰腺炎：①胰腺或胰周肠系膜内密度中度至明显强化减低的区域。②局限性坏死：发病4周后，先前坏死区域局部积液。

（3）CP：胰腺萎缩±钙化，胰管扩张。

2. MRI

（1）T_1、T_2 FS、T_1 C+ FS：一般与增强CT表现一致。

（2）MRCP：①AP：发现先天性异常（胰腺分裂、胰胆管畸形）。②CP：发现胰腺炎的后遗症（胰管扩张或狭窄）。

3. 超声

（1）AP：增大的低回声胰腺。检查胆结石、胆道扩张。

（2）CP：胰腺萎缩，钙化回声和胰管扩张。

4. 影像检查推荐 最佳成像工具如下：

（1）急性：增强CT或MRI + MRCP。

（2）已知的胰腺炎或积液复查：超声。

（三）病理

一般特征、病因如下。

1. AP 胰腺腺泡细胞损伤和胰蛋白酶原对胰蛋白酶过早激活所致。病因包括：①解剖。胰腺分裂、胰胆管畸形、胆总管囊肿、环状胰腺。②胆道梗阻。胆结石。③全身性疾病。败血症、休克、溶血性尿毒症综合征、系统性红斑狼疮。④药物。L-天冬酰胺酶、丙戊酸、硫唑嘌呤、巯嘌呤、美沙拉嗪。⑤创伤。机动车事故、车把伤、非意外创伤。⑥特发性。⑦代谢紊乱。囊性纤维化、高脂血症、甲状旁腺功能亢进。⑧基因/遗传。⑨自身免疫性。

2. CP 胰腺损伤后以纤维化为主的持续免疫激活。①囊性纤维化：CP最常见的病因。②遗传性胰腺炎：常染色体显性遗传病，与反复发作的胰腺炎有关。③解剖原因：胰腺分裂、环状胰腺、胆总管囊肿。

（四）临床问题

1. 临床表现

（1）最常见的体征/症状：①上腹部疼痛。②淀粉酶和脂肪酶水平升高，>正常水平3倍。

（2）其他症状/体征：①呕吐、厌食和恶心。②患者出现不适、烦躁和安静。③心动过速、发热、低血压、腹部症状。

2. 自然病程及预后

（1）假性囊肿是AP最常见的并发症。

（2）AP的死亡率：2%～10%。儿童死亡率低于成人。

（3）约50%的遗传性胰腺炎患者发展成CP。

（4）CP患者的疼痛可能是短暂的，并不严重。终末期疾病→内分泌和外分泌功能障碍。

3. 治疗 目前的治疗主要包括液体复苏、疼痛管理、早期肠内营养，±积液引流。

参考文献

1. Zhao K et al: Acute pancreatitis: revised Atlanta classification and the role of cross-sectional imaging. AJR Am J Roentgenol. 205(1):W32-41, 2015
2. Meyer A et al: Contrasts and comparisons between childhood and adult onset acute pancreatitis. Pancreatology. 13(4):429-35, 2013
3. Srinath AI et al: Pediatric pancreatitis. Pediatr Rev. 34(2):79-90, 2013

四十四、肠系膜淋巴结炎

（一）专业术语

肠系膜淋巴结自限性良性炎症，排除性诊断。

（二）影像表现

1. 最佳诊断线索 ≥3个淋巴结增大集积在一起，每个≥5mm（短轴）。

2. 超声

（1）增大的淋巴结通常保留正常的淋巴结结构，有脂肪门和放射状血管。

（2）淋巴结受压时疼痛。

（3）± 脂肪硬结，没有脓肿或蜂窝织炎。

（4）阑尾正常（直径＜6mm，可压缩）。

3. 增强 CT

（1）轻度增大的淋巴结，最常见于右侧腰大肌前方。

（2）1/3 以下的患者回肠或结肠壁增厚：＜5岁更常见。

（3）阑尾正常，周围无炎症。

（三）鉴别诊断

阑尾炎、网膜梗死、克罗恩病、Burkitt 淋巴瘤。

（四）病理

1. 大多数可能继发于病毒或细菌感染（经典小肠结肠炎耶尔森菌）。

2. 最近的 URI 高达 25%。

（五）临床问题

1. ＜15 岁最常见。

2. 类似阑尾炎：类似的临床表现。

（1）最常见的阑尾炎替代诊断。

（2）弥漫性或右下腹部疼痛。

（3）± 恶心、呕吐、腹泻、白细胞增多。

3. 原发性肠系膜淋巴结炎非手术治疗：症状通常在 2 周后消失。

图 5-65 A.10 岁患儿，腹痛、发热，右下腹横向超声显示了 3 个淋巴结（蓝箭）集积在一起，每个短轴＞5mm，并有压痛。此外，还显示其他增大的淋巴结。阑尾没有显示出来。B. 同一患儿冠状位增强 CT 显示一簇淋巴结（蓝箭），每个大小＞5mm。阑尾正常（未显示）。该患者被诊断为肠系膜淋巴结炎，非手术治疗

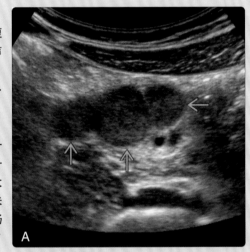

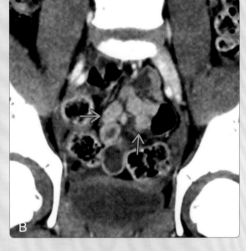

图 5-66 A.10 岁腹痛患儿，冠状位增强 CT 显示右腹部见许多轻度增大的淋巴结（蓝箭）。阑尾正常（未显示）。这些表现符合排除其他病变情况下肠系膜淋巴结炎的诊断。B.2 岁腹痛患儿，纵切位超声示右腹部轻度增大淋巴结（蓝箭）。未发现其他病变。该患者的症状通过非手术治疗得到缓解，是典型的肠系膜淋巴结炎

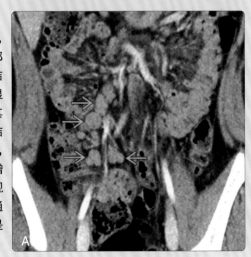

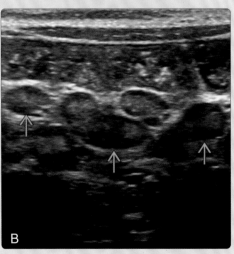

四十五、网膜梗死

（一）专业术语

由血管闭塞引起急性腹痛的良性自限性疾病→节段性网膜梗死。

（二）影像表现

1. 一般特征

（1）网膜脂肪内边界清楚的三角形/楔形或椭圆形密度/回声增高病灶。

（2）右上腹部正中深达前壁。

（3）± 前腹膜增厚。

（4）± 腹腔内积液和（或）胸腔积液。

（5）邻近无炎性病因（如阑尾炎）。

2. 超声　病灶内无彩色多普勒血流，直接触诊疼痛。

3. CT　局灶性脂肪模糊 ± 其内纤维带或血栓形成的血管表现为高密度的条状影。

（1）± 周边强化。

（2）± 旋转或血管蒂扭转征。

4. 建议

超声：尽管其诊断灵敏度低于增强 CT，但是是可接受的一线方式。手术诊断的敏感性增高（如阑尾炎）。

（三）鉴别诊断

肠脂垂炎、阑尾炎、低血流血管畸形、肠系膜挫伤、含脂肪肿块。

（四）病理

1. 病因：血管解剖变异、高凝状态、扭转、易发生血管充血的全身状态。

2. 大多数患者肥胖。

（五）临床特征

1. 腹痛和压痛（通常为右侧）、恶心、呕吐、发热、CRP 和白细胞水平升高。

2. 通常非手术治疗（镇痛和抗生素）即可。

3. 如果是顽固性疼痛、症状恶化或影像学模棱两可，偶尔可进行手术切除。

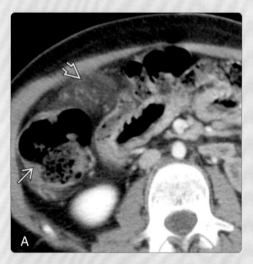
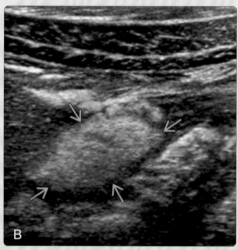

图 5-67　A.11 岁右侧腹痛患儿，轴位增强 CT 显示了局灶性感染性病灶（空心白箭），位于升结肠（白箭）前方，贴近腹壁，这是典型的网膜梗死。B.7 岁腹痛患儿，横切位超声检查示右侧前腹壁深处边界清楚的卵圆形高回声病灶（蓝箭）。未见到正常的阑尾。手术证实为网膜梗死

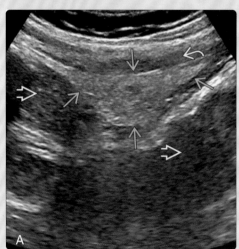
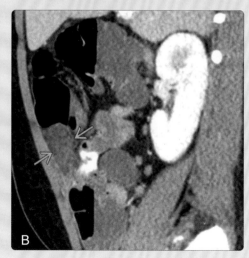

图 5-68　A.9 岁右腹痛/发热患儿，纵切位超声显示了在升结肠（空心白箭）和腹壁（白弯箭）之间的网膜中高回声病灶（蓝箭），符合网膜梗死。B. 同一患儿右侧矢状位增强 CT，示相对应的网膜高密度病灶（蓝箭），位于前腹壁深处，符合网膜梗死

四十六、肝脏外伤

（一）影像表现

1. 钝性腹部创伤检查的金标准 增强 CT。腹部超声对肝损伤的敏感性仅为 51%。

2. 肝实质撕裂伤 不规则、线性、分支状液体密度。

3. 血肿 腹膜内、腹膜后、包膜下或实质内。

（1）如果是新鲜未凝固的血液，则为液体密度。

（2）高密度代表血凝块，提示损伤部位。

（3）当出血积聚在盆腔内，血细胞比容 ±。

由于血细胞分层，导致积液密度增高。

4. 活动性出血或外渗 血管附近不规则、非解剖性高密度病灶，在延迟期逐渐增高。

（1）有动脉损伤表现为与主动脉一致的等密度。

（2）± 延迟性出血和非手术治疗失败的风险增加。

5. 广泛性门静脉周围水肿 由于严重的水肿而频繁出现肝内淋巴管积液扩张。

6. 并发症 胆管损伤伴胆漏、假性动脉瘤、动静脉瘘、迟发性出血、脓肿。

（二）病理

1. 钝性与穿透性创伤 90% ∶ 10%。

（1）机动车伤害最常见：69%。

（2）跌倒及娱乐设施导致的伤害事故：30%。

（3）非意外伤害：1%。

2. 伴随脾损伤 45%。

（三）临床问题

1. 临床表现：RUQ 疼痛、肌紧张、反跳痛、低血压、腰背部瘀斑（安全带征）。

2. 美国创伤外科学会评定分级管理无法预测手术必要性或预后。

3. 血流动力学稳定的患者进行非手术治疗，成功率达 90%。

图 5-69 A.11 岁车把外伤患者，持续性上腹部疼痛，上腹部轴位增强CT表现为 >3cm 深度的锯齿状低密度撕裂伤（蓝箭），符合Ⅲ级损伤。撕裂伤延伸到肝右叶和肝左叶。还可见小的包膜下血肿（空心蓝箭）。B.12 岁男孩肝活检后 1 天，轴位增强CT 显示混合密度的肝脏包膜下血肿（蓝箭）> 50%表面积，符合Ⅲ级损伤。血肿中较高的密度代表血块

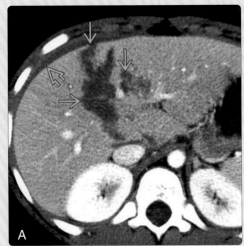
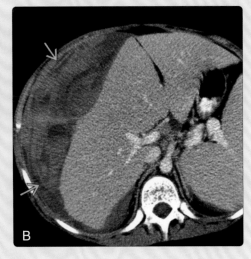

图 5-70 A. 轴位增强CT示肝左叶一较大的楔形低密度区域（蓝箭），该患者符合外伤性血流中断或梗死。B. 创伤后儿童的正位肝胆显像显示放射性示踪剂在胆囊（蓝弯箭）下方积聚（蓝箭）。放射性示踪剂也在左侧腹腔聚集（黑箭），符合胆汁外漏

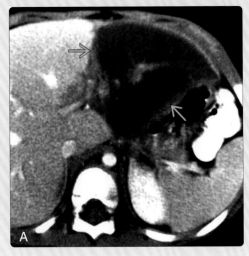
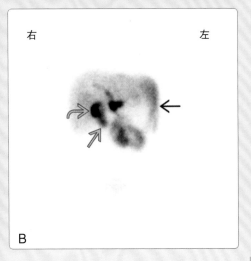

右　　　　左

四十七、脾脏外伤

（一）影像表现

1. 增强 CT　钝性腹部外伤的金标准（准确度 98%，灵敏度 95%）。快速超声检查：敏感度 37%~85%。

2. 脾撕裂伤　不规则、线性、分支状液体密度。

3. 血肿　腹膜内、腹膜后、包膜下和（或）实质内。如果是新鲜未凝固的血液，则为液体密度，较高的密度提示血凝块，可能与邻近损伤部位有关（哨兵血块）。

4. 主动脉外渗　不规则、非解剖性高密度病灶（与邻近动脉一致的等密度），在延迟期逐渐增高。

（二）病理

1. 典型的病因：机动车或自行车事故、跌倒、运动、虐待儿童造成的钝器创伤。

2. 先前存在的脾大（EB 病毒感染，血液系统疾病）容易发生损伤。

3. 相关损伤：左下肋骨骨折，其他脏器损伤。

（三）临床问题

1. 表现：LUQ 疼痛和压痛、低血压。

（1）Kehr 征：疼痛向左肩放射刺激膈神经。

（2）临床表现不明显（10%~20%）。

2. 治疗：单纯性脾脏钝性伤病情稳定患者采用非手术治疗：成功率 > 95%。美国创伤外科学会评定分级管理不能预测儿科的预后。伤情等级有助于制订治疗方案。

3. 并发症：假性囊肿、假性动脉瘤、动静脉瘘、延迟性破裂（外伤 48 小时后出血）、静脉血栓形成、脓肿。常规增强 CT 随访不会改变无症状患者的预后或治疗。

4. 功能性无脾需要接种疫苗（肺炎球菌、b 型流感嗜血杆菌、脑膜炎球菌、流感）+ 预防性抗生素（如果 < 5 岁）。

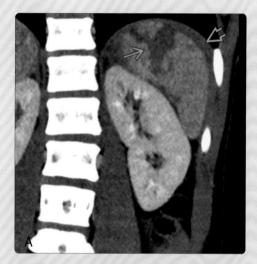
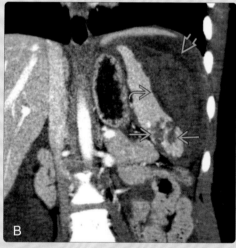
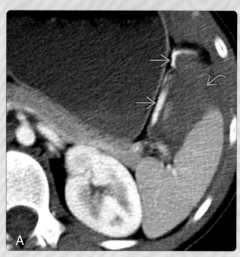
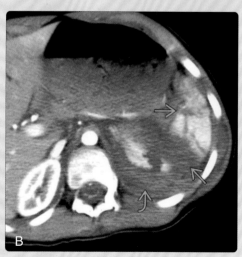

图 5-71　A.14 岁男孩滑雪时受伤，冠状位增强 CT 显示为Ⅲ级脾脏损伤。深度 > 3cm 的分支样线性低密度（蓝箭），延伸至脾脏包膜，符合脾撕裂。还可见小的脾周围血肿（空心蓝箭）。B. 打篮球时受伤的患者，冠状位增强 CT 显示了Ⅲ级脾脏损伤，撕裂深度 > 3cm(蓝箭)。大于脾表面积 50% 的包膜下血肿（空心蓝箭），脾边缘呈扇贝状（蓝弯箭）

图 5-72　A. 跌倒后腹痛患者，有血友病病史，轴位增强 CT 显示了一不规则的、非解剖性的对比剂积聚（蓝箭），内侧脾周血肿（蓝弯箭），符合脾活动性出血。B. 轴位增强 CT 显示脾破裂（蓝箭），伴脾周围血肿（蓝弯箭）

四十八、十二指肠外伤

（一）影像表现

1. 增强 CT 是急性外伤的最佳成像工具。口服对比剂对十二指肠外伤的敏感性无明显提高→影像表现及治疗延迟。

2. 损伤通常分为血肿和撕裂伤。

（1）血肿：腔内、壁内和（或）十二指肠旁无强化的低密度积液。

（2）十二指肠撕裂/穿孔。肠壁中断，腔内内容物外渗，腹膜后游离气体：特异但不敏感。十二指肠壁增厚和低密度液体＋腹膜后模糊：敏感但不特异。

3. 相关外伤：胰腺占 42％，肝脏占 29％，脾脏占 17％。

4. 如果出现持续的临床症状，考虑每 7 天进行一次超声或 UGI 随访。

（二）病理

1. 钝性创伤＞70％，穿透性创伤 20％。

（1）机动车碰撞、跌倒、车把撞伤、殴打。

（2）考虑年轻患者的非意外性外伤（尤其是＜2 岁，发病延迟）。

2. 还考虑出血性疾病、抗凝、过敏性紫癜、近期内镜手术。

（三）临床问题

1. 常见症状：腹痛、恶心、呕吐。

2. 总体发病率为 48％，死亡率为 19％，死亡最常见的原因是相关的创伤性脑损伤。

3. 治疗

（1）壁内/腔内血肿：初始非手术治疗（肠内休息、全肠外营养、鼻胃减压）；难治性病例的引流。

（2）穿孔：首选手术修补和引流，如病情严重则采用其他更为复杂的手术方式。

4. 长期并发症很少发生狭窄。

图 5-73 A. 手术修复十二指肠和空肠穿孔。轴位增强 CT 显示增强的十二指肠壁（蓝箭）局灶性破裂（白箭），伴有相邻的血肿（空心白箭）。这是创伤性十二指肠穿孔特异性但少见的表现。B.17 岁男孩被踢伤后腹痛、呕吐和白细胞增多，轴位增强 CT 显示腹膜后气体（白箭），位于十二指肠第 2 和第 3 段后面（D2 和 D3）（蓝箭）和右肾后部（空心白箭）。可见到周围的积液（白弯箭）。手术中发现十二指肠撕裂伤

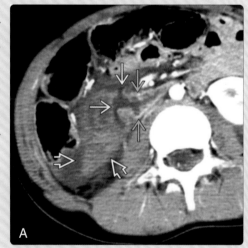
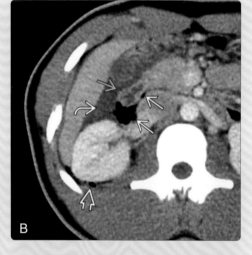

图 5-74 A.9 月龄男孩，非意外性外伤，胸部侧位片示腹腔内游离气体（空心白箭）。还可见愈合后的肋骨骨折（白箭）。B. 同一患儿轴位增强 CT，示腹腔内（白箭）和腹膜后（空心白箭）气体以及腹腔内（白弯箭）和腹膜后（黑箭）积液。还可见黏膜强化（空心黑箭）和小肠壁增厚（黑弯箭）。患儿接受了十二指肠和空肠穿孔修补手术

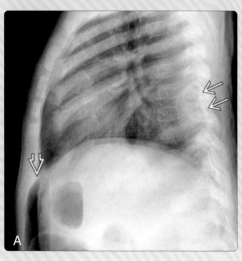
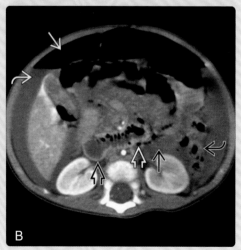

四十九、肠道外伤

（一）影像表现

1. 最佳方式：增强 CT。

2. 最佳线索（但不常见）：肠壁不连续 + 腔外肠内容物 + 腹腔内游离气体。

3. 非特异性征象：肠壁增厚、肠壁异常增强、肠系膜积液 / 模糊。

4. "哨兵血块"征：肠道周围的局限性肠系膜血肿（＞ 70 HU）。

5. 在急性钝性创伤中，口服对比剂不能显著提高敏感性，可能导致不当的延迟性诊断和治疗。

（二）鉴别诊断

1. 低灌注综合征（肠休克）。

2. 过敏性紫癜。

（三）病理

1. 钝性创伤　占 77％，最常见的是机动车创伤、非意外伤害和自行车创伤。相关损伤：脑（22％）、

肝（16％）、脾（11％）、胰腺（10％）、脊柱（包括机会性骨折）（9％）、肾（6％）。

2. 穿透性创伤　23％。直肠受累→考虑性侵犯。

（四）临床问题

1. 症状和体征

（1）腹痛、腹膜征、心动过速、白细胞计数升高。

（2）11％的肠道损伤患者伴安全带征：相对危险度为 9.4。

（3）6.5％的患者 24 小时后出现症状。

（4）可并发败血症、腹膜炎、脓肿、狭窄 / 梗阻。

2. 总死亡率 5％，通常与相关外伤有关。

3. 治疗

（1）穿孔：手术治疗。

（2）挫伤 / 血肿：通常非手术治疗。病情恶化是手术的主要指征。

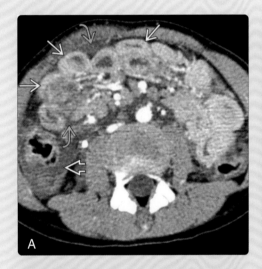
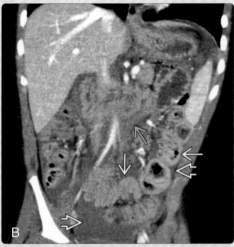

图 5-75　A.7 岁患儿的轴位增强 CT，示弥漫性小肠壁增厚（白箭），肠系膜血肿（蓝弯箭），右侧结肠旁沟高密度积液（空心白箭）。在术中发现小肠血供阻断和远端回肠穿孔。B.2 岁龄非意外创伤受害者，冠状位增强 CT 显示肠管增厚，肠壁局部强化（白箭）和降低（蓝箭），以及大量积液（空心白箭）。手术中发现空肠血管阻断

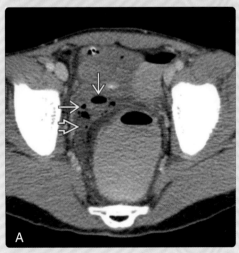
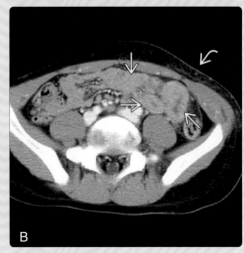

图 5-76　A.11 岁男孩，直肠被金属桩刺穿，轴位增强 CT 显示直肠周围组织中见气体（白箭），脂肪间隙模糊（空心白箭）。在手术中证实了腹膜外直肠穿孔。B.12 岁车祸伤者，轴位增强 CT 示左腹部见小肠壁增厚（白箭）。邻近皮下脂肪水肿、皮肤增厚（白弯箭），典型的安全带征。术中发现了空肠穿孔

五十、胰腺外伤

（一）影像表现

1. 选择方式：增强 CT。

注：前 12 小时内假阴性率为 20%～40%。

2. 典型影像表现

（1）挫伤 / 炎症：相对于正常胰腺实质，局部或弥漫性强化减低和增大。

（2）撕裂伤：胰腺实质内线样液体密度影。

1）通常是短轴，最常见于胰头颈部或体尾部交界处。

2）深度＞ 50% 提示胰管断裂。

（3）血肿：胰腺内 / 周围的不规则或圆形积液，凝血时密度增高。

（4）不同程度的液体在胰腺周围、筋膜内及邻近的腔隙集聚。

3. MRCP 或 ERCP 评估主胰管损伤。

（二）病理

1. 机制：钝挫伤，93%；穿透性损伤，7%。

2. 17% 的非意外性创伤患者发生胰腺损伤。

（三）临床问题

1. 经典三联征：上腹部疼痛与阳性体征不成比例，血清淀粉酶增高（最初可能正常），白细胞增多。

2. 孤立性损伤少见（＜ 30%），每个患者平均同时存在 3～4 处损伤。

3. 美国创伤外科学会评定分级管理

（1）Ⅰ、Ⅱ级：通常非手术治疗（全肠外营养 ± 奥曲肽输注，经皮 / 内镜积液引流，内镜下胰管支架置入术）。胰管损伤可能导致非手术治疗失败。

（2）Ⅲ～Ⅴ级：在治疗策略上没有共识。

1）非手术：43% 失败，假性囊肿、ERCP 失败和 ERCP 术后胰腺炎的风险增高。

2）手术（外科引流，部分 / 远端胰腺切除术）：恢复时间较短，瘘管形成和渗漏的发生率增高。

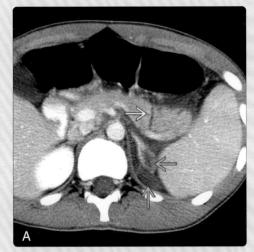 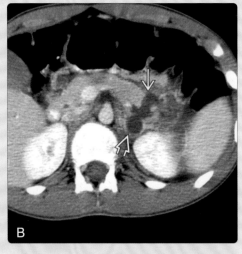

图 5-77 A.14 岁儿童，腹部肘击伤，轴位增强 CT 显示胰腺体尾交接部见线状液体密度裂伤（白箭），还可见到左侧肾上腺血肿（蓝箭）。B. 同一患儿，6 天后，轴位增强 CT 显示胰尾部积液（白箭），延伸到肾旁前间隙（空心白箭）。患者非手术治疗，伤后 1 个月的超声随访显示情况好转

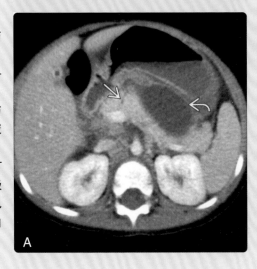 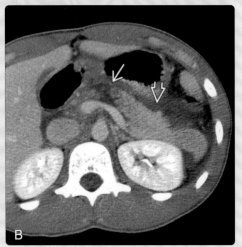

图 5-78 A.2 岁非意外伤患者，血清淀粉酶升高，轴位增强 CT 显示胰腺颈 - 体交界处的裂伤（白箭）。裂伤的深度＞ 50%，损伤胰管。胰腺实质前大量积液（白弯箭）。B.15 岁男孩，被足球所伤，轴位增强 CT 显示胰腺颈部和体部Ⅲ级撕裂伤（白箭）。胰周可见境界不清的液体（空心白箭）

五十一、假膜性结肠炎

（一）专业术语

艰难梭菌及其毒素 A 和 B 导致的结肠炎症→上皮坏死和假膜。

（二）影像表现

1. 典型表现　肠壁明显增厚的全结肠炎。

2. 摄片

（1）"拇指印"征 ± 结肠或小肠肠梗阻。

（2）结肠肠气少，管腔狭窄。

3. 增强 CT

（1）"手风琴"征：由于口服对比剂在水肿结肠袋之间交错引起的结肠密度增高和减低的交替带。管腔在横断面上呈星状。

（2）"靶征"：环状强化的黏膜和低密度黏膜下层 / 肌肉水肿。

（3）结肠周围轻微模糊，± 腹水。

4. 超声

（1）"手风琴"征：低回声增厚肠壁之间见肠内容物，± 腹水。

（2）假膜：线性高回声。

（三）病理

1. 内镜下可见炎症性结肠分离或汇合的隆起的黄白色斑假膜。

2. 婴儿常见难艰梭菌无症状感染。

（四）临床问题

1. 最常见的症状：水样或血性腹泻、脱水、腹痛、白细胞增多、发热。

2. 主要治疗方法：包括停用刺激性抗生素，加用甲硝唑或万古霉素。

3. 如果及早治疗，有望完全康复。尽管有适当的治疗，但复发率为 20%。

4. 3% 进展为中毒性巨结肠，死亡率 38%～80%。病情严重则手术治疗，包括中毒性巨结肠或穿孔，或进展迅速或难治性疾病。

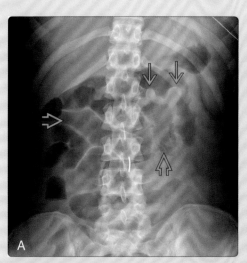
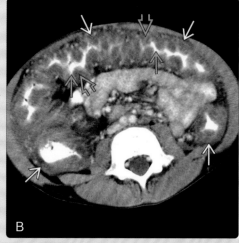

图 5-79　A.15 岁患者，确诊假膜性结肠炎（pseudomembranous colitis，PMC），仰卧位腹部摄片，示由于结肠袋增厚而沿结肠出现"拇指印"征（蓝箭）。可见小肠梗阻（空心蓝箭）。B.10 岁患儿，发热、腹痛和腹泻，轴位增强 CT 显示 PMC 的表现，全结肠壁明显增厚（白箭）。增厚的结肠袋之间的水样密度（空心蓝箭）和高密度对比剂（蓝箭）相互交错形成的交替带表现为"手风琴"征

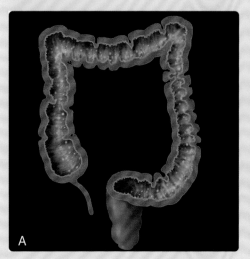
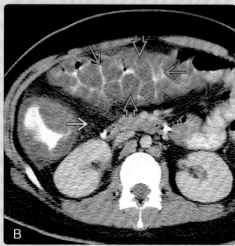

图 5-80　A.PMC 示意图，示全结肠炎肠壁明显增厚，多发隆起的黄白色斑（假膜）。B. 轴位增强 CT 示明显的全结肠炎，肠内对比剂（蓝箭）聚积在增厚的结肠袋皱襞（空心蓝箭）之间（"手风琴"征）。可见到结肠周围脂肪渗出（白箭），典型的 PMC 表现

五十二、克罗恩病

（一）专业术语

慢性、复发性、节段性、肉芽肿性炎性肠病，病因不明。

（二）影像表现

1. 小肠造影　节段性/孤立性肠道狭窄，黏膜不规则。

2. 超声　肠壁增厚且肠壁特征消失，肠壁周围脂肪回声增高，± 肠壁和周围充血。

3. CT/ MR 肠造影检查

（1）肠道表现：黏膜强化和肠壁增厚（最敏感的表现），狭窄上游效应（扩张和小肠内粪便征），溃疡/瘘管/窦道。

（2）肠系膜表现：直肠血管充血、脂肪条纹征、纤维脂肪增生、蜂窝织炎/脓肿。

（3）肛周病变：从肛门/皮肤延伸的瘘管/脓肿。

（三）病理

跳跃性、透壁性炎症发生在口腔到肛门的任何肠段，回结肠最常见。

（四）临床问题

1. 年发病率：（3～15）/10万。

2. 25%的患者在出生后 20 年内被确诊。

3. 儿童：疼痛、腹泻和体重减轻（85%为特征性表现）。

4. 并发症

（1）狭窄/穿透：裂隙、窦道、瘘管和脓肿、梗阻（20%）、穿孔（1%～2%）。

（2）肠外表现高达 30%：胆石症、硬化性胆管炎、关节炎、尿石症。

5. 治疗：禁食、类固醇、硫唑嘌呤、美沙拉嗪、甲硝唑、生物制剂（英夫利昔单抗）；病变肠段切除、狭窄成形术和原发性瘘管切开术。

6. 术后复发：30%～53%，只有 10%～20% 无症状。

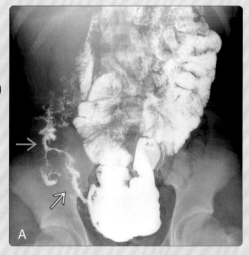
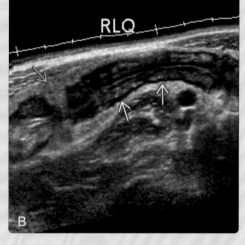

图 5-81　A.克罗恩病患者，小肠造影，示孤立的、狭窄和不规则的末端回肠（白箭）和盲肠（蓝箭）。可以推断，分离的肠道是由肠壁增厚和"脂肪爬行"引起的。B. 右下腹的纵向超声显示肠壁增厚（白箭），周围见肠系膜脂肪（蓝箭）。超声可能是鉴别克罗恩病和阑尾炎的首选方式

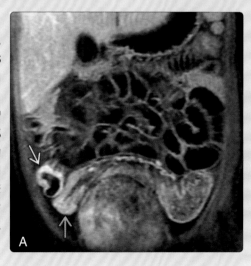
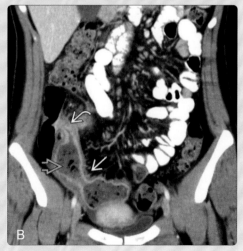

图 5-82　A.青少年克罗恩病患者，冠状位 T₁增强 FS 序列 MRI 小肠造影，示回肠（蓝箭）和盲肠（白箭）的黏膜明显强化和肠壁增厚。B.克罗恩病患者，腹部冠状位增强 CT 显示异常的末端回肠（白箭），黏膜明显强化，轻度肠壁分层和囊腔形成。末端回肠末端狭窄（白弯箭），近端扩张和小肠粪便（空心蓝箭）

五十三、溃疡性结肠炎

（一）专业术语

慢性、特发性、弥漫性炎性疾病，主要累及结肠直肠黏膜和黏膜下层。

1. 从直肠逆向延伸。

2. 无跳跃性病变或透壁受累。

（二）影像表现

CT / MRI 肠道造影表现。

1. 连续的结肠炎症，从直肠向近端延伸一段距离。

2. 黏膜强化及肠壁增厚。

3. 增厚、水肿的结肠袋（"拇指印"征）。

4. 肠腔狭窄。

5. 在病变晚期，结肠扩张或狭窄伴结肠袋消失。

（三）鉴别诊断

克罗恩病、假膜性结肠炎、感染性结肠炎。

（四）临床问题

1. 大多数患者在 40 ～ 50 岁确诊，学龄前儿童比克罗恩病更常见。

2. 年发病率：（5 ～ 10）/ 10 万。

3. 最常见的症状：血性腹泻。

（1）贫血、生长迟缓、肛周症状。

（2）肠外：关节痛、原发性硬化性胆管炎、葡萄膜炎。

1）发生在 16% ～ 30% 的患者中。

2）结肠切除的可能性高。

4. 并发症

（1）中毒性巨结肠：5% ～ 10%。

（2）狭窄：10%。

（3）结直肠癌风险：增加 30 倍。

5. 治疗：柳氮磺吡啶、类固醇、硫唑嘌呤、甲氨蝶呤、LTB4 抑制药、全结肠切除术。

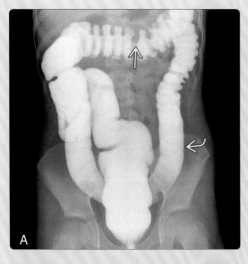

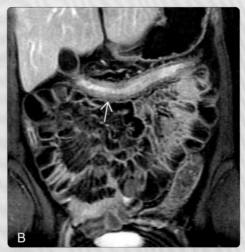

图 5-83　A. 青少年患者，溃疡性结肠炎（ulcerative colitis，UC），对比剂灌肠仰卧位摄片，示横结肠的结肠袋增厚征象（白箭）（"拇指印"征），降结肠结肠袋消失（白弯箭）。B. 青少年 UC 患者，冠状位 T₁ 增强 FS 序列 MRI 肠道造影，示横结肠肠壁弥漫性增厚（白箭）和黏膜强化。横结肠肠腔变窄，结肠袋消失

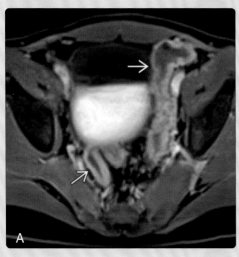

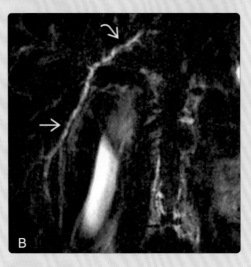

图 5-84　A. 青少年 UC 患者，MRI 盆腔轴位 T₁ 增强 FS 序列，示乙状结肠肠壁弥漫性增厚和强化（白箭）。B. 青少年 UC 患者，冠状位 MRCP 显示弥漫性不规则的右肝管（白箭）和左肝管（白弯箭）。原发性硬化性胆管炎（PSC）的典型表现。UC 和 PSC 患者通常有更广泛的结肠病变

五十四、食管狭窄

（一）专业术语

由各种病变引起的食管获得性狭窄，也要考虑先天性狭窄。

（二）影像表现

1. 食管局灶性或弥漫性狭窄，伴有近端扩张和蠕动改变。

2. 受累及的特定节段、狭窄的长度和程度取决于初始食管损伤的病因和严重程度。

3. 不同的狭窄原因具有不同的影像学特征。

4. 食管造影表现

（1）食管闭锁修复：上中 1/3 交界处的局限性狭窄。

（2）消化性狭窄：食管远端狭窄。

（3）嗜酸性食管炎：最常表现为正常。

（4）腐蚀性狭窄：最常见于食管近端和中段。

可发生多重狭窄。

（5）大疱性表皮松解症：狭窄最常见于颈部食管。

（6）感染性食管炎：可进展为狭窄。

（7）先天性狭窄

1）膜状蹼：上段或中段 1/3。

2）纤维肌性增厚：中段或远段 1/3。

3）气管支气管软骨残余 / 前肠畸形：远端 1/3。

（三）临床问题

1. 婴儿表现为喂养困难，食物堵塞的大龄儿童伴流口水、呕吐、疼痛，食物噎堵感。± 气道症状（如喘息、反复咳嗽）。

2. 系统性疾病（如硬皮病、皮肌炎、大疱性表皮松解症）多个脏器受累。

3. 球囊扩张适用于多种情况，难治性病例行狭窄切除或食管置换。

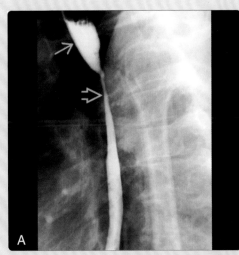
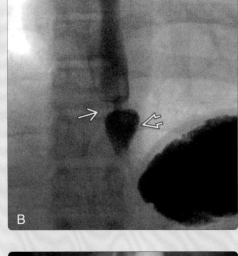

图 5-85 A.青少年患者，大疱性表皮松解致一小段食管狭窄，食管造影侧位片显示近端食管扩张（蓝箭）及管腔逐渐变细（空心蓝箭）。B.青少年患者，上消化道造影正位片示小的食管裂孔疝（空心白箭），胃食管（GE）交界处环形狭窄（白箭）。GE 交界处的环被称为 Schatzki 或 B 环，是固定的狭窄区域

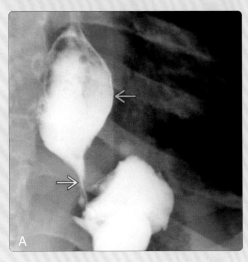
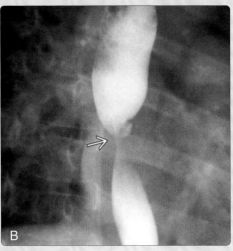

图 5-86 A.食管造影斜位片示扩张的远端食管（蓝箭），Nissen 胃底折叠术手术部位狭窄（白箭）。狭窄严重，需要球囊扩张。B.嗜酸性食管炎青少年患者，上消化道造影的斜位片示远端食管的狭窄（白箭）

五十五、胃肠结石

（一）专业术语

特异的摄入物质积聚在胃肠道中，形成难以消化的和潜在阻塞性肿块。毛石（头发），乳酸粪石（牛奶和黏液），植物粪石（难消化的食物，通常发生在成人中）。

（二）影像表现

1. 摄片　圆形／卵圆形／管状肿块，间隙有斑驳的空气，导致受累的管腔扩张 ± 梗阻。仅凭摄片很难诊断。

2. 上消化道造影　腔内见充盈缺损，可能见黏膜损伤。禁食后进行比较理想，动态观察可以评估腔内肿块的活动性。

3. 超声　弧状表面回声和后方阴影。对多发胃肠结石和胃石的灵敏度低。

4. 增强 CT　同心结构＋空气／肿块对比。评估整个腹部的敏感性高达 97%。

（三）鉴别诊断

1. 摄入的食物。

2. 肿瘤。

（四）临床问题

1. 临床表现　可触及的腹部肿块、腹痛、呕吐、腹胀、吞咽困难、肠梗阻。

2. Lamerton 征　上腹部可移动、可触到、可压缩的肿块。

3. 毛石　患有拔毛癖／食毛癖的儿童。

治疗：开腹取石＋转诊治疗。

4. 乳酸粪石　早产儿脱水、腹泻、呼吸窘迫、体重减轻／发育不良、喂养不耐受。

治疗：NPO、静脉输液、低热量摄入 ± 洗胃和生理盐水溶解，必要时手术。

5. 并发症　梗阻、黏膜糜烂／溃疡、胃肠道出血、穿孔。

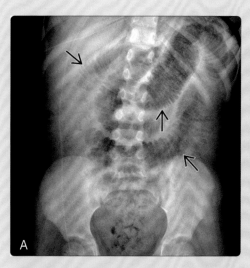

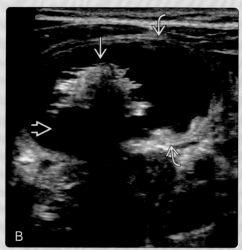

图 5-87　A.7 岁女孩，疼痛、呕吐和脱发，正面仰卧位腹部摄片示多个扩张的小肠圈（黑箭），为小肠梗阻。可见到扩张肠管内斑驳的透亮影。B. 同一患儿，纵切位灰阶超声，示堵在回肠末端的肿块，周围的肠道扩张并充满液体（白弯箭）。肿块表面宽，呈弧形（白箭），后方伴密集声影（空心白箭）。手术切除了毛发粪石

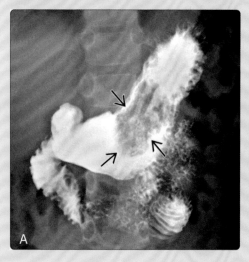

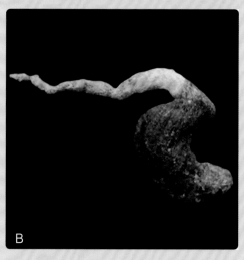

图 5-88　A.6 岁女孩，患有拔毛癖，主诉疼痛和呕吐，上消化道造影的正位片，示一个可移动的卵圆形充盈缺损（黑箭），腔内见空气及钡剂，符合毛发粪石。B. 青少年患者术中照片，示一个较大的毛团完全充满了胃并通过十二指肠延伸到近端空肠

五十六、胃肠道重复囊肿

（一）专业术语

胃肠道重复囊肿有 3 个典型特征。

1. 发育良好的平滑肌外膜。

2. 上皮内衬部分胃肠道成分。

3. 与胃肠道相连（±）。罕见：孤立性囊肿不相连。

（二）影像表现

1. 壁清楚的囊性（80%～90%）与管状（10%～20%）病变。可以发生在胃肠道的任何地方，最常见的是空肠/回肠（53%）和食管（18%）。

2. 与邻近胃肠道相邻（但不一定相通）。

3. 超声是显示关键特征的最佳方式，特异度最高但敏感度最低。

（1）肠道特征：3 层壁结构，特异度低于 5 层壁。

（2）"Y"征：囊壁与邻近肠壁的固有肌层相连，二者交界处形成 Y 形低回声结构。

（3）囊壁病理性蠕动（当可见时）。

（三）鉴别诊断

肠系膜淋巴管畸形，卵巢囊肿，胆总管囊肿，脐尿管囊肿，Meckel 憩室。

（四）临床问题

1. 先天性病变：最常出现在 2 岁以下。

（1）疼痛、肿块、直肠出血；可能是产前超声偶然发现的。

（2）回肠重复最常见的表现是小肠梗阻或肠套叠。

（3）并发症包括溃疡、穿孔、出血、肠扭转、肠套叠。

2. 完整的手术切除较理想。

3. 总体预后良好。

图 5-89　A. 轴位图示小肠断面之间的肠道重复囊肿（空心白箭）。注意，肠壁肌层与重复囊肿的肌层是连续的，当肌层分裂时形成了一个"Y"型（白弯箭）。B. 横切位超声示右下腹重复囊肿，其具有特征性肠道特征（白弯箭）（即内部黏膜层回声，肌层低回声和外部浆膜层回声）

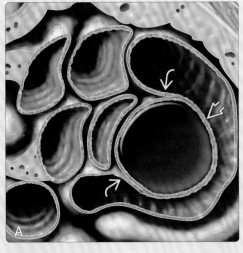
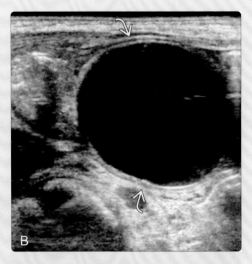

图 5-90　A.5 月龄婴儿，左上腹部可触及一个肿块，前后位摄片示在相应区域可见气体移位（白弯箭），提示需要超声检查。B. 同一患儿，横切位全景超声示一个囊性肿块（白弯箭），内部见碎片，病变靠近脾脏和左肾（空心白箭）。囊壁显示交替的回声层（白箭），典型的肠道特征（但不是100%肠壁特异性）。手术证实为胃肠道重复囊肿

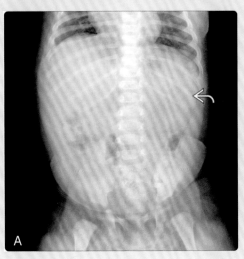
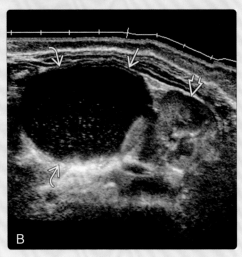

五十七、小肠肠套叠

（一）专业术语

近端小肠段（肠套叠套入部）缩入邻近的远端小肠段（肠套叠鞘部）。

（二）影像表现

1. 肠道内表现：肠壁多层交替和肠系膜脂肪。CT 和超声的横截面呈靶征改变。

2. 小肠肠套叠（small bowel intussusception，SBI）与回结肠套叠的区别

（1）直径较小（小肠平均 1.5cm，回结肠平均 2.6cm）。

（2）淋巴结内陷较少见。

（3）多见于脐周或左腹部。

3. 可能需要手术的超声表现。

（1）长度 > 3.5cm。

（2）小肠梗阻（SBO）和腹水的表现。

（3）病理性诱发因素（超声敏感性低）。

（三）病理

1. 病因（不常见） 淋巴细胞增生、Meckel 憩室、重复囊肿、粘连、息肉、壁内血肿、异物、肠管。

2. 相关疾病 过敏性紫癜、吸收不良综合征（腹腔）、囊性纤维化。

（四）临床问题

1. 多数为自限性并自发复位。

2. 在一项研究中 65% 无症状，较少见腹痛、腹胀、呕吐、便血。

3. 如果临床表现 / 诊断延迟，更容易发生并发症：SBO、缺血、坏死。

4. 如果患者无症状，影像学特征不支持→非手术治疗（通常治疗期间自发恢复）。

5. 如果患者有症状或有影像学特征→外科咨询＋增强 CT / 随访超声。

6. 术后 SBI 通常通过手术复位。

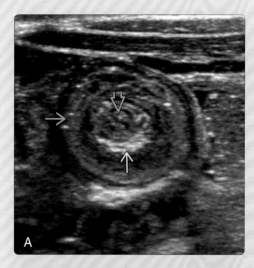
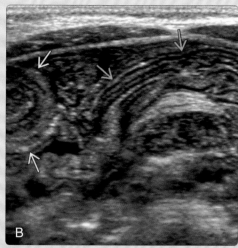

图 5-91　A.14 月龄患儿，疼痛和呕吐，脐周超声示肠管横切面呈"靶"征，符合肠套叠表现。在肠套叠鞘部（蓝箭）和套入部（空心蓝箭）之间见新月形的高回声肠系膜脂肪（白箭）。其位置和直径是小肠肠套叠（SBI）的典型特征。B. 同一患儿的超声显示纵向（蓝箭）和轴向（白箭）平面的 SBI，长度 > 3cm

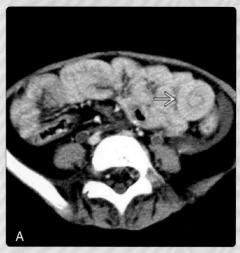
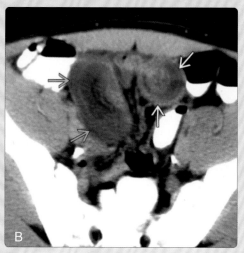

图 5-92　A. 胰腺炎患儿，轴位增强 CT 示左下腹近 SBI（白箭）。可见 SBI 和邻近肠管内高密度口服对比剂。大多数 SBI 患者无症状，长度短，无须干预即可恢复。B. 轴位增强 CT 显示了一个长（> 3.5 cm）的 SBI 的轴面（白箭）和纵切面（蓝箭）。在梗阻的肠段未看到口服的对比剂。手术中发现一个巨大的 Meckel 憩室

五十八、过敏性紫癜

（一）专业术语

免疫复合物介导的小血管炎通常累及皮肤、胃肠道、泌尿系统、关节。

（二）影像表现

1. 胃肠道特征（占 75%）

（1）长度不定的不连续节段的肠壁环形增厚。

1）摄片表现为"拇指印"征。

2）因壁内出血和（或）水肿所致。

（2）肠套叠，一般为回肠。

2. 泌尿系特征（占 60%）

（1）过敏性紫癜（HSP）肾炎：正常或双侧肾脏肿大。

（2）狭窄性输尿管炎：肾积水及尿路上皮增厚。

（3）阴囊壁增厚、水肿、充血。

3. 关节炎（占 82%）。

4. 神经系统特征（占 2%）：脑水肿，颅内出血，脑静脉血栓形成，后部可逆性脑病综合征。

5. 肺部特征（占 5%）：弥漫性肺泡出血（DAH）：肺泡浸润和磨玻璃影；胸腔积液，通常很多并且需要胸腔导管引流。

（三）临床问题

1. 最常见的原发性小儿血管炎占 49%。

2. 最终出现紫癜或瘀斑占 100%。

3. 高峰年龄：7 岁。

4. 通常为自限性，在 3～4 周恢复。

（1）多系统累及，以非手术治疗为主。

（2）1/3 以上的病例复发。

（3）HSP 肾炎：20% 发展为肾炎/肾病综合征。

（4）DAH：死亡率高达 28%。

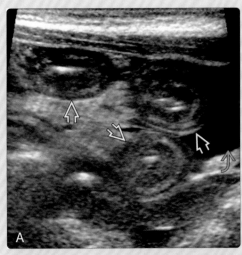
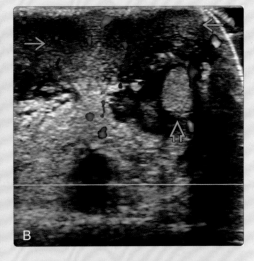

图 5-93　A.8 岁过敏性紫癜（HSP）患儿，右下腹横切位超声示多个小肠肠壁增厚（空心白箭）和少量积液（蓝弯箭）。B.6 岁患 HSP 患儿，阴囊横切位彩色多普勒显示阴囊壁明显增厚、水肿、充血（蓝箭）。另可见到正常的左侧睾丸（空心蓝箭）

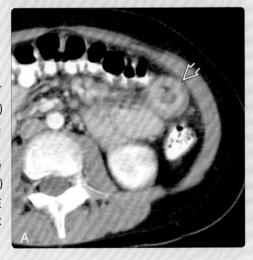
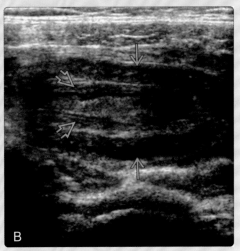

图 5-94　A.9 岁 HSP 患儿，呕吐和腹痛，轴位增强 CT 示小肠肠壁增厚（空心白箭）伴黏膜强化及周围轻度肠系膜炎症。B.4 岁 HSP 患儿，腹痛，纵切位超声示小肠肠套叠轮廓清晰的鞘部（蓝箭）及套入部（空心蓝箭）。该肠套叠长度 > 5cm，需手术复位

五十九、囊性纤维化，胃肠道

（一）专业术语

囊性纤维化（CF）：常染色体隐性多系统疾病，由上皮表面氯离子转运功能障碍引起。

（二）影像表现

1. 胰腺　是 CF 最常累及的腹部脏器。

（1）胰腺功能不全：存在于 > 70％ 最初诊断的 CF 患者。

（2）胰腺炎：可以是急性或慢性的。

2. 胃肠道

（1）胃食管反流病：患病率比一般人群高 6～8 倍。

（2）胎粪性肠梗阻：由坚韧的胎粪阻塞末端回肠引起的先天性肠梗阻。

（3）远端肠梗阻综合征：大龄儿童的类似于胎粪性肠梗阻。

（4）便秘：结肠内大量粪便积聚。

（5）肠套叠：比一般人群高 10 倍。

（6）阑尾：肿大但无炎症。实际上 CF 患者的阑尾炎发病率较低。

3. 肝胆系统　次于肺部并发症的最常见的 CF 死亡原因。

（1）肝纤维化/肝硬化：发生在 5％～15％ 的 CF 儿童/青少年。

（2）微胆囊：胆囊管闭锁/狭窄所致。

（三）病理

1. CF 是白种人中最常见的致死性遗传缺陷疾病。

2. > 1500 个遗传缺陷可导致 CF，ΔF508 最常见。

（四）临床问题

1. 现在大多数在新生儿筛查中发现的。

2. 患者可能要到童年晚期才会出现症状。

3. 中位生存期：41.1 年。

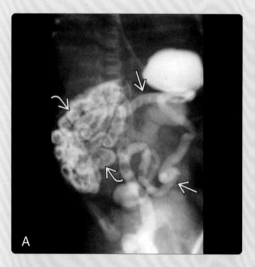
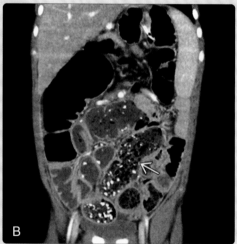

图 5-95　A. 新生儿对比剂灌肠显示典型的先天性远端肠梗阻所致的小结肠（白箭）。对比剂逆流到回肠末端，勾勒出坚韧胎粪形成的充盈缺损（白弯箭）。胎粪性肠梗阻几乎都是由于囊性纤维化所致。B.9 年后同一患儿冠状位增强 CT，示回肠内的粪便（白箭）。近端小肠扩张并充满液体（未显示）。远端肠梗阻综合征更常见于婴儿期有胎粪性肠梗阻史的 CF 患者

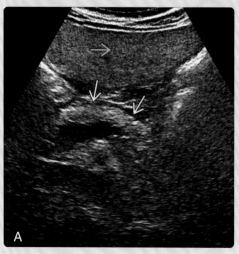
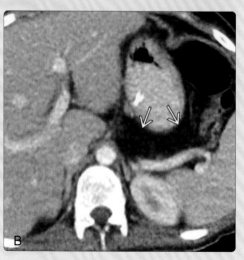

图 5-96　A. 腹部超声示胰腺（白箭）高回声且萎缩，这是 CF 患者脂肪替代的典型特征。正常肝脏汇管区结构消失（蓝箭），提示肝脏脂肪变性。B.CF 患儿轴位增强 CT，示胰腺脂肪替代（白箭）。CF 是胰腺脂肪瘤病最常见的病因。CF 患者也可能患急性或慢性胰腺炎，但胰腺外分泌功能正常的患者更常见急性胰腺炎

第六章　泌尿系统

一、儿科泌尿生殖道检查方法

泌尿生殖道成像方法

1. 摄片　平片很少用于评估小儿泌尿生殖道（genitourinary，GU），因为其对 GU 病理改变敏感性较低。可偶然发现相关的病理性钙化，包括尿路结石、畸胎瘤（可类似于牙齿）和慢性期肾上腺出血。超声常为上述情况的下一步检查方法。

2. 超声　在大多数儿科患者（除了那些肥胖或是由于潜在脊柱畸形导致的严重体格畸形），超声为肾脏、膀胱和生殖器官提供了极好的视图。因此，结合超声的即时性、无电离辐射、非侵入性的特点，一般将其作为疑似小儿 GU 疾病的初步检查方法。

超声在检出肾积水、肾囊肿或肿块方面具有优势。然而，超声对于大多数肾脏疾病的特征描述是相当有限的，除了描述回声增强、异常肾内血流或异常体积作为肾脏疾病的非特异性继发征象外，再难以提供其他诊断信息。肾结石常可在超声检查时发现，然而微小的非阻塞结石可能很难与血管或脂肪区分。

近端和远端输尿管可在扩张时显示。然而，大部分输尿管由于肠气干扰难以显示，这可能限制了中段输尿管结石的检出。技术精湛的医师，输尿管膀胱交界处（ureterovesical junction，UVJ）的结石即使没有引起梗阻，通常也可检出。超声也可显示尿液间歇性地从 UVJ 进入膀胱（输尿管喷尿）从而证实输尿管无梗阻。

儿科医师应该意识到超声用于检测尿路感染和（或）膀胱输尿管反流（vesicoureteral reflux，VUR）的局限性。核心问题是泌尿道超声表现正常并不能排除明显的 VUR。此外，有一些先天性异常易发生 VUR（如输尿管重复畸形），在没有尿道扩张的情况下很难显示。再则，与其他方法相比，超声检出肾瘢痕的敏感性低，这一点尤为重要，推动了一些临床试验进行进一步影像学评价的发展。在急性病例中，相较于增强 CT、MRI 及核素肾皮质显像，超声检出肾盂肾炎的敏感性低。但超声仍是儿童可

触及腹部肿块的首先检查方法。即使是大肿块也能定位起源器官，影像学特征（结合患者的年龄）常可预测肿瘤类型（虽然不是确切的组织学类型）。

超声甚至可以发现某些类型的局部侵犯（如血管受累），明确病灶的大小和浸润程度对于手术方案的制订至关重要，最好选用增强 CT 或 MRI 进行评估。

超声在膀胱充盈良好时显示最佳，可以评估排尿前后膀胱壁厚度、边界及膀胱体积。然而，膀胱出口梗阻病变（如后尿道瓣膜、小肿块、小结石）可能难以显示，除非特意关注该部位。

膀胱充盈良好，对于评估女性生殖器官也发挥着关键作用，提供了必要的声窗以观察子宫和卵巢。如果急诊患者膀胱充盈不佳，口服和（或）静脉补液不能迅速充盈膀胱，可通过导尿管输注液体。有性经历的青少年或进行常规盆腔检查时，经阴道超声探头可用于评估子宫和卵巢；这种技术通常用于检查卵巢扭转或异位妊娠，不需要充盈膀胱。

超声也可作为阴囊成像的首选检查。阴囊肿块（包括疝、鞘膜积液、精索静脉曲张、囊肿和肿瘤）和阴囊疼痛（由于睾丸扭转、附件扭转、附睾炎，或创伤所致）的评估基本上完全由超声完成。

多普勒超声是评估生殖器官局部疼痛的重要检查方法。特别是对于睾丸的评估，血流消失（或甚至不对称）是诊断睾丸扭转的关键。然而，多普勒超声在检测卵巢扭转时，其结果不太准确，可靠的诊断必须结合灰度超声检查结果（尤其是卵巢大小）和临床评估。

肾脏多普勒超声很少用于儿童，但是对于怀疑肾动脉狭窄所致肾性高血压时通常使用该项检查。这样的评估对于肥胖或不能保持静止的患者是相当有限的。即使在技术上有足够研究，多普勒对远段肾内动脉狭窄的检出也不敏感，最佳筛查工具（CT 或 MRI 血管造影，核医学，或者传统的动脉造影）仍存在争议。

在美国，随着最近 FDA 对超声对比剂的批准使用，超声对于 VUR、肾盂肾炎及外伤的评估具有更加广阔的应用前景。

3. 透视　排泄性膀胱尿道检查（voiding cystoure-

thrography，VCUG）长期以来一直是评估 VUR 的主要手段，但由于临床对泌尿生殖道进行"自上而下"的评估流程，现在已经很少使用。而核素膀胱造影对于 VUR 的检出仍更敏感，怀疑患者解剖异常时（基于先前的超声）建议做透视检查，其能更好地显示相关解剖。值得注意的是，这两项检查都需要膀胱插管，都有一定的电离辐射。一些医疗中心在做该检查时需要对患者进行镇静。

静脉肾盂造影（intravenous pyelogram，IVP）现在很少用于评估尿路疾病（由于其他检查方法常可提供优越的解剖和生理信息）。当怀疑患者尿道梗阻是因狭窄或已知的结石所致时。泌尿科医师偶尔会使用该检查。

特殊类型的创伤，尤其是骑跨伤和车撞伤导致的骨盆骨折，需要逆行尿道造影寻找尿道损伤。

4. CT　CT 平扫是检测尿路结石最敏感、最特异的方法，并可发现相关梗阻。增强 CT 通常不能排除结石，但可用于诊断其他疾病（如阑尾炎），特别是在超声无法进行检查时（可能发生于肥胖患者）。对于已知结石的患者，CT 不应常规应用（如新的梗阻），可选用超声评估，即使结石在超声上不能显示。

当怀疑肾脏损伤时，增强 CT 仍是首选，如果常规检查确诊肾脏损伤，放射科医师可能需要10 ～ 15 分钟尿道延迟图像，以寻找尿液外渗。外伤后如果骨盆骨折患者有血尿，在完成腹盆腔 CT 预扫描后，通过导尿管充盈膀胱进行专门的膀胱评估。

增强 CT 可用于进一步描述新发现的肾、肾上腺或卵巢肿块特征。视具体情况而定，由于其无电离辐射和软组织对比度高，在一些医疗中心，MRI 是首选

的检查方法。

5. MRI　当不清楚尿路异常时，MRI 很少用来评估尿路，在这种情况下泌尿科医师（通常在接受多种其他检查后）可预约 MRI 尿路造影。该检查不仅提供了整个尿路解剖结构的完美视图，而且提供了生理学信息，以前只有核医学可显示。"一站式"的泌尿生殖系统成像检查正被临床医师推广采用，虽然其最优利用仍在建立中。肾和肾上腺肿块特征在 MRI 上显示最佳，MRI 也可很好地描述淋巴结和局部蔓延情况（包括肿瘤破裂、脊柱、血管或邻近脏器侵犯）。骨转移也易被检出。

MRI 对于评估女性生殖系统异常非常有用，特别是子宫的先天性异常，超声可能难以完全辨别。它还可用于进一步描述超声检出的卵巢肿块特征。

6. 核医学　核医学研究在评估儿童尿路异常方面有多种用途。

大多数研究需要静脉注射放射学示踪剂，然后由专用仪器通过感兴趣解剖区进行追踪。肾皮质扫描（其中放射性示踪剂被肾脏吸收，但在成像期间不会排泄）对急性肾盂肾炎及慢性瘢痕高度敏感。肾图（成像期间放射性示踪剂被肾脏吸收和排泄）提供多种肾功能的评估。

利尿肾图是泌尿科医师对于 UPJ 或 UVJ 慢性梗阻进行诊疗计划的关键，因为这些检查追踪注射利尿药前后放射性示踪剂在集合系统、输尿管及膀胱通过情况。

核素膀胱造影对 VUR 的检测比透视更敏感，但缺乏解剖学上的细节。它们在某些 VUR 疑似病例可作为首选，但一旦证实没有潜在的解剖异常，则更多用于随访低级别的 VUR。

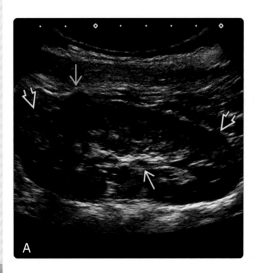

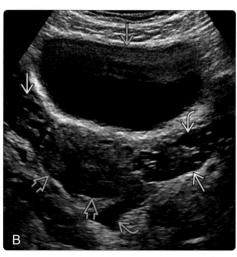

图 6-1　A. 4 岁患儿，俯卧位超声纵切面图，示正常的左肾（空心白箭），无集合系统扩张（白箭）。上方的肋骨（蓝箭）部分遮盖肾上极，形成后方声影。B. 16岁女性患者盆腔横断面超声图，示正常的子宫（空心蓝箭）和卵巢（白箭）。注意每侧卵巢内正常的小卵泡（白弯箭）及生理性积液（蓝弯箭）。膀胱充盈（蓝箭）是进行此类检查所必需的

图 6-2 A. 新生儿，超声纵切面图像显示肾脏皮髓质界线不清（白箭），为该年龄段正常的超声表现。注意轻度扩张的肾脏集合系统（空心蓝箭）。同时可见正常的肾上腺（蓝箭）（但在接下来几周内逐渐变得难以显示）。B.5 月龄婴儿 VCUG 正位图像显示左侧Ⅳ级（白箭）、右侧Ⅱ级（蓝箭）膀胱输尿管反流。注意膀胱部分显示（白弯箭）

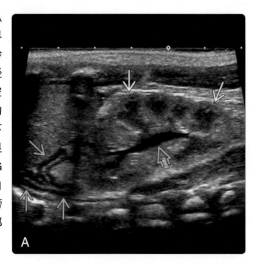 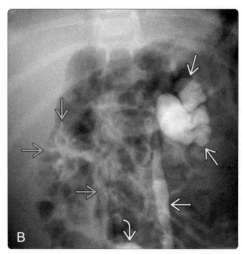

图 6-3 A.10 天龄新生儿，超声纵切面图，示右侧肾盏（蓝箭）肾盂（空心蓝箭）明显扩张。无输尿管积水，典型的肾盂输尿管连接部（UPJ）梗阻。B. 同一患儿，后位肾图显示右肾中央放射性稀疏区（蓝箭）。时间–活性曲线显示左肾正常摄取和排泄（空心蓝箭），右肾浓聚延迟（白箭），给予呋塞米利尿后无尿流，典型的 UPJ 梗阻表现

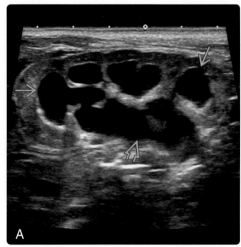 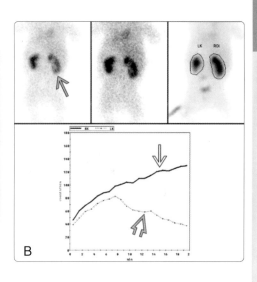

图 6-4 A.13 岁男童，右侧阴囊疼痛，彩色多普勒超声纵切面图示右侧睾丸血流正常，与左侧血流对称（未显示）。这些表现排除了睾丸扭转。B. 青少年，车祸伤，冠状位增强 CT 图像显示"贯通和穿过"Ⅳ级左肾撕裂伤（蓝箭）、较大的肾周血肿（空心蓝箭）。注意脾撕裂伤（白箭）

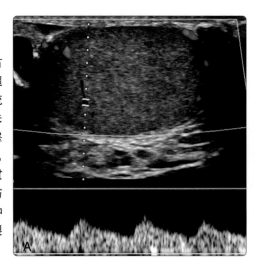 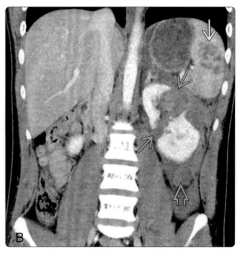

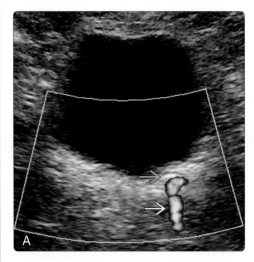

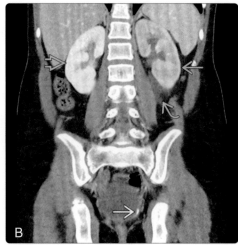

图 6-5　A.11 岁患儿，膀胱横断面彩色多普勒超声图，示左侧输尿管膀胱连接部（UVJ）点状回声（蓝箭）伴闪烁伪影（白箭），典型的 UVJ 结石。B. 另一 11 岁患儿，冠状位增强 CT 图示左侧 UVJ 结石（白箭）。左肾（蓝箭）强化延迟提示梗阻（相较于右侧，空心蓝箭）及左肾周积液（蓝弯箭）。注意行 CT 扫描检测尿道结石通常不需要增强

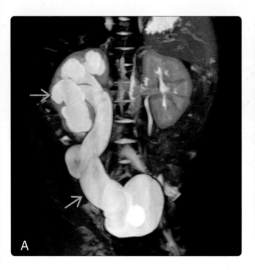

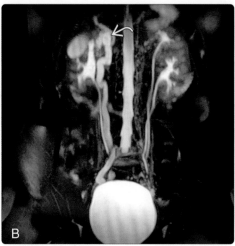

图 6-6　A.6 月龄患儿，既往右侧肾盂输尿管积水（蓝箭），冠状位 MRI 尿路造影延迟图像 MIP 确诊为原发性巨输尿管，伴远端 UVJ 梗阻（未显示）。B. 青少年患儿，腰部疼痛和"笑性尿失禁"，冠状位 MRI 尿路造影 MIP 显示双侧肾盂输尿管重复畸形，该"笑性尿失禁"可能与扩张右肾上极（白弯箭）输尿管异位开口于阴道（未显示）有关

参考文献

1. ACR Appropriateness Criteria: Hematuria—Child. https://acsearch.acr.org/docs/69440/Narrative/. Published 1999. Reviewed 2012. Accessed March 11, 2017

2. ACR Appropriateness Criteria: Urinary Tract Infection—Child. https://acsearch.acr.org/docs/69444/Narrative/. Published 2016. Accessed March 11, 2017

3. Morrison JC et al: Use of ultrasound in pediatric renal stone diagnosis and surgery. Curr Urol Rep. 18(3):22, 2017

4. Mattoo TK et al: Renal scarring in the randomized intervention for children with vesicoureteral reflux (RIVUR) trial. Clin J Am Soc Nephrol. 11(1):54-61, 2016

5. Ramanathan S et al: Multi-modality imaging review of congenital abnormalities of kidney and upper urinary tract. World J Radiol. 8(2):132-41, 2016

6. Van Batavia JP et al: Clinical effectiveness in the diagnosis and acute management of pediatric nephrolithiasis. Int J Surg. 36(Pt D):698-704, 2016

7. Bush NC et al: Renal damage detected by DMSA, despite normal renal ultrasound, in children with febrile UTI. J Pediatr Urol. 11(3):126.e1-7, 2015

8. Chevalier RL: Congenital urinary tract obstruction: the long view. Adv Chronic Kidney Dis. 22(4):312-9, 2015

9. Dickerson EC et al: Pediatric MR urography: indications, techniques, and approach to review. Radiographics. 35(4):1208-30, 2015

10. Malkan AD et al: An approach to renal masses in pediatrics. Pediatrics. 135(1):142-58, 2015

11. Mattoo TK et al: The RIVUR trial: a factual interpretation of our data. Pediatr Nephrol. 30(5):707-12, 2015

12. Narchi H et al: Renal tract abnormalities missed in a historical cohort of young children with UTI if the NICE and AAP imaging guidelines were applied. J Pediatr Urol. 11(5):252.e1-7, 2015

13. Stein R et al: Urinary tract infections in children: EAU/ESPU guidelines. Eur Urol. 67(3):546-58, 2015

14. Botta S et al: To V(CUG) or not to V(CUG) in infants with prenatal hydronephrosis? J Urol. 192(3):640-1, 2014

15. Downs SM: UTI and watchful waiting: the courage to do nothing. Pediatrics. 133(3):535-6, 2014

16. Ristola MT et al: NICE guidelines cannot be recommended for imaging studies in children younger than 3 years with urinary tract infection. Eur J Pediatr Surg. ePub, 2014

17. RIVUR Trial Investigators et al: Antimicrobial prophylaxis for children with vesicoureteral reflux. N Engl J Med. 370(25):2367-76, 2014

18. Suson KD et al: Evaluation of children with urinary tract infection–impact of the 2011 AAP guidelines on the diagnosis of vesicoureteral reflux using a historical series. J Pediatr Urol. 10(1):182-5, 2014

19. La Scola C et al: Different guidelines for imaging after first UTI in febrile infants: yield, cost, and radiation. Pediatrics. 131(3):e665-71, 2013

20. Renkema KY et al: Novel perspectives for investigating congenital anomalies of the kidney and urinary tract (CAKUT). Nephrol Dial Transplant. 26(12):3843-51, 2011

二、肾盂输尿管连接部梗阻（Ⅰ）

（一）影像表现

1. 肾盂肾盏明显扩张，在肾盂输尿管连接部（UPJ）突然中断，下游输尿管管径正常。

2. 扩张的肾盏大小和分布相对均匀；所有肾盏集中连接至不成比例扩张的肾盂。

3. 肾实质变薄但完整。

4. 延迟肾图、分泌、集合系统排泄的严重程度（IVP、增强 CT、MRU 或核素肾扫描）取决于梗阻程度。

5. 对比剂进入扩张的集合系统（在 VCUG 时通过排泄、逆行注射或膀胱输尿管反流）可能被稀释，与留存的尿液混合所致。

6. ± 增强 CT、MRU 或 US 显示梗阻点处的迷走血管。

7. 核素肾扫描确定肾功能和梗阻的初步评估及随访。

8. MRI 尿路造影可提供解剖学和生理学两者最佳评估。

（二）临床问题

1. UPJ 梗阻是儿童泌尿系梗阻最常见的原因。

2. UPJ 平滑肌排列异常，由输尿管近端、迷走血管或纤维瘢痕的异常神经支配所致。

3. 在产前或婴儿 / 儿童时期诊断尿路感染、间歇性腰痛或血尿。

4. 与对侧多囊性肾发育不良（multicystic dysplastic kidney，MCDK）相关：需要即时干预，因为 MCDK 没有功能而 UPJ 会有残留肾功能。

5. 治疗：肾盂成形术，输尿管造口术（狭窄段切除或迷走血管改道），或输尿管内球囊成形术 / 支架置入术。

（1）手术成功后，肾盂输尿管扩张持续存在。

（2）核素肾图上适当的肾生长和排泄有助于衡量手术成功率。

6. 预后：极好，如果没有长期高位梗阻而致肾功能受损。

图 6-7　A.冠状位 CECT 图像显示右肾明显积水（空心白箭）。相邻图片中（未显示）肾盂扩张，但无输尿管扩张，符合肾盂输尿管连接部（UPJ）梗阻。B.膀胱镜检查及逆行输尿管造影示右肾集合系统扩张及 UPJ（白箭）管径突然改变。术中影像排除了输尿管息肉或结石，决定了最佳手术方式

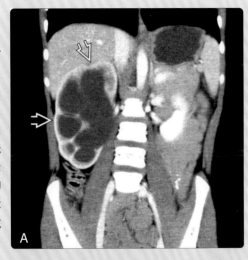
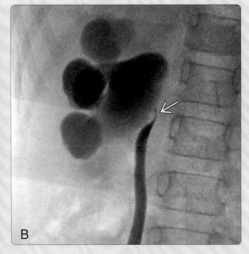

图 6-8　A.婴儿产前肾盂积水，肾脏（蓝箭）超声纵切面图像显示扩张的肾盏（白箭）、扩大的肾盂（空心白箭），随后被诊断为 UPJ 梗阻。低回声肾锥体（白弯箭）为婴儿正常表现。B.^{99m}Tc MAG3 利尿肾显像后位显示右肾盂扩张（空心黑箭），摄取极少。右肾时间活动曲线显示进行性计数增加（黑箭），无流出，这是典型的 UPJ 梗阻

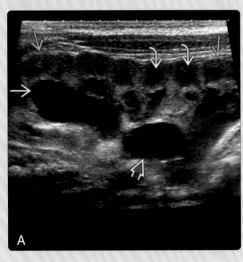
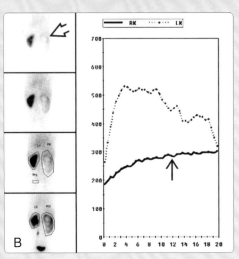

三、肾盂输尿管连接部梗阻（Ⅱ）

（一）专业术语

定义：在肾盂输尿管连接部（UPJ）尿流量受阻程度多变。

（二）影像表现

1. 一般特征　最佳诊断线索如下：

（1）肾盂肾盏明显扩张，在肾盂输尿管连接部突然中断，输尿管管径正常。

（2）延迟强化、分泌和集合系统排泄严重程度取决于梗阻程度。

（3）常部分梗阻，可改善或进展。

2. 摄片　由于肾积水可显示占位效应。

3. 超声

（1）灰阶超声：①中至重度肾盂肾盏积水，无输尿管积水。②扩张的肾盏大小和分布相对均匀；所有肾盏集中连接至不成比例扩张的肾盂。③肾盂在 UPJ 突然变窄。④肾实质变薄但完整。

（2）彩色多普勒：①在梗阻部位寻找异常迷走血管。②输尿管喷射（膀胱内）有助于排除完全性梗阻。

4. 透视

（1）排泄性膀胱尿道造影：评估同侧或对侧膀胱输尿管反流（VUR）：占 UPJ 梗阻的 8.2%。

（2）术中逆行输尿管造影：①用于确认狭窄点和寻找输尿管息肉或结石。②显示扩张的肾盂突然过渡到正常的输尿管。③进入肾盂的对比剂与留存的尿液混合而被稀释。

5. CT　增强 CT：增大的肾脏延迟显影。

（1）显著的肾盂扩张＞肾盏扩张，以及正常或显示不清的输尿管。

（2）对比剂进入集合系统延迟。

（3）可能在 UPJ 发现迷走血管。

6. MRI

（1）与增强 CT 结果相似。

（2）MRI 尿路造影排泄曲线和微分函数可用于指导手术时机。

7. 核医学　放射性示踪剂的摄取、排泄和排出延迟。

8. 影像检查推荐

（1）最佳成像工具：①通常首选超声检查。②核素扫描用于梗阻分级及决定是否手术干预或经皮引流。③ MRI 尿路造影亦可用于解剖学的观察和生理学的评估。

（2）检查方案建议：每 6～12 个月进行一次连续成像检查（如患者无症状）以决定何时干预。

（三）鉴别诊断

1. 多囊性肾发育不良（MCDK）

（1）无明显正常肾实质。

（2）囊肿之间互不相通。

2. 输尿管纤维上皮息肉　占 UPJ 梗阻的 5%。

3. 其他引起肾积水的病因　VUR、肾结石、输尿管膀胱连接部梗阻、输尿管囊肿：均有一定程度的输尿管积水。

（四）病理

一般特征如下：

1. UPJ 梗阻理论上的病因

（1）异常的平滑肌增生。

（2）近端输尿管神经支配异常。

（3）UPJ 迷走血管或纤维性瘢痕。25% 的婴儿或 50% 的大童有迷走血管。

2. 相关异常　对侧 MCDK 占 UPJ 梗阻的 30%～40%。需要立即干预，因为 MCDK 没有功能而 UPJ 会有残留肾功能。

（五）临床问题

1. 临床表现　最常见的体征/症状如下：

（1）产前：常在胎儿超声或 MRI 检查时发现。

（2）婴幼儿：尿路感染、间歇性腹痛、胁腹痛、呕吐或血尿。

2. 自然病程与预后

（1）可自行改善或进展。

（2）长期高位梗阻未造成肾功能不全则预后良好。

（3）手术成功后，超声检查时肾积水持续数年。

（4）核素肾图上适当的肾生长和排泄有助于衡量手术成功率。

3. 治疗　肾盂成形术（开腹或腹腔镜手术）。狭窄段切除或迷走血管改道。

参考文献

1. Chua ME et al: Magnetic resonance urography in the pediatric population: a clinical perspective. Pediatr Radiol. 46(6):791-5, 2016

2. Weitz M et al: To screen or not to screen for vesicoureteral reflux in children with ureteropelvic junction obstruction: a systematic review. Eur J Pediatr. ePub, 2016

3. Parikh KR et al: Pediatric ureteropelvic junction obstruction: can magnetic resonance urography identify crossing vessels? Pediatr Radiol. 45(12):1788-95, 2015

四、膀胱输尿管反流（Ⅰ）

（一）专业术语

尿液从膀胱向一侧或双侧肾脏反流。

（二）影像表现

1.膀胱输尿管反流（VUR）国际反流研究委员会评分体系

Ⅰ：反流至输尿管，未达肾盂。

Ⅱ：反流至肾盂，但无杯口变钝。

Ⅲ：杯口轻度变钝。

Ⅳ：进行性肾盏和输尿管扩张。

Ⅴ：集合系统严重扩张和扭曲。

± 肾内反流修改为Ⅱ +。

2.需要显示上尿路及尿道解剖细节时首选膀胱尿道造影。

3.已知解剖结构时，首选核素膀胱造影（比如，肾盏超声正常）和（或）随访观察。

4.单独使用肾脏超声筛查有争议的病例：与DMSA比较，检测瘢痕的敏感性和特异性多变。

（三）临床问题

1.通常在发热性尿路感染的检查中发现。

2.普通人群感染占 2%。

（1）危险因素：家族史、性别（女＞男）、就诊时年龄、重复肾和其他排尿功能障碍。白种人儿童较非裔美国儿童更易感染。

（2）急性肾盂肾炎儿童发生率占 25%～40%，无症状 VUR 患儿的兄弟姐妹发生率占 5%～50%。

3.80% VUR 发生在青春期前。

4.VUR 反流级别高或时间长，导致更多的泌尿系感染，继发瘢痕肾→肾功能不全发病率升高、高血压和终末期肾病。

5.治疗方案

（1）预防性抗生素治疗（药物治疗）；减少发热性尿路感染复发，而不是瘢痕。

（2）输尿管再植术（手术治疗）。

（3）内镜下输尿管周围注射（微创内镜治疗）。

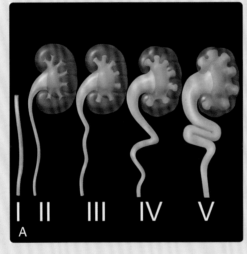
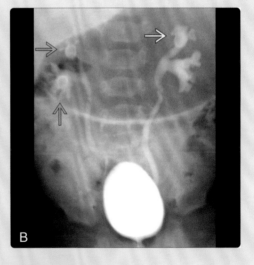

图 6-9 A.冠状位图示国际反流研究委员会评分系统。注意反流、扩张、肾盏变钝，输尿管扭曲的程度呈进行性，从左边的Ⅰ级到右边的Ⅴ级。B.婴儿 VCUG 图像显示双侧膀胱输尿管反流（VUR）。右侧肾盏锐利（蓝箭）（Ⅱ级）。左侧肾盏轻度变钝（白箭），输尿管轻度扩张扭曲，这是Ⅲ级 VUR

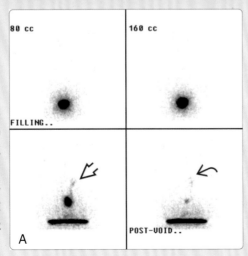
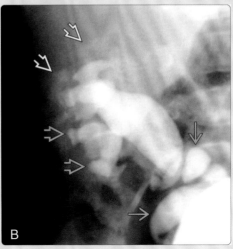

图 6-10 A.核素膀胱显像后位显示放射性示踪剂波及至右侧输尿管 & 到达肾内集合系统（空心黑箭），可能对应造影Ⅱ级 VUR。注意，反流只发生在排尿良好的排尿后图像(黑弯箭)。B.VCUG 正位显示高级别 VUR 反流至右肾，伴输尿管扩张扭曲（蓝箭），肾盏变钝（空心蓝箭），反流至肾小管（空心白箭），这些表现是Ⅴ级 VUR，伴肾内反流

五、膀胱输尿管反流（Ⅱ）

（一）专业术语

膀胱输尿管反流（VUR）：尿液从膀胱向一侧或双侧肾脏反流。

（二）影像表现

1. 超声 ①不同程度的肾脏集合系统和（或）输尿管扩张 ± 尿路上皮增厚。正常的超声表现并不能排除明显的 VUR。②寻找瘢痕的征象：全肾萎缩或局灶性肾皮质变薄，肾盏扩张。③超声造影对比剂注入膀胱行超声膀胱造影；需要插入导尿管。

2. 造影 排泄性膀胱尿道造影。① VCUG 首选用于显示上尿路及尿道解剖细节。②需要膀胱导尿管将对比剂注入。③对比剂在输尿管和（或）肾集合系统证实 VUR；可能是暂时的。④异位输尿管可能不可见，除非无意将导尿管插入。⑤尿道排泄后图像用于排除远端病变（可致压力增高）。

3. 核医学

（1）核素膀胱显像。①通过导尿管向膀胱注入放射性示踪剂。②膀胱充盈和排空后全程连续成像。瞬时的 VUR 检测率增加，核素膀胱显像对于 VUR 的敏感性高于透视。③已知解剖结构和（或）用于随访研究时，首选核素膀胱显像。考虑到无尿道异常的相关信息。

（2）肾皮质扫描（DMSA）。①静脉注射示踪剂后后位成像。②由于急性肾盂肾炎或慢性瘢痕导致的肾皮质灶性摄取。

4. 影像检查推荐 ①最佳成像工具存在争议。②历史性的"自下而上"检查 UTI 的方法：VCUG+肾脏超声；如果首次检查异常或发热性 UTI 则选用 DMSA。③目前"自上而下"检查 UTI 的方法：肾脏超声 ±DMSA；如果首次检查异常则选用 VCUG。④与 DMSA 比较，单独使用超声检查存在争议由于其对于瘢痕的检出敏感性（37%～100%）和特异性（65%～99%）多变。⑤因此，DMSA 被一些人认为是更好的检查瘢痕的手段，作为需要治疗的高级别 VUR（瘢痕存在于 50% Ⅳ～Ⅴ级 VUR，而＜10% Ⅰ～Ⅲ级）的替代。a. RIVUR 试验显示进展性瘢痕使用抗生素预防与安慰剂治疗无差异。b. 高龄患者、VUR 分级较高者及复发性发热性尿路感染患者瘢痕增加。

（三）病理

1. 病因：理论上认为输尿管插入膀胱的长度缩短或角度异常导致原发性 VUR。① VUR 也可继发于输尿管憩室、输尿管囊肿、膀胱出口梗阻、排尿功能障碍或神经源性膀胱。②危险因素：家族史、性别（女＞男）、就诊时年龄、重复肾和其他排尿功能障碍。

2. 无菌性反流可能与肾瘢痕相关。首次尿路感染后预防性抗生素治疗可减少发热性尿路感染复发，而不是瘢痕形成。

3. 相关畸形：重复肾、UPJ 梗阻或对侧多囊性肾发育不良。

（四）临床问题

1. 临床表现 通常在发热性尿路感染的检查中发现。

2. 流行病学

（1）VUR 最常见于 2 岁以下儿童。

（2）普通人群感染占 2%。①急性肾盂肾炎儿童发生率占 25%～40%。②无症状 VUR 患儿的兄弟姐妹发生率占 5%～50%。

3. 自然病史与预后 ① 80% VUR 发生在青春期前。② VUR 反流级别高或时间长，导致更多的尿路感染，继发肾瘢痕→肾功能不全发病率升高、高血压和终末期肾病。

4. 治疗 ①预防性抗生素治疗（药物治疗）：减少发热性 UTI 复发，而不是瘢痕。②输尿管再植术（手术治疗）。③内镜下输尿管周围注射（微创内镜治疗），利用惰性材料来改变异常／反流的输尿管膀胱连接部的形状。

参考文献

1. Mattoo TK et al: Renal scarring in the randomized intervention for children with vesicoureteral reflux (RIVUR) Trial. Clin J Am Soc Nephrol. 11(1):54-61, 2016

2. Bush NC et al: Renal damage detected by DMSA, despite normal renal ultrasound, in children with febrile UTI. J Pediatr Urol. 11(3):126.e1-7, 2015

3. Mattoo TK et al: The RIVUR trial: a factual interpretation of our data. Pediatr Nephrol. 30(5):707-12, 2015

4. Narchi H et al: Renal tract abnormalities missed in a historical cohort of young children with UTI if the NICE and AAP imaging guidelines were applied. J Pediatr Urol. 11(5):252.e1-7, 2015

5. Stein R et al: Urinary tract infections in children: EAU/ESPU guidelines. Eur Urol. 67(3):546-58, 2015

6. Botta S et al: To V(CUG) or not to V(CUG) in infants with prenatal hydronephrosis? J Urol. 192(3):640-1, 2014

7. Downs SM: UTI and watchful waiting: the courage to do nothing. Pediatrics. 133(3):535-6, 2014

8. Hoberman A et al: Antimicrobial prophylaxis for children with vesicoureteral reflux. N Engl J Med. 371(11):1072-3, 2014

9. Ristola MT et al: NICE guidelines cannot be recommended for imaging studies in children younger than 3 years with urinary tract infection. Eur J Pediatr Surg. 25(5):414-20, 2014

10. RIVUR Trial Investigators et al: Antimicrobial prophylaxis for children with vesicoureteral reflux. N Engl J Med. 370(25):2367-76, 2014

六、肾盂输尿管重复畸形

（一）专业术语

一侧肾脏中存在两套独立的集合系统；一侧肾两套输尿管可在膀胱以上汇合（部分重复）或分别汇入膀胱（完全）。

（二）影像表现

1. 重复肾往往比非重复肾体积大，即使在没有肾积水的情况下。

2. 完全性重复肾，来自肾上极的输尿管异位开口于膀胱下方和内侧，来自下极的输尿管开口正常（Weigert-Meyer 法则）。

（1）下极输尿管原位开口于膀胱三角区。

（2）上极输尿管异位开口，常伴有输尿管囊肿。

3.Weigert-Meyer 法则的推论。

（1）上极易梗阻。

（2）下极易发生膀胱输尿管反流（VUR）。输尿管及集合系统绝无扩张，除外 VUR。

4.“下垂百合花”征：在 IVP 或 VCUG 上，充满对比剂的下极集合系统被上极肾积水压迫表现出的典型表现。超声至关重要，以确定为肾上极梗阻而不是其他肿瘤性病变。

（三）临床问题

1. 发病率：一般人群占 12%～ 15%。

2. 常在产前或因其他原因行影像检查时偶然发现。

3. 有症状的重复畸形可能导致感染、梗阻、结石、瘢痕、血尿，腹部或侧腹部疼痛、排尿功能障碍、尿潴留。

4. 治疗取决于异常的程度和并发症。

5. 预后因重复类型和并发症严重程度而异。慢性梗阻或 VUR、感染和（或）瘢痕可能导致继发性高血压和肾功能不全。

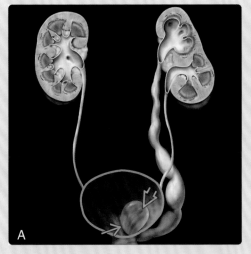
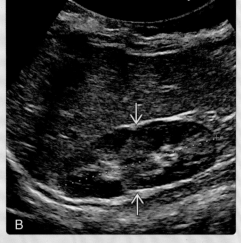

图 6-11　A. 冠状位图示正常的右肾和完全性重复左肾。引流肾上极的输尿管伴有异位的输尿管囊肿（蓝箭），异位开口于下极输尿管口（空心蓝箭）下方和内侧，引流肾下极输尿管垂直开口于膀胱三角区。B.1 岁儿童发热待查，超声纵切面图像显示右肾简单的重复畸形，伴有皮质带（白箭），斜穿过中央窦结构

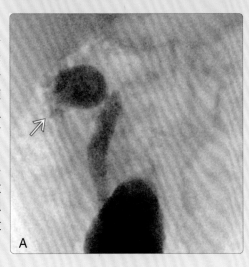
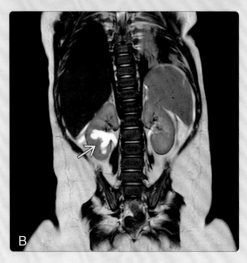

图 6-12　A. 右肾重复畸形患者，VCUG 正位图像显示 Ⅳ级膀胱输尿管反流进入肾下极（白箭）。上极容易梗阻，而下极容易反流。梗阻的上极变大，严重压迫肾下级并致扭曲，这种表现称为下垂百合花征。B.4 月龄婴儿冠状位 T_2MRI，示右肾重复畸形伴有下极轻度肾盂积水（白箭），左肾不伴有重复畸形

七、输尿管囊肿

（一）专业术语

1. 膀胱内黏膜下一侧或两侧输尿管末端的囊性扩张。

2. 根据输尿管开口部位分类

（1）正位（单纯）：开口位于膀胱三角区的正常解剖位置。

（2）异位：开口位于其他任何地方。

3. 根据回流肾脏类型分类：单个集合系统与重复双输尿管系统。重复系统其中一条输尿管必须是异位的。

4. Weigert-Meyer 法则：重复肾上极的输尿管开口于膀胱下方和内侧，肾下极的输尿管开口于膀胱三角区。

（二）影像表现

1. 膀胱圆形/卵圆形充盈缺损。超声、MRU 显示薄壁 ± 囊性病灶。术后壁增厚，塌陷。

2. ± 显示相关的远端输尿管扩张。

3. 在重复肾中，肾上极部分（与输尿管囊肿相关）常梗阻，肾下极部分常反流。不同程度的肾积水和 UP 部分发育不良。

（三）临床问题

1. 产前检查：典型肾积水。

2. 产后表现：发热性尿路感染最常见。

3. 异位型，膀胱外变化＞正位型；单纯型，膀胱内变化，比例为 3∶1。

4. 经典治疗：内镜下输尿管囊肿切开，尤其是在新生儿发生感染或梗阻时。

5. 预后：如果无梗阻和反流，则预后非常好；如果长期梗阻或高度膀胱输尿管反流造成肾功能受损，则预后多变。

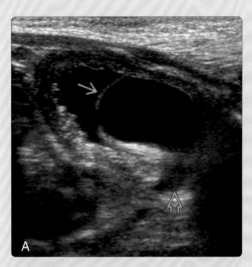

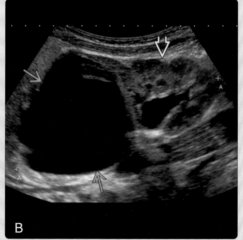

图 6-13　A.18 天龄新生儿，产前检出肾积水，膀胱超声纵切面图像显示大的薄壁囊肿（蓝箭），充填大部分膀胱，此为典型的输尿管囊肿，囊肿连接至扩张的左侧输尿管（空心蓝箭）。B. 同一患儿左侧重复肾的超声纵切面图像显示左肾上极（蓝箭）严重的肾盂肾盏扩张和实质变薄。左肾下极显示轻度肾盂肾盏扩张，肾实质（空心白箭）尚正常

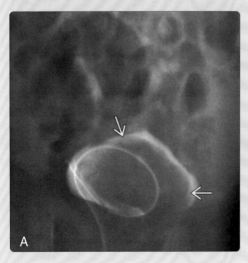

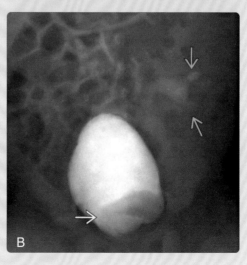

图 6-14　A. 同一患儿 VCUG 正位早期充盈图，示输尿管囊肿为一较大的卵圆形充盈缺损（白箭），通过膀胱内对比剂勾勒出来。B. 同一患儿排尿后 VCUG 图，示Ⅱ～Ⅲ级膀胱输尿管反流进入左肾下极集合系统（蓝箭）。左肾下极下垂百合花征强烈提示肾上极梗阻（超声证实）。在充盈的膀胱中可见肾上极输尿管囊肿（白箭）

八、先天性巨输尿管

（一）专业术语

1. 巨输尿管　输尿管扩张的通称。可因膀胱输尿管反流（VUR）、梗阻，两者兼有或两种皆无。

2. 原发性梗阻性巨输尿管　输尿管近膀胱段由于无蠕动而致功能障碍。

（二）影像表现

1. 不同程度的肾盂输尿管扩张积水，输尿管远端无扩张。

（1）输尿管末段无扩张。

（2）单侧最常见：67% 左右。

2. VUR：同侧 5%，对侧 < 10%。

3. ± 扩张输尿管内的碎屑、结石。

4. 长期梗阻可导致实质变薄和肾生长不良。

5. 最佳成像模式

（1）超声是筛查泌尿系异常（产前或产后）的最佳手段。

（2）诊断和治疗方面的考虑

1）透视 VCUG［用于评估 VUR 和（或）膀胱出口梗阻］。

2）核医学利尿肾图评估肾功能及延迟性输尿管排尿。

3）MRI 尿路造影可以评估解剖学和生理学。

（三）临床问题

1. 近 50% 在产前确诊，其余的可见于各年龄层。

2. 可能无症状，也可出现尿路感染、腹痛 / 胁腹痛、血尿 ± 结石、肾衰竭。

3. 70% 在 7 岁时自发消退

（1）初始输尿管直径 < 8.5mm：有可能消退。

（2）初始输尿管直径 > 15mm：可能持续存在。

4. 肾功能恶化或复发性尿路感染需外科手术。

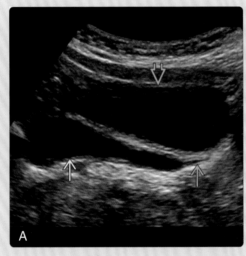

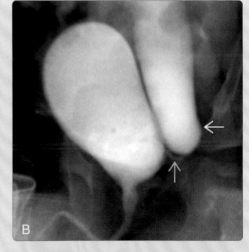

图 6-15　A. 男婴的左侧输尿管膀胱连接部超声纵切面图像显示左侧输尿管扩张（白箭），远端逐渐变细至正常内径的无蠕动的输尿管膀胱段（蓝箭），并显示尿路上皮增厚。膀胱（空心蓝箭）位于前部。B. 同一患儿，VCUG 斜位图像显示输尿管回流进入正常口径的输尿管膀胱段（蓝箭），移行为近端扩张的输尿管（白箭）

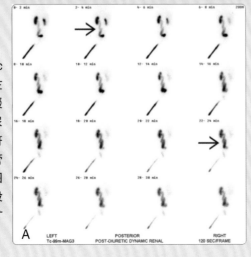

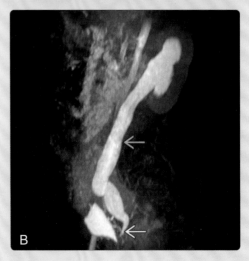

图 6-16　A. 同一患者 ^{99m}Tc MAG3 利尿后动态图，示左侧扩张输尿管（黑箭）的缓慢排尿。定量评价左侧输尿管排尿 $T_{1/2}$ > 20 分钟，符合梗阻。B. 原发性巨输尿管患者 MRI 尿路造影 MIP 图左侧输尿管（白箭）膀胱段的狭窄，近端肾盂输尿管扩张积水（蓝箭）

九、后尿道瓣膜

（一）专业术语

由于黏膜皱襞融合或突出（前列腺尿道正常的黏膜褶皱）所致的不同程度的慢性尿道梗阻。

（二）影像表现

1.VCUG

（1）后尿道扩张，在瓣膜水平尿道球部突然狭窄，实际瓣膜组织可能不显示。

（2）膀胱扩张，膀胱壁小梁形成，肌层肥大，憩室，± 脐尿管未闭。

（3）膀胱输尿管反流（50%～70%）。

2.超声

（1）双侧肾盂输尿管扩张积水。

（2）肾发育不良，皮髓质分界不清 ± 皮质囊肿，尿性囊肿，腹水。

（3）膀胱小梁增厚，壁不规则 ± 憩室。

（4）依靠 VCUG、膀胱镜检查或膀胱造影进行诊断。

（三）临床问题

1. 梗阻的严重程度和持续时间决定了患者临床表现和症状出现的年龄，包括：

（1）胎儿期：羊水过少、肾积水、无尿、尿性腹水、尿性囊肿、肺发育不良。

（2）婴儿期：尿路感染、脓毒症、尿潴留、尿线细、发育不良。

（3）儿童期：排尿模式异常、等待、分叉、尿线细、残余尿多、肾功能不全／肾衰竭。

2. 出生时导尿以缓解梗阻，随后进行急诊内镜下瓣膜消融；需要长期随访监测肾功能和膀胱顺应性。

（1）30%～40%最终会发展成终末期肾病。

（2）75%有长期膀胱功能障碍。

（3）长期存活者常有生育问题。

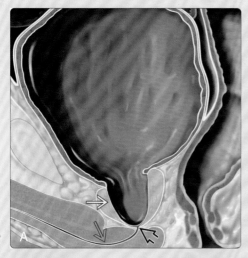
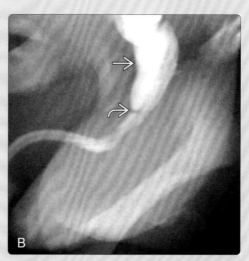

图 6-17 A.矢状位图示后尿道（白箭）扩大，向前列腺瓣膜组织（空心黑箭）延伸，在前尿道（蓝箭）变小。B.新生儿后尿道瓣膜 VCUG 侧斜位图，与图示相同的解剖结构。后尿道扩张（白箭），在瓣膜（白弯箭）远端尿道管径突然变细

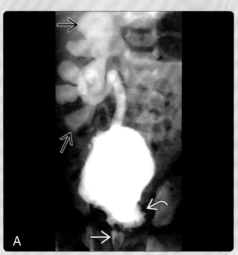
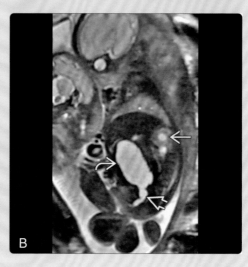

图 6-18 A.新生儿 VCUG 正位图像显示重度的右肾（黑箭）膀胱输尿管的反流（VUR），伴有膀胱壁不规则增厚（白弯箭），后尿道（白箭）扩张。后尿道瓣膜（PUV）病例，患侧重度膀胱输尿管反流是对健侧肾功能的保护。B.双胎妊娠 3 个月矢状位 SSFSET$_2$ MRI 显示其中一胎儿膀胱延长、轻度壁增厚（白弯箭），肾积水（白箭），后尿道扩张（空心白箭），典型的 PUV

十、脐尿管异常

（一）专业术语

膀胱顶与脐、胎儿尿囊柄残体之间所有或部分连接的持续存在。

（二）影像表现

1. 脐尿管未闭或脐尿管瘘：从膀胱到脐的开放通道，尿液可以通过脐漏出。

2. 脐尿管窦：尿道管的表浅部分开口于皮肤表面。

3. 脐尿管憩室：脐尿管的深部在膀胱前上壁形成憩室。

4. 脐尿管囊肿：脐尿管的中间部分，与膀胱和脐形成纤维连接。

5. 大小和形状取决于残余物的类型、位置和炎症的存在。

6. 超声很好地显示静态解剖。

7. VCUG 用于显示血流动力学和确认通畅性。

（三）临床问题

1. 脐尿管未闭表现为脐瘘、尿路感染和复发性脐周炎症。脐尿管残余未闭偶尔是由于膀胱出口梗阻（后尿道瓣膜、盆腔肿块等），当出口修复时脐尿管将闭合。

2. 脐尿管窦表现脐周压痛，脐部潮湿，或脐部肉芽肿不愈合。

3. 尿路憩室通常无症状或偶然发现；几乎不增大，排尿时无法排出，易感染或合并结石。

4. 脐尿管囊肿出现于儿童或青少年，伴耻骨上肿块、发热、疼痛和排尿刺激症状。

5. 一般预后良好。手术切除；无须进一步随访。既往行开腹手术，现行腹腔镜手术。

6. 如果不切除，成人有罹患恶性肿瘤的风险。脐尿管恶性肿瘤＜所有膀胱癌的 1％。

图 6-19　A. 矢状位图示脐尿管憩室（空心白箭），到脐的纤维连接（白箭）。当整个通道持续开放，称为脐尿管开放。脐尿管瘘和脐尿管囊肿是沿着这个范围的额外变异。B. 婴儿伴有脐部漏液，VCUG 侧位图像显示在膀胱顶和脐有一充满对比剂的管状连接（空心白箭），符合脐尿管开放

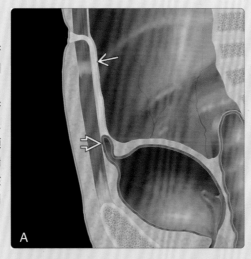
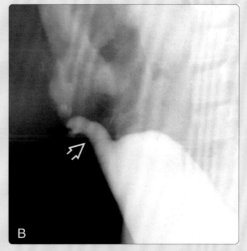

图 6-20　A. 青少年患者，轴位 CT 平扫显示脐基底部一低密度囊肿（白箭），伴有脐周组织增厚。B. 同一患者超声纵切面示脐周组织轻度充血（白箭）、不均质，内部为小的液性回声（白弯箭）。术后证实为一小的脐尿管囊肿。该表现还需考虑其他病变，包括进展期血肿、脓肿、皮样囊肿感染或其他病变

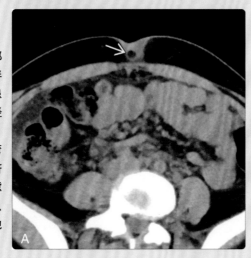
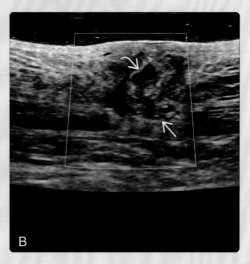

十一、肾异位和融合

（一）专业术语

正常肾组织位置异常：马蹄或盘形肾；交叉融合异位；盆腔、髂窝 / 骨盆（下垂 / 移动）和胸腔肾。

（二）影像表现

1. 可位于从骶前到胸内的任何地方；可能是双侧或单侧的；可跨越中线。

2. 超声通常足以观察异位和融合肾的位置及大体形态。由于多球型、少肾型及与对侧肾分界不清，难以获得准确的长度。

3. 其他手段用于解决特定的问题（如需要）：排泄、结石、血供、输尿管全程。

4. 输尿管汇入膀胱的位置提供了肾脏最初形成的位置线索（交叉融合异位肾下极输尿管汇入对侧膀胱三角）。

5. 结肠通常占据空余的肾窝。

（三）病理

1. 导致胎儿肾脏上升和旋转异常。

2. 位置异常的肾脏更容易受到创伤、医源性损伤、阻塞、感染和结石。

3. 马蹄肾峡部可能含有功能正常的肾组织或纤维化的非功能性组织。

4. 相关：膀胱输尿管反流（20% ～ 30%）、对侧肾发育不良（4%）、隐睾（5%）、尿道下裂（5%）。

5. 与生殖器异常相关的马蹄肾、VACTERL、Turner 和其他综合征。

6. 肾上腺异位与肾异位相关。

（四）临床问题

1. 马蹄肾最常见：新生儿 1/400。

2. 所有类型的异位症男孩比女孩更常见。

3. 主要关注：常规手术时避免医源性肾实质损伤及血供。

4. 治疗梗阻、反流、结石等并发症。

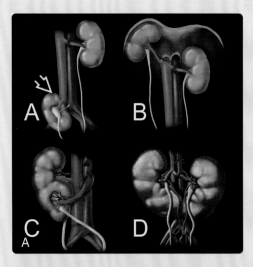

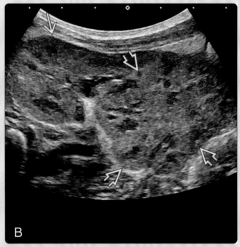

图 6-21　A. 异位肾及融合肾的变异（A）盆腔肾（空心白箭），（B）膈下 / 胸腔肾，（C）交叉融合异位肾，和（D）马蹄肾。B. 超声纵切面图，示左腹部交叉融合异位肾，伴有相对正常的肾上半部分（白箭）、旋转不良、球状的肾下半部分（空心白箭）。注意每个部分的长轴都是不同的，有助于与重复肾相鉴别。同样，在对侧肾窝未发现肾组织

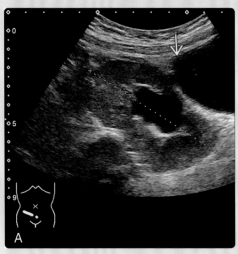

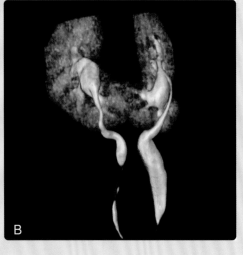

图 6-22　A. 超声纵切面图像显示盆腔肾（在光标之间），位于盆腔右下象限，与膀胱顶部（白箭）毗连。在行腹腔镜阑尾切除术时该肾易受损。B. 一个患有多发性硬化症的患者，增强 CT3D 重建图像显示马蹄肾，双肾下极融合，肾盂指向前方

十二、多囊性肾发育不良

（一）专业术语

1. 多囊性肾发育不良（multicystic dysplastic kidney，MCDK） 先天性非功能性肾被多发囊肿或发育不良组织取代。

2. MCDK 通常随时间改变 囊肿缩小及残留肾组织失去正常形态。

（二）影像表现

1. 肾形的多发囊性病灶占据肾窝。

（1）± 分叶状突出于轮廓（由于囊肿大小多变）。

（2）大小多变：新生儿期直径可达 15cm；多年后，可能只有 1～2cm。

2. 不同大小的囊肿不相通。最大的囊肿通常位于外周，而不在中央。

3. 边界不清的中等回声薄壁组织，无正常的皮质髓质结构。

4. 在重复肾中可表现为病灶与正常肾组织间隔分布。

5. 核素显像显示 MCDK 肾功能丧失。

（三）临床问题

1. MCDK 是新生儿期第二常见的腹部肿块（次于肾积水）。

2. ＞ 50% 在产前或婴儿期发现，表现为可触及的肿块。

3. 单侧 MCDK 发病，对侧肾脏正常：预后良好。

（1）绝大多数患者病灶逐渐消失且无症状。

（2）MCDK 发展为 Wilms 瘤的报道罕见。

4. 单侧 MCDK 发病伴有对侧肾脏异常（最高为40%，通常是肾盂输尿管连接处梗阻或膀胱输尿管反流）：可能发展为肾功能不全。

5. 双侧 MCDK：无法存活。

6. 非神经系统异常：心脏和肌肉骨骼系统最常见。

7. 相关综合征：Turner 综合征、唐氏综合征、22 号染色体缺失、Waardenburg 综合征，其他。

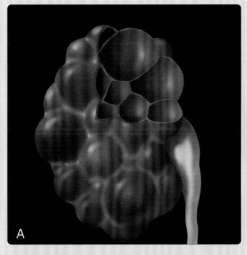
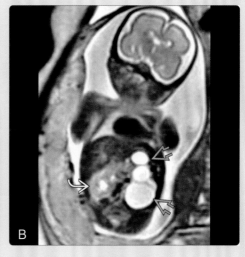

图 6-23 A. 右肾正位图像显示右肾由多个大小不一的囊腔构成，其内有少许发育不良的肾组织。在肾门水平输尿管可能或不能显示。B. 胎儿冠状位 SSFSET$_2$ 序列 MRI，示左侧肾窝（空心蓝箭）的多发囊性病灶，无正常肾组织，符合多囊性肾发育不良（MCDK）。右肾（白弯箭）、羊水体积正常

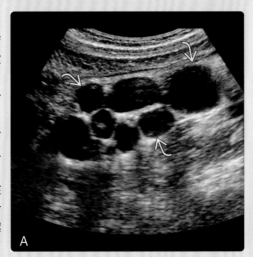

图 6-24 A. 同一患儿，产后左侧腹部超声图像显示左肾由多发大小不一囊肿（白弯箭）组成，仍可见正常肾脏形态，但无正常肾组织。B. 同一患儿 ^{99m}Tc MAG3 肾图，示右肾（黑箭）功能正常，而左肾（蓝箭）无功能，确诊为左肾 MCDK。早期核素显像上 MCDK 一过性活动仅反映肾组织灌注，后续图像显示肾无功能

十三、常染色体隐性遗传性多囊性肾病

（一）专业术语

常染色体隐性遗传性多囊肾病：单基因纤毛疾病伴有明显的双肾增大，由于远端小管和集合管扩张引起。

（二）影像表现

1. 摄片：双侧腹部包块突出于侧腹部轮廓，压迫肠管向中间聚集。子宫内产生尿液不足→羊水过少→肺发育不全。钟形胸 ± 气胸，纵隔气肿。

2. 超声：新生儿双肾增大，皮髓质界线不清。

（1）同龄平均肾脏大小 +2～6 个标准差。

（2）高分辨率线性换能器显示扩张、呈放射状排列的小管 ± 小囊肿（＜1cm）。

（3）微小、点状强回声灶（可能是钙沉积）随时间进展，与肾衰竭相关。

（4）肉眼可见的囊肿罕见。

3. MRI：肾脏增大，弥漫性 T_2 高信号。

4. 不同程度的肝病。

（三）临床问题

1. 围生期型：较严重的肾病合并肺发育不良，肝脏疾病少见。

（1）肾功能不全→肾脏替代治疗（透析或移植）。

（2）肺发育不良→呼吸窘迫，可能威胁生命。

（3）明显的肾脏增大→可能需要肾切除术。

2. 青少年型：肾病少，肝病多。

（1）门静脉高压和纤维化的发生率为 50%。

（2）进行性肝纤维化需要行肝移植。

3. 严重程度和结果存在家庭间差异。温和型 3 岁时存活率高达 82%，15 岁时达 79%。

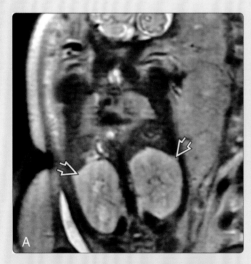

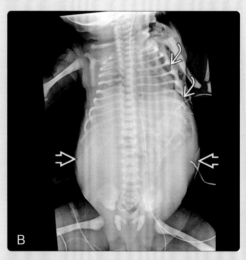

图 6-25　A. 胎儿冠状位 SSFSET$_2$ 序列 MRI，示双肾（空心白箭）明显增大，信号增高，无散在的囊肿。羊水缺乏，反映常染色体隐性遗传多囊肾病（ARPKD）肾功能差。B. 有羊水过少史的新生儿正位片图，示两侧腹部包块（空心白箭）压迫肠管向中间聚集（由于增大肾脏的占位效应）。钟形胸及左侧气胸（白弯箭），肺发育不全

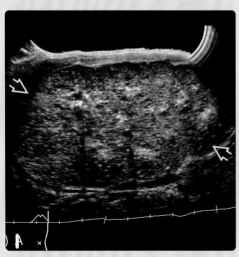

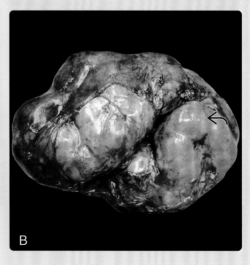

图 6-26　A. 超声显示新生儿肾脏长度＞10cm（空心白箭）。肾皮髓质界线不清，肾实质由微小囊肿、扩张肾小管伴强回声壁所代替。B.ARPKD 患儿为缓解占位效应进行了肾脏切除，并进行腹膜透析，大体病理显示了肉眼可见的囊肿（黑弯箭），沿着肾脏分布，长度＞14cm

十四、常染色体显性遗传性多囊性肾病

（一）专业术语

常染色体显性遗传性多囊肾病（autosomal dominant polycystic kidney disease，ADPKD）：遗传性纤毛疾病的特点是多发肾囊肿和其他全身症状。

（1）受累脏器：肾（100%）、肝（50%）、胰腺（9%）、大脑/卵巢/睾丸（1%）。

（2）大脑"浆果状"动脉瘤（成人5%～10%）。

（二）影像表现

1. 1/2患儿确诊时肾大小在正常水平以上2个标准差以内。

2. 散在的肾囊肿，数目和大小不一。

（1）终身变化：54%的ADPKD囊肿出现在10岁内；72%发生在20岁内。

（2）可能并发出血、感染或破裂。

3. 肾实质通常正常。

（三）病理

1. 90%常染色体显性遗传；10%自发突变。

2. 近1/2的患者无家族史，由于表达多变性和自发性基因突变。

（四）临床问题

1. 儿童通常无症状，预后良好

（1）偶然发现或筛查患病父母的儿童。

（2）胁腹部疼痛、血尿、高血压，儿童肾衰竭也有报道。

2. 成人预后多变

（1）出血、感染、囊肿破裂；肾衰竭；高血压；很少发生恶性肿瘤。

（2）全球慢性肾衰竭的第四位主要原因。

3. 治疗症状和并发症：高血压、疼痛、肾脏感染；最终需要肾移植。

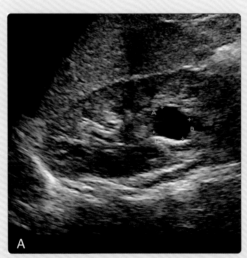
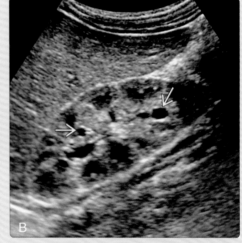

图6-27 A.5岁儿童，因相关家族史进行超声筛查囊肿，纵切面图像显示鼠标指针处一孤立的囊肿，可能是常染色体显性遗传多囊性肾病（ADPKD）。B.9月龄婴儿，伴有肾衰竭家族史，超声纵切面图像显示右肾髓质的数枚小囊肿（白箭）

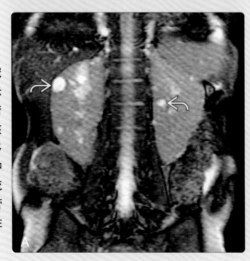
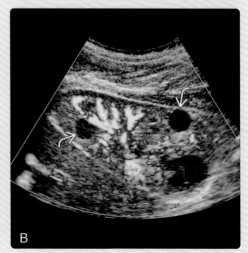

图6-28 A.同一患儿，冠状位SSFP序列MRI，示多种不同大小的囊肿（白弯箭），散在分布于双肾，该患者为ADPKD。B.能量多普勒超声纵切图显示囊肿（白弯箭）间的肾实质血流量正常，囊肿增大压迫血管是解释ADPKD患者进行性肾功能不全的一种理论

十五、中胚层肾瘤

（一）专业术语

1. 中胚层肾瘤（mesoblastic nephroma，MN）：婴儿早期肾错构瘤。

2. 良性的经典型和侵袭性的富于细胞型。关于哪种类型更常见的研究各不相同。

（二）影像表现

1. 胎儿或婴儿的孤立性肿块。

2. 边界清晰的类圆形 / 圆形肿块。

（1）经典型通常为实性，较小。

（2）富于细胞型通常较大，局灶性囊变 / 坏死 / 出血。

（三）病理

1. 经典型类似于婴儿的肌纤维瘤。

2. 富于细胞型与婴儿纤维肉瘤相似。局部复发、转移。

（四）临床问题

1. 占儿童肾脏肿瘤的 3% ～ 6%。

2. 临床表现

（1）婴儿早期表现为可触及的腹部肿块。

（2）高血压、高钙血症、血尿。

（3）产前检测到肾脏肿块伴随羊水过多（70%），早产。

3. 大多数中胚层肾瘤在 3 月龄之前被诊断出来。这个时间段经典型更常见。

4. 3 月龄后

（1）肾母细胞瘤更常见。

（2）其他的 MN 更可能是富于细胞型。

5. 治疗：通常为广泛肾切除术。

（五）诊断流程

实性肾脏肿瘤最佳术前鉴别诊断特征：年龄。

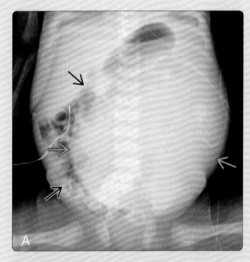

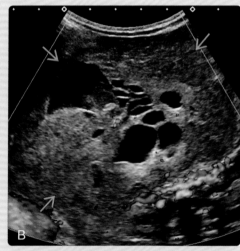

图 6-29　A. 新生儿患者，产前检测到腹部肿块，前后位腹部摄片示腹部较大的类圆形肿块（蓝箭），压迫充气肠袢（黑箭）至右腹部。B. 同一患儿彩色多普勒腹部超声纵切面图示 11cm 混合囊实性肿块（蓝箭），伴有内部细小血流。经手术证实为富于细胞型中胚层肾瘤

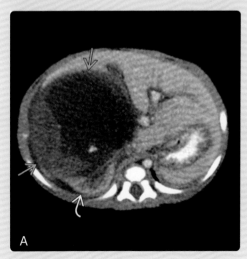

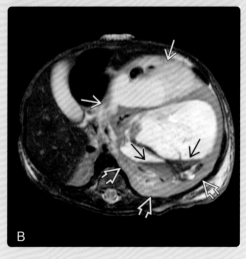

图 6-30　A. 富于细胞型中胚层肾瘤患者，轴位增强 CT 显示不均质肿块（蓝箭）后缘为新月形残余右肾（白弯箭），这种爪形征有助于确定该肿瘤起源于肾脏。B. 一名中胚层肾瘤患者，轴位 T$_2$FS 序列 MRI 示右胁腹部不均质肿块（白箭），液 - 液平（黑箭）为囊肿出血的典型表现。肿块后部为爪形残余左肾（空心白箭）

十六、肾母细胞瘤（Ⅰ）

（一）影像表现

1. 首次选用超声检查；增强 CT 和 MRI 用来描述肿瘤特征和局部侵犯。

（1）大的、不均质但主要为实性成分的低回声（超声）/ 低强化（CT/MRI）肾肿块。

（2）需仔细评估

1）相邻软组织情况，肿瘤破裂、淋巴结肿大。

2）肾静脉和下腔静脉，瘤栓。

3）对侧肾同时性肾肿瘤或残余肾情况。

2. 胸片或 CT：肺转移占 10％～ 20％。

（二）鉴别诊断

1. 神经母细胞瘤：肾外，钙化更常见。

2. 先天性中胚层肾瘤：＜ 3 ～ 12 月龄患儿。

3. 透明细胞肉瘤：骨转移。

4. 肾细胞癌：平均发病率＞ 12 岁。

5. 肾盂肾炎：肾脓肿通常更具浸润性及囊性改变；± 发热，尿检阳性。

（三）病理

来自原始的后肾胚胎组织。

妊娠 34 周后的持续性存在称为"肾母细胞瘤形成"，30％～ 40％发展为肾母细胞瘤。

（四）临床问题

1. 1 ～ 8 岁儿童最常见的腹部肿瘤。80％的病例＜ 5 岁。

2. 典型表现：偶然发现的可触及肿块。血尿、生长迟缓、高血压、发热、贫血。

3. 10％的病例容易诱发易感综合征。每季度一次肾脏超声筛查直至 8 岁。

4. 首选治疗：完整的手术切除。无法切除或双侧同时性肿块或肝静脉以上瘤栓需要进行术前化疗。术后化疗 ± 放疗。

5. 预后取决于肿瘤分期、肿瘤大小、组织学。局限于腹部者 5 年生存率为 90％。

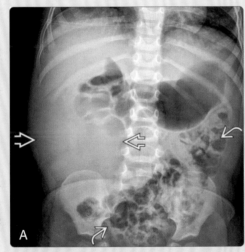
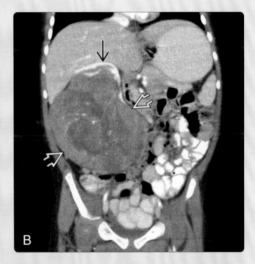

图 6-31　A.3 岁患儿，伴有质硬、可触及的腹部肿块，腹部前后位摄片示右腹软组织肿块（空心白箭），压迫结肠肠袢（白弯箭）至左侧，因疑似肿瘤，该患儿紧接着进行了 CT 检查。B. 同一患儿，冠状位增强 CT 显示右肾较大的不均质实性肿块（空心白箭），沿着肾母细胞瘤上极的是残余的爪形正常肾组织（黑箭）。CT 显示肿瘤未侵犯静脉，对侧肾脏无肿块

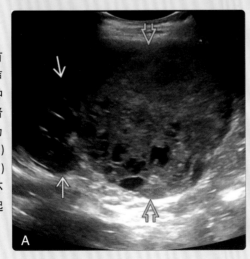
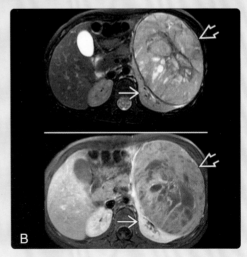

图 6-32　A.5 岁患儿，伴有高血压和腹部饱胀感，超声纵切面示一类圆形不均质肿块（空心蓝箭），压迫左肾下极（白箭），手术证实为肾母细胞瘤。B. 轴位 T_2（上）和 T_1 增强 FS 序列 MRI（下）图，示大的、边界清晰的不均质肿块（空心白箭），起源于爪形的左肾（白箭），该 6 岁患儿为肾母细胞瘤

十七、肾母细胞瘤（Ⅱ）

（一）专业术语

定义：原始后肾胚胎恶性肿瘤。

（二）影像表现

1. 一般特征

（1）部位：＞90％为单侧，5％～10％为双侧。

（2）大小：通常较大（平均直径：5～10cm）。

（3）形态：通常为球形，轮廓光整，可有分叶状、多中心的或有局部延伸。

2. 摄片　邻近肠道受压移位。

3. 超声

（1）体积较大、低回声、不均匀肿块。

（2）可有局部侵犯及淋巴结肿大。

（3）彩色多普勒超声有助于检出瘤栓及受压静脉。

4. CT

（1）体积较大，强化程度较低，不均质肿块，大部分肾脏受压，沿着肿瘤边缘的残肾呈爪形。

（2）邻近器官，尤其是肠道受压移位。

（3）± 周围淋巴结肿大。

（4）发现肿瘤对肾静脉和下腔静脉的侵犯。

（5）可侵犯肾周脂肪或肿瘤破裂引起腹水。

（6）10％～20％病例诊断时已有肺转移。边界清晰的实性结节。

5. MRI

（1）与增强CT表现一致。

（2）MRI静脉造影有助于检出血管侵犯。

6. 影像检查推荐　最佳成像工具如下。

（1）首次选用超声探查可触及的肿块。

（2）增强CT和MRI进一步观察肿瘤特征、局部侵犯及淋巴结肿大。MRI可更好地检出对侧病变。

（3）胸片或CT用于分期。

（三）鉴别诊断

1. 神经母细胞瘤

（1）肾上区（肾上腺）或椎旁（交感神经链）。通常压迫而非侵犯肾脏。

（2）比肾母细胞瘤更易钙化，跨越中线，包埋或上抬邻近血管。

2. 先天性中胚层肾瘤　见于婴儿，实性或囊实性肿块。①＞90％在1岁时确诊。②＜3月龄儿最常见的肾肿瘤。

3. 肾细胞瘤　①实性肾肿块，通常见于20岁。②发病率相当于12岁以后的肾母细胞瘤。

4. 透明细胞肉瘤　实性肿块，确诊时已有骨转移。

5. 肾盂肾炎　①肾脓肿通常比肿瘤更具浸润性。②常可见上尿路感染的临床和实验室特征。

（四）病理

一般特征如下：

1. 病因学　原始后肾胚胎组织在孕34周时开始分化，胚胎残存组织持续存在（肾母细胞瘤形成）。

（1）婴儿尸检发生率为1％。

（2）肾母细胞瘤发生率为30％～44％。

2. 相关异常

（1）过度生长综合征（Beckwith-Wiedemann，单独的偏身肥大）。

（2）WAGR综合征：肾母细胞瘤，无虹膜畸形，泌尿生殖系统异常，精神发育迟滞。

（3）散发性无虹膜，Denys-Drash综合征，18三体综合征，Sotos综合征，Bloom综合征。

（五）临床问题

1. 临床表现

（1）无症状的侧腹肿块、血尿、生长迟缓。

（2）不常见表现：高血压、发热、贫血。

2. 流行病学

（1）1～8岁最常见的腹部肿瘤。

（2）80％发生在＜5岁；峰值年龄为3.6岁。

3. 自然病史与预后　预后取决于肿瘤分期、肿瘤大小、组织学。局限于腹部者5年生存率为90％。

4. 治疗

（1）首选完全切除（肾切除术）。较少选用保留肾切除术。

（2）无法切除或双侧同时性肿块或肝静脉以上瘤栓需要进行术前化疗。

（3）术后化疗 ± 放疗。

（六）诊断流程

考虑：容易诱发易感综合征的儿童需每3个月一次肾脏超声筛查直至8岁。

参考文献

1. Chung EM et al: Renal tumors of childhood: radiologic-pathologic correlation part 1. The 1st decade: from the Radiologic Pathology Archives. Radiographics. 36(2):499-522, 2016

2. Kieran K et al: Current surgical standards of care in Wilms tumor. Urol Oncol. 34(1):13-23, 2016

3. Servaes S et al: Comparison of diagnostic performance of CT and MRI for abdominal staging of pediatric renal tumors: a report from the Children's Oncology Group. Pediatr Radiol. 45(2):166-72, 2015

十八、肾盂肾炎（Ⅰ）

（一）专业术语

肾实质急性感染；临床上往往很难与下尿路感染区分。

（二）影像表现

1. 影像用来检查有争议的尿路感染。参见专业协会指南。

2. 伴有肾盂肾炎，肾实质感染引起的明显炎症反应导致肾实质肿胀而改变正常组织特性，并且对比剂有效到达病变部位强化减少，由此产生：

（1）核素扫描摄取减少。

（2）多普勒成像灌注减低同时灰阶成像回声改变。

（3）增强 CT/MRI 上条纹状或楔形强化减低灶。

3. 多普勒超声无侵袭性、容易实现，但比核素扫描、CT、MRI 敏感性低。

4. 超声常用来探查相关的并发症（脓肿、结石、瘢痕），先天性异常，肾盂积水。

（三）临床问题

1. 非特异性症状　不适、易怒、发热、腹痛、呕吐、血尿、排尿困难、排尿习惯改变／遗尿、尿液有浓烈的气味。

2. 治疗　抗生素治疗，疗程 7～14 天；可先静脉注射再改为口服。

膀胱输尿管反流（VUR）及先天性异常的筛查。肾盂肾炎伴 VUR 占 25%～40%。

3. 并发症　肾周脓肿、坏死性乳头炎、肾盂积脓（阻塞）和皮质瘢痕。

（1）永久性瘢痕更可能发生在 2 以下岁患儿。

（2）复发性感染和瘢痕可导致高血压和（或）终末期肾病。

图 6-33　A. 右肾中部（白箭）超声横切面图像显示局灶性回声增强（空心白箭），正常肾皮髓质界线不清，典型的肾盂肾炎表现。B. 同一患者右肾（白箭）彩色多普勒超声横切面图像显示肾盂肾炎区域灌注减低（空心白箭），明显肿胀由于炎症反应所致

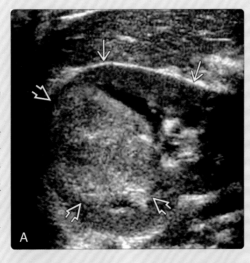
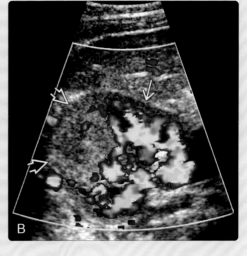

图 6-34　A.13 岁患者，疑似阑尾炎，冠状位增强 CT 图像显示左肾下极局灶性强化减低（白箭），相邻的脂肪间隙不清，符合肾盂肾炎。B. 急性肾盂肾炎患者，^{99m}Tc DMSA 肾皮质显像显示右肾下极（空心黑箭）放射性缺损区，较大的、楔形放射性稀疏区提示肾盂肾炎，而较小的新月形皮质缺损区提示瘢痕形成

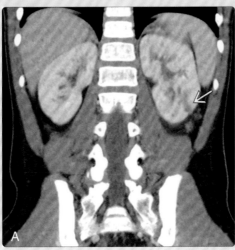
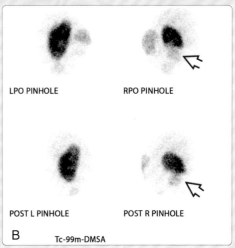

十九、肾盂肾炎（Ⅱ）

（一）专业术语

1. 同义词　急性叶性肾炎，局灶性细菌性肾炎。

2. 定义　肾实质急性感染。

（二）影像表现

1. 一般特征　最佳诊断线索为：肾实质炎症反应导致肿胀、局部血流减少和强化减少。

2. 超声

（1）灰阶超声

1）肾脏局部或整体肿胀；单侧肾增大可能只是肾盂肾炎的唯一线索。

2）皮髓质界线不清，局灶性回声增强或减弱。

3）偶尔可见圆形或肿块样回声。

（2）彩色多普勒超声

1）肾盂肾炎病变部位灌注减低。能量多普勒超声提高诊断准确性和敏感性。

2）阻力指数升高（非特异性）。

3. CT　增强 CT。

（1）楔形的强化减低区：强化可为条状的。

（2）感染的肾实质可为肿块样。正常肾轮廓可扭曲变形、在脓肿形成过程中表现为部分囊性肿块。

（3）肾周脂肪炎性改变。

4. 核医学　^{99m}Tc DMSA 或葡萄糖庚酸盐适合用于肾皮质扫描。核素摄取减低，指向肾门的楔形灶。

（1）该表现持续 6 周。

（2）体积无缩小，直到瘢痕形成。

5. 影像检查推荐

（1）最佳成像工具：多普勒超声易操作、无侵袭性但比核素扫描、CT、MRI 敏感性低。

（2）超声常用来探查相关的并发症（脓肿、结石、瘢痕）、先天性异常、肾盂积水。

（三）鉴别诊断

1. 肾梗死

（1）灌注减低，呈楔形。

（2）包膜环形强化。

（3）可见异常血管。

2. 瘢痕肾　相关的肾皮质体积缩小、肾盏扩张。

3. 肾肿瘤　边界清楚的肿块，通常为圆形、较大。

（四）病理

一般特征、病因：肾脏感染可通过膀胱输尿管反流（VUR）上行感染或通过血行播散。与 VUR 相关占 25%～40%。

（五）临床问题

1. 临床表现

（1）最常见的体征 / 症状：不适、易怒、发热、腹痛、呕吐、血尿、排尿困难、排尿习惯改变 / 遗尿。

（2）其他体征 / 症状：任何年龄患者的尿液都可有浓烈的气味。

（3）实验室检查

1）尿试纸检测亚硝酸盐、白细胞酯酶。这两种检查与尿培养阳性相关度较高。

2）尿革兰染色：大肠埃希菌致病率在初次尿路感染＞80%，克雷伯菌为第二常见致病菌。

①尿液培养标本：导尿管标本，清洁的中段尿或耻骨上膀胱抽取液。

②单种细菌菌落数如下表示尿液培养呈阳性。耻骨上膀胱抽取液＞1000 菌落数（cfu）/ml；或导尿标本＞10 000cfu/ml；或清洁中段尿标本＞100 000cfu/ml。

3）血检：白细胞增多，偶有血培养阳性。

（4）并发症：肾脏或肾周脓肿、坏死性乳头炎、肾盂积脓（阻塞）和皮质瘢痕。

1）近期研究发现，所有急性肾盂肾炎患者中有 1/2 继续进展成瘢痕肾。

2）年轻患者出现瘢痕的可能性更大。

2. 自然病史与预后　极好（无并发症或复发）。复发性感染引起的肾瘢痕可能导致高血压和慢性肾衰竭。

3. 治疗　抗生素治疗，疗程 7～14 天；可先静脉注射再改为口服。膀胱输尿管反流（VUR）及先天性畸形的筛查。膀胱输尿管反流或存在其他诱发因素的患者给予预防性抗生素治疗。

参考文献

1. de Bessa J Jr et al: Antibiotic prophylaxis for prevention of febrile urinary tract infections in children with vesicoureteral reflux: a meta-analysis of randomized, controlled trials comparing dilated to nondilated vesicoureteral reflux. J Urol. 193(5 Suppl):1772-7, 2015

2. Morello W et al: Acute pyelonephritis in children. Pediatr Nephrol. 31(8):1253-65, 2015

3. Narchi H et al: Renal tract abnormalities missed in a historical cohort of young children with UTI if the NICE and AAP imaging guidelines were applied. J Pediatr Urol. 11(5):252.e1-7, 2015

二十、肾结石（Ⅰ）

（一）专业术语

定义：泌尿系统结石。

（二）影像表现

1. 大多数结石见于肾脏和上尿路。

2. 大小从 1～2mm 到 1cm 以上。

3. CT 平扫是检测结石最敏感的手段。可检测泌尿系统钙化密度。

4. 超声显示尿路高回声灶伴后方声影和（或）闪烁伪影。

5. 梗阻症状（US/CT/MRI）

（1）肾盂输尿管积水。

（2）肾肥大。

（3）肾周/输尿管周围的水肿。

（4）多普勒超声检查未见膀胱内输尿管喷射。

（5）多普勒超声显示肾动脉高阻力血流。

（6）增强后肾延迟强化及排泄延迟。

（三）鉴别诊断

1. 静脉石。

2. 肾钙质沉着症。

3. 输尿管肾盂连接部梗阻。

（四）临床问题

1. 临床表现 94％的青少年有腹部绞痛；较年幼的儿童有非特异性症状（腹痛、恶心、呕吐、易怒）。

（1）显微镜下血尿可达 90％，肉眼可达 32％。

（2）合并尿路感染占 8％～20％。

2. 治疗 视结石大小、部位、有无梗阻及潜在病因而定。

（1）镇痛，补液。60％＜5mm 的结石会自动排出。

（2）22％的患者需要手术治疗：体外冲击波碎石术、输尿管镜或经皮穿刺肾镜取石术。

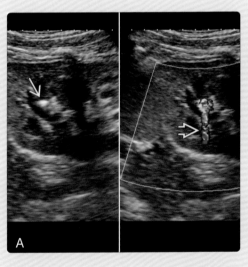
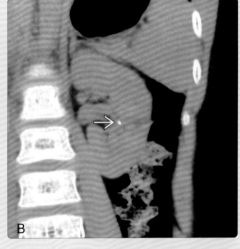

图 6-35 A.青少年患者，伴有左腹痛，超声横切面图像显示左肾集合系统点状强回声（白箭）。彩色多普勒显示强回声后方的闪烁伪影（空心白箭），典型肾结石表现。B.同一患者，CT增强冠状位图像显示左肾下极一点状非梗阻性钙化结石（白箭）。约75％的肾结石患儿有结石易患体质

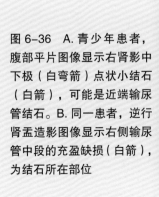
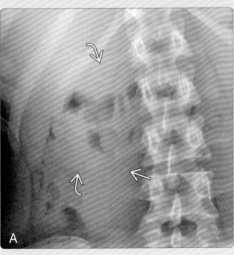
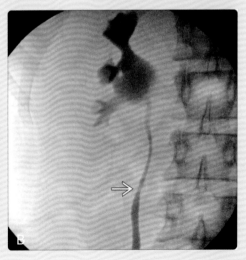

图 6-36 A.青少年患者，腹部平片图像显示右肾影中下极（白弯箭）点状小结石（白箭），可能是近端输尿管结石。B.同一患者，逆行肾盂造影图像显示右侧输尿管中段的充盈缺损（白箭），为结石所在部位

二十一、肾结石（Ⅱ）

（一）专业术语

1. 同义词　肾结石、肾石、尿石、尿路结石。
2. 定义　泌尿系统结石。

（二）影像表现

1. 摄片

（1）平片

1）肾、输尿管或膀胱的局灶性钙化。

2）可用于发现阳性结石。

（2）IVP：确定已知结石者梗阻部位。

2. CT

（1）CT平扫

1）肾脏集合系统、输尿管或膀胱的局灶性钙化。

2）结石可引起泌尿系梗阻，大多数不会。梗阻症状：肾积水、输尿管积水、肾周或输尿管周围渗出，肾肿大，肾锥体密度稍减低。

（2）增强CT

1）通常不用于检测结石。

2）梗阻的肾表现为延迟强化。

3. 超声

（1）灰阶超声

1）高回声病灶 ± 后方阴影。

2）结石通常可见于肾、近端或远端输尿管，或膀胱。中段输尿管结石因肠气干扰难以发现。

3）梗阻症状：结石水平肾积水，输尿管积水，肾肿大。

（2）彩色多普勒

1）闪烁伪影：在结石处/后方。

2）梗阻症状：肾动脉高阻力血流，膀胱内无输尿管喷射。

4. 影像检查推荐　最佳成像工具如下。

（1）CT平扫是检测结石最敏感的方式。①常最先发现结石。②因辐射剂量避免多次CT检查。

（2）在已知结石患者中，是否存在梗阻可能是影像检查的唯一目的。超声无辐射，用来检查尿路梗阻。

（三）鉴别诊断

1. 静脉石

（1）静脉血栓内圆形的钙质沉积。

（2）最常见于盆腔、膀胱附近。

2. 肾钙质沉着症　双侧肾实质对称性钙质沉积。皮质、髓质或弥漫性。

3. 肾盂输尿管连接部梗阻　由于内在或外在因素导致的慢性肾集合系统扩张，无可见的结石。

（四）病理

一般特征如下：

1. 病因　75%结石患儿有结石易患体质。

（1）40%～50%患者存在代谢异常。

（2）30%患者存在结构性尿路畸形。

（3）4%患者有感染。

2. 儿童结石的代谢原因

（1）钙石

1）高钙尿症：引起小儿结石最常见的代谢异常。占代谢异常引起儿童结石的34%～50%。

2）高尿酸血症：可由产生或摄入过量嘌呤引起，肾小管疾病、药物治疗或青少年痛风。占儿童结石的2%～20%。

3）尿量减少：可由肾小管酸中毒引起。占儿童结石的10%。

4）高草酸尿症：可由原发性高草酸尿或肠道疾病肠道吸收增多。占儿童结石的10%～20%。

（2）尿酸结石：见于尿酸过多者如腹泻状态或饮食中富含动物蛋白。射线可透过的结石。

（3）感染性结石：由分解尿酶的细菌引起。常出现鹿角形结石。

（五）临床问题

1. 临床表现

（1）最常见的症状/体征

1）取决于年龄：①94%的青少年表现为腹部绞痛。②非特异性症状（腹痛、恶心、呕吐和易怒）。

2）镜下血尿者高达90%。

（2）其他症状/体征

1）肉眼血尿高达32%。

2）合并尿路感染占8%～20%。

2. 治疗

（1）镇痛，补液：＜5mm的石头有60%会自动排出。

（2）治疗取决于潜在原因。

（3）22%的患者需要手术治疗。如体外冲击波碎石术、输尿管镜或经皮穿刺肾镜取石术。

参考文献

1. Chen TT et al: Radiation exposure during the evaluation and management of nephrolithiasis. J Urol. 194(4):878-85, 2015

2. Hernandez JD et al: Current trends, evaluation, and management of pediatric nephrolithiasis. JAMA Pediatr. 169(10):964-70, 2015

二十二、肾损伤

（一）影像表现

1.腹部创伤的增强 CT 通常在皮质晚期或实质早期进行。如果在初始图像发现肾撕裂伤或肾周积液，则需延迟扫描观察集合系统损伤。

2.增强 CT 表现

（1）肾实质挫伤、撕裂伤。

（2）包膜下或肾周血肿。

（3）集合系统 / 输尿管肾盂连接部（UPJ）撕裂伤。

（4）活动性出血：在原始图像上高密度（与血管密度相似）积液，在延迟图像上进一步增加。

（5）血管血栓形成或撕裂：肾脏延迟性或持续性强化 vs 部分或整体无强化。

3.超声的敏感性在不同的研究中差异很大（23%～ 100%）；增强超声可能在未来发挥作用。

（二）临床问题

1.病因　钝挫伤占 90%（与机动车相关＞跌倒＞运动相关、虐待及殴打＞单车意外）；穿透性损伤占 10%。

（1）肾脏损伤占受虐儿童腹部损伤的 19%。

（2）快速减速：血管蒂和 UPJ 损伤的风险增加。

2.临床表现　腹痛、血尿、皮下血肿。

3.稳定期患者非手术治疗　85%。

4.早期并发症（＜ 4 周）　尿性囊肿（最常见，但大多数可再吸收），迟发性出血，肾周脓肿，败血症、尿性囊肿。

5.晚期并发症（＞ 4 周）　Page 肾病（高血压，由于肾包膜下血肿压迫肾脏所致→肾灌注减低→激活肾素 - 血管紧张素系统），肾盂积水，结石，慢性肾盂肾炎。

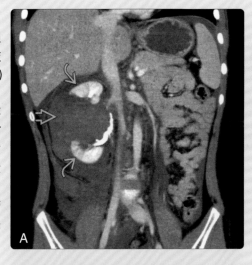

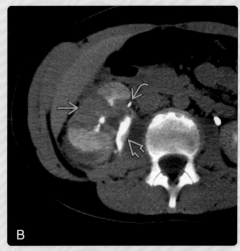

图 6-37　A.冠状位增强 CT 图示右肾两极分离（蓝弯箭），被血肿（空心蓝箭）沿着断裂平面横贯所致。B.15 岁青少年，雪地车事故受伤，延迟轴位增强 CT 图像显示右肾Ⅳ级撕裂伤（蓝箭）延伸至 UPJ。注意溢出的对比剂（空心蓝箭）混合尿液。损伤远端输尿管内对比剂浑浊（蓝弯箭）表示 UPJ 是不完全撕裂

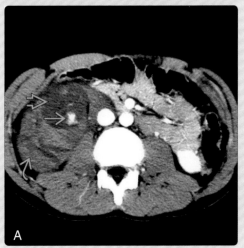

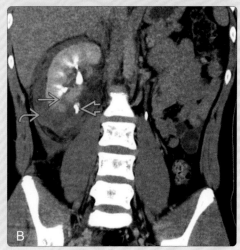

图 6-38　A.15 岁少年，踢球时受伤，轴位增强 CT 显示了活动性对比剂沿着右肾下极（空心蓝箭）血管断裂处外渗（蓝箭）。右肾周巨大血肿（蓝弯箭）。B.14 岁男孩，滑雪事故后随访检查，冠状位增强 CT 延迟期显示为Ⅳ级裂伤（蓝箭），对比剂从肾下极集合系统溢出（空心蓝箭）。肾周尿性囊肿（蓝弯箭）与初始检查相比体积增大，需要放置输尿管支架

二十三、肾静脉血栓

（一）专业术语

血栓阻塞肾静脉。

（二）影像表现

1. 多普勒超声

（1）肾肿大，回声增强，皮、髓质分界不清。

（2）± 可见肾静脉主干血栓。

（3）高阻力肾动脉波形（RI > 0.9）。可看到完全的舒张期反流。

2. 增强 CT/MRI

（1）肾脏不均匀或延迟强化。

（2）± 肾静脉至下腔静脉充盈缺损。

3. 慢性表现：肾萎缩 ± 钙化。

4. 可见相关性肾上腺出血或钙化。

（三）鉴别诊断

1. 急性肾小管坏死。

2. 肾盂肾炎。

3. 新生儿一过性肾髓质高回声。

4. 肿瘤栓子。

（四）病理

1. 新生儿期，血栓形成始于肾内小静脉→近端延伸至主肾静脉。肾静脉压升高和动脉血流降低。

2. 病因：脱水、败血症 / 感染、医源性。

（五）临床问题

1. 最常见于新生儿期。

（1）肾功能不全、少尿、高血压。

（2）典型三联征：可触及的腹部肿块、血尿、无血小板减少症。

2. 70% 发生不可逆损伤。高达 20% 的患者会有持续性高血压。

3. 治疗尚有争议，可能取决于并发症。支持疗法、± 抗凝治疗，很少行溶栓治疗。

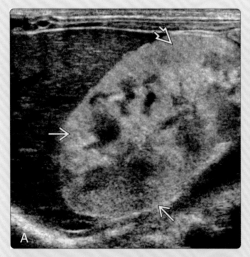
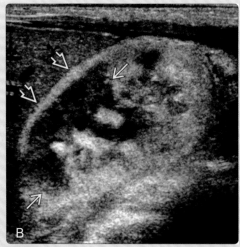

图 6-39 A. 新生儿，超声纵切斜位图像显示右肾肿大，回声增强，右肾上极（白箭）锥体低回声，边界不清，肾下极（空心白箭）皮髓质界线不清。B.2 天后超声纵切面图像示右肾上极进行性缺血，新出现一较大的低回声区，累及皮髓质（白箭），菲薄的外周肾皮质（空心白箭）仍可见

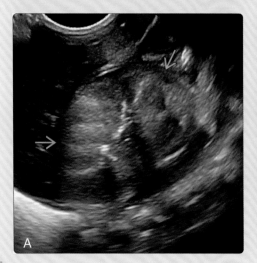
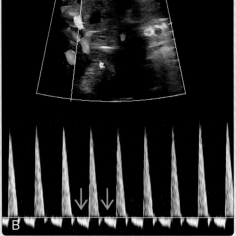

图 6-40 A. 新生儿，少尿，超声纵切面图像显示右肾（蓝箭）弥漫性回声增强，皮髓质分界消失，提示肾静脉血栓。可见散在条状回声。B. 同一肾静脉血栓新生儿，脉冲多普勒图像显示高阻力肾动脉波形及完全性舒张期反流（蓝箭），这是肾静脉血栓的典型表现

二十四、神经源性膀胱

（一）专业术语

1. 继发于神经系统疾病的膀胱功能障碍。

2. 分类：痉挛型神经源性膀胱（逼尿肌反射亢进），中间型（混合性）神经源性膀胱，迟缓型神经源性膀胱（逼尿肌无反射）。

（二）影像表现

排泄性膀胱尿路造影和（或）超声。

（1）宝塔状膀胱伴增厚的小梁。

（2）膀胱容量改变，从小的收缩的到大的无张力的。

（3）膀胱逼尿肌不自主、不受控收缩。

（4）充盈压力高导致充盈率降低或对比剂进入自发停止。

（5）排尿反射受抑制导致排尿功能障碍。

（6）残余尿增加。

（7）继发性膀胱和上段输尿管异常。膀胱输尿管反流，功能性梗阻，瘢痕形成。

（三）病理

1. 病因　脊髓发育不良、骶骨发育不全、脑瘫、创伤性脊髓病变。

2. 相关异常　肛门直肠畸形、脂肪脊膜膨出、尾部退化综合征、隐匿性先天性脊髓闭合不全、脊髓栓系。

（四）临床问题

1. 临床表现：膀胱排空障碍、尿频、遗尿、尿急、尿潴留、尿失禁、尿路感染、膀胱结石、血尿。

2. 并发症：肾盂肾炎、肾积水、尿石症、附睾炎、性功能障碍、自主神经反射失调。

3. 无干预的情况下，50%在5年内表现出上尿路功能的恶化。

4. 治疗方法：清洁间断性导尿，药物（抗生素、抗胆碱能药），手术治疗（控制排尿、膀胱扩大、人造括约肌）。

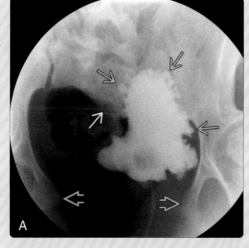 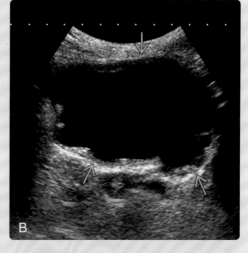

图 6-41　A. 青少年女性患者，患有泄殖腔外翻和神经源性膀胱，自行在家导尿 4 次／天，排泄性膀胱尿道造影显示一个小的高张力膀胱伴肌小梁及多个憩室／假憩室（蓝箭）形成。注意泄殖腔外翻的耻骨联合分离（空心蓝箭）和骶骨截断（白箭）。B. 同一泄殖腔外翻患者，超声横切面图像显示伴有小梁的、分叶状的、增厚的膀胱（蓝箭）

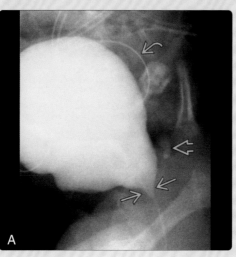 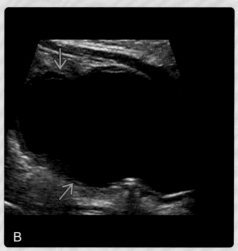

图 6-42　A.7 天龄的脊髓脊膜膨出（MMC）患儿修复术后，斜位膀胱造影图像显示无张力、轻度分叶、大容量的膀胱，壁无增厚，膀胱颈（蓝箭）张开，左侧膀胱输尿管反流（空心蓝箭），膀胱逼尿肌无力致排空不明显，符合神经源性膀胱。注意脑室腹腔分流管（蓝弯箭）。B. 同一患儿，超声横切面图像显示大的、轻度分叶的膀胱（蓝箭），伴有壁轻度增厚，这是迟缓型神经源性膀胱

二十五、膀胱憩室

（一）专业术语

膀胱黏膜经膀胱逼尿肌向外膨出的囊袋。

1. 原发性（先天性，10%）　输尿管膀胱连接处肌肉薄弱。输尿管周型（Hutch）最常见。

2. 继发性（获得性，90%）　慢性膀胱压力升高，结缔组织病所致膀胱壁薄弱，医源性/创伤性原因（既往手术/插管）。

（二）影像表现

1. 最佳诊断线索：直接与膀胱相连的圆形囊性病灶。

（1）随膀胱充盈或排泄而改变大小。

（2）无回声；± 尿液射入膀胱。

（3）在 VCUG/ 增强 CT/MRI 上显示对比剂充盈。

2. 膀胱充盈时憩室颈可能很小或不显示，排尿时显示。膀胱排空时可显示对比剂。

3. 膀胱输尿管反流（VUR）占 50%。大憩室融合及输尿管膀胱连接部扭曲→ VUR。

4. 无神经源性膀胱或膀胱出口梗阻病史，多发憩室应提示以下综合征：Williams、Menkes、Ehlers-Danlos、皮肤松弛症。

（三）鉴别诊断

外翻输尿管囊肿、输尿管残端、卵巢/卵巢冠囊肿、胃肠道重复囊肿。

（四）临床问题

1. 临床表现：大多数常无症状。也可能有尿路感染、血尿、排尿功能障碍、疼痛。

2. 尿潴留的并发症（感染、血尿、结石）和（或）UVJ 畸形（VUR 或梗阻）决定是否需要手术治疗。憩室切除术 ± 输尿管再植术。

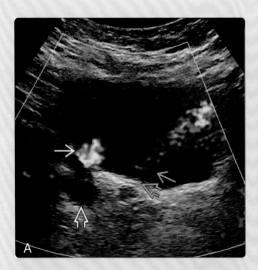

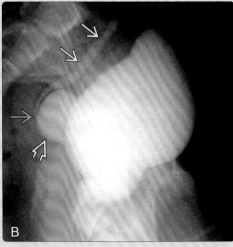

图 6-43　A. 彩色多普勒超声横切面图像显示不仅有尿液（白箭）从膀胱憩室（空心白箭）射出，而且也有尿液（蓝箭）从邻近的输尿管口（空心蓝箭）射出，该患者为输尿管周憩室。B.VCUG 侧位显示膀胱输尿管（白箭）反流伴输尿管周憩室（空心白箭）。该病例中，输尿管直接进入憩室（蓝箭），这为泌尿科医师决定治疗方案提供了重要信息

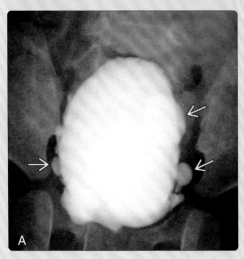

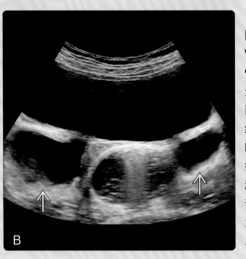

图 6-44　A. 女婴的正位VCUG 图像显示膀胱多发性憩室（白箭）。如果临床无神经性膀胱或膀胱出口梗阻的表现，应考虑到肾母细胞瘤、Menkes、Ehlers-Danlos 综合征或皮肤松弛症。B.Menkes 综合征患者超声横切面图像显示膀胱后部两憩室（白箭），右侧较大憩室内有少量碎屑，另可见多发憩室（未显示）

二十六、横纹肌肉瘤，泌尿生殖系统

（一）专业术语

起源于盆腔任一器官的横纹肌恶性肿瘤。

（二）影像表现

1. 最佳线索：儿童盆腔大的、不均质的、主要以实性为主的肿块，伴有泌尿道梗阻的症状。

（1）可变的囊性成分。

（2）"葡萄串"样改变：类似一串葡萄，伴有囊肿突向于阴道或膀胱腔内。

2. 可能起源于膀胱、阴道、子宫颈、子宫、前列腺及睾丸旁组织。也可发生于邻近的泌尿生殖系统软组织。

3. 肿瘤局部侵犯，通过淋巴道及血液途径播散（肺、肝、骨）。15%～20%在就诊时已有转移。

4. 影像检查

（1）超声用来初步检查有泌尿道症状或可触及包块的患者。

（2）增强 CT 或 MRI 用于肿瘤的定性和定位。

（3）胸部 CT 及 PET 用来分期。

（三）病理

1. 原始肌细胞的小圆蓝细胞肿瘤。

2. 主要组织学类型：胚胎型（多数，尤其是在泌尿生殖道）、肺泡型和未分化型（成人）。

（四）临床问题

1. 发病高峰：2～6岁；75%＜5岁。

2. 某些综合征的发病率增加：神经纤维瘤病、Li-Fraumeni、Rubinstein-Taybi、Beckwith-Wiedemann。

3. 表现为可触及的肿块、排尿困难、血尿、尿频、尿潴留、阴道分泌物和（或）便秘。

4. 手术治疗、化疗和放疗。

5. 5年生存率：Ⅰ期（93%）、Ⅳ期（约30%）。胚胎型预后优于肺泡型。

发生在膀胱、前列腺预后不佳，自动归为≥Ⅱ期。

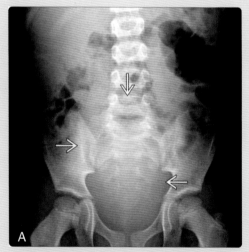
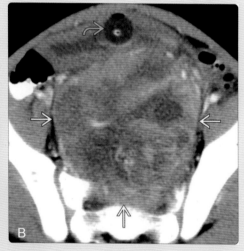

图 6-45　A.6 岁男童，腹部平片前后位图像显示盆腔内软组织肿块（白箭），肠管受压移位，最初怀疑尿潴留引起，但是膀胱导尿后不能缓解。B.同一尿潴留患儿，轴位增强 CT 图像显示较大不均匀强化的肿块（白箭），膀胱受压移位（前面可见导尿管，蓝弯箭）。这个肿块是前列腺起源的横纹肌肉瘤（RMS）

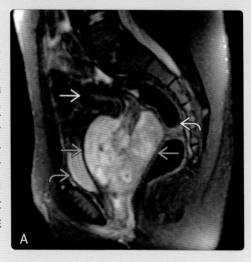
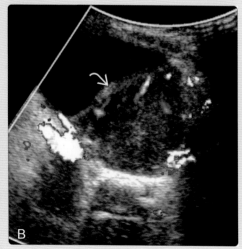

图 6-46　A.14 岁女童，矢状位 T_2FS 序列 MRI 示阴道不均质肿块（蓝箭），子宫受压向上移位（白箭），膀胱向前移位（蓝弯箭），直肠向后移位（白弯箭），活检证实为横纹肌肉瘤。B.一血尿患儿，彩色多普勒超声横切面图像显示膀胱肿块内血流丰富（白弯箭），不太可能是血块或真菌球等良性病变。经活检证实为 RMS

二十七、新生儿肾上腺出血

（一）专业术语

围生期出血进入正常肾上腺。

（1）与多种围生期应激有关：窒息、败血症、产伤、凝血障碍。

（2）常见于足月儿和大婴儿。

（二）影像表现

1. 右＞左；双侧占5%～10%。

2. 超声：新生儿肾上腺无血流肿块。声像图表现随出血时间而变化。

（1）急性：出血表现为无回声和肿块样。

（2）亚急性：血液产物溶解和收缩，形成混合回声肿块。

（3）慢性：肾上腺恢复至正常大小，钙化或囊变。

3. CT和MRI：无强化±边缘强化。MRI可能显示出血的特征。

4. 平片（数月至数年）：较小的单侧或双侧肾上腺钙化。

（三）鉴别诊断

1. 神经母细胞瘤。

2. 先天性肾上腺增生。

3. 叶外型支气管肺隔离症。

（四）临床问题

1. 新生儿可出现贫血、血细胞比容下降、黄疸、可触及的肿块或肾上腺皮质功能不全。

2. 大多数病例可出现血液逐渐液化和回缩。

3. 很少需要肾上腺皮质功能不全的药物治疗。

（五）诊断流程

1. 在新生儿中：2～6周超声随访以确认病灶大小的变化；如果变大或实性成分变多，随访以除外神经母细胞瘤。

2. 年龄较大的儿童偶发的椎旁钙化：如果形态和边界不清楚，需腹部超声排除神经母细胞瘤。

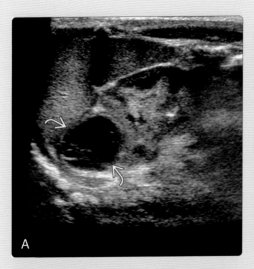
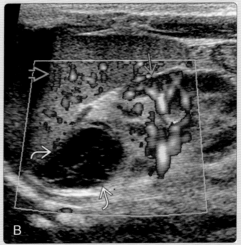

图6-47 A.超声纵切面图像显示新生儿肾上腺复杂囊性病灶（白弯箭）。亚急性肾上腺出血内部有很多细小分隔。肾上腺出血常见于新生儿先天性心脏病、手术、ECMO、败血症等。B.能量多普勒纵切面图像显示病灶（白弯箭）无血流，邻近的肾脏（蓝箭）、脾脏（空心蓝箭）灌注正常

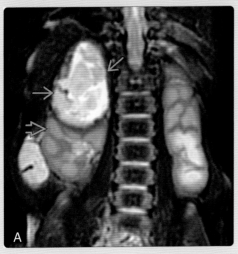
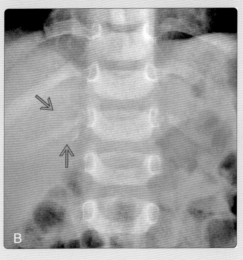

图6-48 A.20天患儿产前患有左肾积水，冠状位T₂FS序列MRI图像显示右侧肾上腺不均质肿块（蓝箭），右肾（空心蓝箭）受压变形。接下来5周连续超声扫描显示病灶逐渐缩小。B.该患儿18个月后前后位胸片显示右侧肾上腺区小片状钙化（蓝箭），符合慢性肾上腺出血

二十八、神经母细胞瘤（Ⅰ）

（一）专业术语

1. 交感神经链原始神经嵴细胞的恶性肿瘤。

2. 细胞分化越高，良性程度越高：神经母细胞瘤（恶性）→成神经节细胞瘤→神经节细胞瘤（良性）。

（二）影像表现

1. 部位

（1）肾上腺（35%～48%）。

（2）肾上腺外腹膜后（25%～35%）。

（3）后纵隔（16%～20%）。

2. 小的圆形孤立肿块和大的多房性病变。

3. 侵袭性肿瘤，易侵犯邻近组织。

4. 常包绕、压迫邻近血管（而不仅仅是压迫）。

5. 钙化在 CT 上可达 90%。

6. 确诊时转移率为 50%～60%，最常见转移部位为骨、淋巴结、肝脏、软组织。

（三）鉴别诊断

1. 肾母细胞瘤。

2. 新生儿肾上腺出血。

3. 不太常见的肾上腺肿瘤。

4. 其他囊性 / 实性肾上的病变。

（四）临床问题

1. 儿童最常见的颅外实性恶性肿瘤。

2. 诊断时的中位年龄：15 ～ 17 月龄。

3. 多种临床表现：最常见表现为可触及的腹部肿块。

4. 与预后较好的相关特征。

（1）诊断时年龄＜ 18 月龄。

（2）分期 4S/MS。

（3）肿瘤局限性，不侵及重要结构。

（4）无 MYCN（N-myc）癌基因扩增。

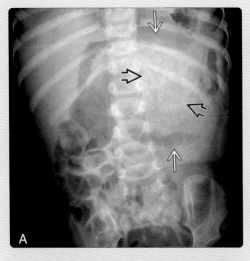
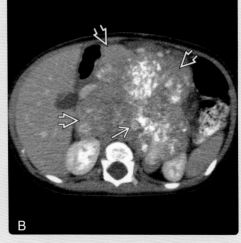

图 6-49 A.1 岁男童，伴有可触及的腹部包块，仰卧位腹部平片显示左腹部一大的不均质钙化肿块（空心黑箭），压迫邻近肠管（白箭）。B. 同一患儿，轴位增强 CT 图像显示较大的分叶状钙化肿块（空心白箭），跨越中线。肿块包绕并推移主动脉（白箭），偏离脊柱。这些是神经母细胞瘤（NBL）的典型表现

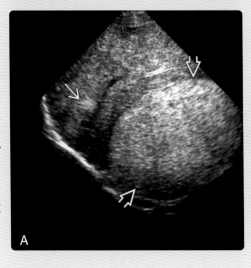
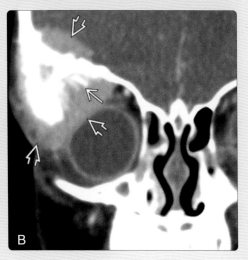

图 6-50 A. 年轻患儿，矢状位腹部超声图像显示右侧肾上区一较大、卵圆形的肿块（空心白箭），回声弥漫性增强。肝脏也显示散在局灶性回声增强（白箭），证实为 NBL 转移。B.2 岁患儿，眼部肿胀，冠状位增强 CT 显示一强化肿块（空心白箭），起源于右侧眼眶上外侧壁，侵犯眶周至邻近软组织。这种侵袭性骨膜反应（白箭）是 NBL 骨转移的典型表现

二十九、神经母细胞瘤（Ⅱ）

（一）专业术语

定义

1. 交感神经链原始神经嵴细胞的恶性肿瘤。

2. 细胞分化越高，良性程度越高：神经母细胞瘤（恶性）→成神经节细胞瘤→神经节细胞瘤（良性）。

（二）影像表现

1. 一般特征

（1）部位：从颈部到盆腔任何有交感神经链的地方均可发生。肾上腺（35%～48%）、肾上腺外腹膜后（25%～35%）、后纵隔（16%～20%）、盆腔（2%～3%）、颈部（1%～5%）、无原发性灶的转移性疾病（1%）。

（2）一般影像表现：①小的，圆形，孤立的肾上／椎旁肿块，大的跨中线的分叶状肿块。②侵袭性肿瘤，可侵犯邻近组织。a. 通过神经孔侵及椎管。b. 肾，肌肉。③常包绕及压迫邻近血管（而不仅仅是推移／压迫）。④ CT 显示钙化可达 90%，平片仅达 30%。⑤确诊时转移率为 50%～60%，最常见于骨、淋巴结、肝脏、软组织。

2. 摄片 ①平片常不显示或难以显示。②软组织肿块引起肠道移位。③下胸椎旁软组织影增宽。④骨转移：a. 可为广泛性，平片难以显示（尤其是骨髓疾病）。b. 可仅有临床表现／影像学表现。

3. 影像检查推荐 最佳成像工具：①超声是检查小儿腹部可触及包块的最佳手段。② MRI 较 CT 越来越多地用于描述肿瘤特征和确定病灶范围和随访。③ MIBG 仍为有利的核医学研究，用于诊断、分期、随访。

（三）鉴别诊断

1. 肾母细胞瘤 ①平均年龄：3 岁。②钙化不常见。③呈球形，压迫血管。④起源于肾脏：与残留肾实质形成爪征。

2. 新生儿肾上腺出血 ①囊性和（或）实性的无血管肾上区肿块。②超声显示病灶逐渐变小，钙化增多。

3. 不常见的肾上腺肿瘤 ①嗜铬细胞瘤（幼儿不常见）。②肾上腺皮质肿瘤（通常具有激素活性）。

4. 其他囊性／实性肾上腺病变

（1）叶外型肺隔离症。

（2）前肠重复囊肿。

（四）病理

分期，分级和分类如下：

1. 国际 NBL 分期系统

（1）基于手术，病理的原始 1～4S 分期系统。

（2）基于风险组的儿童肿瘤学组（COG）。

2. 国际 NBL 风险组分期系统

（1）更全面，基于成像的分期系统。

（2）分为极低、低、中或高风险，根据年龄、遗传、组织学。可以取代 COG 风险分层。

（五）临床问题

1. 临床表现

（1）最常见的体征／症状：无痛性腹部肿块。

（2）其他体征／症状

1）麻痹，易怒，体重减轻，跛行，霍纳综合征，小脑性共济失调，与压迫有关的神经系统症状，高血压，水样便伴低钾血症。

2）典型表现。①皮肤转移：蓝莓松饼综合征。②颅底转移："浣熊眼"。③大范围肝转移：胡椒综合征。

3）90%～95% 的 NBL 患儿尿中的儿茶酚胺／代谢物（VMA，HVA）升高。

2. 流行病学

（1）就诊时中位年龄：15～17 月龄。

（2）95% 确诊时 7 岁。

3. 自然病史与预后 COG 风险分层。

（1）低风险（占所有 NBL 的 30%，新生儿 NBL 的 70%）：进行观察（特定病例）或手术的患者 5 年生存率＞95%。最有可能出现自发退缩。①新生儿较小的肾上腺病灶。②婴儿非 MYCN 扩增局限性病灶或无症状的 4S/MS 病灶。

（2）中风险（占所有 NBL 的 20%）：手术＋化疗 5 年生存率＞90%。

（3）高风险（占所有 NBL 的 50%）：强化多模式疗法 5 年生存率为 30%～40%。可能包括干细胞骨髓抑制疗法、生物制剂、^{131}I MIBG 疗法，特别是对于难治／复发性疾病。

参考文献

1. Irwin MS et al: Neuroblastoma: paradigm for precision medicine. Pediatr Clin North Am. 62(1):225-56, 2015

2. Maki E et al: Imaging and differential diagnosis of suprarenal masses in the fetus. J Ultrasound Med. 33(5):895-904, 2014

3. Fisher JP et al: Neonatal neuroblastoma. Semin Fetal Neonatal Med. 17(4):207-15, 2012

4. Brisse HJ et al: Guidelines for imaging and staging of neuroblastic tumors: consensus report from the International Neuroblastoma Risk Group Project. Radiology. 261(1):243-57, 2011

三十、子宫阴道积液

（一）专业术语

阴道远端狭窄、闭锁、横向阴道隔膜或处女膜闭锁所致的阴道 ± 子宫扩张。

1. 前缀　Hydro 意为液体，hemato 意为血液。

2. 后缀　Metra 意为子宫腔。

3. 后缀　Metrocolpos 意为子宫和阴道。

（二）影像表现

1. 膀胱直肠间边界清楚的囊性或充满碎屑的肿块。

2. 矢状位为垂直的，轴位为圆形的。

3. 子宫通常出现在积水的顶部，可能正常或轻度扩张（远不及阴道）。

4. 超声可显示阴道壁的 3 层结构，内部碎屑漂浮，血流减少。

5. MRI 常显示血液分解产物信号改变（T_1 升高，T_2 降低）；有助于区别于子宫阴道畸形。

6. 膀胱或输尿管可产生梗阻。

7. 女性 GU 畸形的主要成像方法：超声。

8. 当超声不能检出子宫和复杂的 GU 畸形时可选用 MRI。

（三）病理

1. 处女膜闭锁是比阴道隔膜更常见的原因。

2. ± 合并肛门、肾脏、脊柱和心脏畸形。

（四）临床问题

1. 有如下两个发病高峰。

（1）婴儿（由于母体激素刺激）：盆腔肿块、败血症或尿路梗阻。

（2）青春期女性（青春期发病）：月经初潮延迟、周期性盆腔疼痛、肿块和（或）尿路梗阻。

2. 通常隔膜引流或下极狭窄段切除，切除最少的组织。

3. 早期预后良好，但生育能力障碍和子宫内膜异位症可能是长期并发症。

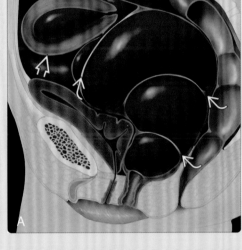
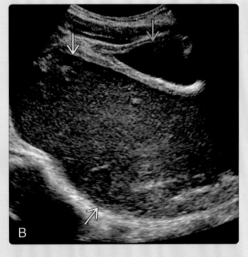

图 6-51　A.图示阴道隔膜（白弯箭）可能的水平，是造成子宫阴道梗阻和积液/积血的原因。注意阴道扩张伴分泌物及血液积聚，比子宫（空心白箭）扩张的程度更深。B.15 岁女性患者，伴有尿潴留、痉挛，无月经史，超声纵切面图像显示大的、边界清楚的、垂直方向的不均匀性积液（白箭），位于膀胱（蓝箭）后方，提示子宫阴道积液

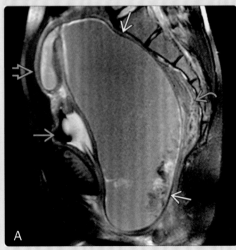
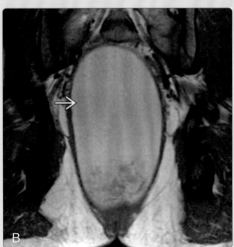

图 6-52　A.同一患者，矢状位 T_2FS 序列 MRI，示显著扩张的阴道（白箭），其内包含不均质的液体及分层的碎屑。子宫（空心蓝箭）受压推移至前部，扩张程度远不及阴道，这是子宫阴道积液的典型表现。注意其对膀胱(蓝箭)和直肠（蓝弯箭）的占位效应。B.同一患者，冠状位 T_1MRI，示阴道内积液以高信号（白箭）为主，典型的出血表现。该患者行阴道隔膜切除术以缓解梗阻

三十一、苗勒管发育异常

（一）专业术语

1. 苗勒管（副中肾管）发育异常、融合异常或吸收障碍。

2. 苗勒管发育不全或发育不良（美国生殖学会分类系统 I 类）：完全或部分性发育不全或不同程度的子宫阴道发育不良。

3. 单角子宫（II 类）：部分或完全性单侧发育不全。

4. 双子宫（III 级）：子宫重复畸形。

5. 双角子宫（IV 级）：子宫阴道上极不完全融合。

6. 纵隔子宫（V 级）：子宫隔膜不完全吸收。

7. 弓形子宫（VI 级）：子宫隔膜接近完全吸收。

（二）影像表现

1. 子宫形态异常和（或）子宫内膜腔或阴道结构异常。

2. 隔膜子宫最常见（55%）。

3. 超声是评估 GU 病理学的首选工具。

4. MRI 最适合明确诊断。

5. 牢记进行肾脏成像以寻找肾脏异常。

（三）病理

1. 肾脏异常约占 30%。

2. 肾发育不良最常见（约 2/3）。

（四）临床问题

1. 发病率约占 1%。

2. 可无症状和月经初潮时症状。原发性闭经、痛经、周期性疼痛。

3. 自然病程：生育障碍、自然流产、异位妊娠。

4. 外科治疗：切除残角、隔膜，或缓解阻塞。

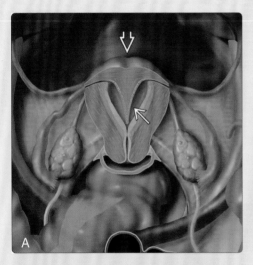

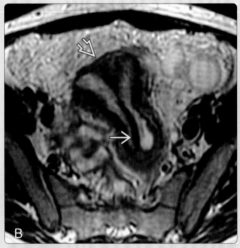

图 6-53 A. 纵隔子宫示意图，示子宫底（空心白箭）的微小凹陷。隔膜上部为子宫肌层，但该处（白箭）无正常的结合带。B. 纵隔子宫轴位 T_2MRI 显示宫底边缘光滑（空心白箭），宫角角度 < 75°。低信号纤维隔膜沿着子宫内膜腔（白箭）长轴延伸至单个的宫颈

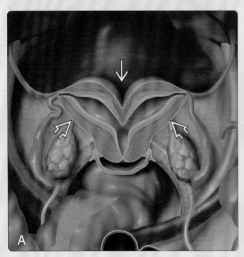

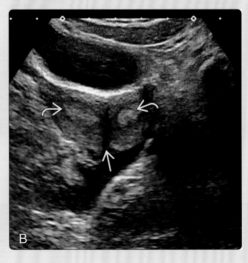

图 6-54 A. 双角子宫示意图，示子宫底深裂（白箭）将子宫分为两个对称性的角（空心白箭），在前部融合。B. 超声横切面图像显示双角子宫的外部轮廓/凹陷（白箭），由于少量盆腔积液的作用。这两子宫内膜腔（白弯箭）被子宫肌层隔开

三十二、卵巢畸胎瘤（Ⅰ）

（一）专业术语

1. 同义词　皮样瘤、皮样囊肿、成熟囊性畸胎瘤。

2. 定义　畸胎瘤通常是由 3 个胚层或至少一个胚层的多种实质细胞组成。

（二）影像表现

1. 最佳线索：不均质盆腔肿块，包含钙质、毛发、脂肪及囊性成分。双侧同时发生高达 15%。

2. 通常边界清楚，周围无炎性改变。

3. 超声是检查女性腹痛和（或）盆腔肿块的首选。畸胎瘤的多种典型征象：

（1）头结节：囊肿内突起的结节。

（2）"星花"征：线状／点状的毛发回声。

（3）"冰山一角"征：肿块浅表为强回声，深部成分被声影掩盖而显示不清。

4. 平片显示牙齿样钙化，强烈提示畸胎瘤。

5. MRI 和 CT 显示脂肪最佳，确定为畸胎瘤。

（三）临床问题

1. 最常见的卵巢生殖细胞肿瘤。

2. 20 岁以下患者最常见的卵巢肿瘤。

3. 通常在体检或因其他症状进行影像学检查时偶然发现。

（1）伴有扭转或破裂，典型的急性发作性腹痛。

（2）如果体积较大，可引起可触及的肿块、肿胀或泌尿道或胃肠道不适。

4. 治疗：手术切除，保留卵巢手术。腹腔镜手术为首选。

5. 术后预后一般良好。

6. 并发症：卵巢扭转、破裂引起化学性腹膜炎（可导致严重粘连），恶性肿瘤（2%）、副肿瘤性脑炎。

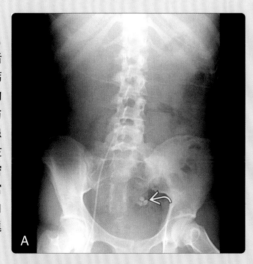
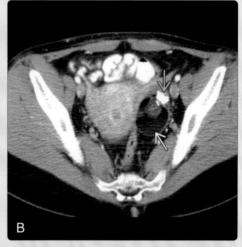

图 6-55　A.22 岁女性患者，近期无腹痛，腹部平片前后位显示盆腔类似牙齿状的钙化（白弯箭）。右侧腹股沟中心静脉置管是为了治疗与其无关的慢性病。B. 同一患者，轴位增强 CT 图，示左侧附件区包膜完整的混杂密度肿块，位于髂血管和子宫之间。左侧附件区脂肪（白箭）和钙化（蓝箭）是卵巢畸胎瘤的典型表现

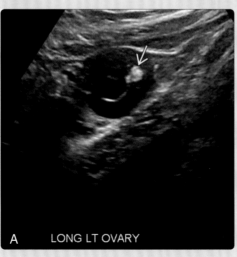
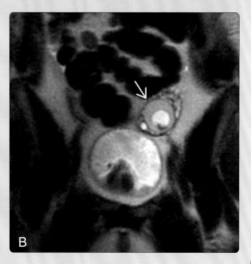

图 6-56　A.14 岁女性患者，左侧卵巢超声纵切面图，示一混合囊实性肿块，伴有点状高回声（白箭）和线状分隔。B. 同一患者（因其他问题进行检查），冠状位 SSFSET$_2$ 序列 MRI，示左侧卵巢内不均质病灶（白箭），随后进行卵巢剥离手术（如保留卵巢手术），证实为成熟性畸胎瘤

LONG LT OVARY

三十三、卵巢畸胎瘤（Ⅱ）

（一）专业术语

定义

1. 畸胎瘤通常是由 3 个胚层或至少 1 个胚层的多种实质细胞组成。细胞沿着不同的胚系分化，包括身体的任何组织。

2. dermoid 这个词来自于类似皮肤的内层，见于多种类似肿瘤。

（二）影像表现

1. 摄片

（1）可能无发现。

（2）钙化：类似于牙齿或骨骼，强烈提示畸胎瘤。

2. 超声　灰阶超声。

（1）不均质肿块伴囊性、实性成分。

（2）钙化可显示后方声影。

（3）脂肪和毛发回声；毛发可呈网状。

（4）脂液分层和（或）囊肿内漂浮碎屑。

（5）"星花征"：囊性肿块内线状及点状高回声灶（由于毛发所致）。

（6）头结节（Rokitansky 结节）：囊肿壁上可见突起的高回声结节。

（7）"冰山一角"征：畸胎瘤前缘为强回声，深部成分被声影掩盖而显示不清。

3. CT

（1）显示脂肪与钙化最佳。

（2）如果肿瘤过大，发生畸胎瘤的残余卵巢组织难以显示。

4. MRI

（1）由于多种成分混杂导致信号不均匀。

（2）显示脂肪最佳。

5. 影像检查推荐　最佳成像工具如下：①超声是检查女性腹痛和（或）盆腔肿块的首选。② MRI 用于复杂病例或不适合超声检查的患者。③由于辐射问题，CT 最少使用。

（三）鉴别诊断

1. 其他卵巢病变　①良性：单纯性 / 滤泡囊肿、出血性囊肿、囊腺瘤。②恶性：生殖细胞肿瘤、性索间质肿瘤、上皮性肿瘤、恶性畸胎瘤。

2. 卵巢扭转

（1）可能需要手术探查才能与之鉴别。

（2）可能与卵巢畸胎瘤并存。

3. 异位妊娠　与 β-HCG 有关。

4. 膀胱结石　膀胱内钙质沉积。

（四）病理

1. 一般特征

（1）相关异常：卵巢畸胎瘤并发症如下。①卵巢扭转。②卵巢破裂，导致化学性腹膜炎，可导致严重粘连。③恶变，约占 2%。

（2）卵巢畸胎瘤的 3 种类型：①成熟囊性畸胎瘤（皮样囊肿）。②单胚层畸胎瘤（卵巢甲状腺肿、类癌和神经源性肿瘤）。③未成熟畸胎瘤。

2. 大体病理和外科特征　囊肿内容物可能是油质性、乳状的，或有浆液、毛发、牙齿、软骨等。

（五）临床问题

1. 临床表现

（1）最常见的体征 / 症状：①通常在体检或因其他症状进行影像学检查时偶然发现。②伴有扭转或破裂，典型的急性发作性腹痛。

（2）其他体征 / 症状：①腹痛、腹部肿块或腹胀、泌尿道或胃肠道不适。②甲胎蛋白或 HCG 升高，提示生殖细胞肿瘤 / 未成熟畸胎瘤。③极少与抗 -NMDA 脑炎有关。

2. 流行病学

（1）20 岁以下患者最常见的卵巢肿瘤。

（2）双侧同时发生高达 15%。

3. 自然病程与预后

（1）因畸胎瘤增大、自发性出血或扭转而就医。

（2）术后预后一般良好。少数恶性病灶预后差。

（3）卵巢全切或化学性腹膜炎致排卵功能受损时，可导致生育问题。

4. 治疗

（1）手术切除，保留卵巢手术。

（2）恶性畸胎瘤行手术治疗、腹腔内温热灌注化疗、新辅助化疗。

参考文献

1. Kelleher CM et al: Adnexal masses in children and adolescents. Clin Obstet Gynecol. 58(1):76-92, 2015

2. Cribb B et al: Paediatric ovarian lesions--the experience at Starship Children's Hospital, New Zealand. N Z Med J. 127(1395):41-51, 2014

3. Papic JC et al: Predictors of ovarian malignancy in children: overcoming clinical barriers of ovarian preservation. J Pediatr Surg. 49(1):144-7; discussion 147-8, 2014

4. Salvucci A et al: Pediatric anti-NMDA (N-methyl D-aspartate) receptor encephalitis. Pediatr Neurol. 50(5):507-10, 2014

5. Anthony EY et al: Adnexal masses in female pediatric patients. AJR Am J Roentgenol. 198(5):W426-31, 2012

6. Epelman M et al: Imaging of pediatric ovarian neoplasms. Pediatr Radiol. 41(9):1085-99, 2011

三十四、卵巢囊肿（Ⅰ）

（一）专业术语

1. 卵泡　正常生理性囊肿直径＜1cm。优势卵泡可达3cm。

2. 功能性囊肿　最大可达3～10cm。

（1）黄体囊肿：排卵后的优势卵泡。

（2）滤泡囊肿：正常成熟卵泡未被吸收。

3. 出血性囊肿　功能性囊肿出血。

（二）影像表现

1. 卵巢成像主要依赖于超声；MRI使用有限。

2. 卵巢内边界清楚的圆形或类圆形结构，无实性成分。

（1）薄壁（＜3mm）。

（2）无内部分隔、结节、脂肪、钙化或血管。

（3）出血致异质性增加：内部网状（或类似花边状）血块混有微小囊性间隙，分层状碎屑。

（三）临床问题

1. 通常无症状　如果囊肿较大或复杂囊肿破裂、出血、扭转会引起疼痛。

2. 治疗／预后

（1）＞90%的功能性囊肿自发消退。

（2）在儿童中3cm以下的囊肿应该被认为是生理性的。

（3）通常达4～5cm的囊肿需要超声监测。

（4）较大囊肿有扭转或瘤变的风险，需要手术或进一步检查。对于切除术，疑似良性肿瘤的患者首选保留卵巢的方法。

（四）诊断流程

1. 儿童复杂的卵巢囊性病变，必须考虑是否扭转、肿瘤或其他病理。

2. 如果首诊不确定（由于大小或轻微的复杂性），无症状囊肿超声随访时间为4～6周。

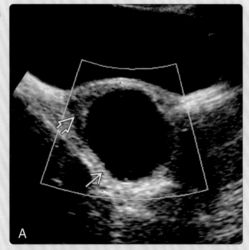

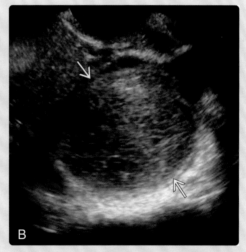

图6-57　A. 单纯囊肿（白箭）患者的彩色多普勒超声横切面图像显示偏心但形态正常的卵巢组织（空心白箭），沿囊肿面倾斜。尽管没有特别的超声表现，患者临床症状显著，腹腔镜显示患侧卵巢已发生扭转。B. 阴道灰阶超声图像显示一较大的出血性卵巢囊肿（白箭），内部花边状的回声和微小的囊状表现，牵拉卵巢包膜，导致疼痛。病变内部无血流提示肿瘤

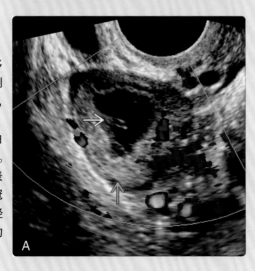

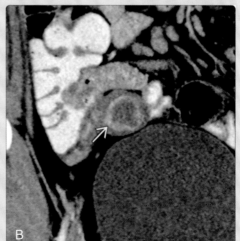

图6-58　A. 阴道内彩色多普勒超声横切面图显示右侧卵巢（蓝箭）内无回声结构，轮廓不规则，边缘高回声，中间有一些异常回声（白箭），邻近组织反应性充血。这些是黄体囊肿的特征性表现。B. 同一患者，同一天冠状位增强CT显示典型的轻度增厚，不规则，富血供的囊壁提示黄体囊肿（白箭）

三十五、卵巢囊肿（Ⅱ）

（一）专业术语

定义：不同类型囊肿及其大小的定义。

1. 卵泡

（1）一般直径＜1cm。

（2）势卵泡可达3cm。

2. 功能性囊肿

（1）黄体囊肿：①排卵后，优势卵泡形成黄体囊肿。②通常＜3cm，但可大得多。

（2）滤泡囊肿：①正常成熟卵泡未被吸收。②通常3～10cm。

3. 出血性囊肿　出血发生在上述任一囊肿。

（二）影像表现

1. 超声

（1）卵泡和功能性囊肿的鉴别主要取决于大小。

（2）卵泡和无出血性滤泡囊肿：①单房，边缘光滑。②无内部分隔，但相邻卵泡有时可形成类似间隔。③通过透射回声增强。可能有细小的内部碎屑。

（3）黄体囊肿：①单房，轮廓可不规则。②从无回声到等回声。③因血管形成壁的厚度多变。④周围血管常增多。⑤表现可与滤泡囊肿相同。

（4）出血性囊肿：①含有混杂回声碎屑，当血块溶解时，回声更低或无回声。②网状或花边样的内部回声。③有时可见液体碎屑。④尽管回声增强，但透射率保持不变。

2. MRI　如果超声诊断不明确，可进行MRI成像。

（1）MRI诊断超声不确定性病变准确率为83%～93%。

（2）更能提示肿瘤的表现包括：①壁增厚、强化或间隔＞3mm。②壁结节强化、乳头状突起或其他实性成分。③直径＞5cm。

3. 影像检查推荐

（1）超声是评估卵巢的重要手段。①描述囊肿壁和内部成分。②彩色多普勒提供更多的信息，特别是评估实性成分。

（2）当超声诊断不明确时或超声无法识别肿瘤的完整范围时，可选用MRI。

（3）由于辐射问题，CT检查尽量减少。

（三）临床问题

1. 临床表现　最常见的体征／症状如下。

（1）通常无症状；当较大或复杂囊肿破裂、出血或扭转时出现疼痛。

（2）黄体囊肿通常有症状，即使没有明显的出血。

2. 人口统计学特征

流行病学

（1）新生儿：出生时小囊肿发生率高达98%。约20%的患者囊肿≥1cm。

（2）初潮前：囊肿＞1cm占2%～5%。

（3）月经后期：囊肿常见。非功能性囊肿和卵巢恶性肿瘤的发生率增高。

3. 自然病程与预后　90%以上的功能性囊肿会自行消退。较大的囊肿可能需要更长的时间来消退。

4. 治疗

（1）＜4～5cm的囊肿通常需要超声监测。

（2）较大囊肿有扭转或瘤变的风险，需要考虑手术治疗。手术方法包括抽吸术、开窗术和切除术。对于切除术，疑似良性肿瘤的患者首选保留卵巢的方法。

（四）诊断流程

1. 考虑　在儿童卵巢囊性病变中，放射科医师需考虑3个主要注意事项。

（1）会发生扭转吗？

（2）会是肿瘤吗？

（3）会是其他病变吗（如输卵管脓肿、异位妊娠、阑尾炎破裂等）？

2. 图像判读要点

（1）囊肿＞5cm更易扭转。

（2）临床判断重于影像：单纯或出血性囊肿，虽然卵巢形态正常（通过灰度和多普勒超声）仍可能发生扭转。简单地说，即临床强烈怀疑＋影像上任何卵巢异常可能需要腹腔镜检查。

3. 报告建议　对于大多数单纯性或出血性囊肿，如果无症状性囊肿的复杂度或大小不典型时，需要密切随访。在4～6周进行超声检查；如果持续存在，则需进一步MRI或妇科检查。

参考文献

1. Bronstein ME et al: A meta-analysis of B-mode ultrasound, Doppler ultrasound, and computed tomography to diagnose pediatric ovarian torsion. Eur J Pediatr Surg. 25(1):82-6, 2015

2. Asăvoaie C et al: Ovarian and uterine ultrasonography in pediatric patients. Pictorial essay. Med Ultrason. 16(2):160-7, 2014

3. Papic JC et al: Management of neonatal ovarian cysts and its effect on ovarian preservation. J Pediatr Surg. 49(6):990-3; discussion 993-4, 2014

4. Levine D et al: Management of asymptomatic ovarian and other adnexal cysts imaged at US: Society of Radiologists in Ultrasound Consensus Conference Statement. Radiology. 256(3):943-54, 2010

三十六、卵巢扭转（Ⅰ）

（一）专业术语

定义：卵巢、输卵管或两者血管蒂扭转→静脉阻塞→水肿→动脉损伤→缺血→出血性梗死。

（二）影像表现

1. 单侧卵巢增大

（1）卵巢体积＞100ml，高度提示扭转。

（2）卵巢体积＜20ml，青春期后患者从不扭转。

（3）患侧与健侧卵巢体积之比≥5：1，与扭转有较强的相关性。

2. 散在，主要为8～12mm的周围滤泡。

3. 卵巢可能移位至中线或对侧腹盆腔。

4. 超声显示血管蒂扭曲的漩涡征。

5. 扭曲卵巢内血流可从正常到完全消失。

6. 盆腔积液或积血。

（三）临床问题

1. 需要急诊手术进行复位

（1）如果没有坏死，尽可能保存卵巢组织。

（2）卵巢功能恢复率＞90%。

2. 再次扭转的概率多变；卵巢固定术存在争议。

（四）诊断流程

1. 盆腔痛性肿块代表扭转的卵巢，如果双侧正常卵巢没有明确显示。

2. 超声检查时卵巢实质可正常，尽管发生了卵巢扭转。超声表现及临床高度怀疑更具预测性。

3. 潜在的卵巢囊肿/肿块会造成诊断的困扰。在这些病例中丰富的临床经验是诊断要点。

4. 灰阶超声和多普勒超声图像显示双侧卵巢对称，不提示卵巢扭转。

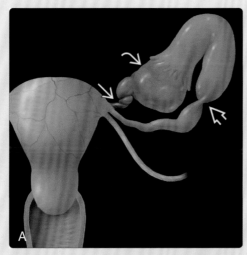
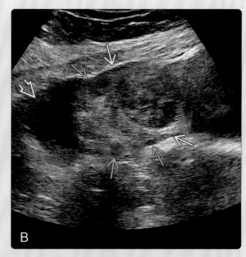

图6-59　A.正位图示卵巢血管蒂（白箭）、输卵管（空心白箭）扭转，导致卵巢（白弯箭）缺血，输卵管远段扩张。B.13岁女孩急性腹痛，超声横切面图像显示盆腔右侧一较大的6～7cm不均质肿块（白箭）伴周围积液（空心白箭）。肿块边缘有数枚滤泡（蓝箭）

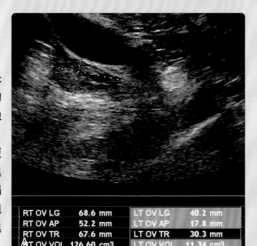
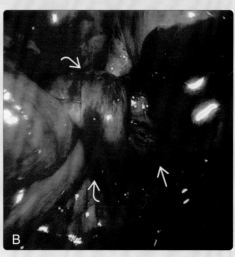

图6-60　A.同一患者，左侧卵巢对比图像显示光标间正常的卵巢，体积约11ml。疼痛的右侧肿块（她的右侧卵巢）超过10倍大，腹腔镜下扭转3圈。B.腹腔镜检查术中照片显示卵巢支持结构典型的扭曲、漩涡状表现（白弯箭）。扭曲组织的深部结构是扭转的卵巢（白箭）

RT OV LG	68.6 mm	LT OV LG	40.2 mm
RT OV AP	52.2 mm	LT OV AP	17.8 mm
RT OV TR	67.6 mm	LT OV TR	30.3 mm
RT OV VOL	126.60 cm3	LT OV VOL	11.34 cm3

三十七、卵巢扭转（Ⅱ）

（一）专业术语

定义：卵巢、输卵管或两者血管蒂扭转→静脉阻塞→水肿→动脉损伤→缺血→出血性梗死。

（二）影像表现

1. 一般特征 最佳诊断线索如下：

（1）急性疼痛基础上单侧卵巢增大，周围散在卵泡，± 孤立的囊肿或肿瘤。

（2）疼痛性盆腔肿块，同侧卵巢难以辨认，也要高度怀疑。扭曲的卵巢常移位。

（3）多普勒超声检查对卵巢扭转不敏感。异常血流可辅助灰阶超声进行诊断。

（4）敏感度：超声79%～92%，CT 42%。

2. 超声

（1）灰阶超声

1）单侧卵巢增大：①卵巢体积＞100ml，高度提示扭转。②卵巢体积＜20ml，青春期后患者从不扭转。患侧与健侧卵巢体积之比≥5：1，与扭转有较强的相关性。

2）散在，主要为增大卵巢周围8～12mm的滤泡。

3）卵巢实质回声多变，由于：①水肿 vs 出血/梗死。②潜在的囊性或实性肿块。

4）盆腔积液或积血。

（2）彩色多普勒：①血管蒂扭曲的"漩涡"征。高、低回声环或条带形成的圆形、"牛眼"征或"靶"征 ± 多普勒血流。②扭曲卵巢内血流从正常到完全消失。血流的任何不对称都需要怀疑。

3. 影像检查推荐

（1）最佳成像工具：①超声：灰度表现更可靠（92%敏感度，96%特异度）超过多普勒（50%敏感度）。②多普勒可表现为正常，即使有真正的卵巢扭转。

（2）检查的建议：①有过性经历的患者行阴道内超声检查。②无性生活患者行经腹超声检查，需充盈膀胱。可能需要通过导尿管充盈膀胱。

（三）鉴别诊断

1. 阑尾炎

（1）右下腹起源于盲肠的不可压缩的盲端管状结构，直径＞6mm，周围有脂肪固定。

（2）阑尾穿孔更难诊断。

2. 卵巢囊肿

（1）单纯性或出血性囊肿可引起非扭转性疼痛。

（2）多普勒检查内部无血流。

（3）出血性囊肿，有分隔、碎屑、结节性血块。

（4）囊肿＞5cm更可能与扭转有关。

3. 孤立的输卵管扭转 输卵管扩张积液或卵巢旁囊性肿块。

4. 卵巢肿瘤

（1）散在的不均质囊性和（或）实性肿块。

（2）与真正的扭转相比，破裂或坏死很少引起疼痛。

（四）临床问题

1. 临床表现 最常见的体征/症状如下：

（1）急性、严重的一侧下腹部/盆腔疼痛，固定或间歇性。

（2）恶心、呕吐（常伴有疼痛）。

2. 流行病学 50%的病例发生在月经初潮前的女孩。约10%发生在围生期。

3. 自然病程与预后

（1）梗死→无功能性卵巢→不孕风险。

（2）扭转复位后发生再次扭转的概率多变。

4. 治疗 需要急诊手术进行复位。

（1）越来越多采用保留卵巢组织的手术。

（2）卵巢功能恢复率＞90%。

（3）症状的持续时间并不总能预测卵巢的活力。

（五）诊断流程

1. 考虑 如果双侧正常卵巢没有明确显示，则疼痛性盆腔肿块可能代表扭转的卵巢，如果双侧正常卵巢则没有明确显示。

2. 图像判读的要点

（1）卵巢动、静脉血流正常不能排除扭转。超声表现及临床高度怀疑更具有预测性。

（2）潜在的卵巢囊肿/肿块会造成诊断的困境。①出血性囊肿在无扭转时可产生疼痛，尽管会导致卵巢总体积增大。②然而，囊肿/肿块也易发生扭转，可能掩盖卵巢扭转的其他典型影像表现。③在这些病例中丰富的临床经验是诊断要点。

（3）灰阶超声和多普勒超声图像显示双侧卵巢完全正常或对称，不考虑卵巢扭转。

参考文献

1. Rey-Bellet Gasser C et al: Is it ovarian torsion? A systematic literature review and evaluation of prediction signs. Pediatr Emerg Care. 32(4):256-61, 2016

2. Bronstein ME et al: A meta-analysis of B-mode ultrasound, doppler ultrasound, and computed tomography to diagnose pediatric ovarian torsion. Eur J Pediatr Surg. 25(1):82-6, 2015

3. Oskaylı MÇ et al: Surgical approach to ovarian torsion in children. J Pediatr Adolesc Gynecol. 28(5):343-7, 2015

三十八、睾丸附睾炎（Ⅰ）

（一）专业术语

附睾、睾丸或两者共同炎症。睾丸炎比附睾炎少见的多。

（二）影像表现

1. 病变组织肿胀（即睾丸，附睾或两者）伴随血流增加。

（1）血流增加最好在横断面两侧对比显示。

（2）动脉波形通常保持低阻。

2. 回声特点可增强、减弱或不均匀。

3. 反应性鞘膜积液。

4. 阴囊壁增厚。

（三）鉴别诊断

1. 附睾扭转。

2. 睾丸扭转。

3. 阴囊蜂窝织炎。

（四）病理

1. 细菌感染可能是由于上行性感染（在性活跃的青少年），泌尿生殖系统感染的直接蔓延（特别是在幼儿），或血源性传播。

2. 也可以是病毒性（通常是腮腺炎）或创伤后。

3. 某些附睾炎可能是由于隐匿性的附睾扭转所致。

（五）临床问题

1. 渐进性阴囊疼痛、肿胀、红斑 ± 排尿困难、遗尿、尿频。

Prehn 征：患侧阴囊抬高可减轻附睾炎的疼痛但会加剧扭转的疼痛。

2. 初级治疗：抗生素。

3. 卧床、阴囊支撑和抬高、冰袋，也使用抗炎药和镇痛药。

4. 需要对年幼儿童及复发病例的泌尿生殖异常进行检查。

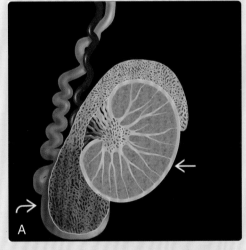
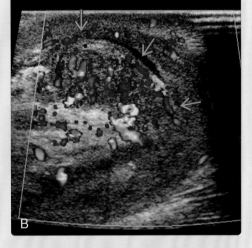

图 6-61 A. 通过睾丸和附睾的纵切面图示附睾的下部（白弯箭）呈局限性肿大，由于附睾炎所致，如果睾丸（白箭）也肿大发炎，那么这就是睾丸附睾炎。B. 青少年患者，疼痛数天，彩色多普勒超声纵切面图像显示增厚、充血、不均质的附睾（蓝箭），符合附睾炎

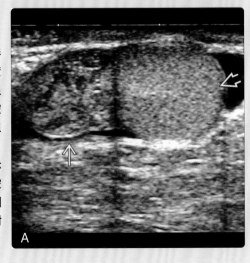
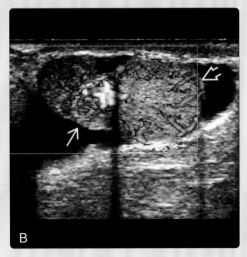

图 6-62 A.5 岁男童，伴有急性左侧阴囊肿胀，灰度超声显示附睾（白箭）明显肿大，回声不均匀，睾丸（空心白箭）虽然回声正常，但较对侧肿大。B. 同一患儿，彩色多普勒纵切面图像显示附睾（白箭）肿大，睾丸（空心白箭）血流增加，周围伴有鞘膜积液，符合睾丸附睾炎

三十九、睾丸附睾炎（Ⅱ）

（一）专业术语

定义：附睾、睾丸或两者共同的炎症。

（二）影像表现

1. 超声

（1）灰阶超声：①与健侧相比，发炎的附睾和（或）睾丸常增大。5%～10%的患者双侧患病。②回声多变，通常是不均质的。③反应性鞘膜积液常见。④阴囊壁也增厚。

（2）彩色多普勒超声：①病变组织充血。睾丸血流通常保持低阻力。②血流增加最好在横断面两侧对比显示。

（3）能量多普勒超声：血流量显著增加。

2. 造影　排泄性膀胱尿道造影。可在婴幼儿和没有性经历的男孩中进行以排除潜在的 GU 异常。

（1）异位输尿管，膀胱输尿管反流。

（2）尿道异常反流入输精管。

（3）排尿功能障碍 / 高压排尿模式。

3. MRI　MRI 尿路造影，当怀疑存在复杂的 GU 异常而超声及 VCUG 未能发现时选用。

4. 影像检查推荐　最佳成像工具为超声多普勒。

（三）鉴别诊断

1. 睾丸附件扭转

（1）邻近睾丸的结节性无血流低回声或高回声包块伴周围充血。

（2）可能是儿童时期急性阴囊炎最常见的原因。某些附睾炎可能是由于隐匿性的附睾扭转所致。

2. 睾丸扭转

（1）单侧睾丸血流减少或消失。

（2）可见睾丸上方的精索扭曲或打结。

3. 阴囊蜂窝织炎

（1）广泛的阴囊壁增厚和充血。

（2）正常睾丸和附睾。

（3）可能具有传染性、变应性，与昆虫叮咬有关，或是 Henoch-Schönlein 紫癜的征象。

（四）病理

一般特征、病因学如下：

1. 在有性生活的患者中上行 GU 感染。①在 14～35 岁的男性中，最常见的原因是淋病奈瑟菌和沙眼衣原体感染。②受感染的尿液经射精管和输精管从尿道前列前部逆行通过附睾和输精管。

2. 也可能发生细菌性播散（金黄色葡萄球菌，大肠埃希菌）。直接性（来自 GU 异常）或血源性。

3. 常由病毒引起，尤其是腮腺炎病毒。①腮腺炎性睾丸炎通常有发热，不适和肌痛。②腮腺炎发生在睾丸炎发作前 3～5 天。③ 30%～40% 的患者有亚临床感染。④学龄儿童中有流行性腮腺炎的暴发，尽管进行过腮腺炎、麻疹和风疹（MMR）疫苗接种。

（五）临床问题

1. 临床表现

（1）最常见的症状 / 体征：①渐进性阴囊疼痛、肿胀、红斑。②发热、恶心、呕吐的全身症状。③排尿困难、遗尿、尿频。

（2）其他症状 / 体征：① Prehn 征象。患侧阴囊抬高可减轻附睾炎的疼痛但会加剧扭转的疼痛。②仪器检查和留置导管是急性附睾炎的危险因素。

2. 人口统计学特征

（1）年龄：①有性经历的青少年。②在婴儿和儿童中，存在泌尿道异常的患者需要随访。

（2）流行病学：①每年男性发病率为 1/1000；儿童发病率常降低。附睾睾丸炎和睾丸附件扭转比睾丸扭转更常见。② MMR 疫苗可降低腮腺炎性睾丸炎的发病率。

3. 自然病程与预后

（1）预后一般都很好。

（2）如果不治疗可导致脓肿。

（3）约 25% 会复发。可导致长期生育问题。

4. 治疗

（1）抗生素是主要疗法：①预留用于培养阳性病例。②卧床，阴囊支撑和抬高，冰袋，也可使用抗炎药和镇痛药。③如果没有改善，则进行随访检查以排除脓肿。

（2）对年幼儿童及复发病例的泌尿生殖异常进行随访。

参考文献

1. Cordeiro E et al: Mumps outbreak among highly vaccinated teenagers and children in the central region of Portugal, 2012-2013. Acta Med Port. 28(4):435-41, 2015

2. Park SJ et al: Distribution of epididymal involvement in mumps epididymo-orchitis. J Ultrasound Med. 34(6):1083-9, 2015

3. Gkentzis A et al: The aetiology and current management of prepubertal epididymitis. Ann R Coll Surg Engl. 96(3):181-3, 2014

4. Redshaw JD et al: Epididymitis: a 21-year retrospective review of presentations to an outpatient urology clinic. J Urol. 192(4):1203-7, 2014

5. Baldisserotto M: Scrotal emergencies. Pediatr Radiol. 39(5):516-21, 2009

四十、睾丸扭转（Ⅰ）

（一）专业术语

自发性或外伤性阴囊内睾丸和精索扭转→血管闭塞/梗死。

（二）影像表现

1. 多普勒超声显示睾丸血流减少或消失。无症状侧睾丸和有症状侧双侧对比成像有助于诊断。

2. 睾丸上方精索扭曲。

3. 睾丸连接阴囊系膜异常。

4. 睾丸增大 ± 回声改变。

5. 扭转后可能出现充血。

（三）鉴别诊断

附睾炎、睾丸附件或附睾附件扭转、睾丸外伤、疝。

（四）病理

1. 鞘内精索扭转 睾丸鞘膜异常高度附着→钟摆畸形易于扭转。

2. 鞘外精索扭转

（1）发生于鞘膜附着近端。

（2）更常见于新生儿；很少能挽救。

（五）临床问题

1. 急性阴囊和（或）腹股沟疼痛，一侧阴囊红肿、无外伤，提睾反射消失、患侧睾丸抬高或横位。

（1）恶心和呕吐很常见。

（2）低度扭转可长期耐受。

2. 外科急诊手术以防睾丸梗死

（1）睾丸有活力时行扭转复位和双侧睾丸固定术，无活力时通常被切除。2/3 的病例睾丸向内侧扭转，侧向扭转复位可暂时有效。

（2）挽救率：疼痛发生后 6 小时内为 80%～100%；12 小时后几乎为 0。

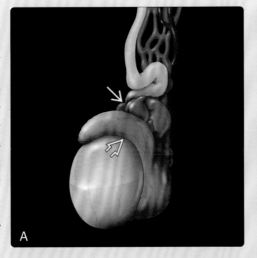
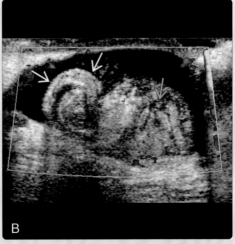

图 6-63 A.睾丸扭转解剖示意图示扭曲的精索（类似于蜗牛壳）（白箭）和肿大的附睾（空心白箭）。B.青少年患者，左侧阴囊疼痛数小时，多普勒超声纵切面在腹股沟-阴囊交接部显示精索（白箭）扭曲，周围环绕鞘膜积液。附睾肿胀、回声不均匀（蓝箭），睾丸内无血流（未显示），符合睾丸扭转

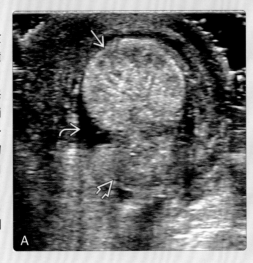
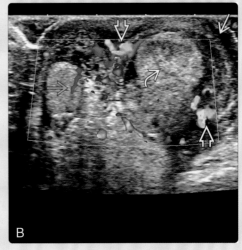

图 6-64 A.3岁男童，左侧阴囊肿胀、疼痛，超声横切面图像显示左侧睾丸（白箭）不均质回声，伴有附睾肿大（空心白箭）和小的鞘膜积液（白弯箭）。B.同一患儿，彩色多普勒超声横切面图像显示阴囊壁增厚（白箭），周围充血（空心白箭），左侧睾丸无血流（白弯箭），证实为左侧睾丸扭转。右侧睾丸（蓝箭）可见血流

（一）专业术语

定义：自发性或外伤性阴囊内睾丸和精索扭转→血管闭塞 / 梗死。

（二）影像表现

超声

1. 灰阶超声

（1）睾丸实质早期可能正常。①渐进性回声减低和（或）睾丸实质不均匀。②若诊断延迟，可见睾丸内坏死、出血或碎片。

（2）睾丸、附睾肿大。远端扭转显示睾丸缩小、钙化。

（3）睾丸可能位于异常平面。

（4）螺旋式、漩涡状或结状：睾丸上方扭曲的精索（腹股沟管下）。"蜗牛壳"状肿块，达11～33mm。

（5）反应性或继发性鞘膜积液。

（6）阴囊壁增厚。

2. 彩色多普勒超声

（1）睾丸血流减少或消失。①与无症状侧睾丸对照。②小部分早期患者或部分扭转患者检查正常。

（2）周围包膜及阴囊壁充血。

（3）睾丸扭转后可出现充血。± 部分性或间歇性睾丸扭转，残余血流为高阻力。

3. 当睾丸内血流是诊断的唯一标准时，睾丸扭转诊断的敏感度 86%，特异度 100%，准确度 97%。

（三）鉴别诊断

1. 附睾睾丸炎或睾丸炎　充血附睾肿大呈低回声。

2. 附睾或睾丸附件扭转　圆形、无血管、增大、不均质的附件伴有周围充血。

3. 睾丸肿瘤　局灶性睾丸内肿块伴有异常血流。

4. 睾丸外伤　血肿、轮廓不规则、实质回声不均匀，± 包膜中断。

5. 腹股沟疝　嵌顿 / 绞窄性疝可类似于扭转。

（四）病理

一般特征、胚胎学 / 解剖学如下：

（1）鞘内精索扭转（95%）：①鞘膜内异常高度附着→钟摆样畸形。睾丸在阴囊内自由旋转→精索扭转→先静脉阻塞后动脉血流消失。② 12% 的男性在尸检时发现。发病率远高于睾丸扭转。

（2）鞘外精索扭转（5%）：①发生于鞘膜附着近端。②在新生儿中更常见。③双侧占 20%。

（五）临床问题

1. 临床表现

（1）最常见的症状 / 体征

1）急性阴囊和（或）腹股沟疼痛。

2）一侧阴囊红肿，无外伤。

3）体格检查提示睾丸扭转。①病变侧睾丸的抬高或横位。②附睾前旋。③提睾反射消失。④成功扭转复位以减轻疼痛。⑤睾丸变硬。

4）新生儿阴囊肿胀呈紫色，可能提示鞘外睾丸扭转。

（2）其他症状 / 体征

1）恶心和呕吐常见。

2）低度扭转可长期耐受。

3）近 1/2 的患者之前有类似症状，可自发缓解。提示自发扭转和扭转复位。

2. 流行病学

（1）两个年龄高峰（青春期儿童与新生儿）。

（2）远低于附睾睾丸炎和睾丸附件扭转。

3. 自然病程与预后

（1）外科急诊手术：如果治疗不及时则会发生梗死。

（2）单侧睾丸缺失通常不会导致不孕。

4. 治疗

（1）2/3 的病例睾丸向内侧扭转，侧向扭转复位可能更有效。手法复位描述为"开卷"。

（2）如果睾丸有活力则进行手术探查 + 扭转复位 + 双侧睾丸固定术。①无活力的睾丸通常切除（基于抗精子抗体理论）。②对侧睾丸随后发生扭转风险较高，需行对侧固定术。

（3）挽救率。①疼痛发生在 6 小时内为 80%～100%。② 12 小时后几乎为 0%。③新生儿挽救率仅 9%。

参考文献

1. Sheth KR et al: Diagnosing testicular torsion before urological consultation and imaging: validation of the TWIST score. J Urol. 195(6):1870-6 2016

2. Dajusta DG et al: Contemporary review of testicular torsion: new concepts, emerging technologies and potential therapeutics. J Pediatr Urol. 9(6 Pt A):723-30, 2012

3. Waldert M et al: Color Doppler sonography reliably identifies testicular torsion in boys. Urology. 75(5):1170-4, 2010

4. Baldisserotto M: Scrotal emergencies. Pediatr Radiol. 39(5):516-21, 2009

四十二、睾丸附件扭转（Ⅰ）

（一）专业术语

1. 定义 带蒂的残余物沿着睾丸或附睾自发扭转引起缺血和疼痛

2. 同义词 附件扭转、睾丸附件扭转、附件附睾扭转。

（二）影像表现

1. 多普勒超声是最佳成像方法。

2. 附件大小是诊断扭转的最佳指标（>5～6mm急性）。

3. 球形提示肿胀（通常是蠕虫状）。

4. 症状持续时间决定回声强度。

（1）<24小时：低回声，伴有胡椒盐征。

（2）>24小时：低回声、等回声或高回声。

5. 扭转的附件内部血管常减少或消失，伴有附件周围充血。

6. 反应性鞘膜积液和阴囊壁水肿常见。

（三）鉴别诊断

1. 睾丸扭转。

2. 附睾睾丸炎或睾丸炎。

3. 孤立性阴囊壁水肿（由昆虫咬伤、外伤等引起）。

（四）临床问题

1. 急性阴囊疼痛、肿胀，是最常见的原因（35%～67%）。

2. 睾丸上极小的、较软、可移动的肿块。

3. <30%的患者中可见蓝点征（透过阴囊壁可见缺血的附件）。

4. 80%的病例发生于7～14岁；平均年龄9岁（而睾丸扭转、附睾炎平均年龄14岁）。

5. 自限性疾病，预后良好。

6. 镇痛药和抗炎药，用于缓解症状。

7. 如果症状持续，考虑再次检查：梗死、坏死组织的继发性感染报道罕见。

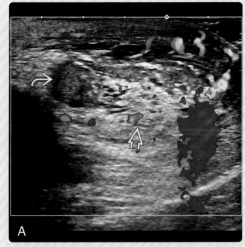
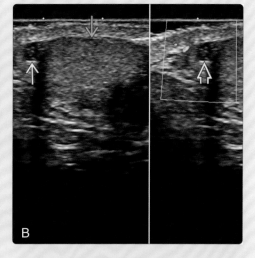

图6-65 A.7岁儿童阴囊疼痛、肿胀，超声纵切面图像显示一小圆形结节（白弯箭），内无血流，紧邻发炎的附睾（空心白箭）。睾丸血流（未显示）是正常的。符合附件扭转。B.6岁儿童，附睾超声纵切图显示一低回声结节（白箭），位于睾丸（蓝箭）上方，无血流（空心白箭），这些异常可能代表着附件扭转

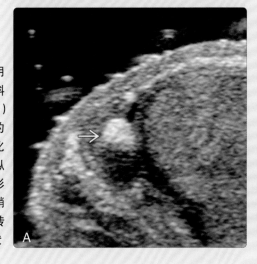
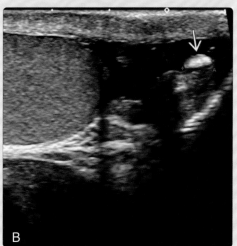

图6-66 A.一患者伴有阴囊亚急性疼痛，阴囊超声斜位显示附件异常回声（白箭）该回声增强反映扭转附件的急性出血，而非慢性纤维化改变或钙质沉积。B.超声纵切面图显示一强回声卵圆形结节（白箭），周围环绕鞘膜积液，符合慢性附件扭转伴部分钙化，该患者无症状

四十三、睾丸附件扭转（Ⅱ）

（一）专业术语

1. 同义词　附件扭转、睾丸附件扭转、附件附睾扭转。

2. 定义　带蒂的残余物沿着睾丸或附睾自发扭转引起缺血和疼痛。

（二）影像表现

1. 一般特征

（1）最佳诊断线索：患者疼痛部位呈球形、低回声、无血流的结节，周围组织充血，睾丸或附睾增大。

（2）部位：睾丸和附睾附件很难区分（临床不相关）。

2. 超声

（1）灰阶超声：①大小是诊断扭转的最佳指标（＞5～6mm 急性）。②球形提示肿胀（通常是蠕虫状）。③症状持续时间决定回声强度。④反应性鞘膜积液。⑤阴囊壁水肿。⑥附睾头增大。

（2）彩色多普勒超声：①扭转的附件内部血管常减少或消失，伴有附件周围充血。表现可多种多样。②睾丸血流可正常或增加。

3. 影像检查推荐　最佳成像工具为多普勒超声。对附件扭转的诊断更加敏感和特异，相对于：

（1）仅临床症状。

（2）其他原因引起急性阴囊疼痛的影像（如睾丸扭转或附睾炎）。

（三）鉴别诊断

1. 睾丸扭转

（1）疼痛侧睾丸与无症状侧相比回声异常（血流消失、减少或高阻力）。

（2）睾丸上方精索扭曲呈"漩涡"征或结状征。

（3）早期睾丸实质回声正常，后期梗死后回声改变。

2. 附睾睾丸炎／睾丸炎

（1）病变侧充血及肿大，回声不均。

（2）体检呈球形、压痛。

3. 孤立性阴囊壁水肿

（1）阴囊壁增厚、不均质及充血。

（2）可能是孤立的和自限性的，或由于蜂窝织炎、昆虫叮咬、过敏性反应或过敏性紫癜所致。

（四）病理

一般特征：病因最常见的是附件自发扭转，有时与创伤或肿瘤有关。

（五）临床问题

1. 临床表现

（1）最常见的症状／体征：①急性阴囊疼痛和肿胀。②睾丸上极小的、较软、可移动的肿块。③小部分患者（＜30％）缺血附件透过阴囊壁可见蓝点征。

（2）其他症状／体征：异时性的及双侧同时性的附件扭转罕见。

2. 人口统计学特征

（1）年龄：① 80％的病例发生在 7～14 岁。②平均年龄 9 岁，比睾丸扭转和附睾炎发病年龄小。

（2）流行病学：急性阴囊疼痛最常见的原因（35％～67％）。附件扭转发生率比睾丸精索扭转 2.5 倍还多。

3. 自然病程与预后

（1）自限性疾病，预后良好。

（2）疼痛通常在 1 周内消失。

（3）如果症状持续，考虑再次检查。梗死、坏死组织的继发性感染报道罕见。

4. 治疗

（1）镇痛药和抗炎药，用于缓解症状。常规病例不建议使用抗生素。

（2）在超声引导下解除扭转。①通过拉拽或挤压附件来还纳。②若疼痛减轻、附件缩小、血流恢复则解除成功。

（3）若由于睾丸／精索扭转进行阴囊探查，则需进行扭转附件切除术。若附件扭转诊断明确，则不需手术。

（六）诊断流程

图像判读要点：如果没有可见的散在结节，很难与附睾炎区分开来。附件扭转更常见，尤其是在青春期前儿童。

参考文献

1. Lev M et al: Sonographic appearances of torsion of the appendix testis and appendix epididymis in children. J Clin Ultrasound. 43(8):485-9, 2015

2. Boettcher M et al: Differentiation of epididymitis and appendix testis torsion by clinical and ultrasound signs in children. Urology. 82(4):899-904, 2013

3. Yusuf GT et al: A review of ultrasound imaging in scrotal emergencies. J Ultrasound. 16(4):171-8, 2013

4. Sung EK et al: Sonography of the pediatric scrotum: emphasis on the Ts–torsion, trauma, and tumors. AJR Am J Roentgenol. 198(5):996-1003, 2012

四十四、睾丸肿瘤

（一）专业术语

分为生殖细胞肿瘤和非生殖细胞肿瘤。

1. 生殖细胞肿瘤（GCTs）：占儿童肿瘤的 2/3（卵黄囊瘤、畸胎瘤、胚胎性癌、绒毛膜癌、混合型、精原细胞瘤）。

2. 非生殖细胞肿瘤（NGCTs）：占儿童肿瘤的 1/3（间质细胞、支持细胞、幼年型颗粒细胞）。

3. 淋巴瘤和白血病也可累及睾丸。

（二）影像表现

1. 睾丸内肿块，回声多变，血供丰富。

2. 大小多变，可微小，也可完全占据睾丸。

3. 典型畸胎瘤成分复杂，有囊变、钙化、实性成分、点状或线状毛发回声。

4. 表皮样囊肿（真性囊肿、非肿瘤）可表现为实性、"靶征"或"洋葱皮"状（角化复层鳞状上皮的层状结构）。

5. 退化的混合型 GCTs 表现为轻微结构扭曲伴境界不清的微小钙化。

（三）临床问题

1. 两个年龄高峰：< 2 岁；青春期后期。

2. 临床表现：常无症状或为无痛性肿块，腹部、腹股沟、睾丸轻度不适或疼痛，睾丸沉重感。

3. 10% 与隐睾有关（青春期前睾丸固定术的相对风险为 2 倍；青春期后相对风险 5 倍）。

4. 大多数青春期前睾丸肿块为良性（畸胎瘤，表皮样囊肿），但卵黄囊瘤是第二常见的。卵黄囊瘤：90% AFP 升高，作为肿瘤标志物。

5. 大多数男孩青春期后睾丸肿块为恶性：胚胎性癌、混合型 GCTs 最常见。

6. 治疗标准：睾丸切除术；无 AFP 升高的青春期前男孩越来越多采用保留睾丸手术；± 辅助化疗取决于肿瘤类型、分期。

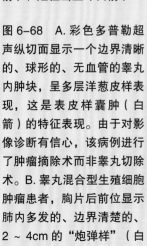
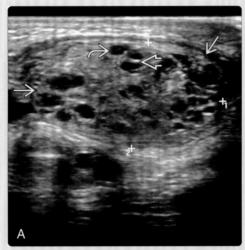
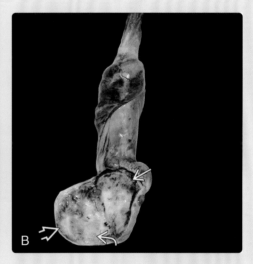

图 6-67　A. 新生儿，睾丸质硬肿胀，患有幼年型颗粒细胞瘤。超声纵切面图像显示一不均质肿块占据睾丸（白箭）。多发低回声灶（白弯箭）被菲薄分隔（空心白箭）隔开，这是这种罕见肿瘤的典型表现。B. 同一患儿，睾丸切除术后的大体病理照片显示睾丸完全被一灰白色肿瘤（空心白箭）所取代，伴有散在的囊性空腔（白弯箭）和灶性出血（白箭）

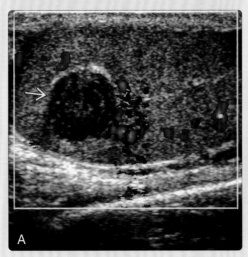
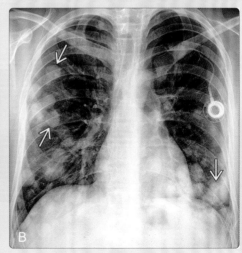

图 6-68　A. 彩色多普勒超声纵切面显示一个边界清晰的、球形的、无血管的睾丸内肿块，呈多层洋葱皮样表现，这是表皮样囊肿（白箭）的特征表现。由于对影像诊断有信心，该病例进行了肿瘤摘除术而非睾丸切除术。B. 睾丸混合型生殖细胞肿瘤患者，胸片后前位显示肺内多发的、边界清楚的、2～4cm 的"炮弹样"（白箭）转移灶

四十五、睾丸损伤

（一）专业术语

1. 鞘膜积液　睾丸鞘膜腔内的单纯性液体。

2. 积血　睾丸鞘膜腔内积血。

3. 血肿　睾丸、附睾或阴囊壁间的血液积聚；可能累及≥1个部位。

4. 睾丸撕脱损伤　睾丸实质破裂。

5. 睾丸破裂　白膜破裂，常伴有睾丸实质挤压。

6. 断流　血管蒂损伤引起的血流减少或消失，而无真正的扭转。

7. 外伤性附睾炎　附睾挫伤引起炎症、肿大和血管再生。

8. 外伤性睾丸异位　外伤后睾丸脱位至腹股沟管、腹腔或会阴。

（二）影像表现

采用多普勒超声检查正常睾丸的回声改变，白膜破裂，血流减少或消失，以及复杂的鞘膜积液。

（三）鉴别诊断

病毒性附睾炎、睾丸扭转、睾丸附件扭转、肿瘤。

（四）临床问题

1. 临床表现：近期外伤后出现的强烈的阴囊疼痛 ± 瘀斑、肿胀、皮肤擦伤或撕裂伤。

体格检查与损伤程度相关性较差；因此，超声对于指导治疗非常重要。

2. 睾丸破裂 / 撕脱损伤→泌尿外科急诊→及时治疗可减少感染、萎缩、坏死。

（1）睾丸通常可修复，从而避免了睾丸切除术。

（2）破裂后的抢救率：72小时后由90％下降至45％。

3. 大量积血或血肿可能需要抽吸。

4. 可能的并发症：梗死、感染、萎缩、性激素及精子生成降低，不孕不育。

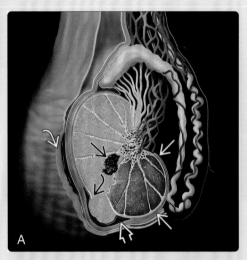
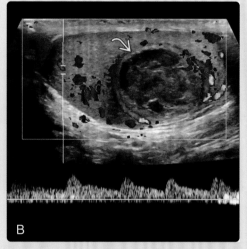

图6-69 A.矢状位图示睾丸外伤的不同表现，包括阴囊血肿（白弯箭）、白膜破裂（黑弯箭）、节段性睾丸梗死（白箭）、实质血肿（黑箭）、小的积血囊肿（空心白箭）。B.患有血友病的青少年滑雪时撞到树上，超声显示一边界清楚、不均质、无血流的睾丸内血肿（白弯箭），随访时范围缩小。注意肿瘤会有内部血流，随访时不会缩小

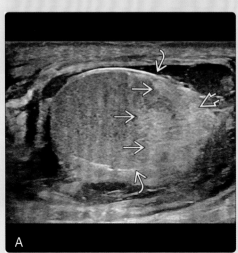
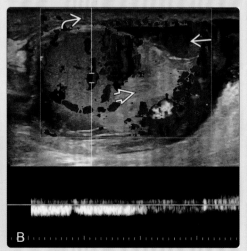

图6-70 A.11岁男孩打篮球时受伤，超声显示由于睾丸撕裂所致的睾丸实质（白箭）锯齿状界面，同时显示睾丸下极高回声，为节段性梗死（空心白箭），白膜（白弯箭）回声中断。B.同一患者多普勒超声显示由于节段性梗死（空心白箭）所致的睾丸下部无血流，邻近实质相对高回声。同时伴有周围积血囊肿（白箭）和阴囊壁血肿（白弯箭）

第七章　骨骼肌肉

一、儿科肌肉骨骼系统检查方法

成像方法

1. **摄片**　尽管在成像技术方面取得了很大进展，但在大多数疑似肌肉骨骼病理情况下，摄片（即 X 线片或平片）仍然是最重要的影像检查方法。大多数病例需要 2～3 个角度才能对感兴趣的部位进行充分的成像。通常利用患者不同体位和（或）X 线束的投影来获得这些视图，以分析每个视图上的感兴趣解剖结构的不同。使用适当的技术，相关的辐射暴露通常更小，并且摄片相比其他更先进的影像检查更便宜。大多数外伤病例不需要摄片以外的其他成像方式检查。特殊情况如下：

（1）关节积液：摄片对显示某些部位（如肘部和膝部）异常体积关节液具有高敏感度。然而，其他部位的敏感度非常低，包括髋部和肩部；临床高度怀疑这些部位的关节积液将需要用超声或 MRI 进一步成像。还应注意，摄片对于可引起关节囊扩张的各种疾病并不具有特异性，包括关节积血、化脓性关节炎、一过性滑膜炎和继发于幼年特发性关节炎的滑膜炎等。

（2）感染：实际上，骨髓炎最早的影像表现与上覆的软组织有关，而不是与骨骼有关。周围软组织的增厚和水肿（正常脂肪 - 肌肉界面模糊）将在骨骼发现病变之前就会出现（通常需要 10～14 天才能在摄片上看到）。

（3）隐匿性骨折：骨折摄片呈假阴性，导致临床产生不好的影响。临床诊治需保持高度警惕，直到有明确征象。两个典型的例子，包括幼儿的胫骨中到远端螺旋骨折和肱骨远端的非移位髁上骨折。

（4）非意外性创伤：当临床怀疑虐待儿童时，必须进行全面的骨骼调查。虽然每个机构在确切如何执行此检查时会略有不同，但大多数机构将遵循类似的检查方法，即获得每个身体部位的至少 1 个视图。然后，参与该病例决策的放射科医师将帮助确定，在患者离开之前需要哪些额外的检查图像。在某些情况下，应在 2～3 周进行骨骼随访复查，主要是为了寻找初始检查中隐匿的骨折愈合征象。

（5）异物：一些异物（如玻璃和金属）很容易通过摄片显示。其他异物（如木材）通常需要超声波进行检测。

（6）肿瘤：一些骨肿瘤，尤其是涉及皮质的局灶性病变，很容易通过摄片检出和表现出来，典型的例子是骨肉瘤。其他病变，特别是涉及骨髓的全身病变（如白血病或转移性神经母细胞瘤）可能仅显示矿化和骨膜反应的细微改变，可能在 MRI 或核医学骨扫描之前未能检出。

2. **超声**　超声检查在评估儿科肌肉骨骼系统方面具有许多优势，如无辐射、相对便宜、不需要镇静，并提供良好的表面空间分辨率。它还可以进行动态评估，区分囊性与实体肿块，并描述血流。此外，与对侧正常侧相比无须花费同等的时间、镇静和辐射，这一点不同于其他检查方法。婴儿中，相对大量含水丰富的软骨也提供了良好的声窗，随着正常的骨化发生而消失（可以在某些情况下使用超声来解决婴儿的问题，而年龄较大的儿童却不可以）。适应证包括评估婴儿髋关节发育不良、残留的透射线异物、软组织肿块和液体聚集及外伤性软组织损伤。超声的缺点包括它受到气体、骨骼和脂肪的限制，因此病变的深度范围可能不能适用超声检查。特殊情况如下：

（1）关节积液：超声波对液体非常敏感，但有些关节比其他关节更容易用超声检查。当怀疑有诸如化脓性关节炎的急性病变时，超声可能是唯一需要的检查方法以确认是否存在引流的积液（尽管它不能区分受感染的积液与未感染的积液）。

（2）骨软骨关系：由于含水量高，未成熟的软骨（幼儿中含量丰富）可以很好地显示，并且可以作为透声窗观察更深层的结构。采用超声最常见的是观察年幼婴儿中未骨化的股骨头，以发现髋关节的发育不良。它也可用于发现骨折部位的骨骺与骺板和干骺端的分离，虽然罕见，但往往发生在幼儿，包括肱骨近端和远端。

（3）可触及的肿块：儿童的"肿块和包块"通常是良性的，尽管它们会引起家长的焦虑。超声是一种简单的方法，可以确定哪些肿块需要进一步检查 ［包括 MRI 和（或）活组织检查 / 切除］，哪些不需要。

（4）感染：超声波常用于寻找蜂窝织炎可排出的液体，化脓性淋巴结或邻近骨髓炎。动态压迫可以帮助显示真正可排出的液体与尚未排出的坏死蜂窝织炎的液体。超声还可以确定可排出液体的体积及其确切位置。有时，骨膜下液体引起骨膜掀起可能提示相邻骨的骨髓炎（尽管超声检查不能确定骨内异常的程度）。

（5）异物：木质异物常见，通常是透射线的。然而，木制异物内的空气使其具有良好的超声显示性。最好在尝试移除之前进行检查，因为在尝试移除期间引入的气体可能干扰超声检查。

（6）软组织创伤：技师和（或）放射科医师如果没有丰富的运动医学经验，可能难以观察断裂的肌肉和韧带损伤。然而，有些肌腱断裂很容易观察（特别是与正常的对侧相比）。

3. 磁共振　MRI 成像无电离辐射，在多成像平面提供中良好的软组织对比度，提供了许多方法来观察病变的特征。它仍然是确定病变范围／深度的最佳检查方法，包括其与相邻关键结构（如动脉和神经）的关系。MRI 在显示关节内病变方面也是无法超越的。然而，MRI 费用高、耗时长，并且可能需要镇静／麻醉（特别是在 6 岁以下）和（或）静脉注入对比剂。底线：当肌肉骨骼系统某个部位高度怀疑有病变时，MRI 是探究病变最终的成像工具（尽管它应该总是优于 X 线摄片）。这些适应证包括关节创伤、感染、软组织肿块和骨肿瘤。

什么时候 MRI 检查需要静脉注入对比剂是一个常见问题。绝大多数外伤病例不需要静脉注入对比剂。然而，大多数疑似感染、炎症和肿瘤的病例都需要静脉注入对比剂。对比剂在评估儿童感染性病变方面特别有用，因为它有助于确定可排出的液体，并有助于识别婴儿未骨化软骨感染部位。

近 10 年来在特定情况下全身 MRI 检查，用于筛选多灶性病变获得了一些认可。这些类型的检查使用较靶部位 MRI 扫描更大的视野，稍低的空间分辨率，解剖细节仍然优于核医学检查。这些适应证包括多灶性感染、慢性复发性多灶性骨髓炎和基因易感个体的肿瘤筛查。不同的价值和效能，已经在朗格罕细胞组织细胞增生症、非意外创伤和幼年特发性关节炎的研究中得到论证。特殊情况如下：

（1）软组织创伤：MRI 在显示受伤的韧带、肌腱、肌肉、半月板和关节软骨具有优势。然而，这种评估很少在急诊条件下进行，通常转诊到整形外科／运动医学。

（2）应力性损伤：反复性微创伤在 MRI 上有特征性骨髓和骨膜表现，由优于摄片表现。

（3）感染：MRI 对肌肉骨骼感染具有最高的敏感度和特异度，显示出特征性软组织和骨质变化，这些可能是摄片不能发现的。肌肉骨骼感染的评估通常被认为是 MRI 在骨科中最急迫／最紧急的用途。

（4）肿块：骨和软组织肿瘤都有良好的 MRI 表现，MRI 最有助于缩小软组织病变的鉴别诊断范围（因为骨病变通常通过摄片诊断）。MRI 特别有益于组织活检和术前评估。

4. CT　CT 成像速度快，但有电离辐射，必须正确而审慎地使用。可以进行多平面评估、提供比摄片更好的软组织对比度。虽然骨髓评估有限，但 CT 显示的骨皮质细节非常好。

CT 有助于检出和显示特定的关节内或复杂骨折，有助于显示轻微、但漏诊会产生严重后果的骨折。其他 CT 适应证包括骨样骨瘤的评估、骨髓炎的死骨、跗骨融合，以及复杂骨折的愈合。与 MRI 不同，增强扫描很少用于 CT 的肌肉骨骼（除非存在与复杂骨折相关的血管损伤的特定问题）。

5. 核医学　一般而言，核医学扫描对骨病变的全身筛查具有极好的敏感度（但特异度低）。有电离辐射（静脉注入对比剂），但剂量不同，根据检查类型、放射性示踪剂类别和患者的体格而变化。

传统的骨扫描指征包括转移性疾病、应力性骨折、椎弓峡部裂、骨髓炎、骨样骨瘤和缺血性坏死。补充 SPECT 成像可以进一步提高骨扫描的灵敏度，这基本上等同于获得传统核医学中显示的 3D 容积轴位图像。组合同步骨 CT（如用于检测椎弓峡部裂）可以得到更高的特异性。

近 10 年来，FDG PET 在儿科疾病中的使用不断上升，主要与癌症分期有关。然而，它也可用于朗格罕细胞组织细胞增生症的分期和散发的肌肉骨骼肿块的检查。

图 7-1　A.18 月龄不能承重患儿，前后位片 [初诊（左）和 3 周后（右）] 显示胫骨中段的一个轻微的非移位螺旋幼儿骨折（蓝箭）。注意随访摄片中的骨膜反应（蓝弯箭）。B.2 月龄患儿怀疑髋关节发育不良，左侧髋关节冠状位超声，示软骨内未骨化的股骨头（空心蓝箭）和大转子（蓝箭）的正常表现。髋臼顶部角＞ 60°（空心白箭），在正常范围内

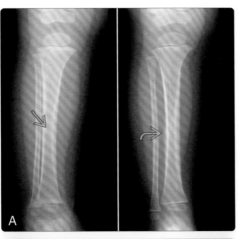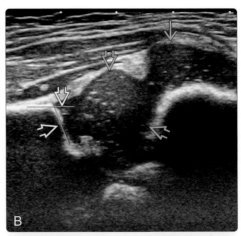

图 7-2　A.4 岁患儿，左髋疼痛，髋关节前后位摄无异常，但必须记住摄片对髋关节积液不敏感。B. 同一患儿，左髋的斜矢状切面超声显示沿着股骨颈（空心蓝箭）的无回声积液（蓝箭）致关节囊扩张。注意部分骨化的股骨头（白箭）周围由低回声未骨化软骨（蓝弯箭）包围。该患者最终被诊断患有病毒性滑膜炎

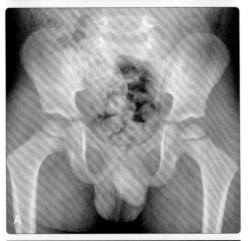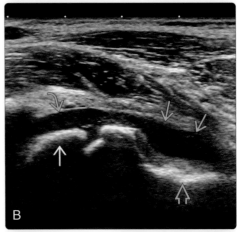

图 7-3　A.12 岁患儿，双侧足痛和扁平足，冠状 CT 平扫显示双侧距跟联合中部层面非骨性融合（白箭）。关节间隙变窄，不规则和倾斜方向都是异常表现。B. 23 月龄患儿，摔倒后左腿不能负重，在初诊正常 10 天后，随访侧位片摄片。该图像示跟骨内应力性骨折愈合硬化带（白箭）

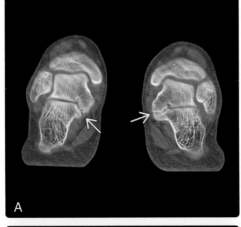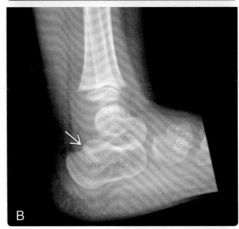

图 7-4　A.16 岁患者，朗格罕细胞组织细胞增生症（Langerhans cell histiocytosis，LCH）。轴位 T_1 增强 FS 序列 MRI 示右髂骨中心的不均匀强化病变（蓝箭），延伸到周围的软组织中。B. 同一患者，冠状位 FDG PET CT 显示 LCH 病变内代谢活动增加（右侧有，左侧无）（蓝箭）。未发现其他病变。PET 对 LCH 高度敏感

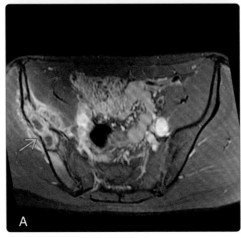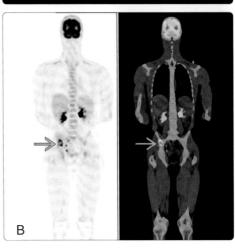

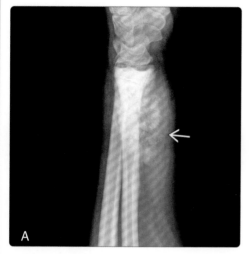
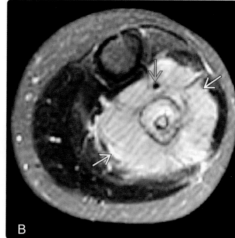

图 7-5　A.13 岁骨肉瘤患儿，侧位 X 线片显示桡骨远端骨质硬化，伴云雾状钙化（白箭）的（或类骨质）骨样结构。B.9 岁下肢肿块患儿，T₂ FS 序列 MRI 示腓骨 T₂ 高信号病变，伴有大的软组织肿块（白箭）。前方的神经血管束（蓝箭）完全被肿块包裹。这个病变经活检证实为尤因肉瘤

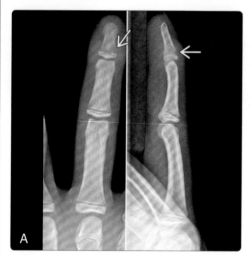
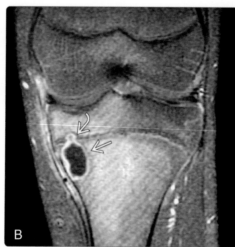

图 7-6　A.14 岁患儿，2 周前打篮球受伤，中指的正侧位摄片，示远节指骨干骺端的透亮度增加（白箭）。这是一种并发骨髓炎的"手指戳伤"骨折。B.14 岁患儿，胫骨上端疼痛，冠状 T₁ 增强 FS 序列 MRI，示边缘强化的骨内 Brodie 脓肿（白箭）伴周围骨髓水肿。脓肿延伸穿过胫骨近端骺板（白弯箭）

参考文献

1. ACR Appropriateness Criteria: Developmental Dysplasia of the Hip. https://acsearch.acr.org/docs/69437/Narrative/. Published 1999. Reviewed 2013. Accessed Dec. 2016

2. ACR Appropriateness Criteria: Limping Child Ages 0-5. https://acsearch.acr.org/docs/69361/Narrative/. Published 1995. Reviewed 2012. Accessed Dec. 2016

3. ACR Appropriateness Criteria: Suspected Physical Abuse. https://acsearch.acr.org/docs/69443/Narrative/. Published 2016. Reviewed Dec. 2016

4. Hryhorczuk AL et al: Pediatric musculoskeletal ultrasound: practical imaging approach. AJR Am J Roentgenol. 206(5):W62-72, 2016

5. Winfeld MJ et al: Radiographic assessment of congenital malformations of the upper extremity. Pediatr Radiol. ePub, 2016

6. Montgomery NI et al: Pediatric osteoarticular infection update. J Pediatr Orthop. 35(1):74-81, 2015

7. Little KJ: Elbow fractures and dislocations. Orthop Clin North Am. 45(3):327-40, 2014

8. Morrow MS et al: Imaging of lumps and bumps in pediatric patients: an algorithm for appropriate imaging and pictorial review. Semin Ultrasound CT MR. 35(4):415-29, 2014

9. Pugmire BS et al: Role of MRI in the diagnosis and treatment of osteomyelitis in pediatric patients. World J Radiol. 6(8):530-7, 2014

10. Vanderhave KL et al: Applications of musculoskeletal ultrasonography in pediatric patients. J Am Acad Orthop Surg. 22(11):691-8, 2014

11. Callahan MJ: Musculoskeletal ultrasonography of the lower extremities in infants and children. Pediatr Radiol. 43 Suppl 1:8-22, 2013

12. Pai DR et al: Musculoskeletal ultrasound of the upper extremity in children. Pediatr Radiol. 43 Suppl 1:48-54, 2013

13. Khanna G et al: Pediatric bone lesions: beyond the plain radiographic evaluation. Semin Roentgenol. 47(1):90-9, 2012

14. Karmazyn B: Ultrasound of pediatric musculoskeletal disease: from head to toe. Semin Ultrasound CT MR. 32(2):142-50, 2011

二、正常的初级和次级生长中心

（一）专业术语

1. 初级（1度）生长中心＝1度骨化中心。大多数骨组织形成的地方：主要位于儿童时期的长骨骺板。

2. 次级（2度）生长中心＝2度骨化中心。对纵向生长没有显著促进的骨化中心：

（1）被生长板和未骨化的软骨包围。

（2）长骨关节（骨骺）和类似部位（骨突，腕骨，跗骨）。

3. 软骨内骨化：1度和2度生长中心预先形成的软骨雏形上形成骨组织。

（二）影像表现

1. 摄片 正常出现在某些部位的多个和（或）不规则的生长中心，可能与病变混淆。

（1）上肢：肱骨滑车、豆状骨。

（2）下肢：股骨髁、胫骨结节、内踝、根骨隆骨突、楔状骨。

2. MRI 正常骨化中心（±正常周围软骨），无异常水肿／液体信号。

（三）鉴别诊断

1. 骨软骨病。

2. 剥脱性骨软骨炎。

3. 骨髓炎。

4. 骨坏死。

（四）临床问题

1. 1度和2度生长中心通常无症状。

2. 病变可发生在生长中心（如急性／慢性创伤，感染和骨坏死）。

（五）诊断流程

1. 熟悉正常的不规则骨化可以防止将多发／不规则生长中心误诊为病变。

2. 与对侧比较可能会有所帮助。

3. MRI 在诊断困难情况下有用。

图 7-7 A. 冠状位 T$_1$ MRI 示肱骨头的变化。骨骺的二次生长中心（白弯箭）在 7 个月的时候呈中等信号（红骨髓），13 个月时信号增高（黄骨髓）。注意 13 个月的时候出现大结节骨化中心（蓝弯箭）。骨骺软骨（白箭）围绕着这些中心。B. 摄片显示多个内踝骨化中心（蓝箭）。SPGR 序列 MRI 显示骨化中心（蓝弯箭）为高信号骨骺软骨（白箭）内的低信号。T$_2$ FS 序列 MRI 没有出现水肿（空心白箭）

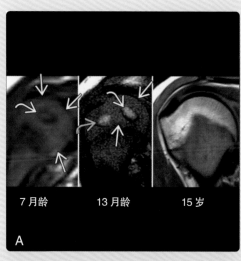
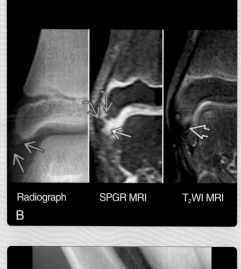

7 月龄　13 月龄　15 岁

A

Radiograph　SPGR MRI　T$_2$WI MRI

B

图 7-8 A. 注意左肘第 2 生长中心：肱骨小头（空心蓝箭），桡骨头（白弯箭），内上髁（蓝箭），滑车（白箭），鹰嘴（蓝弯箭）和外上髁（黑箭）。滑车不规则骨化和多个鹰嘴生长中心是正常的表现。B. 7 岁患儿，右肘关节脱位，摄片示滑车生长中心位于预期位置（蓝箭），但没有内上髁（medial epicondylar, ME）生长中心（空心白箭），本应该第 1 个形成。该表现提示 ME 已撕脱并嵌插在关节中

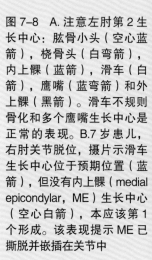
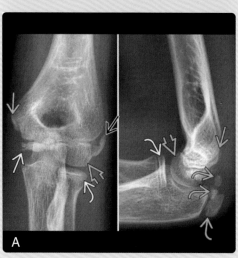
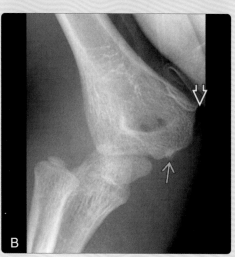

A

B

219

三、正常发育异常与病变混淆

（一）影像表现

1.骨骼发育表现为正常年龄相关的各种不同的摄片表现。

（1）丰富透亮的生长软骨。

（2）这种软骨逐渐软骨内骨化。

2.正常的发育异常

（1）典型的方向，部位和患者年龄。

（2）无周围软组织肿胀或局部压痛。可能被孤立的软组织损伤掩饰。

3.当症状原因不明确时，MRI有利于诊断（如由于生长中心偶然的正常变异形成的骨片或是由于骨折、梗死或感染形成的病理性碎片）。

（1）T_2 FS/STIR 序列 MRI 的骨髓水肿，考虑病理改变。

（2）± 软组织水肿和（或）关节积液。

（二）鉴别诊断

1.骺板骨折。

2.不完全骨折。

3.远端创伤。

4.虐待儿童。

5.韧带撕裂。

6.缺血性坏死。

（三）临床问题

正常变异通常无症状；影像上偶然发现（通常有局部外伤史）。

（四）诊断流程

对于局部有症状的儿童，如果不清楚骨样结构是异常或是偶然发现的发育异常。

1.回顾之前检查的摄片。

2.确定压痛的确切部位。

3.考虑

（1）无症状的对侧摄片。

（2）石膏固定 10～14 天后，摄片随访评估愈合情况。

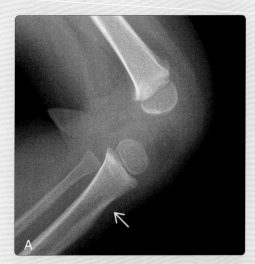

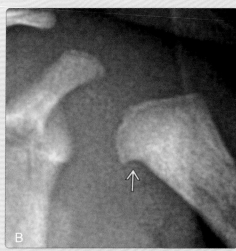

图 7-9　A.2 岁患儿膝关节的侧位片，在未骨化的胫骨结节部位有正常的胫骨干骺端凹陷（白箭）。在该水平可能看到横向骨折，但表现为局部褶皱或皮质中断。B.出生 6 天的男婴正位片，肱骨近端内侧明显的干骺端弯曲（白箭），这是该年龄婴儿的正常表现。该弯曲的结构与骺板皮质连续平滑

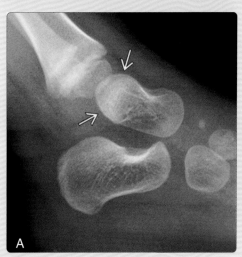

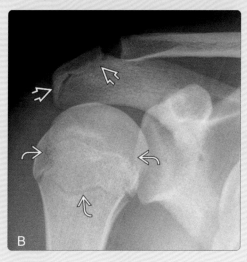

图 7-10　A.2 岁女孩侧位片，距骨后缘边界不清的硬化（白箭），这是这个年龄段常见的正常表现。这个年龄段出现跟骨或骰骨后缘的线状硬化提示骨折（此处未表现）。B.15 岁男孩右肩内旋位片，未融合的肩峰骨化中心（空心白箭）。从该角度观察到肱骨近端骺板（白弯箭）倾斜呈不同高度（常被误认为骨折）

四、VACTERL 联合畸形（Ⅰ）

（一）专业术语

1. 累及多个器官系统的非随机联合畸形

（1）脊椎/血管。

（2）肛门闭锁/耳郭。

（3）心脏。

（4）气管食管瘘。

（5）食管闭锁。

（6）肾/桡骨/肋骨。

（7）肢体。

2. 当 3 个以上畸形存在时可以诊断 VACTERL 联合畸形；致病基因未知。

（二）影像表现

1. 当 1～2 个成分存在时积极寻找 VACTERL 联合畸形的其他特征。

2. 在疑似病例中初始的成像选择：摄片和超声。

（1）摄片：脊柱和肢体（如果体格检查时有肢体异常）。

（2）超声：头，脊柱，肾/膀胱，超声心动图。

3. 进一步的成像取决于临床检查和初始成像发现。

（三）临床问题

1. VACTERL 联合畸形的发病率：1/（10 000～40 000）新生儿。

2. 有 VACTERL 联合畸形的患儿：72% 有 3 种异常，24% 有 4 种异常，8% 有 5 种异常。

（1）心脏：40%～80%。

（2）肾：50%～80%。

（3）肛门：55%～90%。

（4）气管、食管：50%～80%。

（5）脊椎：60%～80%。

（6）肢体：40%～50%。

（四）诊断流程

儿童有脊椎和其他异常时考虑 VACTERL 联合畸形。

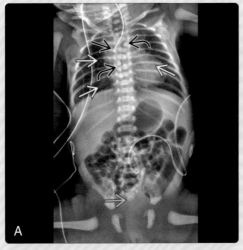
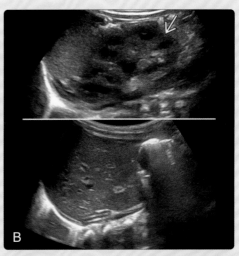

图 7-11 A. 新生儿，正位片示脊椎节段异常（黑弯箭）。由于食管闭锁（伴有肠气提示相关的气管食管瘘），鼻胃管（NG）不能插入超过上段食管（黑箭）。轻微的中央肺血管充血（白箭）继发于室间隔缺损。该患儿有骶骨部分发育不全（蓝箭）伴肛门直肠畸形。B. 同一患儿，左侧（顶）和右侧（底）肾窝的横切位超声图，示一个孤立的左肾（白箭）

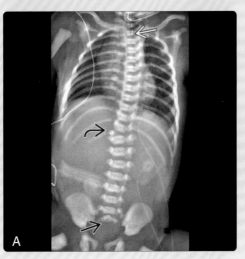
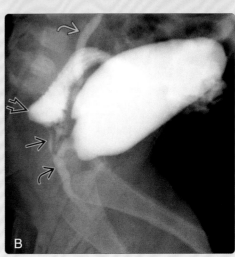

图 7-12 A. 新生儿，正位片示脊椎节段异常（黑弯箭）及骶骨部分发育不全（黑箭）。由于食管闭锁（白箭），鼻胃管不能通过上段食管（缺乏肠气表明不存在气管食管瘘）。B. 同一患儿，VCUG 侧位图示一个自直肠袋（空心黑箭）至后方尿道（黑弯箭）的直肠尿道瘘（黑箭）。该患儿同时有左侧膀胱输尿管反流（蓝弯箭）伴肛门直肠畸形

五、VACTERL 联合畸形（Ⅱ）

（一）专业术语

1. 同义词　VATER，VACTER，VACTEL 联合征，TREACLE，ARTICLE。

2. 定义

（1）累及多个器官系统（除了脑）的非随机联合畸形。①脊椎 / 血管。②肛门直肠畸形（anorectal malformation，ARM）/ 耳郭。③心脏。④气管食管瘘（tracheoesophageal fistula，TEF）。⑤食管闭锁（esophageal atresia，EA）。⑥肾 / 桡骨 / 肋骨。⑦肢体。

（2）当 3 个以上畸形存在时可以诊断 VACTERL 联合畸形。如果没有其他肢体异常存在，可排除畸形足和髋关节发育不良。

（3）没有能提供诊断的临床或实验室证据。

（二）影像表现

1. 摄片

（1）中轴骨

1）脊椎异常：①裂隙椎，阻滞椎，蝴蝶椎；半椎；分节过多；椎体骨桥；尾区退化。②继发脊柱侧弯，驼背。

2）其他脊柱问题：脊髓栓系（8%～78%）。

3）肋骨：融合；分叉；发育不良；多余 / 颈肋。

（2）肢体

1）桡骨：桡骨发育不良或者缺如；尺桡骨骨性结合；拇指发育不良；桡侧多指畸形；舟状骨缺如；桡骨动脉发育不良。

2）手：多指（趾）畸形最常见（20%）；并指。

3）减少畸形（34%）：肱骨、桡骨、股骨、胫骨或腓骨不发育 / 发育不良。

（3）头和颈：鼻后孔闭锁、唇 / 腭裂、耳郭缺损。

（4）胸部

1）先天性心脏病：室间隔缺损（30%）；动脉导管未闭（26%）；房间隔缺损（20%）。

2）食管闭锁 / 气管食管瘘。

3）肺不发育、马蹄肺（后肺融合）、异位支气管。

（5）腹部和盆腔。①肛门闭锁 ± 瘘。②小胃、十二指肠闭锁、旋转不良、Meckel 憩室。

2. 超声

（1）产前超声能提示诊断。

（2）产前 VACTERL 异常的诊断率：肾脏畸形 45%；气管食管瘘 44%；心脏畸形 20%；脊椎 13%；肢体 11%。

（3）新生儿头颅超声评估提示其他诊断的发现（如脑积水）。

（4）脊柱超声评估脊髓栓系。

（5）肾 / 膀胱超声评估肾 / 膀胱输尿管异常：①肾脏不发育最常见（双侧见于约 13%）；多囊状发育不良；马蹄肾；异位肾；肾积水。②永存脐尿管；隐睾症。

3. 影像检查推荐

（1）在以下情况中考虑特别的 VACTERL 病情检查：①有 VACTERL 联合征中 2 种特征的所有婴儿。②有气管食管瘘 / 食管闭锁的所有婴儿。③有肛门直肠畸形的所有婴儿。

（2）最初摄片和超声用于可疑病例：①摄片。脊柱和肢体（如果体格检查有肢体异常）。②超声。头，脊柱，肾 / 膀胱，超声心动图。③补充和先进的成像方法取决于初始的 X 线和体格检查发现。

（三）病理

病因：无确定统一的致病基因。

（四）临床问题

1. 临床表现

（1）最常见的体征 / 症状：新生儿，取决于畸形的组合。

（2）其他体征 / 症状：①产前成像，羊水过多（EA），脊柱后侧凸，桡骨缺如，心脏和（或）肾脏畸形，单脐动脉。②早产，约 1/3。③死胎，12%。

2. 人口统计学

流行病学如下：

（1）1/（10 000～40 000）新生儿。

（2）VACTERL 中畸形的发生概率：心脏 40%～80%；肾 50%～80%；肛门 55%～90%；气管食管 50%～80%；脊椎 60%～80%；肢体 40%～50%。

（3）VACTERL 联合畸形的患儿：72% 有 3 种异常，24% 有 4 种异常，8% 有 5 种异常。最常见的异常：心脏 - 肾脏 - 肢体和心脏 - 肾脏 - 肛门。

3. 自然病程及预后

（1）致死率（不归因于任一特定的缺损）：①新生儿死亡率 28%。②1 岁以内死亡率 48%。

（2）智力常正常。

参考文献

1. Solomon BD et al: An approach to the identification of anomalies and etiologies in neonates with identified or suspected VACTERL (vertebral defects, anal atresia, tracheo-esophageal fistula with esophageal atresia, cardiac anomalies, renal anomalies, and limb anomalies) association. J Pediatr. 164(3):451-7.e1, 2014

2. Solomon BD: VACTERL/VATER association. Orphanet J Rare Dis. 6:56, 2011

六、多指（趾）畸形

（一）专业术语

1. 多指（趾）畸形　手或脚的额外指（趾）畸形。

（1）轴前型：手的桡侧，脚的胫侧。

（2）轴后型：手的尺侧，脚的腓侧。

（3）中央型（中轴型）：涉及中间指（趾）。

（4）镜像多指（趾）：中央拇指／踇趾，不同的2～5指（趾）重复畸形。

2. 并指（趾）畸形　指（趾）融合。

（1）单纯型（软组织融合）与复杂型（骨性融合）。

（2）完全型［整个指（趾）］与不完全型（不累及远端）。

3. 多指（趾）和并指（趾）畸形　多指（趾）畸形＋并指（趾）畸形［指（趾）的软组织±骨性融合］。

（二）影像表现

1. 受影响的手／足的摄片主要用于发现额外指（趾）的骨性结构。

2. 额外的指（趾）可以从小的全部的软组织皮垂→残留多指（趾）发育不良→完全发育的额外指（趾）。

3. 受影响的指（趾）骨，掌骨／距骨可能分叉或重复。

4. 疑似相关综合征的需要检查骨骼。

（三）病理

1. 大多数情况是散发的和孤立的。

2. 然而，约300个综合征与多指（趾）相关。三体（13，18，21）综合征，Meckel-Gruber，VACTERL等。

3. 如果产前超声或MRI发现多指（趾），必须寻找其他异常。

（四）临床问题

1. 多指（趾）广泛不同的表型。

2. 预后取决于重复畸形的复杂程度和相关的异常。

3. 手术旨在创造有功能、美观的手或脚：切除额外的指（趾）；部分切除／矫形分叉的或增宽的掌骨／距骨；肌腱、韧带，关节囊修复／重构。

图7-13　A.2岁女孩后前位片，示左手轴前型多指畸形。重复的拇指是三指节畸形（蓝箭）（Wassel Ⅶ型）。第一掌骨的远端增宽但不重复（空心蓝箭）。B.2岁男孩后前位片，示左手轴后型多指畸形（B型）。有一个未完全形成的第6指，其中包含2个小的、不完全形成的指骨（蓝箭）

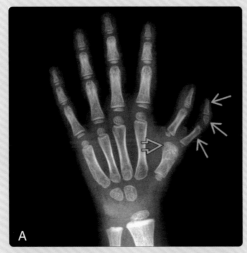
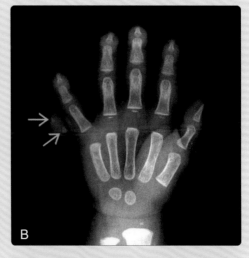

图7-14　A.2岁女孩双足前后位片，示双侧轴后型多趾畸形（B型）伴第5趾中节趾骨和远节趾骨重复畸形（白箭）。B.多肢异常女孩，左手后前位片显示复杂的轴前型多指畸形，2个掌骨（蓝箭），3个近节指骨（蓝弯箭），中节指骨和远节指骨（白弯箭）的复杂排列伴软组织和骨性融合

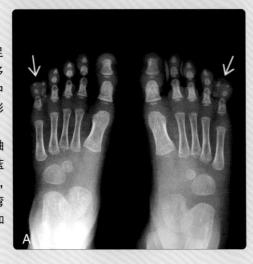
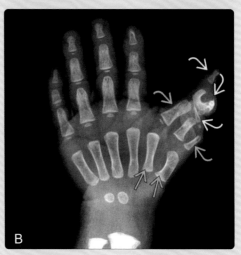

七、马蹄内翻足

（一）专业术语

1. 相对于胫骨的跟骨跖屈（马蹄足）＋后足内翻（内翻）＋前足内收（内翻）。

2. 同义词：马蹄内翻足，高弓足、前足内收、后足内翻和马蹄足（cavus，forefoot adductus，hindfoot varus & equinus，CAVE）。

（二）影像表现

1. 距骨：踝关节内外旋。距骨是后足的参照点。

2. 跟骨：相对内旋＋马蹄足。

3. 舟骨：相对距骨内侧半脱位。

4. 骰骨：相对跟骨内侧半脱位。

5. 跖骨：翻转，侧位片上表现平行。

6. 正位片：后足"侧指"＋前足内收。

（1）距骨的长轴向外偏离第 1 跖骨。

（2）跟骨的长轴向外偏离第 5 跖骨。

7. 承重位的测量

（1）侧位片上的胫跟角度增大（＞ 90°＝马蹄足）。

（2）侧位片和正位片的距跟角减小（后足内翻）。

（3）距骨 - 第 1 跖骨角增大（前足内收）。

8. 在筛查孕早期超声检查时经常检测到。

9. 针对其他异常（如脊髓脊膜膨出）进行的产前 MRI 可以检出马蹄内翻足。

（三）病理

1. 孤立的、特发性的、先天性的最常见。

2. 24%～ 50%的患者伴其他异常。

（1）脊髓脊膜膨出，关节挛缩，肌强直性营养不良。

（2）各种综合征（18、21 三体综合征）。

3. 与子宫内"填塞障碍（如羊水过少、孪生）"有关。

（四）临床问题

1. 双侧占 50%。

2. 治疗主要是非手术的手法复位和石膏固定，选择性手术治疗。

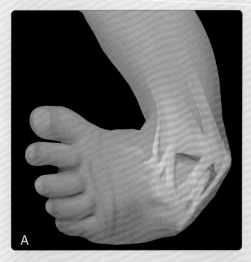
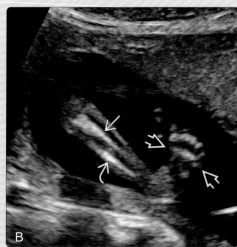
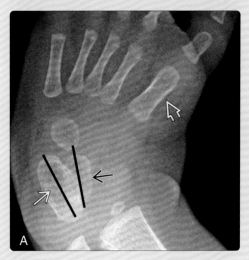
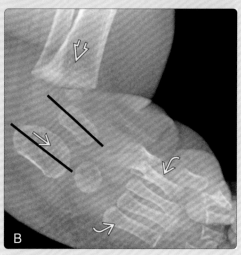

图 7-15　A. 斜位图示马蹄内翻足，前足内收的马蹄内翻足。B. 孕 27 周胎儿患羊膜带综合征，小腿的矢状位超声显示相对于前腿的胫骨（白箭）、腓骨（白弯箭），足部位置异常，所有跖骨（空心白箭）长轴在单个图像上可见（与马蹄内翻足的表现一致）

图 7-16　A.9 月龄马蹄内翻足患儿，正位片显示后足内翻伴缩小的距跟角（黑线）。内翻足前足（空心白箭）的角度测量显示，距骨（黑箭）长轴向外偏离第 1 跖骨，跟骨（白箭）的长轴向外偏离第 5 跖骨。B. 侧位片显示后足内翻伴缩小的距跟角（黑线）。胫骨（空心白箭）和跟骨（白箭）长轴之间的角度＞ 90°（后足马蹄足）。跖骨平行（白弯箭）

八、骺板骨折（Ⅰ）

（一）专业术语

累及软骨初级生长板（骺板）非成熟骨结构的骨折。

（二）影像表现

1. 大多数骨折诊断和处理只需摄片检查

（1）正常均匀波浪状透明骺板增宽或中断。

（2）骺板邻近的骨折片移位和（或）成角伴周围软组织肿胀。

（3）复位后持续骺板增宽＞3mm提示组织陷入需要切开复位。

2. CT　评估粉碎性骨折、移位、关节面分离、散在的关节内碎片。

3. MRI　发现非移位性骨折，评估软骨及软组织损伤或陷入。

（三）鉴别诊断

1. 不全骨折。

2. 慢性骨骺应力性损伤。

3. 佝偻病。

（四）临床问题

1. 峰值年龄：11～12岁。

2. 6%～30%的儿童骨折累及骺板。

3. 整体并发症率：约14%（根据实际情况）。

（1）骺板早闭伴肢体缩短或成角，股骨远端、胫骨好发。

（2）关节间隙增宽＞2mm致关节不协调→退行性关节炎。

（3）骨髓炎（特别是伴有甲床损伤者）。

（五）诊断流程

随访过程中需要评估受累骺板提前闭合情况。

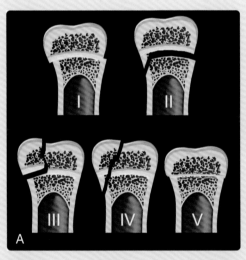
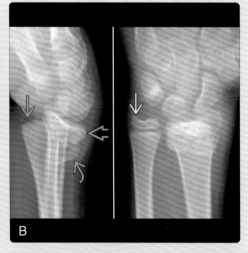

图7-17　A.示意图示Salter-Harris（SH）骨折的5种分型，骨骺、骺板和干骺端的关系。B.腕关节侧位（左）和正位（右）平片，示9岁患者桡骨远端干骺端SHⅡ型骨折，骨骺（空心蓝箭）及干骺端（蓝弯箭）骨折片向背侧移位约60°，掌侧成角约45°，掌侧干骺端显示（蓝箭），非移位性尺骨茎突骨折（白箭）

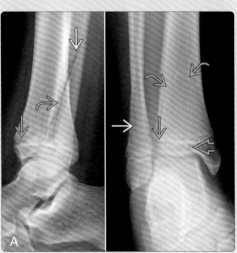
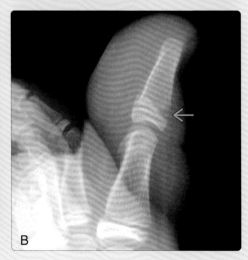

图7-18　A.15岁患者，踝关节正（右）、侧（左）位示典型的SHⅣ型三平面骨折，包括矢状面骨骺（空心蓝箭）、水平的骺板（蓝箭）、冠状面干骺端及骨干（蓝弯箭）。胫骨骨折亦可见（白箭）。B.10岁患儿，拇指戳伤，侧位片示拇指远节指骨轻微、非移位性的SHⅡ型骨折（蓝箭）。如果有甲床损伤，患者应给予预防性抗生素防止骨髓炎

九、骺板骨折（Ⅱ）

（一）专业术语

1. 同义词　Salter-Harris（SH）骨折 1～5（Ⅰ～Ⅴ）。

2. 定义　累及软骨初级生长板（骺板）非成熟骨结构的骨折。

（二）影像表现

1. 一般特征　肢体受累的相对频率。

（1）上肢：桡骨远端＞指骨＞肱骨远端，其他。

（2）下肢：胫骨远端＞趾骨＞其他。

2. 摄片

（1）最初表现：①部分或完全骺板增宽伴干骺端 / 骨骺骨折线。②不同程度的骨折片移位 / 成角。③周围软组织水肿。

（2）复位后表现：①持续骺板增宽＞ 3mm 提示组织陷入需要切开复位。②移位骨膜＞韧带或肌腱。

（3）长期随访：评估受累骺板提前闭合。

3. CT　帮助评估粉碎性骨折、移位、关节面分离、散在的关节内碎片。≥ 2mm 的关节面分离通常需要切开复位＋内固定。

4. MRI

（1）可能改变急性期临床处理方案通过：①发现非移位性骨折。②观察骨折与透明软骨的关系（改变骨折分型）。③观察陷入结构（需要切开复位）。④观察邻近的神经血管损伤。

（2）可能改变长期并发症的处理方案通过：①发现、量化骨桥。②发现退行性改变。

5. 超声　可以观察骨骺，骺板的移位和（或）皮质中断，骨膜下积液。特别适用于新生儿 / 婴儿 / 幼儿有限的骨骺骨化。

6. 影像检查推荐　最佳成像工具如下：

（1）通常诊断和处理只需摄片检查。

（2）CT、MRI 和超声适应证有限。

（三）鉴别诊断

1. 不全骨折　干骺端皮质扭曲，无骨折线延伸至骺板。

2. 慢性骺板应力性损伤

（1）青少年高水平运动员的慢性疼痛。

（2）骺板增宽误诊为非移位性 SH Ⅰ型骨折。

3. 佝偻病

（1）各种代谢异常可以抑制软骨内骨化→干骺端磨损，杯状→骺板增宽伴先期钙化带缺失。

（2）累及多发对称性骺板。

（四）病理

1. 一般特点　相关神经血管束、韧带、软骨，其他骨的损伤。

2. 分期，分级和分类

Ⅰ类（约 8.5%）：仅累及骺板。

Ⅱ类（约 73%）：累及骺板、干骺端。

Ⅲ类（约 6.5%）：累及骺板、骨骺。

Ⅳ类（约 12%）：累及骺板、干骺端、骨骺。

Ⅴ类（＜ 1%）：骺板挤压性骨折。

（五）临床问题

1. 表现　常见症状为疼痛、肿胀、局部压痛、活动受限、无法承重。

2. 流行病学

（1）峰值年龄：11～12 岁。

（2）6%～ 30% 的儿童骨折累及骺板。

3. 自然病程和预后　整体并发症率约 14%。

（1）早期骺板闭合→肢体缩短或成角。

1）下肢更常见。由于存在发育障碍的风险，膝和踝关节的骨折需随访≥ 1 年或至骨结构成熟。

2）移位性骨折是非移位性骨折发生率的 2 倍。

（2）由于关节面受累导致的关节不协调→退行性关节炎。

（3）骨髓炎伴邻近甲床外伤（脚趾骨髓炎）或穿通伤。

4. 治疗

（1）SH 低分型者闭合复位、固定（除非复位后不稳定）。

1）移位＜ 2mm →生长停滞风险下降。

2）随访 5～7 天确保稳定。

（2）SH 高分型者常需切开复位、内固定（由于累及关节面）。

（3）随后的生长受限（骨桥通过骺板）→导致成角畸形或肢体长度差异→骨桥切除，参照对侧骨骺。

参考文献

1. Chen J et al: Imaging appearance of entrapped periosteum within a distal femoral Salter-Harris II fracture. Skeletal Radiol. 44(10):1547-51, 2015

2. Mayer S et al: Pediatric knee dislocations and physeal fractures about the knee. J Am Acad Orthop Surg. 23(9):571-80, 2015

3. Little JT et al: Pediatric distal forearm and wrist injury: an imaging review. Radiographics. 34(2):472-90, 2014

十、骨突骨骺损伤（Ⅰ）

（一）专业术语

1. 骨突骨骺　非关节的二次骨化中心，作为肌肉或肌腱的附着部位。

2. 急性损伤　透过下方骺板的骨和（或）软骨骨骺的撕脱性骨折。

3. 慢性损伤　重复性非最大拉力（撕脱性微创伤）超过修复速度，导致局部生长板紊乱（±症状）。

（二）影像表现

1. 急性损伤：移位的骨骺骨化中心。

2. 慢性损伤：轻度软组织肿胀，肌腱附着部位骨形态不规则和（或）骺板增宽。

3. 摄片通常可诊断急性撕脱伤。

4. 如果骨折片未移位，骨化中心尚未出现，或疑似慢性骨骺炎，则可能需要进一步影像学检查。MRI 比超声更敏感和特异。

（三）鉴别诊断

1. 骨髓炎。

2. 骨肉瘤。

3. 肌肉损伤。

4. 骨的应力性损伤。

（四）临床问题

1. 急性损伤：在运动活动期间突发的疼痛伴有"砰砰"声和肌肉功能的瞬间下降。

2. 慢性损伤：在没有特定诱因或相关挫伤的情况下，隐痛伴肿胀。

3. 大多数急性盆部撕裂伤发生在 12～18 岁。

（1）大多数发生在踢球或短跑期间，如足球、体操、橄榄球、田径。

（2）髂前下棘、髂前上棘、坐骨结节＞髂嵴、耻骨联合。

4. 非手术治疗：非常成功。

5. 手术固定适用移位＞1.5～2.0cm。

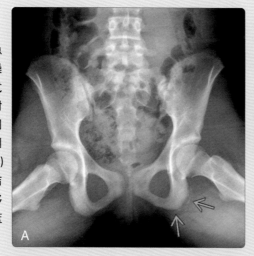
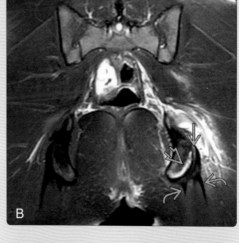

图 7-19　A.13 岁女孩，急性左臀疼痛，并且在啦啦操期间出现"砰砰"声，蛙式侧位摄片示左侧坐骨结节附近有骨性碎片（蓝箭）。B.同一患儿的冠状 T_2 FS 序列 MRI，示腘绳肌腱（蓝弯箭）附着于移位、曲线状坐骨结节的骨软骨突（蓝箭）。移位碎片下方的积液（空心蓝箭），典型的急性撕脱伤

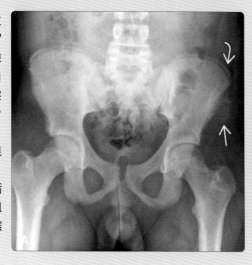
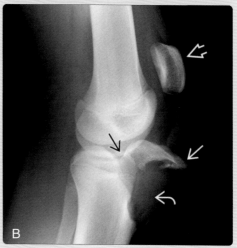

图 7-20　A.16 岁男孩，主诉疼痛、踢球时出现"砰砰"声，后前位片示从髂前上棘撕脱下来的骨性碎片（白箭）。左侧髂骨翼外侧骨突骨骺（白弯箭）也显示碎片和生长板增宽，表明撕脱。B.13 岁患儿，侧位摄片显示胫骨结节撕脱（白箭），骨折线向上延伸穿过骨骺（黑箭）。注意明显的软组织水肿（白弯箭）和高位髌骨（空心白箭）

（一）专业术语

定义

1.骨突骨骺　非关节的二次骨化中心，作为肌肉或肌腱的附着部位。

2.急性损伤　透过下方骺板的骨和（或）软骨骨骺的撕脱性骨折。

3.慢性损伤　重复性非最大拉力（撕脱性微创伤）超过修复速度，导致局部生长板紊乱（± 症状）。

（二）影像表现

1.一般特点

（1）最佳的诊断线索：①急性损伤，移位的骨骺骨化中心。②慢性损伤，软组织肿胀，肌腱附着部位骨形态不规则。

（2）部位

1）急性撕脱伤：①骨盆 / 髋部。肌肉附着处高度集中。坐骨结节（股后肌群：股二头肌，半膜肌，半腱肌）。髂前下棘（anterior inferior iliac spine，AIIS）（股直肌）。髂前上棘（anterior superior iliac spine，ASIS）（缝匠肌）。髂嵴（阔筋膜张肌，腹壁肌肉）。耻骨联合（内收肌群）。大转子（臀中肌和臀小肌）。小转子（髂腰肌）。②胫骨结节（髌腱）。③肱骨内上髁（屈肌群和尺侧副韧带）。

2）慢性应力性损伤：①胫骨结节。Osgood-Schlatter 病。②肱骨内上髁。少年棒球肘。③跟骨骨突。严重疾病。

2.摄片

（1）急性撕脱伤。

1）骨突骨骺骨化中心的移位。①切线位：新月形、三角形或不规则骨碎片。②前位：边界不清或卵形碎片。

2）中度到明显的软组织水肿。

（2）愈合 / 远端的急性撕脱性骨折：①从先前的损伤中骨骺重塑。② ± 软组织的不均匀骨化。

（3）慢性应力性损伤：①肌腱附着处成骨不规则 / 骨片。②覆盖的骺板增宽，没有真正的碎片移位。③覆盖软组织轻度肿胀。

3.MRI　液体敏感序列（T_2WI FS 或 STIR）。

（1）急性损伤：高信号的液体深达移位的骨突骨骺＋周围软组织和下方骨髓的水肿。

（2）慢性损伤：骺板信号轻微增高、增宽和不规则，没有离散的液体。

4.影像检查推荐　最佳成像工具如下：

（1）摄片通常诊断急性撕脱伤。

（2）MRI 在某些情况下很有用。①急性损伤：未移位的碎片或纯软骨碎片（骨化前）。②慢性骨突骨骺炎。

（三）病理

一般特点

病因

1.骨软骨交界：未成熟肌肉骨骼系统的最弱点。

2.青春期肌肉力量增加，致肌肉 / 肌腱附着相对较弱的部位力量增加。

3.急性骨突骨骺撕脱伤：基本上 Salter-Harris 生长板骨折。

4.慢性损伤（骨突骨骺炎）：反复最大拉力超过骨修复速度。①由于软骨内骨化或软骨细胞肥大受损导致的骺板增宽。②慢性应力性损伤可能会削弱骺板导致易于发生急性撕脱伤。

（四）临床问题

1.临床表现　最常见的体征 / 症状如下：

（1）急性损伤：在运动活动期间突然发作的疼痛伴有"砰砰"声和肌肉功能的瞬间下降。

（2）慢性损伤：在没有特定诱因或相关挫伤的情况下，隐痛伴肿胀。

2.人口统计学

（1）年龄：①急性骨盆撕脱，通常为 12 ～ 18 岁。②肱骨内上髁撕脱，9 ～ 14 岁。③胫骨结节撕脱，13 ～ 16 岁。

（2）流行病学

1）急性。①骨盆：大多数是踢腿或短跑，足球、体操、橄榄球、田径。AIIS、ASIS、坐骨结节最常见。②胫骨结节：篮球常见。③内上髁：投掷或脱臼。

2）慢性。①少年棒球肘：头顶投掷的外翻应力。② Osgood-Schlatter：重复跳跃的牵引力。③严重疾病：由跟腱牵引。

3.治疗

（1）大多数非手术治疗成功。初步休息，然后进行理疗。

（2）外科固定适用于更高级别的损伤。如果位移＞ 1.5 ～ 2.0cm 更有可能。

参考文献

1. Schuett DJ et al: Pelvic apophyseal avulsion fractures: a retrospective review of 228 cases. J Pediatr Orthop. 35(6):617-23, 2015

2. Raissaki M et al: Imaging of sports injuries in children and adolescents. Eur J Radiol. 62(1):86-96, 2007

十二、不全骨折（Ⅰ）

（一）专业术语

1. 不全骨折　肉眼可见的骨折线不穿过整个骨径。

（1）儿童骨骼比成人骨骼更有弹性。

（2）更倾向于弯曲而不是断裂。

2. 弯曲骨折　受压侧骨皮质局部向外隆起（无真正的断裂）；骨皮质通常在牵拉侧完好无损。

3. 塑性变形　骨皮质光滑而骨干弯曲加重，无明显的可见骨折线。

4. 青枝骨折　张力侧不连续骨折线，不穿过对侧皮质。

（二）影像表现

1. 两个切面视图显示至少一个完整的皮质。

2. 发生于骨干或干骺端。

3. 通常诊断和处理仅需摄片。

4. 对侧比较可能会有帮助，特别是在塑性变形中。

（三）鉴别诊断

1. 由于潜在的骨骼疾病而引起骨质弯曲：全身或局部骨发育不良；代谢性骨病。

2. 正常发育变异。

3. Salter-Harris Ⅱ型骨折。

（四）临床问题

1. 跌倒后疼痛、肿胀、压痛、肢体停止活动。

2. 有 7%～ 20% 的青枝骨折会发生再骨折。

（五）诊断流程

1. 摄片时，骨干和干骺端骨皮质光滑：如果它下陷或隆起，强烈考虑为不全骨折。

2. 留心观察干骺端骨折线延伸至骺板（提示 Salter-Harris Ⅱ型骨折）：并发症、随访要求会有不同。

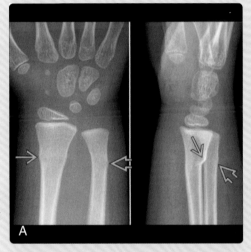
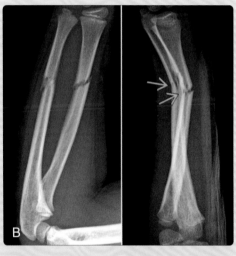

图 7-21　A.5 岁儿童跌倒后的手腕正侧位摄片，示桡骨远端骨干 – 干骺端交界处弯曲变形（蓝箭），以及尺骨远端（空心蓝箭）不完全骨折（伴有皮质中断）。B. 一名 5 岁儿童跌倒后前臂正侧位片，示尺桡骨远端骨干不完全骨折。典型的青枝骨折需注意每根骨头完整的"弯曲但没有断裂"的后部皮质（蓝箭）

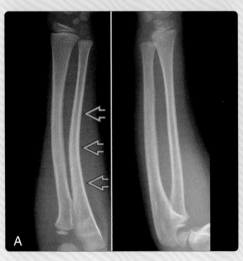
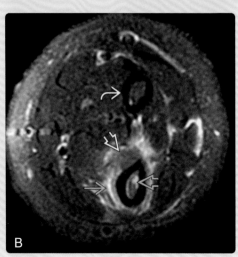

图 7-22　A.5 岁儿童跌倒后的前臂前后位摄片，示尺骨干的塑性（弯曲）变形（空心蓝箭）。桡骨弯曲度在正常范围内。侧位片不容易看到尺骨畸形。B. 同一例患儿 4 天后（因肘部明显不适而检查）轴位 T_2 FS 序列 MRI，示尺骨干的骨髓（空心蓝箭）、骨膜（蓝箭）及软组织水肿，无皮质断裂。可见骨膜下出血（空心白箭）。而桡骨（白弯箭）是正常的

十三、不全骨折（Ⅱ）

（一）专业术语

定义

1. 不全骨折　肉眼可见的骨折线不穿过整个骨径。儿童骨骼比成人骨骼更有弹性。更倾向于弯曲而不是断裂。

2. 青枝骨折　张力侧不连续骨折线，不穿过对侧皮质。未成熟弯曲树枝外观（"青枝"）。

3. 塑性变形　骨皮质光滑而骨干弯曲加重，无明显可见骨折线。"弓形骨折"。

4. 弯曲骨折　受压侧骨皮质局部向外隆起（未真正的断裂）；骨皮质通常在牵拉侧完好无损。"隆起"一词已不再使用（因为它意味着周边凸起）。

5. 伴有皮质中断的不完全性骨折　受压侧皮质中断／成角。

（二）影像表现

1. 一般特征

（1）最佳诊断标准：疼痛部位的皮质隆起或成角＋受伤后软组织肿胀。

（2）部位

1）弯曲骨折：多发生于桡骨及尺骨远端干骺端或胫骨近端。

2）塑性变形：最常见于尺骨、腓骨或桡骨骨干。

3）青枝骨折：最常见于前臂骨干。

2. 摄片

（1）弯曲骨折：受压侧骨皮质局灶性隆起。

（2）塑性变形

1）长骨骨干轻度曲度增加。

2）前臂或小腿邻近骨常骨折。可能是不同类型或者错位。

3）骨膜反应在愈合过程中可能受到限制。

（3）青枝骨折：骨皮质张力侧突出部分可见线状（或较大）骨折线。

3. 超声　骨皮质回声局灶性中断／凸起＋骨膜下出血，软组织水肿。

4. 影像检查推荐

（1）通常诊断和处理仅需摄片。

（2）对侧比较摄片可能会有帮助。

（三）鉴别诊断

1. 由于潜在的骨骼疾病而引起的骨质弯曲

（1）全身或局部骨发育不良。

（2）代谢性骨病。

2. 正常发育变异

（1）正常骨皮质局部弯曲成角／隆起。

（2）对侧比较摄片可能会有帮助。

3. Salter-Harris Ⅱ型骨折　骨折线延伸至骺板。

（四）临床问题

1. 临床表现　最常见征象／症状：疼痛、肿胀、压痛、肢体无力或跛行；典型表现是在跌倒后。

2. 自然病程与预后

（1）弯曲骨折：典型的完全愈合。

（2）塑性变形：不典型的重塑。

（3）青枝骨折

1）7％～20％再次骨折。

2）罕见正中神经卡压或横断。

3）在愈合过程中骨膜下皮质"囊"罕见形成（由于骨髓脂肪包裹）。

3. 治疗

（1）弯曲骨折：①用夹板固定3周。②在某些情况下不需要随访。

（2）青枝骨折

1）根据角度的不同，可能需要闭合复位、固定。

2）一些学者提倡通过形成完全骨折来改善对位。

3）长时间固定可以减少再骨折。

（3）塑性变形：± 闭合复位。①需要强大的力量，足够的镇静。②防止内旋－旋后的限制。③可能需要对旋转进行矫正。

（五）诊断流程

影像判读要点如下：

1. 摄片时，骨干和干骺端骨皮质应是光滑的。如果它下陷或隆起，强烈考虑为不完全骨折（尤其是出现周围肿胀）。

2. 留心观察干骺端骨折线延伸至骺板（提示Salter-Harris Ⅱ型骨折）。并发症和随访要求不同于弯曲骨折。

参考文献

1. Herren C et al: Ultrasound-guided diagnosis of fractures of the distal forearm in children. Orthop Traumatol Surg Res. 101(4):501-5, 2015

2. Pountos I et al: Diagnosis and treatment of greenstick and torus fractures of the distal radius in children: a prospective randomised single blind study. J Child Orthop. 4(4):321-6, 2010

3. Schmuck T et al: Greenstick fractures of the middle third of the forearm. A prospective multi-centre study. Eur J Pediatr Surg. 20(5):316-20, 2010

4. Carson S et al: Pediatric upper extremity injuries. Pediatr Clin North Am. 53(1):41-67, v, 2006

5. Swischuk LE et al: Frequently missed fractures in children (value of comparative views). Emerg Radiol. 11(1):22-8, 2004

十四、儿童虐待，干骺端骨折（Ⅰ）

（一）专业术语

经典的干骺端病变（CML）或干骺角骨折：骺板下干骺端的横行骨折，累及骨膜下周围骨领。

婴儿骨折，对诊断儿童虐待具有高度特异性。

（二）影像表现

1. 股骨远端、胫骨近端和远端最常见。

2. 摄片

（1）急性骨折不明显，一开始常难以识别。

1）当 X 线束垂直于骨长轴表现为干骺角处的三角形的骨折碎片。

2）当 X 线束与骺板尾或头侧成角时表现为邻近干骺端的桶柄状碎片。

（2）愈合的骨折更明显。骨膜下新生骨形成并结痂在 X 线上表现出来需要 7 ～ 14 天。

（三）病理

1. 由于来自扭转或拉伸的肢体或者来自摇动时加速 / 减速时牵拉和扭转的力量。95％的经典的干骺端病变的病例有 ≥ 1 种类型的损伤。

2. 没有明确的证据表明佝偻病或代谢性骨病可以引起经典的干骺端病变。

（四）临床问题

1. 非意外创伤（NAT）临床表现多样

（1）创伤与病史或发展阶段不一致。

（2）不同愈合阶段的多发创伤。

（3）婴儿瘀伤。

2. 获取最初的骨骼调查

（1）小于 2 岁的、怀疑 NAT。

（2）小于 5 岁的、怀疑骨折。

（3）关注在每个不能交流的孩子中发生的 NAT。

3. 在 2 周内骨骼随访检查　愈合使骨折更明显。

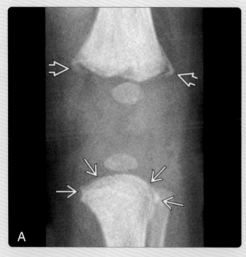
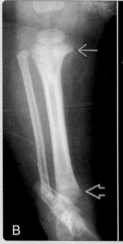
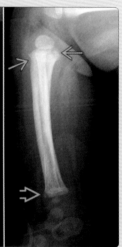

图 7-23　A. 1 月龄女婴，前后位片示典型的股骨远端干骺端的干骺角骨折（空心白箭），伴胫骨近端干骺端骨折导致的桶柄样外观（白箭）。B. 6 月龄婴儿，右下肢受伤，前后位（左）和侧位（右）平片示胫骨近端（蓝箭）和远端（空心蓝箭）骨骺下干骺端的不规则透光区。胫骨远端前方角形骨折片在侧位上显示最好

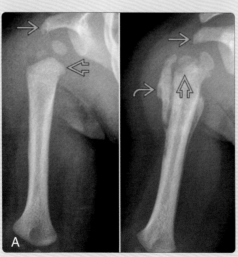
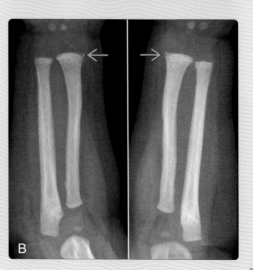

图 7-24　A. 同一患儿在初诊（左）和 2 周后（右），右侧肱骨前后位平片示肩峰骨折（对非意外创伤有高度的特异性）（蓝箭）。初诊图示肱骨近端干骺端细微异常（空心蓝箭），在随访中由于大量骨膜反应变得更明显（蓝弯箭）。B. 同一患儿，前后位片（初诊）示桡骨远端干骺端的双侧角骨折（蓝箭）

十五、儿童虐待，干骺端骨折（Ⅱ）

（一）专业术语

1. 同义词

（1）非意外创伤（NAT），虐待儿童综合征。

（2）干骺角骨折、经典干骺端病变（classic metaphyseal lesion，CML）、桶柄样骨折。

2. 定义　婴儿骨折累及骺板下干骺端，以及骨膜下周围骨领，对诊断儿童虐待具有高度特异性。

（二）影像表现

1. 摄片

（1）累及长骨干骺端，最常见于股骨远端、胫骨近端和远端、肱骨近端。

（2）急性骨折比较细微，最初常难以发现。

（3）影像表现取决于投照方位。①当 X 线束垂直于干骺端长轴时表现为干骺角处的三角形的碎片。②当 X 线束与骺板尾侧或头侧成角时表现为邻近干骺端的桶柄状碎片。

（4）愈合的骨折更明显：结痂和骨膜下新生骨形成需要 7～14 天才能表现出来。

2. 核医学　^{99m}Tc MDP 骨扫描或 ^{18}F-NaFPET 成像可以补充最初的骨检查。① 24 小时内可见放射性核素活动区的局灶性增高，6 个月内恢复正常。②总体上，核素显像检出骨折的敏感性＞最初的骨摄片检查，除 CML、颅骨和肩胛骨骨折及远侧的外伤。③核素显像的特异性低于最初的骨检查。

3. 影像检查推荐

（1）初步骨摄片筛查

1）适应证：①小于 2 岁的、怀疑 NAT。②小于 5 岁的、怀疑骨折。③关注每一个不能交流的儿童发生的 NAT。

2）图像包括颅骨前后位和侧位，颈椎和腰椎侧位，胸部前后位、侧位和双斜位，骨盆、肱骨、前臂、手、股骨、下肢及足前后位。

3）其他成像以临床和影像表现为基础。

（2）随访调查

1）从最初评估开始一般持续 2 周。

2）适应证：①在最初检查中发现的相关骨折。②最初检查正常但一直怀疑有骨折。

3）用于确定怀疑的骨折并识别其他骨折。

4）在一项研究中，在 48％的病例中明晰可疑骨折或确定了新骨折。

（3）^{99m}Tc MDP 骨成像或 ^{18}F-NaF PET 作为补充或解决问题的工具。

（4）非增强 CT 用于怀疑颅内损伤，增强 CT 用于怀疑有胸腔或腹腔内损伤。

（三）鉴别诊断

1. 成骨不全　①多发骨折 ± 缝间骨，蓝色巩膜。②± 骨质疏松。

2. 佝偻病　①干骺端磨损、杯口状、增宽 ± 骨折。②去矿物质化。

3. 白血病　干骺端透亮带 ± 骨折，更具侵袭性的渗透性病变。

4.Menkes 综合征　骨质疏松、干骺角骨刺、缝间骨、颅内动脉扭曲及头发干枯易断。

（四）病理

一般特征：①由于来自扭转或拉伸的肢体或者来自摇动时加速/减速时牵拉和扭转的力量。②没有明确的证据表明佝偻病或代谢性骨病可以引起经典的干骺端病变。

（五）临床问题

1. 临床表现

（1）NAT 临床表现多样：①与病史或发展阶段不一致的创伤。②不同愈合阶段的多发创伤。③婴儿瘀伤。④视网膜出血。

（2）一项研究评估 CML 中的创伤：① 25％在除了骨折部位有创伤。②只有 13％在骨折或靠近骨折部位有创伤。

（3）另一项研究发现 95％的 CML 病例有至少一个额外的创伤：① 84％有额外的非 CML 骨折，最常见于长骨和肋骨。② 43％有皮肤损伤（瘀伤或烧伤）。③ 28％有外伤性脑损伤。

2. 流行病学　①在一项研究中 CML 是婴儿 NAT 中最常见的骨折。②在 NAT 高风险的婴儿中发生率为 50％，而 NAT 低风险的婴儿中为 0％。

3. 治疗　①虐待指控的多学科调查。②确保将"有风险"的儿童和兄弟姐妹置于安全的环境中。

参考文献

1. Servaes S et al: The etiology and significance of fractures in infants and young children: a critical multidisciplinary review. Pediatr Radiol. 46(5):591-600, 2016

2. Thackeray JD et al: The classic metaphyseal lesion and traumatic injury. Pediatr Radiol. ePub, 2016

3. Barber I et al: The yield of high-detail radiographic skeletal surveys in suspected infant abuse. Pediatr Radiol. 45(1):69-80, 2015

4. Kleinman, PK. Diagnostic imaging of child abuse. Cambridge, United Kingdom New York: Cambridge University Press, 2015

5. Perez-Rossello JM et al: Absence of rickets in infants with fatal abusive head trauma and classic metaphyseal lesions. Radiology. 141784, 2015

十六、其他儿童虐待骨折（I）

影像表现

1. 儿童虐待的高特异性

（1）典型干骺端病变，后肋骨折。

（2）肩胛骨骨折

1）肩峰中段横、斜形骨折最常见。

2）肩峰尖端骨折会被误认为骨化中心。

（3）胸骨骨折

1）前部皮质的透亮线或屈曲。

2）胸骨软骨增宽或胸骨节段排列不齐。

（4）棘突骨折

1）由于屈曲过度或摇晃在棘间韧带附着处出现软骨或骨撕脱骨折。

2）毗邻棘突的骨样密度影可能代表急性或很久之前的损伤。

2. 虐待儿童的中度特异性

（1）椎体骨折：压缩骨折和（或）前上终板骨折。

（2）椎体骨折 – 脱位

1）椎体间软骨结合处骨折延伸穿过终板，伴随椎体向后移位。

2）关节突脱位 ± 骨折。

（3）穿过骺板的骨折 / 肱骨远端骨骺分离

1）骨化中心、桡骨和尺骨相对于肱骨远端向后内侧移位。

2）肱骨远端软骨与桡骨尺骨对位一致。

（4）复杂的颅骨骨折、手和足骨折、骨盆骨折。

3. 虐待儿童的低度特异性　锁骨、长骨干和颅骨线性骨折常见，但对非意外创伤的特异性较低。

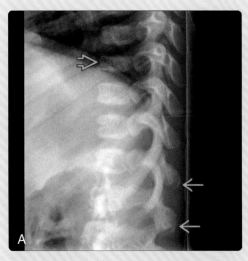
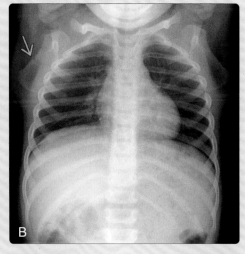

图 7-25　A.8 月龄瘀伤和硬膜下血肿婴儿，脊柱侧位片示 T$_{12}$ 和 L$_1$ 棘突不规则透亮线和硬化（蓝箭），以及 T$_9$ 椎体压缩性改变（空心蓝箭）。棘突骨折高度提示虐待儿童。B.2 岁瘀伤患儿，前后位胸片显示右肩胛骨体部骨折（蓝箭）

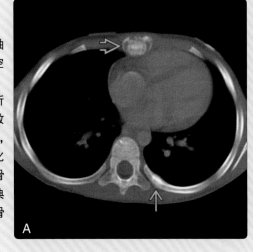
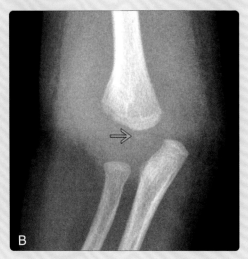

图 7-26　A.腹痛儿童，轴位 CT（骨窗）示胸骨（空心蓝箭）和左后肋（蓝箭）骨折正在愈合。这两处骨折都很可能是虐待儿童导致的。B.1 月龄婴儿手臂护痛，其肘外斜片示肱骨远端骨化中心（蓝箭）、桡骨和尺骨相对于肱骨向内侧移位，典型的肱骨远端骨骺分离骨折，与虐待儿童高度相关

十七、其他儿童虐待骨折（Ⅱ）

（一）专业术语

同义词：非意外创伤（non-accidental trauma，NAT）。

（二）影像表现

1. 一般特点

（1）最佳诊断线索：①经典干骺端病变（CML）、后肋骨折。NAT 高特异性。其他高特异性损伤包括肩胛骨、棘突、胸骨骨折。②多发骨折、双侧骨折及不同年龄层的骨折。NAT 中度特异性。其他中度特异性损伤包括骨骺分离、椎体、手指足趾、复杂颅骨和骨盆骨折。③任何与年龄和病史不相符的损伤→怀疑 NAT。

（2）NAT 引起的骨折的分布：①颅骨 27%，肋骨/胸骨 18%，椎体 2%，骨盆 < 1%。②锁骨 4%，肱骨 11%，前臂 7%，手 < 1%。③股骨 18%，胫骨、腓骨、踝 12%，跗骨、跖骨 < 1%。

2. 高特异性骨折

（1）肩胛骨骨折：最常累及肩峰。

（2）胸骨骨折：①罕见，外力直接作用于胸骨。②前部皮质的透亮线或弯曲。③可能需要专门的角度或 CT 进行评估。

（3）棘突骨折：①由于摇动、过度屈曲，棘间韧带附着处的软骨和（或）骨撕脱。② ± 椎体压缩变形。

3. 中度特异性骨折

（1）椎体骨折：压缩变形和（或）前上终板骨折。

（2）椎体骨折 - 脱位

1）椎体间软骨结合的损伤。由于屈曲过度，骨折延伸穿过上下终板及椎体间软骨结合。

2）椎小关节脱位 ± 骨折：①在前后位及侧位上棘突间距离增大。②侧位上可见滑脱。

（3）骨骺分离

1）肱骨远端穿过生长板的骨折：①大部分肱骨远端未骨化的二次骨化中心向后内侧移位，但与桡骨对位良好。②与脱位类似（少见于婴幼儿），大部分脱位发生于外侧。③ MRI、超声、X 线对确认诊断及评估移位程度有所帮助。④由于 NAT 导致此损伤可达 50%，但是也可发生于分娩损伤或意外受伤。

2）股骨近端骨骺分离：①相对于股骨头，股骨近端骨干向外侧和近端移位。②分娩损伤可能是相同的表现。

（4）复杂颅骨骨折：超过一条骨折线，星状、分叉状或粉碎性。

（5）手指、足趾骨折。

（6）骨盆骨折

1）轻微的，典型的累及婴幼儿耻骨上支。

2）± 再大一点的儿童与性侵犯有关。

4. 低度特异性骨折　锁骨，长骨干和颅骨线性骨折很常见。

5. 骨折时期变化

（1）软组织肿胀仅在最初 1 ～ 2 天，在 7 天内减轻，15 ～ 35 天变得不明显。

（2）骨膜下新生骨在 7 ～ 10 天后形成，逐渐增厚直到 25 天。

（3）软组织结痂通常在 15 天，< 35 天。

（4）在 14 ～ 21 天形成骨桥和重构。

（5）超过 35 天为愈合不良。

（三）病理

一般特点：①摇晃过程中的加速 - 减速外力迫使过度伸展或屈曲，导致许多 NAT 相关骨折，包括 CML、后肋骨折、脊柱骨折、肩胛骨撕脱损伤。②抓拉和扭转外力：穿过髁的骨折和手指、脚趾骨折。③直接冲击损伤机制：胸骨、颅骨、肩胛骨骨折。

（四）临床问题

1. 临床表现

（1）NAT 的临床表现广泛：①与病史或发展阶段不一致的伤害。②在不同的愈合阶段的多处损伤。③婴儿瘀伤。④烧伤，视网膜出血。

（2）大部分脊柱骨折临床表现不明显：①严重的未确诊的损伤可能导致脊髓损伤。②与颅内损伤具有显著相关性。

2. 治疗

（1）对指控虐待的多学科调查必须包括医师、社会工作者和执法机构。

（2）确保"处于危险中"的儿童及兄弟姐妹有安全的环境。

参考文献

1. Kleinman PK: Diagnostic imaging of child abuse. Cambridge, United Kingdom New York: Cambridge University Press, 2015

2. Supakul N et al: Distal humeral epiphyseal separation in young children: an often-missed fracture-radiographic signs and ultrasound confirmatory diagnosis. AJR Am J Roentgenol. 204(2):W192-8, 2015

3. Barber I et al: Prevalence and relevance of pediatric spinal fractures in suspected child abuse. Pediatr Radiol. 43(11):1507-15, 2013

4. Kleinman PK et al: Yield of radiographic skeletal surveys for detection of hand, foot, and spine fractures in suspected child abuse. AJR Am J Roentgenol. 200(3):641-4, 2013

十八、骨应力性损伤（Ⅰ）

（一）专业术语

1. 疲劳骨折　不正常的压力（长期）施加于正常骨导致的骨折。

2. 不全骨折　正常压力施加于正常骨导致的骨折。

3. 应力反应　出现微骨折之前骨承受的压力导致的结果。

4. 慢性骺板应力损伤　骺板的反复压力影响正常软骨内骨化。

（二）影像表现

1. 成骨的应力性损伤

（1）摄片：骨膜新生骨 ± 横向透亮的皮质骨折或带状硬化。

（2）MRI：横向线状的局部信号减低区（骨折线）＋ 边界不清的骨髓水肿 ＝ 应力性骨折。

（3）局限的骨髓、骨膜和软组织异常，无不连续的骨折线 ＝ 应力性反应。

2. 慢性生长板应力损伤　X线：透明生长板不对称延长（"增宽"）伴干骺端形态不规则。

（三）鉴别诊断

1. 骨应力性骨折　骨髓炎、骨样骨瘤、骨恶性病变、骨梗死。

2. 骺板应力损伤　佝偻病、白血病。

（四）临床问题

1. 疲劳骨折

（1）过度使用或者日常活动近期有改变的运动员。

（2）刚会走路的幼儿。

（3）有排列异常或负重改变的儿童。

（4）无意识活动增加的青春期前的儿童。

2. 发生于儿童的不全骨折，伴有导致骨质减弱的局部或系统的过程。

3. 治疗包括终止压力，予以骨修复和恢复正常骨化充足的时间。

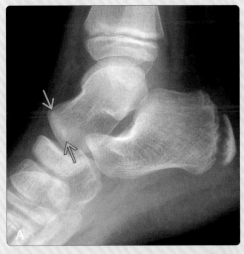
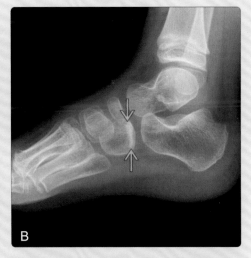

图 7-27　A.8 岁患儿，跛行，踝关节侧位片示距骨头内（蓝箭）垂直方向的硬化带，为应力性损伤的典型表现。B.3 岁患儿，足侧位片示骰骨后侧（蓝箭）垂直方向的硬化带，该部位为应力性损伤的常见部位

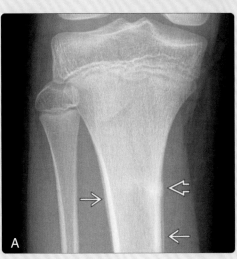
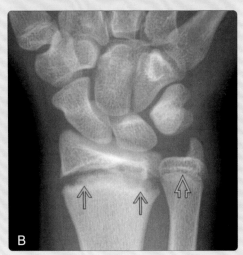

图 7-28　A.12 岁患儿，胫骨前后位片示环状的良性的骨膜反应（白箭）及内侧骨皮质局灶性的硬化（空心白箭），此为应力性骨折的表现。B.13 岁女性体操运动员，主诉疼痛，腕关节后前位片示桡骨远端软骨骺板的异常增宽（蓝箭），临时钙化带的正常薄致密区消失。注意尺骨远端正常的骺板（空心蓝箭），这是慢性骺板应力性损伤的经典模式（"体操运动员腕"）

十九、骨应力性损伤（Ⅱ）

（一）专业术语

1. 疲劳骨折　不正常的压力（长期）施加于正常骨导致的骨折。

2. 不全骨折　正常压力施加于正常骨导致的骨折。局部或系统性病变导致的脱钙或变弱的骨质。

3. 应力反应　出现微骨折之前骨承受的压力导致的结果。

4. 慢性骺板应力损伤　干骺端血管结构和软骨生长板的反复压力影响正常内生软骨的骨化。

（二）影像表现

1. 摄片

（1）应力性骨折

1）皮质边界不清伴不同程度的皮质增厚/骨膜新生骨。

2）±横向的。①缝隙样骨折透亮线从累及的皮质延伸至中央。②髓腔硬化带。

（2）慢性骺板应力性损伤。

1）透明软骨的广泛或局部延长（"增宽"）。

2）干骺端形态不规则，伴临时钙化带正常的薄层致密区消失。

2. CT　向中央延伸的缝隙样横向单皮质透亮影，伴相邻一致的光滑的骨膜反应。

3. MRI

（1）T_1WI：①横向的低信号的应力骨折线从皮质延伸至髓腔。②不同程度的周围边界不清的低信号骨髓水肿。

（2）T_2WI FS：①边界不清的骨髓、骨膜和软组织高信号，不伴有不连续的骨折线，应力性反应。②髓质内局灶的横向线状的低信号，应力性骨折。③软骨骺板信号向干骺端延伸，慢性骺板应力性损伤。病变范围较广，未骨化软骨范围较小"舌状"。

（3）T_1WI 增强 FS：骨髓、骨膜和软组织水肿强化。

4. 核医学

（1）骨扫描：大量的皮质摄取，敏感性约 100%。

（2）SPECT/CT：对部位和病因的特异性增高。

1）能帮助鉴别骨折和骨样骨瘤。

2）对椎弓峡部应力性骨折诊断较好。

（三）鉴别诊断

1. 局灶性骨膜反应、骨髓水肿

（1）骨样骨瘤。

（2）骨髓炎。

（3）骨恶性病变：如尤因肉瘤、转移性神经母细胞瘤、白血病。

2. 骨内线状硬化

（1）梗死：透亮的、不规则的骺板/干骺端。

（2）佝偻病。

（3）骺骨干固定术（钻孔型）。

（4）白血病。

（四）临床问题

1. 临床表现

（1）最常见的体征/症状

1）应力性骨折：疼痛、肿胀、伴合适的病史。

2）慢性骺板应力性损伤：疼痛；无症状少见。

3）一般主诉前症状已持续数周。

（2）其他症状/体征：应力性骨折。①骨叩击→疼痛。②可触及的骨膜增厚，皮温增高。

（3）临床要点

1）疲劳骨折见于：①日常活动近期有改变的运动员。胫骨内侧应力综合征：胫骨区域过度使用或反复应力损伤；可能进展成骨折。②刚会走路的幼儿。拒绝负重的幼儿。③有排列异常或负重改变的儿童。④正常活动度及活动强度没有升高的青春期前儿童。

2）不全骨折见于：导致骨质减弱的局部或系统的过程的儿童。新发的应力反应/不全骨折见于胫骨远端骨折固定数周后走路增多所致的骨质疏松的后足。

2. 治疗

（1）应力性骨折

1）预防最重要：慢慢增加活动强度＋出现疼痛后立刻减少活动。

2）联合减少活动、休息、制动、固定和（少见）内固定治疗。

（2）慢性骺板应力性损伤：通常来说，休息和制动足以促使软骨内骨化修复。

参考文献

1. Boyle MJ et al: Femoral neck stress fractures in children younger than 10 years of age. J Pediatr Orthop. ePub, 2016

2. Bedoya MA et al: Overuse injuries in children. Top Magn Reson Imaging. 24(2):67-81, 2015

3. Swischuk LE et al: Tibial stress phenomena and fractures: imaging evaluation. Emerg Radiol. 21(2):173-7, 2014

4. Rauck RC et al: Pediatric upper extremity stress injuries. Curr Opin Pediatr. 25(1):40-5, 2013

5. Jaimes C et al: Taking the stress out of evaluating stress injuries in children. Radiographics. 32(2):537-55, 2012

6. Galbraith RM et al: Medial tibial stress syndrome: conservative treatment options. Curr Rev Musculoskelet Med. 2(3):127-33, 2009

二十、骨软骨病

（一）专业术语

1. 一些了解甚少的不成熟骨骼"异常"疾病：大于 70 个种类，其中许多有专有名词。

2. 许多疾病反映了有症状的生长障碍伴局部特发性骨坏死和（或）过度使用损伤。

3. 症状包括无症状→疼痛→生长障碍。

4. 结果包括自限性缓解→如未经治疗则永久畸形。

（二）影像表现

1. 通过软骨内骨化（骨骺、骨突＞干骺端）影响某些骨骼生长的部位。

2. 摄片：碎片，硬化，扁平。

（1）根据部位、症状和患者年龄，这些发现并不一定意味着某种疾病。

（2）在某些位置可能发生正常变异的不规则骨骺骨化。

3. MRI：骨髓和软组织水肿通常与症状相关。平扫/增强 T_1 FS 序列可显示缺血/坏死病灶的强化减低。

（三）临床问题

1. 临床表现依赖于病变部位：可能出现疼痛，跛行或肢体畸形。

2. 非手术治疗与休息多数有效，但某些疾病（如 Blount，Legg-Calvé-Perthes）经常需要手术干预以维持长期功能。

（四）诊断流程

不是每个不规则的骨化中心都是异常。

1. 与部位、患者年龄和症状相关。了解不规则骨化中心通常发生或不发生的位置对诊断有益。

2. MRI 作为有用的辅助手段，用于确定疼痛源。

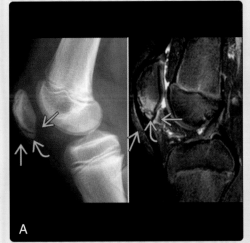
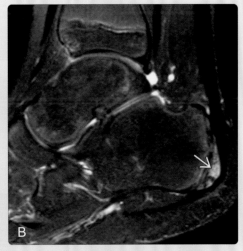

图 7-29　A.12 岁男孩膝关节前方疼痛，侧位片（左）和矢状位 T_2 FS 序列 MRI（右），示髌骨下极（蓝弯箭）骨片影伴邻近软组织肿胀（蓝箭）。该表现与 Sinding-Larsen-Johansson 病表现一致。B.8 岁男孩后足跟疼痛，矢状位 T_2 FS 序列 MRI，示跟骨骨骺水肿（白箭），与跟骨结节骨软骨炎表现一致。在这个水平上看到碎片和硬化可能通常为正常的表现，但不应该水肿

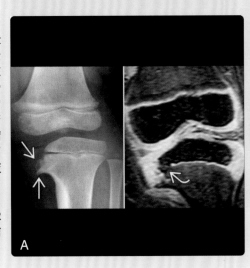
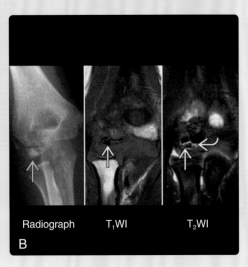

图 7-30　A. 正位片（左）示胫骨干骺端内侧（Blount 病，白箭）呈坡状、鸟嘴状且形态不规则。冠状位 GRE 序列 MRI（右），示胫骨骨骺内侧和干骺端之间的异常骨化伴胫骨骺板骨桥（白弯箭）形成。B.8 岁 Panner 病女孩，正位片（左）显示了肱骨小头的碎裂和硬化（蓝箭）。该病变在 T_1（中间，白箭）和 T_2 FS 序列（右，白箭）MRI 同一水平的图像上呈低信号，穿插着液体信号（白弯箭）

Radiograph　　　T_1WI　　　T_2WI

二十一、剥脱性骨软骨炎

（一）专业术语

1. 局限性关节内软骨下骨和关节软骨病变伴进行性改变，可导致早期关节退变。

2. 基于骨骼成熟度（闭合或未闭合的骺板），分为成人剥脱性骨软骨炎（osteochondritis dissecans，OCD）和幼年剥脱性骨软骨炎（juvenile OCD，JOCD）。

（二）影像表现

1. 部位：膝关节最常见。

（1）股骨内侧髁外侧面（69％），股骨外侧髁（15％），髌骨（5％），股骨滑车（1％）；双侧占15％～33％。

（2）肘关节、踝关节、髋关节少见。

2. 摄片：新月形／卵圆形透亮的软骨下骨病变伴周围硬化。± 关节内骨片，关节积液。

3. MRI 可观察骨质和软骨的改变。MRI 发现病变不稳定时可指导治疗。

（三）鉴别诊断

正常的股骨远端骨骺不规则骨化，缺血性坏死，急性骨软骨骨折。

（四）病理

1. 支持机制：重复性微创伤。

2. JOCD 可能代表二次骨化中心生长障碍；组织学上表现为少许坏死或炎症。

（五）临床问题

1. 最常见于青少年运动员。

2. 诊断前症状通常持续 1 年以上。

（1）活动后疼痛加重。

（2）机械症状（异响、研磨、交锁）提示为不稳定型。

3. 传统治疗方案缺乏有力证据

（1）非手术治疗稳定型 JOCD 可在 6～18 个月治愈。

（2）多种手术治疗方案可用于非手术治疗失败的稳定型 OCD 或不稳定型。

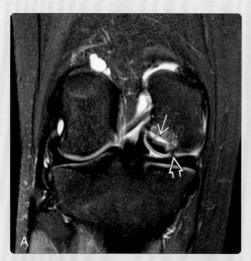
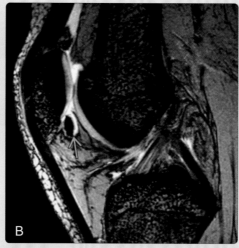

图 7-31　A.15 岁女孩，冠状 T₂ FS 序列 MRI 示股骨内侧髁的复杂骨软骨病变。病灶凹陷处见液体信号影（白箭），伴下方线状低信号软骨缺损（空心白箭），与不稳定型病变表现一致。B. 同一患者的矢状位中线 T₂* GRE 序列 MRI，示沿髌股关节下缘移位的关节内骨软骨碎片（蓝箭）

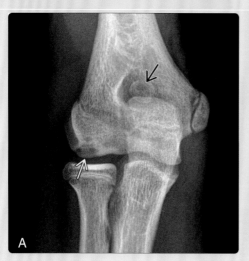
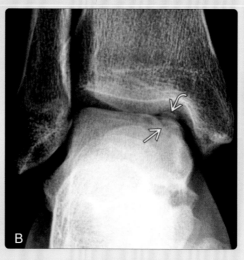

图 7-32　A.13 岁男孩，疼痛伴关节交锁，肘关节正位片显示肱骨小头不规则透亮影伴边缘硬化（白箭），典型的剥脱性骨软骨炎（OCD）。脱离的碎片位于鹰嘴窝内（黑箭）。B.16 岁男孩，踝关节正位片示距骨头内侧新月形的透亮影（白箭），骨性碎片突入关节间隙（白弯箭），与 OCD 表现一致

二十二、软组织异物

（一）专业术语

1. 穿透伤→软组织异物（FB）。

2. 慢性 FB →肉芽肿反应→软组织肿块。

（二）影像表现

1. 大多数 FB 是透射线的（如木屑）。

2. 一些 FB 是不透射线的（如金属、玻璃、骨头）。

3. 摄片评估不透射线的 FB 和骨质变化。

（1）超声：极好地检测表面的 FB。

（2）通常是强回声。

（3）± 后方声影取决于成分。

（4）水肿 / 肉芽肿反应边缘低回声。

4. MRI：FB 通常在所有序列上都是低信号。

（1）非解剖式，地图形状（如线形、三角形）。

（2）FB 可能很小或非常细微。

（3）如果是金属或钙化，GRE 可能会出现阴影。

（4）相邻水肿或肉芽肿反应。

（5）检测相关的蜂窝织炎，脓肿，骨髓炎。

（三）鉴别诊断

1. 创伤后脂肪坏死。

2. 软组织肉瘤。

3. 良性软组织肿瘤。

4. 静脉畸形。

（四）临床问题

1. 上覆皮肤的红斑、肿胀和（或）硬结。可能会形成通向皮肤表面的窦道。

2. 急性：伤后皮下异物感；± 穿透皮肤和（或）试图移除 FB 的病史。

3. 慢性：坚硬无痛的软组织肿块。

（1）FB 损伤后较长时间才出现。

（2）通常没有具体的外伤回忆。

4. 治疗：手术或超声引导下去除。

（五）诊断流程

如果怀疑射线可透的表面 FB →超声。

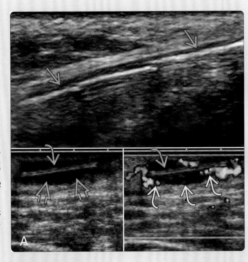
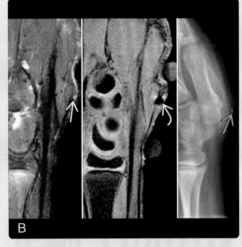

图 7-33　A. 5 岁男孩，跌落在塑料玩具上，左臀部的初诊时超声（上），显示皮下线性强回声异物（FB，蓝箭）。在没有影像指导的情况下进行去除。6 周后超声（下）显示残留的 FB（蓝弯箭），伴相邻低回声（空心蓝箭），富血管（白弯箭）的肉芽组织。B. 10 岁女孩，手部可触及肿块，矢状位 MRI 示 T_2 FS 序列（左）局灶低信号（白箭），GRE 序列（中）伪影（白弯箭）。侧位片证实了 FB（右，蓝箭）

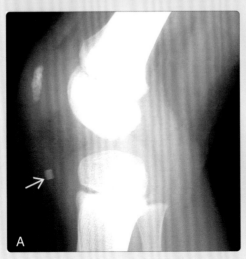
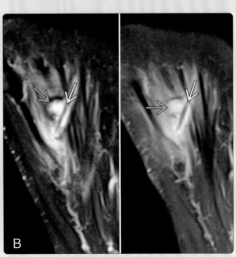

图 7-34　A. 患者膝部"可触及肿块"，侧位片显示髌下软组织中的不透射线的 FB（白箭）。锋利的边缘，立方体形和密度都提示 FB 是由玻璃制成的。手术时，发现一块玻璃伴周围肉芽肿反应。B. 冠状长轴 T_2 FS 序列（左）和 T_1 增强 FS 序列（右）足部 MRI，示残留的牙签呈低信号（白箭）伴周围高信号肉芽组织（蓝箭）

二十三、肱骨髁上骨折

（一）影像表现

1. 正位片：肱骨远端骨干在冠状窝和鹰嘴窝汇合处的横向骨折。移位程度多变。

2. 侧位片：由于关节积液导致后脂肪垫可见（可能仅发现无移位骨折）。由于远端骨折片背侧移位，肱骨前线未能通过肱骨小头。

3. 肱桡线通常在所有视图上可见（与真正的脱位相比）。

（二）鉴别诊断

1. 肱骨外侧髁骨折。

2. 后脱位。

3. 肱骨远端骨骺分离 / 生长板骨折。

（三）病理

1. 占小儿肘骨折的 60％。

2. 5 ～ 7 岁儿童最常见；成人罕见（＜ 3％）。

3. 伸展 /FOOSH（肘关节在伸展位跌倒）机制（98％），直接鹰嘴外伤屈曲（2％）。

4. 修订版 Gartland 分类（Ⅰ～Ⅳ）指导治疗。

（1）按移位程度，旋转，不稳定程度分类。

（2）治疗范围从外固定到闭合复位，经皮固定，切开复位内固定。

（四）临床问题

1. 疼痛、畸形、功能丧失、肿胀、变色。

2. 如果骨折移位，相关损伤的风险增加。

（1）神经（10％～ 20％）：骨间前 / 中间＞尺骨，桡骨。

（2）血管（3％～ 14％）：痉挛、裂伤、血栓、破裂。闭合复位后桡动脉脉搏恢复＞ 50％。

3. 无论 Gartland 类型如何，功能恢复＞ 90％。

（五）诊断流程

如果最初仅发现关节积液，则在 10 ～ 14 天考虑摄片复查，以明确是否有隐匿性骨折开始愈合。

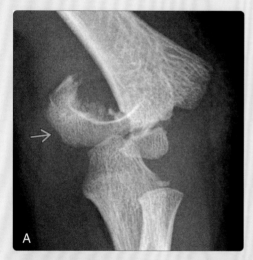

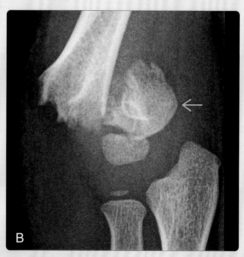

图 7-35 A.5 岁患儿跌倒，正位片显示肱骨远端完全横向骨折，穿过鹰嘴和冠状窝伴干骺端内侧移位＞ 50％（蓝箭）。B. 同一患儿，侧位片示远端后移的骨折片（蓝箭）与骨折近端不连续（代表 Gartland Ⅲ 或 Ⅳ 肱骨髁上骨折）。肘关节在两张图像上保持完整（非肘关节脱位）

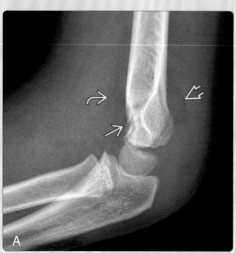

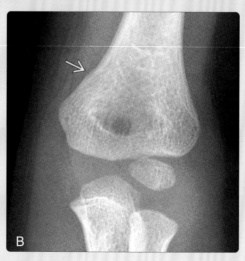

图 7-36 A. 跌倒后侧位片，示肱骨髁上骨折的典型位置的前缘皮质断裂（白箭）。远端骨折片轻度向背侧移位（铰链式但皮质完整的后缘），肱骨前线未通过肱骨小头（即 Gartland ⅡA）。大量的肘关节积液使前部（白弯箭）和后部（空心白箭）的脂肪垫抬高。B. 同一患儿，侧位片示肱骨髁上内侧皮质轻度褶皱（白箭）

二十四、肱骨外侧髁骨折

（一）专业术语

肱骨干骺端外侧髁的后斜形骨折，通过未骨化的骨骺软骨向远处延伸（Salter-Harris Ⅳ）。

骨折线可能在到达关节面之前在骨骺软骨内消失。

（二）影像表现

1. 正位片：从非移位的干骺端骨折碎片到明显移位、旋转较大的三角形干骺端碎片＋肱骨小头。

2. 侧位片：骨折平面后斜；透亮的前部和后部脂肪垫因关节积液而移位。

3. 内斜位片：最佳确定移位。

4. 软骨延伸摄片不可见，但可通过骨碎片移位的程度判断。

（1）骨折片未发生移位并不等同于软骨结构完整性／骨折断端稳定。

（2）关节造影、MRI或超声观察软骨关节面损伤的程度。

（三）临床问题

1. 小儿肘部骨折占 10%～20%（第 2 位常见）。最常见的是小儿肘部关节内骨折。

2. 通常为 5～10 岁；高峰年龄：6 岁。

3. Jakob 分类用于决定治疗方案

Ⅰ 型（≤ 2mm 移位）：常用外固定。

Ⅱ 型（＞ 2mm 移位，无旋转）：闭合复位经皮穿针。

Ⅲ 型（＞ 2mm 移位伴旋转）：切开复位内固定。

4. 进行手术或非手术治疗，外固定保持 4～6 周。

5. 并发症包括僵硬、晚期移位、骨不连、延迟愈合、畸形愈合、外侧髁突出或突起、肱骨小头缺血坏死、迟发性尺神经麻痹、关节炎。

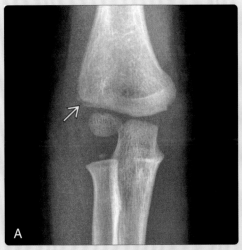
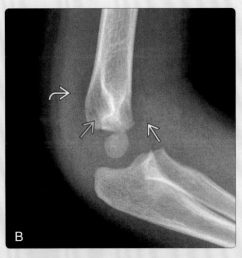

图 7-37 A.2 岁儿童，从洗衣篮跌落，正位片显示穿过外侧髁的斜形骨折线伴干骺端条状骨碎片（白箭）。此为 Jakob Ⅰ 型骨折。B. 同一患儿，侧位片示肘关节积液伴有前方（白箭）和后方（白弯箭）脂肪垫的抬高。骨折线向后斜行（蓝箭），是典型外侧髁骨折

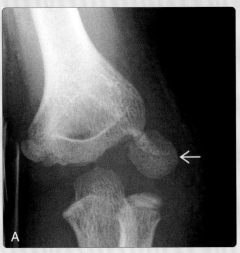
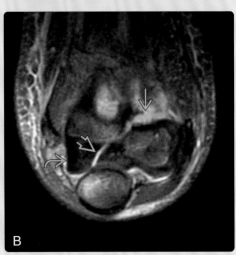

图 7-38 A.7 岁患儿，跌倒后正位片，示移位和旋转的 Jakob Ⅲ 型外侧髁骨折（白箭）。开放复位加克氏针内固定治疗。B.8 岁患儿，跌倒后冠状位 T$_2$ FS 序列 MRI（患者夹板固定弯曲 90°），示通过肱骨外侧髁干骺端的高信号积液（蓝箭）。骨折线（空心蓝箭）通过未骨化的滑车软骨（蓝弯箭）向远侧延伸

二十五、肱骨内上髁撕脱骨折

（一）专业术语

1. 急性损伤　内上髁（ME）骨化中心的撕脱性骨折。

2. 慢性应力性损伤　牵引性骨骺炎，内上髁炎，少年棒球肘。

（二）影像表现

1. 急性损伤　ME 骨化中心远端和（或）内侧移位伴有中度软组织肿胀。

（1）记住肘部次级骨化中心出现顺序 CRITOE。如果正位片上能看到肱骨滑车，应该可以在相应的位置看到 ME。需要仔细观察，因为撕脱、嵌插的 ME 与肱骨滑车骨化中心相似。

（2）不可靠的脂肪垫征：可能没有关节积液。2 岁以上 ME 可能为关节囊外。

2. 慢性损伤　ME 深部的软骨骺板增宽且不规则。

（1）不太明显的 ME 分离和软组织肿胀。

（2）±ME 碎片和水肿。

（三）病理

未成熟的肌肉骨骼系统最薄弱的点：骨软骨界面。

1. 急性拉力→骨软骨撕脱伤。骨骼成熟的患者更容易损伤韧带、肌腱、肌肉。

2. 慢性次极大的外翻力（反复性微创伤）超过系统的愈合能力→刺激和干扰正常骨化。

（四）临床问题

1. 急性和慢性 ME 损伤的常见年龄　8～14 岁。

2. 急性撕脱性骨折　肘关节脱位 50%，ME 嵌插 15%～20%。

3. 慢性应力性损伤　相同机制易诱发肱骨小头剥脱性骨软骨炎和尺骨鹰嘴应力损伤。通常发生在高空投掷运动员（如投球手）。

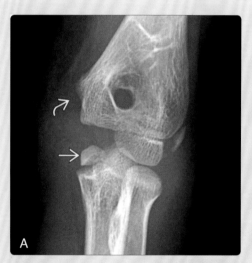
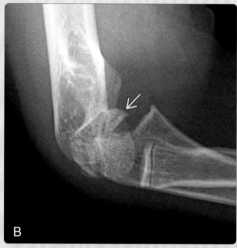

图 7-39　A. 正位示邻近尺骨鹰嘴内侧缘的骨化碎片（白箭）。肱骨内上髁（ME）骨化中心未在其位（白弯箭），周围软组织肿胀。B. 同一患者，侧位片显示撕脱的 ME 骨化中心被嵌闭在关节内（白箭）。必须在外固定之前复位这个嵌入的碎片

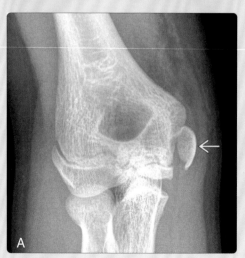
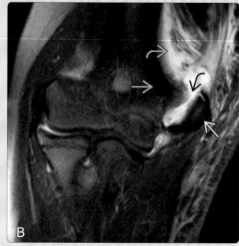

图 7-40　A. 正位片示 ME 骨化中心的急性撕脱性骨折，骨折片远端移位伴轻度翻转（白箭）。B.13 岁投球手急性损伤，T_2 FS 序列 MRI 示移位的 ME 骨化中心（白箭）。高信号积液（黑弯箭）位于骨折片和肱骨干骺端内侧之间（蓝箭），邻近软组织中度水肿（蓝弯箭）

二十六、前臂骨折

（一）专业术语

1. 完全性 肉眼可见的骨折线横穿整个骨直径（单视图上累及两侧皮质）。还包括骺板（Salter-Harris）。

2. 不全性 肉眼可见的骨折线未横贯整个骨直径（但对侧的皮质常变形）。包括屈曲、塑性（弯曲）畸形、青枝骨折。

（二）影像表现

1. 局部、突然的皮质成角，"屈曲"和（或）不连续的骨折线伴周围软组织肿胀。

（1）儿童部分部位可表现为正常皮质成角/突起。

（2）如果不确定，对侧摄片以助诊断。

2. 骨折骺板增宽，干骺端骨折片和骨骺移位。

3. 桡骨远端干骺端交界处

（1）小儿前臂骨折比例高达 85%。

（2）弯曲（压力侧），完全斜行/横向或骺板骨折。

（3）通常会出现尺骨远端损伤。

4. 骨干

（1）塑性（弯曲）畸形、青枝骨折（张力侧皮质中断）或完全骨折。

（2）通常两个骨干骨折（除非脱位）。

5. 肘部考虑桡骨和尺骨近端骨折。桡骨颈和尺骨鹰嘴最常见。

（三）临床问题

1. 表现：疼痛、肿胀、压痛、FOOSH 后活动受限（肘关节在伸展位后跌倒）。

2. 根据骨折类型和移位程度，治疗范围从外固定到闭合复位到手术。由于儿童骨骼仍有生长力，儿童骨折重塑潜力>成人骨折。

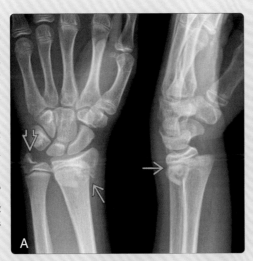
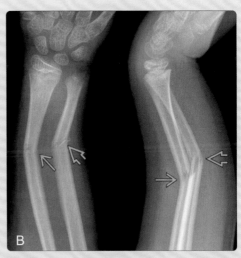

图 7-41 A.12 岁患儿，腕部正侧片示桡骨远端粉碎骨折 Salter-Harris Ⅱ 型（蓝箭），远端骨折碎片的向背侧移位约 50%，亦存在尺骨茎突骨折（空心蓝箭）。虽然这例患者未显示，但是在这种情况下也经常发生尺骨干骺端骨折。B.6 岁患儿，前臂侧位片示完全性尺骨骨干骨折（空心蓝箭）伴有桡骨骨干不全性的青枝骨折（皮质尚完整，蓝箭）

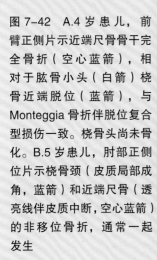
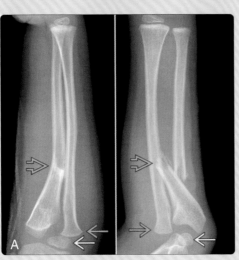
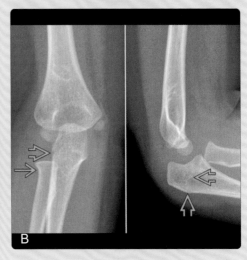

图 7-42 A.4 岁患儿，前臂正侧片示近端尺骨骨干完全骨折（空心蓝箭），相对于肱骨小头（白箭）桡骨近端脱位（蓝箭），与 Monteggia 骨折伴脱位复合型损伤一致。桡骨头尚未骨化。B.5 岁患儿，肘部正侧位片示桡骨颈（皮质局部成角，蓝箭）和近端尺骨（透亮线伴皮质中断，空心蓝箭）的非移位骨折，通常一起发生

二十七、前交叉韧带损伤

（一）专业术语

1. 前交叉韧带（anterior cruciate ligament，ACL）撕裂可为完全或部分，鉴别困难。通常在骨骼成熟或接近骨骼成熟的运动员（女性＞男性）。

2. 前交叉韧带远端附着处胫骨髁间棘的撕脱骨折在骨骼未成熟患者中更为常见。最常见的是8～14岁（男性＞女性）；前交叉韧带完整或部分撕裂。

（二）影像表现

1. 摄片　关节积液最为常见但非特异性征象。不常见，但更为特异的继发性发现如下：

（1）外侧髁凹陷：侧位＞2 mm。

（2）Segond骨折（胫骨平台外侧撕脱骨折）：正位视图上从侧胫骨近端外侧垂直方向的撕脱骨折。

2. MRI　前交叉韧带结构中断伴信号增高。

（1）"对吻性"骨挫伤（股骨外侧和胫骨后外侧边界不清的水肿/出血）。

（2）其他损伤：半月板、MCL、膝关节后外侧角。

（三）病理

1. 完全的前交叉韧带撕裂　轴移损伤。

2. 胫骨髁间棘骨折

（1）过伸力 ± 外翻或旋转应力。

（2）可能会因膝关节屈曲直接击打股骨而发生。

（四）临床问题

1. Lachman试验　膝关节轻度屈曲，向前牵拉胫骨近端；缺乏实性/固定的终点＝实验阳性。

2. 前抽屉试验　膝关节屈曲80°～90°，向前牵拉胫骨近端；角度增加（与对侧相比）＝试验阳性。

（五）诊断流程

1. 急性损伤后没有积液可排除前交叉韧带撕裂。

2. 前交叉韧带撕裂通常在临床上诊断；MRI发现相关损伤。

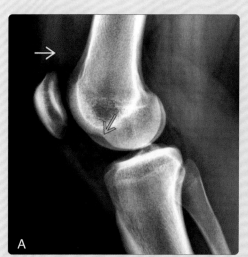
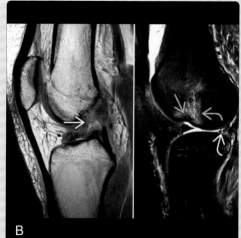

图7-43　A. 17岁女孩，在足球比赛期间右膝受伤，侧位X线片显示关节积液（白箭）伴外侧髁凹陷＞3mm（蓝箭）。B. 同一患者的矢状位PD序列（左）和T_2FS序列（右）MRI显示股骨外侧髁（蓝箭）软骨下骨折（外侧切迹征）伴周围水肿（蓝弯箭），与外侧半月板复杂撕裂（白弯箭）。正中PD图示完全的前交叉韧带撕裂（白箭）

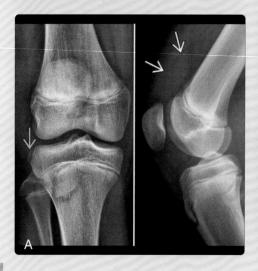
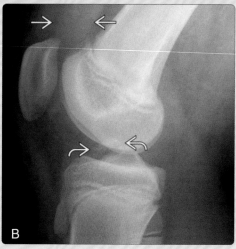

图7-44　A. 右膝受伤的男孩，膝关节正（左）和侧（右）位片示关节积液（白箭）和胫骨外侧的Segond骨折（蓝箭）。Segond骨折几乎总与前交叉韧带撕裂相关。B. 12岁男孩，跌倒后的膝关节侧位片示髁间棘水平移位的骨碎片（白弯箭），为前交叉韧带损伤伴胫骨撕脱骨折。注意大量的关节积液（白箭）

二十八、髌骨脱位

（一）专业术语

一过性髌骨脱位（transient patellar dislocation，TPD）：由于直接或间接损伤引起髌骨外侧脱位与复位。剪切，拉伸，压缩力→髌骨内侧，股骨外侧、软组织损伤。

（二）影像表现

1. 摄片示大量的关节积液 ± 骨碎片（髌骨或股骨外侧髁）。相关的髌骨损伤最佳显示位置为切线位/轴位（如日出位）。

2. MRI 表现为典型的髌骨内侧和股骨外侧髁"对吻性"骨挫伤，内侧髌股韧带（medial patellofemoral ligament，MPFL）撕裂、软骨/骨软骨损伤。

（三）病理

MPFL：从髌骨内上缘延伸到股骨内上髁的内侧支持带的缩写。髌骨主要的被动稳定结构。

（四）临床问题

1. 症状/体征：膝关节无力、关节积血/液、内侧支持带压痛、手动压迫髌骨出现即将脱位感。

2. 临床上发现髌骨脱位的病例占 45%～73%。由于一过性的特点，患者常未意识到髌骨脱位。

3. 发病诱因：可能是先天性因素或后天性因素

（1）髌骨：高位，横向半脱位/倾斜，发育不良。

（2）滑车发育不良。

（3）胫骨结节偏侧性。

（4）缺陷/缺乏软组织内侧稳定结构。

（5）广泛的韧带松弛（如 Ehlers-Danlos）。

4. 如果非手术治疗，15%～40% 的患者有复发性 TPD。手术治疗首次 TPD 伴关节内骨片、内侧稳定结构的撕裂或复发。

5. 症状持续、退行性改变会导致复发性脱位风险增加。

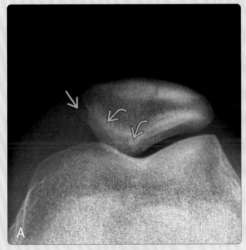
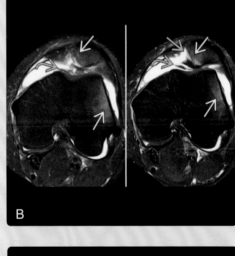

图 7-45　A.16 岁男孩，最近一过性髌骨脱位（TPD），髌骨轴位片显示髌骨内侧面边缘的碎骨片（蓝箭），且整个内侧面边缘不规则（蓝弯箭）。B. 同一患者的轴位 T_2 FS 序列 MRI（左为上方层面，右为下方层面）显示股骨外侧髁和髌骨内侧的"对吻性"骨挫伤（白箭）。髌骨内侧面全层关节软骨消失（蓝箭）伴有关节内软骨游离体（蓝弯箭）

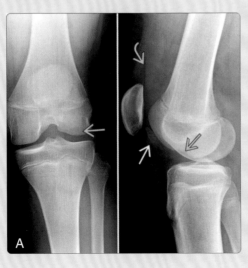
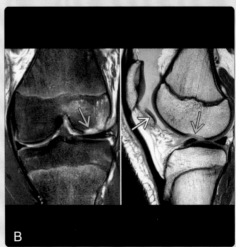

图 7-46　A.14 岁男孩，最近一过性髌骨脱位，正侧位片显示膝关节前缘大的碎骨片（白箭），且股骨外侧髁见透亮影（蓝箭）。关节积脂血症也可以见到（蓝弯箭）。B. 同一患者 MRI 冠状位 T_2 FS 序列（左）和矢状 PD 序列（右）图像证实股骨外侧髁局部骨质缺损（蓝箭）伴关节前移位、旋转的骨软骨骨折片（白箭）

二十九、胫骨结节撕脱

（一）专业术语

在青春期，髌韧带的巨大牵引力可导致胫骨结节骨化中心从其下方骺板急剧撕脱。

（二）影像表现

1. 由于髌韧带牵拉，骨片从胫骨结节骨化中心预期部位向近端回缩。

2. 表现多样，包括碎片大小和形状、粉碎和移位程度、延伸情况。

（三）鉴别诊断

正常骨化变异、Osgood-Schlatter 病、髌骨袖状撕脱骨折、髌韧带断裂。

（四）病理

1. 胫骨结节骨化中心深部的骺板，由牢固的纤维软骨组成。

2. 当患者接近骺板闭合期间，这种生长板会转变为较弱的透明软骨，易发生撕脱。时间与肌肉力量增加，运动活动相一致。

3. 撕脱机制包括强烈的股四头肌伸展收缩（即跳跃）或股四头肌收缩时膝关节被动屈曲（即着陆）。

4. 在患有 Osgood-Schlatter 病患者中占 25%。

5. 相关损伤（＜5%）：髌韧带、ACL、侧副韧带和半月板；骨筋膜室综合征。相邻的软组织可能会嵌入。

（五）临床问题

1. 绝大多数：男孩，13～17 岁。

2. 临床表现：包括肿胀、压痛、膝关节轻度屈曲无法完全伸展、可触及的骨碎片、高位髌骨。

3. 如果轻度移位、局限于胫骨结节远端选择非手术治疗。

（1）适当的治疗预后较好。

（2）25%～30% 的并发症：滑囊炎、胫骨结节突出＞再骨折、膝反曲、肢体长度差异。

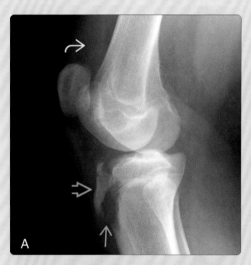
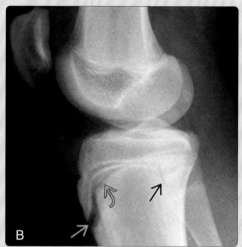

图 7-47 A.17 岁男孩，踢足球受伤，轻度内旋的膝关节侧位片显示大的胫骨结节碎片（空心蓝箭），中度向近端移位伴骺板增宽（蓝箭），中度关节积液（白弯箭）。B.15 岁男孩，跌倒后膝关节侧位片示胫骨结节深处的骺板轻度增宽且不规则（蓝箭），后部延伸到胫骨近端骺板（蓝弯箭）、干骺端（黑箭），为 Salter-Harris Ⅱ骨折

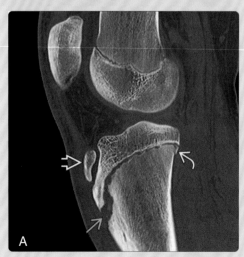
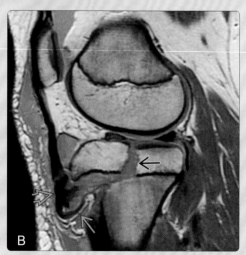

图 7-48 A.14 岁男孩，打篮球受伤，矢状位 CT 骨窗示胫骨结节深处的骺板轻度增宽伴不规则（蓝箭），后部延伸至干骺端（白弯箭）。边界清晰的近端骨片可能是陈旧性的（空心白箭）。B.5 岁男孩跌倒，矢状位 PD 序列 MRI 示髌韧带引起的胫骨结节撕脱（空心蓝箭）。骨折向近端延伸，为 Salter-Harris Ⅲ型（黑箭）。剥离的远端软骨（蓝箭）被包在其中

三十、三平面骨折

（一）影像表现

1. 胫骨远端骨折累及 3 个平面，可能为 SH Ⅳ 型，或 SH Ⅱ 型和 Ⅲ 型混合。

2. 典型的三平面骨折表现。

（1）冠状面骨折线通过胫骨远端干骺端及骨干。

（2）横断面骨折线通过骺板。

（3）矢状面骨折线通过骨骺。

3. 侧位片干骺端 / 骨干斜冠状面非移位性骨折，重叠的胫腓骨界面可能被掩饰。

4. CT 可以更精确地发现骨折线的走行、骨折碎片、移位的程度和关节面的累及程度。

（二）病理

骨折通常发生于早期骺板闭合期间，影响骨折面的延伸。融合开始于胫骨中央部骨骺。

（三）临床问题

1. 5%～ 10% 的小儿踝关节内骨折。

2. 骨折常发生在青少年接近骺板闭合期，约历时 18 个月。

（1）女孩，13 ～ 14 岁。

（2）男孩，15 ～ 16 岁。

（3）两部分受累者较三部分受累者年轻。

3. 机制：外旋。

4. 表现：疼痛，挫伤，肿胀，不能承重。1/2 的患者伴有腓骨骨折。

5. 非手术治疗适用于移位≤ 2mm 及关节外骨折。闭合复位且足内旋。

6. 手术治疗适用于关节面塌陷＞ 2mm。螺丝内固定、经皮克针固定。

图 7-49 A.15 岁男孩跌倒，正位片示胫骨远端的三平面骨折：斜冠状面的干骺端及骨干端（蓝箭），水平面的骺板前侧（空心蓝箭），矢状面的骨骺（蓝弯箭）。B.同一位患者侧位片示骨折包括：冠状面干骺端（蓝箭）及水平面骺板前侧（空心蓝箭）。胫距关节中等程度积液（白箭）

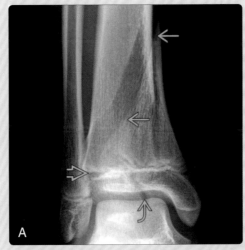
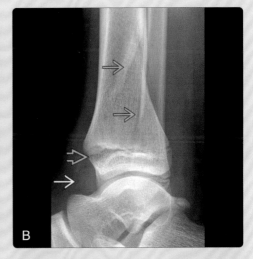

图 7-50 A.同一患儿轴位 CT 骨窗，示矢状面骨折线通过胫骨远端骨骺。很多病例中，轴位图像可以精确评估关节面的分离情况（蓝箭），这是一个关键点，用于选择闭合复位或是手术复位治疗。B.13 岁患儿从滑板车摔倒后踝关节损伤，冠状位 CT 骨窗示踝关节内、外三平面骨折（白箭）

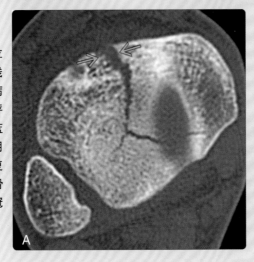
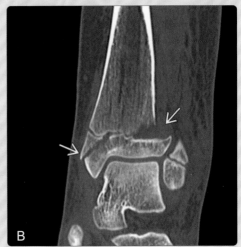

三十一、一过性滑膜炎

（一）专业术语

1. 小儿髋关节特发性自限性炎症。

2. 同义词：毒性滑膜炎。

（二）影像表现

1. 摄片　对诊断髋关节积液敏感性低；寻找凸出的臀部脂肪垫和关节内间隙增宽。

2. 超声　对关节积液非常敏感。

（1）无回声，低回声或复杂液体使关节囊扩张。

（2）± 滑膜增厚、充血。

3. MRI　非特异性液体＋滑膜强化。表现倾向于一过性滑膜炎而不是化脓性关节炎。

（1）没有相邻的骨髓或软组织水肿。

（2）股骨头的正常强化 / 灌注。

（三）鉴别诊断

1. 化脓性关节炎。

2. 幼年特发性关节炎。

3. 外伤。

4. 由于邻近骨病变引起的反应性积液（如 Legg-Calvé-Perthes 病）。

（四）病理

病因最有可能是病毒感染。

（五）临床问题

1. 3 ～ 8 岁；平均年龄：4.7 ～ 5.5 岁。

2. 跛行 ± 疼痛；通常不发热（＞ 90%）。

3. Kocher 标准：下列阳性指征的出现更倾向化脓性关节炎诊断：发热、不能负重、白细胞上升、ESR 加快。

4. 一过性滑膜炎具有自限性，持续 7 ～ 10 天。

5. 非手术治疗，卧床休息＋非甾体抗炎药。髋关节牵引加快临床改善。

（六）诊断流程

仅影像发现液体，不能排除感染。

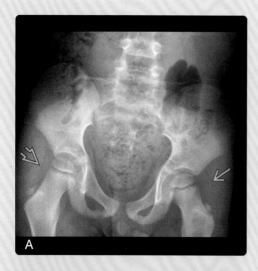
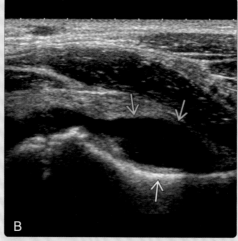

图 7-51　A.5 岁患儿新发跛行和左髋疼痛，不伴发热，骨盆正位片示左侧（蓝箭）臀部脂肪垫较对侧（空心蓝箭）歪斜，提示左侧髋关节积液。B. 同一患者，左侧髋关节矢状位超声示由低回声液体引起的关节滑囊突出（蓝箭），该低回声液体延伸至股骨颈（白箭）。患儿实验室指标正常，诊断为一过性滑膜炎并行非手术治疗

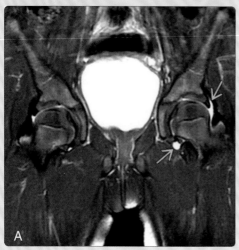
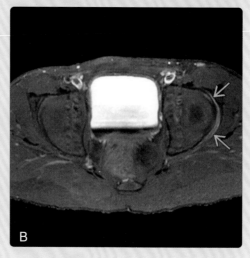

图 7-52　A.4 岁患儿左侧大腿疼痛和跛行数天，冠状 T$_2$ FS 序列 MRI 示左髋关节少量积液（蓝箭），无邻近骨髓或软组织水肿。B. 同一患儿的轴位 T$_1$ 增强 FS 序列 MRI，示左侧髋关节滑膜较右侧轻度强化（蓝箭）。结合临床和影像表现诊断为一过性滑膜炎，患儿行非手术治疗效果好

三十二、化脓性关节炎（Ⅰ）

（一）专业术语

化脓性关节炎：微生物（典型为细菌）侵犯关节导致炎症和化脓。

（二）影像表现

1. 超声 对于关节囊积液扩张高度敏感。复杂性和体积不能预测/排除感染。

2. MRI 非特异性关节积液伴滑膜增厚。支持化脓性关节炎而非一过性滑膜炎的表现：

（1）存在骨髓和（或）软组织水肿。

（2）关节骨骺强化/灌注降低。

（三）鉴别诊断

一过性滑膜炎、幼年特发性关节炎、外伤、由邻近骨病变导致的反应性渗出。

（四）病理

1. 机制：血源性传播、来自邻近骨髓炎或穿通伤的直接蔓延。

2. 总的来说，最常见的微生物：金黄色葡萄球菌＞链球菌属。

（1）新生儿：B 组链球菌、革兰染色（-）杆菌、淋球菌。

（2）＜4 岁：金格杆菌最常见。

（3）青少年：淋球菌。

（五）临床问题

1. 最佳诊断依据 儿童非承重关节的渗出，伴发热＞38.5℃ 和血清炎性标志增高（如多发阳性 Kocher 标准）。

2. 治疗 立即行关节镜/关节切开及关节灌洗、静脉注射抗生素预防长期并发症。

（六）诊断流程

滑膜炎有许多病因；常考虑感染。

（1）仅影像检查不能排除感染性关节积液。

（2）关节穿刺需要有 100％的信心。

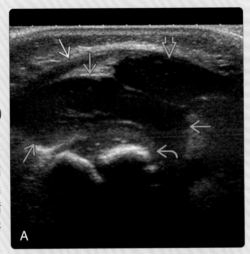
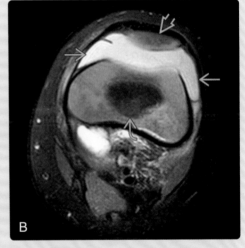

图 7-53 A.1 岁患儿，膝关节肿胀，膝前侧中线部纵切面超声示股四头肌腱（白箭）和未骨化的髌骨（空心蓝箭）深部一个大的低回声关节积液（蓝箭）。部分骨化的股骨远端骨骺（蓝弯箭）位于积液深部。B. 同一患儿的轴位 T₂ FS 序列 MRI 示积液（蓝箭）使未骨化的髌骨软骨（空心蓝箭）抬高远离部分骨化的股骨远端骨骺（蓝弯箭）。关节引流证实了化脓性关节炎的诊断

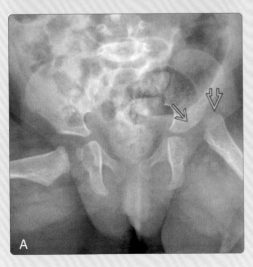
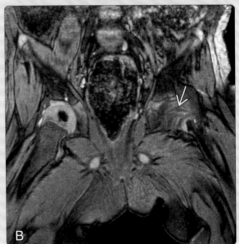

图 7-54 A.1 岁患儿，左髋新生儿化脓性关节炎，骨盆蛙式侧位片示延误治疗的并发症：左髋臼发育不良（蓝箭）伴股骨脱位（空心蓝箭），股骨头骨化中心未见。右髋正常。B. 同一患儿的冠状位 T₂* GRE 序列 MRI，示既往化脓性关节炎所致的左侧股骨头完全破坏（白箭）。这是化脓性关节炎最可怕的并发症之一，可导致终身病变

三十三、化脓性关节炎（Ⅱ）

（一）专业术语

定义：化脓性关节炎为微生物（典型为细菌）侵犯关节导致炎症和化脓。

（二）影像表现

1. 一般表现　部位：①≥75%的病例为下肢关节感染。②10%~15%有多个关节感染。

2. 摄片　对关节囊积液扩张的敏感性因部位而不同：膝关节、踝关节、肘关节≫髋关节、肩关节。脂肪垫移位±关节间隙增宽、软组织水肿伴脂肪-肌肉界面模糊。

3. 超声

（1）复杂关节囊积液扩张回声表现；复杂性和体积不能预测无菌性或是感染性液体。

（2）滑膜增厚、±充血。

4. MRI

（1）非特异性滑膜炎（有很多病因）。①T_2/STIR表现为关节内均匀高信号液体。②滑膜增厚和强化。

（2）支持化脓性关节炎而不是一过性滑膜炎的表现。①存在骨髓和（或）软组织水肿。②关节骨骺强化/灌注降低，尤其是在比较紧密的关节（如髋关节的股骨头）。

（3）支持化脓性关节炎而非继发于邻近干骺端骨髓炎的反应性积液的表现。骨骺端骨髓水肿、周围软组织水肿、骨骺无强化。

5. 影像检查推荐　最佳检查工具如下：

（1）超声：对关节积液高度敏感；在开始24小时内约有5%假阴性。

（2）MRI±增强：①发现邻近骨和软组织感染/积液的最好的方法。②可以发现其他问题。

（三）鉴别诊断

1. 一过性滑膜炎

（1）一般不伴有发热或血清炎性标志物的升高。

（2）滑膜炎的非特异性MRI表现：①关节积液+轻度滑膜增厚和强化。②无周围骨髓或软组织水肿。

2. 幼年特发性关节炎　±"米粒样小体"：关节积液内多发大小较一致的微小T_2低信号小体。

3. 外伤　±骨髓和软组织水肿、韧带和软骨损伤。

4. 相邻骨病变所致的反应性渗出　骨髓炎、骨肿瘤、Legg-Calvé-Perthes。

（四）病理

1. 关节播散的机制　①血源性播散：细菌可进入缺乏基底膜的血管化的滑膜。②直接播散：邻近骨髓炎，穿通伤。

2. 致病微生物

（1）总体上金黄色葡萄球菌＞链球菌属。

（2）新生儿：B组链球菌、革兰染色阴性杆菌、淋球菌。

（3）<4岁：革兰染色阴性菌、金格杆菌。金格杆菌常无系统性炎性标志。

（4）未接种疫苗者：流感嗜血杆菌B。

（5）免疫抑制者：链球菌肺炎。

（6）性活跃者：淋球菌。

3. 以下因素导致骨软骨破坏　①中性粒细胞和细菌蛋白水解酶→关节和未骨化的骨骺软骨损伤。②积脓导致关节压力升高→关节骨骺灌注降低→缺血性损伤。

（五）临床问题

1. 临床表现

（1）发热、疼痛、肿胀、活动度下降、不能承重。

（2）Kocher标准：预测因子数量增高提示髋化脓性关节炎的可能性增加，而不是一过性滑膜炎。发热＞38.5℃、不能承重、WBC＞$12×10^9$/L、ESR≥40 mm/h；附加标准：CRP＞20 mg/L。根据现存所有的依据，诊断化脓性关节炎的特异性60%~99%。

2. 流行病学　占儿童关节炎约6.5%；2~3岁为高发年龄。

3. 自然病程和预后　高达40%有长期并发症：活动受限、移位、退变、关节僵硬、肢体长度不等、缺血性坏死。

4. 治疗　①立即行关节镜/关节切开＋关节灌洗。②口服抗生素10天后，静脉注射抗生素2~4天，并发骨髓炎时延长疗程。

参考文献

1. Rosenfeld S et al: Predicting the presence of adjacent Infections in septic arthritis in children. J Pediatr Orthop. 36(1):70-4, 2016

2. K Schallert E et al: Metaphyseal osteomyelitis in children: how often does MRI-documented joint effusion or epiphyseal extension of edema indicate coexisting septic arthritis? Pediatr Radiol. 45(8):1174-81, 2015

3. Laine JC et al: The use of ultrasound in the management of septic arthritis of the hip. J Pediatr Orthop B. 24(2):95-8, 2015

4. Monsalve J et al: Septic arthritis in children: frequency of coexisting unsuspected osteomyelitis and implications on imaging work-up and management. AJR Am J Roentgenol. 204(6):1289-95, 2015

5. Dodwell ER: Osteomyelitis and septic arthritis in children: current concepts. Curr Opin Pediatr. 25(1):58-63, 2013

6. Sultan J et al: Septic arthritis or transient synovitis of the hip in children: the value of clinical prediction algorithms. J Bone Joint Surg Br. 92(9):1289-93, 2010

三十四、骨髓炎（Ⅰ）

（一）影像表现

1. 70%发生于长骨干骺端（股骨＞胫骨＞肱骨），短骨6%，骨盆5%，脊柱2%。

（1）干骺端＞骨骺、骨干。

（2）总体上10%为多灶性，但22%见于新生儿。

2. 早期影像表现无明显骨质改变，不能排除早期骨髓炎。

（1）首发症状：骨旁软组织肿胀。

（2）7～14天可见骨质破坏，骨膜反应。

3. MRI：诊断不明确时（仅有局部阳性体征）或者考虑有并发症时选择最佳、最先进成像方法。

（1）T_1：干骺端骨髓信号异常，边界不清。

（2）T_2 FS/STIR：骨髓高信号，骨膜和软组织水肿；± 相邻关节渗出。

（3）T_1增强FS序列：边缘强化脓肿。

4. 如果部位和诊断不明确，核医学骨扫描或全身MRI会有帮助。

（二）鉴别诊断

恶性（Ewing肉瘤、白血病、神经母细胞瘤），朗格罕细胞组织细胞增生症，化脓性关节炎。

（三）病理

血源性播散≫穿通伤或者接触传染。

（1）金黄色葡萄球菌＞80%～90%（＞55%为耐甲氧西林金黄色葡萄球菌）。

（2）6月龄至3岁幼儿：金格杆菌。

（3）新生儿：B组链球菌。

（4）镰状细胞病：沙门菌。

（5）穿通性足外伤：铜绿假单胞菌。

（四）临床问题

1. 临床表现　为发热、疼痛、跛行、敏感、肿胀，活动度下降、负重能力降低。临床表现常为非特异性，常延误诊断。

2. 实验室检查　ESR加快，CRP＞WBC升高。

3. 治疗　静脉注射及口服抗生素及脓肿引流。

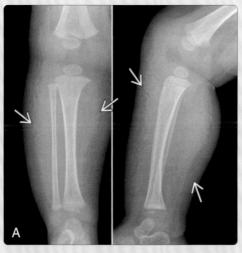
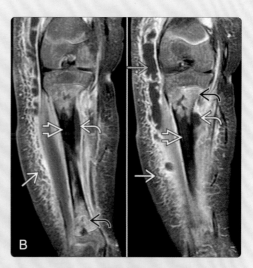

图7-55 A.9月龄婴儿，前后（左）和侧位（右）片示下肢广泛的皮下水肿，软组织界面模糊（白箭）但没有连续的骨质异常。B.T_1增强FS序列MRI，示骨内脓肿所致的局灶性骨髓强化减低区（空心白箭），伴有邻近感染或骨髓反应性增生所致的骨髓强化增高区（黑弯箭）。在这例耐甲氧西林金黄色葡萄球菌骨髓炎的患者中可见到骨膜下（白弯箭）和软组织（蓝箭）积液和脂肪水肿（白箭）。

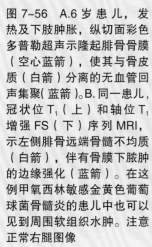
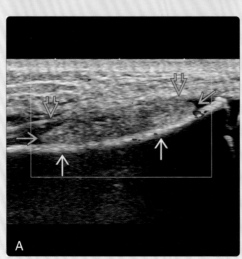
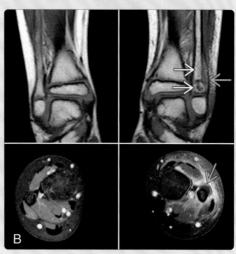

图7-56 A.6岁患儿，发热及下肢肿胀，纵切面彩色多普勒超声示隆起腓骨骨膜（空心蓝箭），使其与骨皮质（白箭）分离的无血管回声集聚（蓝箭）。B.同一患儿，冠状位T_1（上）和轴位T_1增强FS（下）序列MRI，示左侧腓骨远端骨髓不均质（白箭），伴有骨膜下脓肿的边缘强化（蓝箭）。在这例甲氧西林敏感金黄色葡萄球菌骨髓炎的患儿中也可以见到周围软组织水肿。注意正常右腿图像

（一）专业术语

定义：骨感染，细菌性最多见。

（二）影像表现

1. 一般特征

（1）最佳诊断依据：①摄片。非特异性的软组织肿胀伴有跛行、疼痛、肿胀和（或）发热（7～10天）。②MRI。边界不清的干骺端骨髓异常＋骨膜下／软组织积液。

（2）部位：①70％发生于长骨干骺端（股骨＞胫骨＞肱骨），短骨6％、骨盆5％、脊柱2％。干骺端＞骨骺、骨干。②总体上10％为多灶性，但22％见于新生儿。

2. 摄片 ①早期影像表现无明显骨质改变，不能排除早期骨髓炎。②首发症状：骨旁软组织肿胀。a. 脂肪界面移位或消失。b. 皮下脂肪网状改变。③发病后7～14天（或更长）发生溶骨病变。模糊透光区→渗透→破坏。④7～14天可见骨膜反应。

3. 超声 对可引流的积液敏感。

4. MRI

（1）骨髓 T_1WI 低信号，T_2FS 或者 STIR 高信号（由于正常骨髓脂肪信号抑制）。

（2）中等或明显的软组织改变。不连续的软组织和骨膜下液体集聚。

（3）± 相邻关节渗出。化脓性关节炎更可能是反应性渗出性积液。

（4）T_1 增强 FS 序列尤其有助于：①界定边缘强化的可引流的积液。②识别婴儿中尚未骨化的软骨的感染。

5. 核医学 骨扫描：3 期摄取增加80％～94％的敏感性。在24～72小时呈阳性；可显示多个部位。

6. 影像检查推荐 最佳成像工具如下。

（1）MRI 对于伴有局部症状的早期感染，具有最好的敏感性和特异性。①明确诊断或显示其他的病变。②显示可引流的脓肿和脊柱内的浸润侵犯。

（2）如果部位和诊断不明确，核医学骨成像会有帮助。

（三）鉴别诊断

1. 尤因肉瘤 侵袭性溶骨性骨干／干骺端病变，最常见于＞5岁的患儿。

2. 神经母细胞瘤转移或白血病 具有侵袭性，但常为微小的干骺端溶骨性病变，最常见于＜5岁的患儿。

3. 朗格罕细胞组织细胞增生症

（1）穿凿样、边界清楚的溶骨性病变＋强化肿块。

（2）扁骨和脊柱常受累。

4. 化脓性关节炎 渗出＋强化增厚的滑膜。

（四）病理

一般特征如下。

1. 病理生理学：血源性播散≫穿通伤或邻近传播。①通过干骺端微小静脉的缓慢血流。为细菌寄宿的原始部位。②髓内感染→水肿、血管充血→压力增高→经皮层播散。

2. 细针穿刺仅能识别35％～66％的微生物，血培养识别36％～55％的微生物。①＞80％～90％的患者为金黄色葡萄球菌感染（＞55％由于耐甲氧西林菌株）。②链球菌10％。③6个月至3岁儿童：金格杆菌。PCR 比细菌培养更敏感。④新生儿：B组链球菌。⑤镰状细胞疾病：沙门菌。⑥免疫抑制：链球菌肺炎，结核。⑦穿通性足外伤：鲍曼不动杆菌。

（五）临床问题

1. 临床表现 ①最常见征象／症状：疼痛、活动度下降、负重减少、压痛、肿胀、发热；1/3 的患者有轻微外伤病史。②实验室检查：ESR 加快，CRP＞WBC 升高。

2. 流行病学 50％病例在 5 岁前发病。

3. 自然病程和预后 并发症包括化脓性关节炎、静脉血栓、骨折、脓毒性栓塞、多系统衰竭、生长失调；最可能见于延迟治疗＞4天时。

4. 治疗 ①识别感染源：影像介导细针穿刺或者开放手术活检＋血培养。②抗生素（静脉注射及口服），疼痛处理。③手术／介入治疗：脓肿（骨内、骨膜下、软组织）引流。

参考文献

1. Al-Qwbani M et al: Kingella kingae-associated pediatric osteoarticular infections: an overview of 566 reported cases. Clin Pediatr (Phila). ePub, 2016

2. Ilharreborde B: Sequelae of pediatric osteoarticular infection. Orthop Traumatol Surg Res. 101(1 Suppl):S129-37, 2015

3. K Schallert E et al: Metaphyseal osteomyelitis in children: how often does MRI-documented joint effusion or epiphyseal extension of edema indicate coexisting septic arthritis? Pediatr Radiol. 45(8):1174-81, 2015

4. Dodwell ER: Osteomyelitis and septic arthritis in children: current concepts. Curr Opin Pediatr. 25(1):58-63, 2013

5. Jaramillo D: Infection: musculoskeletal. Pediatr Radiol. 41 Suppl 1:S127-34, 2011

三十六、软组织脓肿（Ⅰ）

（一）专业术语

脓肿：坏死组织、炎症细胞和细菌液化积聚的封闭病灶。

（二）影像表现

1. 最常见的是影响单个部位 典型的淋巴结部位、其他皮下或肌肉内病灶。脓毒性栓子可导致多灶积聚。

2. 超声 非常适合监测表浅的液体聚积和确定引流性。

（1）厚壁中央无血管的液体聚集，伴有周围水肿 ± 充血。

（2）按压时内部碎屑形成漩涡。

3. MRI 明确深度范围，评估邻骨 / 软骨 / 关节，并帮助排除其他诊断。

（1）中央不强化的液体聚积伴厚的强化的外壁及外周边界不清的水肿。

（2）在全身感染的情况下全身 MRI 有助于筛选大面积需要引流的液体区域。

（三）鉴别诊断

软组织肉瘤、淋巴管畸形、血肿。

（四）病理

1. 金黄色葡萄球菌≫链球菌属。耐甲氧西林金黄色葡萄球菌（MRSA）的发生率上升。

2. Bartonella henselae 细菌：区域性淋巴结炎 ± 猫抓病中的化脓。

（五）临床问题

1. 临床表现 肿胀、波动、红斑、触痛、运动受限、发热、败血症。

2. 治疗 引流手术 ± 抗生素（静脉注射或口服）。

（1）充分引流脓肿且无蜂窝织炎，可能不需要抗生素。

（2）没有可排出的液体聚积的小脓肿可以仅用抗生素和局部护理。

（3）平素体健者口服抗生素。

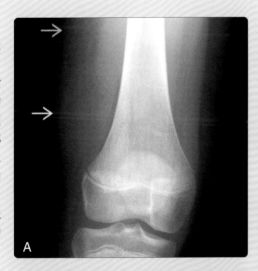
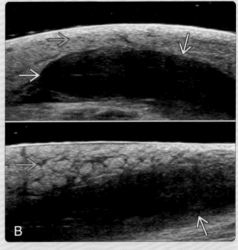

图 7-57 A. 11 岁患儿，大腿远端外侧肿胀伴压痛，膝关节后前位片示皮下脂肪和肌肉之间正常锐利的界面模糊（蓝箭），典型的水肿。远端软组织局部膨出（白箭）。B. 同一患儿的纵切面超声图（上和下）显示皮下脂肪（蓝箭）的增厚和网状水肿，覆盖在卵圆形不均匀低回声的脓液上（白箭）

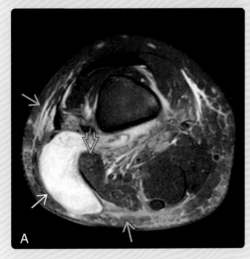
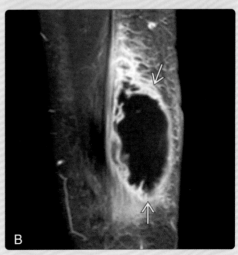

图 7-58 A. 同一患儿轴位 T₂ FS 序列 MRI，示边界清晰的新月形高信号脓液（白箭）覆盖远端股二头肌（空心蓝箭）。周围有软组织水肿（蓝箭）。B. 同一患儿的矢状 T₁ 增强 FS 序列 MRI，示壁不规则增厚伴强化（白箭），典型的脓肿。手术引流时发现脓液

三十七、软组织脓肿（Ⅱ）

（一）专业术语

1. 同义词　化脓性肌炎、化脓性淋巴结炎。

2. 定义　①脓肿：坏死组织、炎症细胞和细菌液化积聚的封闭病灶。②脓性蜂窝织炎：边界不清的局部坏死和炎症组织 ± 液体成分。③蜂窝织炎：浅表软组织感染形成的边界不清的炎性改变。④化脓性或脓性：脓液形成 / 含有。

（二）影像表现

1. 一般特征

（1）最佳诊断线索

1）超声：厚壁中央无血管的液体积聚，伴涡流的内部回声及周围水肿。

2）MRI：中央无强化的液体积聚，伴厚且强化的壁和外周边界不清的水肿。

（2）部位

1）最常见的是影响单侧；可能包括：①预期的淋巴结部位。②肌肉内孤立的液体积聚＞腱鞘、黏液囊。③从深部（邻近的骨髓炎和骨膜下脓肿）或浅表（蜂窝织炎，贯通伤）来源传播。

2）脓毒性栓子可导致多灶积聚。

2. 摄片　①水肿：皮下网状组织，正常锐利的脂肪 - 肌肉界面模糊。②积聚部位局部膨出。

3. 超声

（1）灰阶超声：①边界清晰的液体聚积伴厚而不规则的壁。②内容物从无回声到等回声。内部碎片随动态按压而形成涡流。

（2）彩色多普勒超声：无内部血管；± 周围血管增多。

4. MRI

（1）T_2 FS/STIR：①中央高信号液体积聚。②可能显示内壁低信号（矿物质，出血，纤维组织）和外壁高信号（肉芽组织）。③周围水肿。

（2）注射对比剂后轻微增厚、不规则伴强化的壁，没有明显的结节。

（3）中央弥散受限。

5. 影像检查推荐　最佳成像工具如下。

（1）超声非常适合检测表面液体积聚和确定是否可以引流。

（2）MRI 更清晰地明确了液体聚积的深度、与重要结构的关系、评估相邻骨骼和软骨的感染，有助于排除其他诊断。

（三）鉴别诊断

1. 软组织肉瘤　①通常是实性、边界清楚的肿块，周围水肿很少（如果有的话）。②强化多样 ± 局灶坏死、囊变。

2. 淋巴管畸形　①多发囊性肿块穿越软组织间隙。②由于内部出血引起的液 - 液平面。③仅有边缘和分隔强化。

3. 血肿　外伤后混杂的肌内聚积物。

4. 骨化性肌炎

（1）T_2 FS/STIR 序列 MRI 显示不均匀的肌内肿块伴有明显的周围水肿。

（2）几周后出现外周钙化可诊断。

（3）受伤后发生，但缺乏创伤史者占 40%。

5. 横纹肌溶解 / 梗死

（1）挤压 / 创伤后大面积的坏死肌肉。

（2）肌肉分解产物的血清标志物明显升高。

（四）病理

一般特征如下：

1. 最常见的生物体　①金黄色葡萄球菌＞链球菌属。②汉式巴尔通体：区域性淋巴结炎 ± 猫抓病中的化脓。腋窝、滑车上淋巴结＞头 / 颈或腹股沟淋巴结。③分枝杆菌感染可能导致大量肌肉脓肿（典型的腰大肌脓肿伴壁钙化）。

2. 机制　①蜂窝织炎扩散到更深的软组织或区域淋巴结。②来自邻近深部感染的延伸。③肌肉的血行性传染。④贯通伤。

（五）临床问题

1. 临床表现　最常见的征象 / 症状如下：

（1）肿胀，红斑，触痛，运动受限，发热。

（2）± 波动性，自发引流。

2. 治疗　引流手术 + 静脉抗生素。如果在非关键部位积聚＜ 2 cm，可能不需要引流。

参考文献

1. Verma S: Pyomyositis in children. Curr Infect Dis Rep. 18(4):12, 2016

2. Penn EB Jr et al: Pediatric inflammatory adenopathy. Otolaryngol Clin North Am. 48(1):137-51, 2015

3. Pattamapaspong N et al: Pitfalls in imaging of musculoskeletal infections. Semin Musculoskelet Radiol. 18(1):86-100, 2014

4. Soldatos T et al: Magnetic resonance imaging of musculoskeletal infections: systematic diagnostic assessment and key points. Acad Radiol. 19(11):1434-43, 2012

5. Ranson M: Imaging of pediatric musculoskeletal infection. Semin Musculoskelet Radiol. 13(3):277-99, 2009

三十八、婴幼儿血管瘤，肌骨

（一）专业术语

1. 文献中普遍滥用"血管瘤"。真正的血管瘤为良性的血管源性肿瘤。

2. 婴儿血管瘤（IH）

（1）儿童期最常见的软组织肿瘤。

（2）可预测的生存周期：出生时常常没出现→在出生后的前几周/月内快速生长（增殖期）→随后几个月到几年的自发消退（退化期）。

（二）影像表现

1. 细长、分叶、边界清晰、富血管、孤立或多灶，浅表的软组织肿块。

（1）由于典型的时间轴和外观，常见的皮肤IH通常不需要影像学检查。

（2）较深的皮下IH，不伴有典型的皮肤表现可能需要影像学检查（因为诊断不明确）。

2. 多普勒超声应清楚地显示整个增殖期IH特征性的内部血管分布。

3. 影像表现随着病灶的退化而变化。

（三）临床问题

1. 大多数IH不需要影像学检查或治疗。

2. 如果IH大、节段性、位于面部或多灶性，更可能出现并发症和（或）相关异常。

（1）溃疡（最有可能伴有牙周、口周病变），出血。

（2）重要结构的压迫（气道、眼眶）。

（3）心力衰竭、肝衰竭、甲状腺功能减退和（或）室隔综合征伴肝负荷过重损伤。

3. 非手术治疗用于：大的，复杂病变或退化后的显著残留病灶。由于不良反应小，选择β受体阻滞药取代激素作为主要治疗方法。

（四）诊断流程

1. 如果IH的外观、时间轴或体格检查结果表现不典型，则通过活组织检查排除其他病变。

2. 如果≥5个皮肤IH，需要进行肝脏超声检查（肝病变风险增加）。

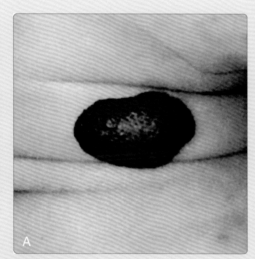
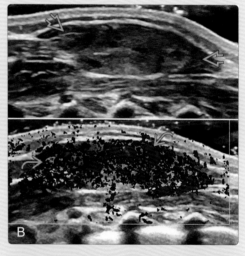

图7-59 A.4月龄患儿照片示颈部有一个边界清晰，隆起的"草莓"样病变，典型的增殖期婴幼儿血管瘤（IH）。B.同一患儿可触及背部肿块，纵切面超声示边界清晰的透镜状皮下病变（空心蓝箭），内部回声轻度不均匀。彩色多普勒成像显示肿块内部血管丰富（蓝弯箭），典型的增殖期深部IH

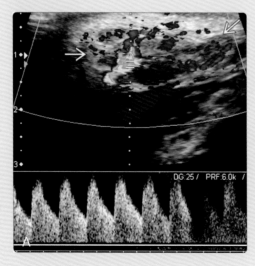
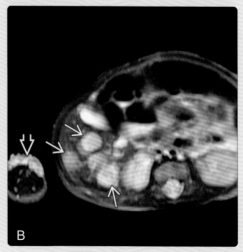

图7-60 A.婴儿，脉冲多普勒超声示皮下不均匀肿块（白箭），其内血管丰富伴低阻动脉波形，典型的IH。B.3月龄婴儿＞5个皮肤IH，腹部轴位T$_2$FS序列MRI显示多个圆形高信号肝脏IH（白箭）。也显示了部分右前臂皮下IH（空心白箭），呈分叶状高信号

三十九、静脉畸形

（一）专业术语

由于静脉形成异常导致的先天性慢血流或低血流血管畸形的亚型，非肿瘤性病变。区别于血管瘤（良性毛细血管源性肿瘤）或动静脉畸形（高血流）。

（二）影像表现

1. 最常见于皮肤、皮下和（或）肌内；可累及骨、滑膜和（或）内脏。局灶、多灶或弥漫性分布整个区域。

2. 边界清晰的分叶状肿块，广泛融合浸润性病变。± 散在迂曲的静脉通道数目、大小、形态及部位的异常。

3. 摄片：肿块内静脉石为诊断要点。

4. MRI：高血流信号强度 ± 分层液 - 液平面。

（1）静脉石典型表现为小、圆、黑。

（2）静脉畸形呈弥漫或斑片状强化。

5. 超声：肿块回声不均匀。

（1）低回声 / 无回声管状通道呈簇状分布。可压缩，会慢慢填充。

（2）静脉石：圆的强回声团，伴后方声影、闪烁（彩色）伪影。

（3）发现稀疏的静脉波形。

（三）临床问题

1. 软的可压缩的肿块不伴搏动

（1）随着 Valsalva 动作 / 哭 / 变换体位增大。

（2）表浅病变伴皮肤变蓝。

（3）间歇性疼痛和（或）肿胀。

2. 与儿童成比例增长，但可能因出血、血栓形成或激素变化而突然增大。

3. 大的静脉曲张可导致血栓栓塞。

4. 预后取决于病变的大小、范围和部位。更广泛的病变可能导致终身发病。

5. 治疗包括非手术治疗（压力服、抗炎药物）、介入治疗（硬化剂治疗、激光）、手术切除。

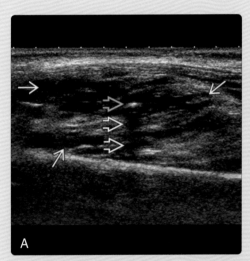
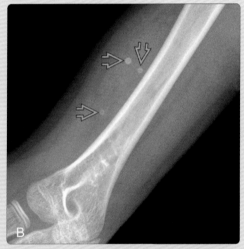

图 7-61 A.9 岁女孩，近期上肢疼痛伴肿胀，超声长轴位示肱二头肌内见分叶状团块内伴多发低回声管状信号（白箭）。肿块内见强回声光点（空心蓝箭）伴后方声影（空心白箭）。B.肱骨正位证实了该患儿病灶内多发圆形钙化伴中心密度减低（空心蓝箭），典型的静脉畸形内静脉石形成

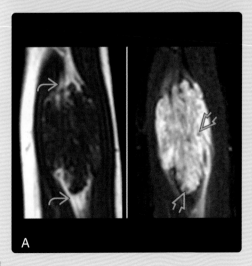
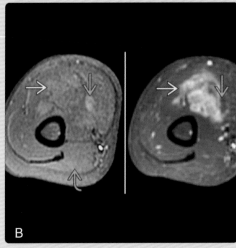

图 7-62 A.T_1WI 和 STIR 序列冠状位 MRI，示该患儿的静脉畸形呈分叶状软组织肿块，内见液体信号，伴分隔及静脉石（空心蓝箭）。肿块边界及分隔周围可见脂肪（蓝弯箭）。B.T_1 FS 序列轴位平扫（左）及增强（右）示病变（白箭）大部分与肌肉（蓝弯箭）呈等信号，增强呈不均匀强化。局部血栓（蓝箭）T_1WI 呈高信号，增强未见明显强化

四十、横纹肌肉瘤

（一）专业术语

横纹肌肉瘤（rhabdomyosarcoma，RMS）：起源于横纹肌细胞（原始肌细胞）的间叶性肉瘤；缺乏正常的骨骼肌分化。

（二）影像表现

1. 实性，轻度不均匀的肌内肿块，周围无明显软组织水肿。

（1）通常为圆形，边界清晰，边缘分叶状。

（2）多样的内部血管和强化，最常见的是轻到中等程度强化。

2. 摄片显示局部软组织饱满，无钙化。

3. 超声和 MRI 的表现特点可强烈提示肉瘤。

（1）对于可触及肿块，超声是最佳、首选检查方法。

（2）MRI 更适于观察病变深度和邻近重要结构的关系（如神经血管束、关节等）。

4. PET 最适合分期。

（三）临床问题

1. 儿童最常见的软组织肉瘤

（1）胚胎型：＜ 15 岁患者最常见的类型；通常为泌尿生殖系统、头颈部或腹膜后起源。

（2）腺泡型：通常发生在年龄较大的儿童中；肢体、睾丸周围和躯干。

（3）未分化型：儿童少见。

2. 通常表现为增大、质硬、无痛性肿块。

3. 两个年龄高峰：2 ～ 6 岁，14 ～ 18 岁。

4. 腺泡型预后差，肿瘤＞ 5 cm，发现时已转移（肺、骨髓、淋巴结最常见），某些肿瘤部位（四肢和胸部，预后较差）。

5. 采用新辅助 / 辅助化疗、手术、放射治疗。

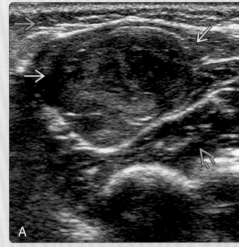
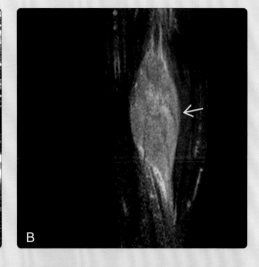

图 7-63　A.2 岁患儿前臂肿块，横切面超声示皮下脂肪（蓝箭）和肌肉（空心蓝箭）间隙内边界清晰、轻度不均匀的软组织肿块（白箭）。虽然不特异，但儿童软组织"实心球"的出现对软组织肉瘤的诊断非常重要。这肿块被证实腺泡型 RMS。B. 矢状位 STIR 序列 MRI，示右前臂后缘中等信号强度的软组织肿块（白箭）。该肿块是经活检证实的腺泡型 RMS

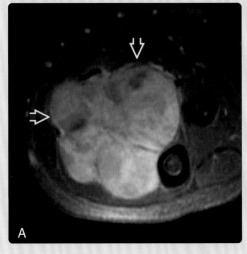
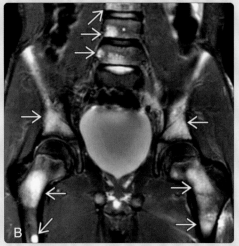

图 7-64　A. 同一患儿轴位 T_1 增强 FS 序列 MRI，示肿块信号不均匀（空心白箭）、呈中度强化。RMS 的强化方式比较多样。B.10 岁患儿，臀肌内肿块（未显示），冠状 T_2 FS 序列 MRI 显示下腰椎、骨盆和股骨多发高信号骨转移灶（白箭）。肿块活检为腺泡型 RMS

四十一、尤因肉瘤

（一）专业术语

尤因肉瘤肿瘤族：侵袭性小圆蓝细胞肿瘤，最常见于骨骼。包括尤因肉瘤、原始神经外胚层肿瘤、Askin 肿瘤、骨外尤因肉瘤。

（二）影像表现

1. 高度侵袭性的摄片表现

（1）透亮的髓内病变，边界不清；可表现为轻度膨胀性改变。硬化（骨内）高达 25%。

（2）穿凿样或虫噬性皮质破坏。

（3）侵袭性骨膜反应：分叶状、日光放射状、薄片洋葱皮样和（或）Codman 三角。

（4）相关的软组织肿块通常不成比例地大于骨破坏的范围。

2. 与其他原发性骨恶性肿瘤相比，扁平骨（如肩胛骨、骨盆）更好发。

3. 长骨的干骺端受累比其他骨恶性肿瘤更常见。

4. MRI 用于局部评估：骨内和软组织范围、与关节和神经血管束的关系。

5. 胸部 CT ＋ PET/CT 用于分期。

（三）临床问题

1. 骨肿瘤患儿中，第 2 位最常见的原发性骨恶性肿瘤，仅次于骨肉瘤。中位年龄：15 岁。

2. 呈现疼痛、肿胀、可触及的肿块；± 全身症状 / 白细胞增多症、发热、贫血、ESR 加快。

（1）可能被误诊为骨髓炎。

（2）盆腔病变有临床表现时往往较大并且预后较差。

3. 局部病变的 5 年生存率为 60%～70%。

4. 转移性病变的 2 年生存率为 20%～30%。

5. 主要治疗：新辅助和辅助化疗＋手术切除和（或）放射治疗。

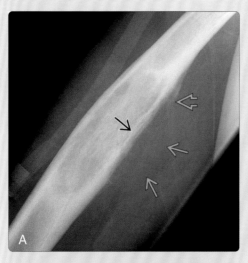
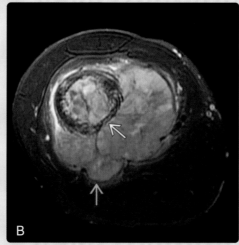

图 7-65　A.17 岁患者因疼痛就诊，侧位片显示股骨中段骨干膨胀性改变。表现为骨干内边界不清的透亮影。具有侵袭性的特征包括皮质破坏（黑箭），抬高和中断的骨膜反应（空心蓝箭），以及软组织肿块（蓝箭）。B. 同一患者的轴向 T2 FS 序列 MRI，示髓内肿块伴骨皮质破坏（白箭），周围环以软组织块（蓝箭）。这些特征是尤因肉瘤的经典表现

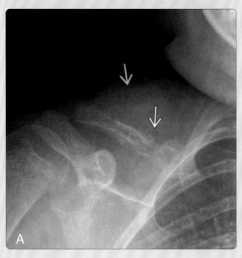
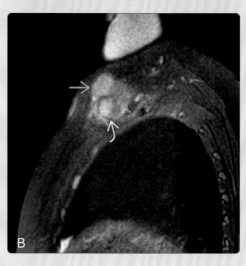

图 7-66　A.7 岁患儿因软组织肿胀就诊，正位片示锁骨穿凿样骨质破坏（白箭）伴侵袭性骨膜反应和软组织肿块形成（蓝箭）。B. 同一患儿矢状 T2 FS 序列 MRI 示锁骨内的高信号病变（白弯箭），伴有皮质破坏及周围软组织肿块（蓝箭）。这些表现是尤因肉瘤的典型特征

四十二、骨肉瘤

（一）专业术语

骨肉瘤：肿瘤细胞具有直接生成骨组织能力的恶性肿瘤。

（二）影像表现

1. 干骺端／骨端的侵袭性病变，同时伴有不同程度的骨质破坏（溶解）和骨质增生（硬化／云雾状的骨样结构）的混合。膝关节周围55%～80%；中轴骨＜20%。

2. 摄片通常可诊断或高度怀疑。

3. MRI显示肿瘤＋骨内和骨外范围。

（1）大视野关节成像

1）寻找跳跃转移。

2）T_1是观察骨内肿瘤边缘的最佳序列。

（2）采用表面线圈的高细节聚焦成像。

1）所有序列上的不均匀信号强度。

2）评估病变与骨骺、关节、神经血管束的关系。

4. PET用于监测远处转移；胸部CT检测小结节。

（三）临床问题

1. 儿童／青壮年最常见的恶性原发性骨肿瘤；双峰年龄分布（10～30岁，＞60岁）。易感因素：Li-Fraumeni、遗传性视网膜母细胞瘤、Rothmund-Thomson、射线接触史。

2. 典型的表现包括疼痛、肿块。

3. 治疗

（1）新辅助化疗→手术切除→辅助化疗。如果切除时坏死＞90%，可提高生存率。

（2）肺结节转移瘤切除术（如果局限性病灶）。

4. 预后取决于患者的年龄、性别，肿瘤的大小、组织学、部位和分期。发现时无转移5年生存率70%～80%，有转移为20%～30%。

5. 继发性恶性肿瘤的发病率增高（血液＞乳腺，甲状腺，呼吸系统疾病，软组织恶性肿瘤）。

图 7-67　A.13岁患儿膝关节渐进性疼痛，正位片示股骨远端骨干的侵袭性骨膜反应（白箭）。股骨远端成骨性（空心蓝箭）及溶骨性（蓝箭）骨质改变同时存在，典型的骨肉瘤表现。B.轴位增强CT（骨窗）示骨盆骨肉瘤患者胸膜钙化和肺实质转移（白箭）

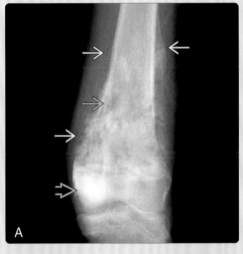
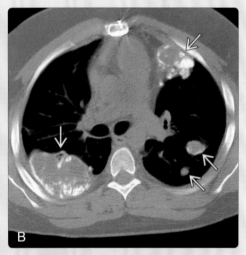

图 7-68　A.8岁患儿大腿疼痛，侧位片示股骨远端骨干具有侵袭性的溶骨性和成骨性的混合病变，伴前缘云雾状的骨样结构（蓝箭）。病灶近端抬高、不连续的骨膜反应（Codman三角形，空心白箭）。B.同一患儿冠状位STIR（左）和T_1（右）MRI，示骨干肿块不均匀，向骨外生长（蓝箭）。可见小的跳跃转移灶（空心蓝箭）

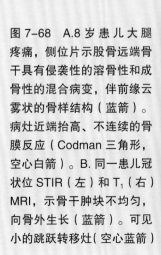
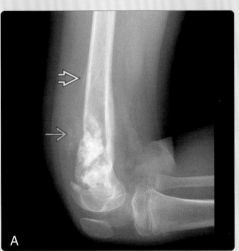
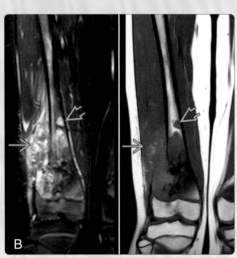

四十三、白血病

（一）专业术语

1. 白血病　造血干细胞的恶性增殖，弥漫性浸润或取代正常骨髓。

2. 粒细胞肉瘤或绿色瘤　通常在 AML 中，白血病细胞增殖形成的软组织肿块。

（二）影像表现

1. 摄片　常正常或伴有细微的表现。

（1）弥漫性骨质疏松症。

（2）"白血病带"：干骺端透亮带；临时钙化区通常是完整、变薄、致密。

（3）局灶性骨破坏：干骺端边界不清的穿凿样骨质破坏。

（4）侵袭性骨膜反应（薄片状、分叶状、不连续），即使某些结构表面光滑。

（5）病理性骨折。

（6）软组织绿色瘤（粒细胞肉瘤）。

（7）纵隔肿块（胸腺浸润）。

（8）± 治疗患者中，缺血性坏死。

2. MRI　白血病细胞可能完全取代正常高脂肪骨髓；± 同时伴有急性梗死、骨折或骨髓炎引起局灶性症状。

（三）临床问题

1. 白血病是最常见的儿童恶性病变

（1）亚型：ALL ＞ 75％，AML 15％～20％，CML ＜ 5％。

（2）发病风险增高：唐氏综合征、Li-Fraumeni 综合征、Fanconi 贫血、免疫缺陷。

2. 最常见的临床表现

（1）骨或关节疼痛、跛行、肿胀；可能是周期性的。

（2）疲劳（由于贫血），发热＋感染（由于中性粒细胞减少），瘀斑和（或）出血（由于血小板减少）。

（3）肝脾大，淋巴结肿大＞60％。

（4）SVC 综合征、呼吸急促、呼吸窘迫。

3. 治疗　化疗、激素 ± 放疗、粒细胞集落刺激因子、干细胞移植。

4. ALL　5 年生存率＞85％；其他为 60％～80％。

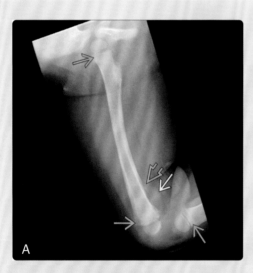

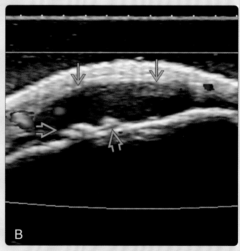

图 7-69　A. 14 月龄患儿，贫血、发热、不能承重，侧位片显示干骺端细微的透亮影（蓝箭）。股骨远端（空心蓝箭）侵袭性骨膜反应，呈 Codman 三角，伴周围软组织肿块（白箭）。B. 彩色多普勒超声横轴位（同一患儿）示左颞部软组织肿块（蓝箭），伴其下方颅骨浸润和不规则的骨膜反应（空心蓝箭）。该患者被诊断为急性髓细胞白血病（AML）和多灶性粒细胞肉瘤

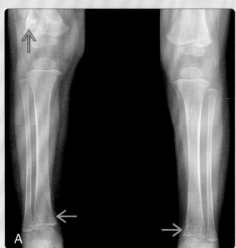

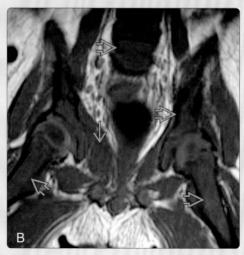

图 7-70　A. 11 月龄患儿，双小腿的正位片显示股骨、胫骨和腓骨干骺端的穿凿样骨质改变伴病理性骨折（蓝箭）。该患者最终被诊断为白血病。B. 21 月龄 AML 患儿，冠状位 T$_1$ MRI 示所有可显示骨骼中的正常高脂肪骨髓信号的弥漫性缺失（空心蓝箭），是典型的白血病骨髓表现。在其他序列上可以更清楚地看到相关的肌内粒细胞肉瘤（蓝箭）

四十四、朗格罕细胞组织细胞增生症，全身

（一）专业术语

1. 朗格罕细胞组织细胞增生症（LCH）：由特定树突细胞的无性增殖引起的疾病谱。

2. 单系统（single system，SS）（单灶的或多灶的）与多系统（multisystem，MS）疾病。

（1）骨（80%～90%）、皮肤（50%）最常累及。

（2）风险器官（risk organ，RO）受累：肝、脾、骨髓；预后较差（高风险）。

（3）其他：淋巴结、肺、垂体、胸腺、胃肠道。

（二）影像表现

1. 典型表现：边界清晰的圆形或分叶状溶骨性颅骨病变，没有硬化边。

2. 根据疾病治疗的不同阶段，骨骼病变表现多变。

3. 单骨性与多灶性受累：50%～75%比10%～20%。

4. 累及部位：扁骨（50%）与长骨（30%）。颅骨＞肋骨＞股骨＞骨盆＞脊柱。

5. FDG PET对活动性LCH（FDG亲和）高度敏感；对椎体疾病的敏感性低于全身STIR序列MRI。

（三）临床问题

1. 90%的LCH病例出现临床表现时＜15岁。

（1）SS，单灶性（占70%）；高峰年龄：5～15岁。

（2）SS，多灶性（占20%）；高峰年龄：1～5岁。

（3）MS RO＋（占10%）；高峰年龄：0～2岁。

2. 死亡率：SS或MS RO- ＜5%，MS RO＋ 10%～50%。

3. 单灶性的骨病变的常常自发消退。

4. 多灶性SS或MS化疗，类固醇治疗。

5. 疾病再复发率占25%～75%（MS＞SS）。

6. 远期后遗症占25%～70%（MS＞SS）。

（四）诊断流程

由于表现多样，LCH几乎总为小儿骨病变的合理诊断考虑范围之内。

图7-71　A.1岁女孩，因触及肿块就诊，颅骨的正位片显示颅骨的多发穿凿样溶骨性骨质破坏（白箭）。右侧眼眶的上壁和侧壁骨质破坏（黑箭）。B.同一患儿，额骨中线的冠状彩色多普勒超声示完全的溶骨性骨质破坏区内（空心白箭）单发的乏血供软组织块（白弯箭）。肿块压迫邻近的上矢状窦（白箭）

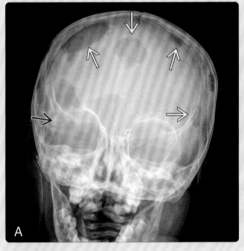
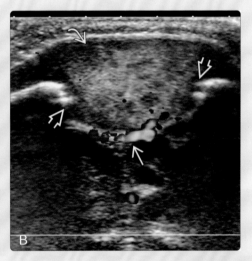

图7-72　A.1岁患儿，因颌骨疼痛伴可触及的异常就诊，面部侧面片显示下颌皮质中断（蓝箭），邻近牙齿正常硬骨板结构消失（蓝弯箭），造成牙齿松动表现。对侧牙齿周围完整的硬骨板（薄、圆形、透亮线）（空心蓝箭）。活检证实为朗格罕细胞组织细胞增生症（LHC）。B.2岁患儿，多系统LCH，侧位片显示T₉典型的扁平椎（黑箭）

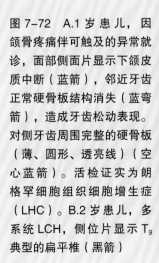
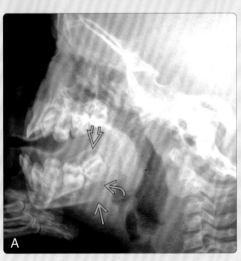
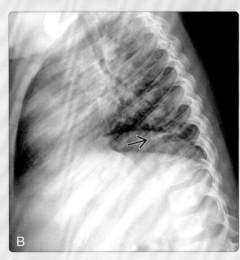

四十五、纤维黄色瘤

（一）专业术语

1. 小儿骨骼常见的良性纤维性病变。

2. 纤维黄瘤

（1）非骨化性纤维瘤：长度＞2cm；侵犯髓腔。

（2）纤维性骨皮质缺损：长度＜2cm；基本上与皮质分离。

（二）影像表现

1. 长骨干骺端／骨干偏心、细长、泡状、透明的病变，边界清晰，有分叶或光滑的硬化边缘，没有骨膜反应。

2. 预期的退化／愈合→逐渐硬化，消退。

3. 典型部位

（1）长骨干骺端：高达93％。

随着年龄增长，距离骺板距离增加。

（2）位于膝关节周围：55％～89％。

4. 摄片常可诊断。非典型表现应该提示其他病变或叠加并发症（如病理性骨折）。

（三）临床问题

1. 良性病变；没有恶变的风险。更可能为发育不良而非肿瘤。

2. 高达35％的儿童发生。高峰年龄：10～15岁（10多岁患者占75％）。

3. 通常无症状、偶然发现。

4. 可能会出现的症状（不常见）

（1）伴有病理性骨折的急性疼痛。

（2）邻近骨的应力性骨折伴渐进性疼痛（非常罕见）。

（3）副肿瘤性佝偻病／骨软化症（极为罕见）。

5. 青春期后期大多数病例自发消退逐渐愈合。

6. 如果患者病理性骨折风险高，需要治疗。

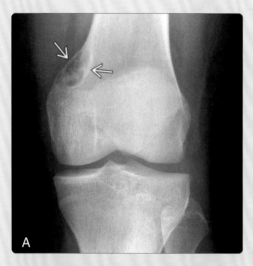

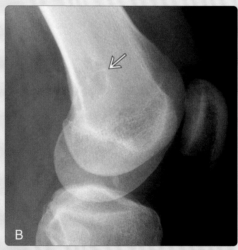

图7-73　A.14岁男孩，受伤后疼痛，左膝关节正位片发现股骨干骺端内侧偏心气泡状透亮影（白箭），边界清晰，周围有硬化边，典型的非骨化性纤维瘤或纤维黄色瘤。轻度膨胀性改变，没有骨膜反应。B.同一患儿，膝关节的侧位片再次证实了非骨化性纤维瘤的非侵袭性特征（白箭）

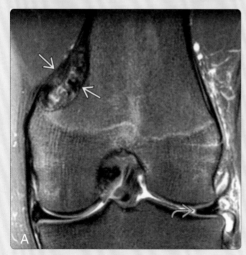

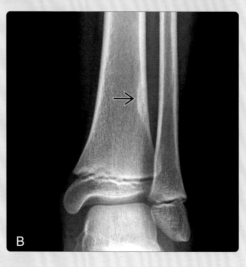

图7-74　A.同一患者的冠状T₂FS序列MRI，示病灶内信号混杂但主要呈低信号（白箭），相邻骨髓和软组织信号正常。[该检查是针对疑似半月板撕裂（蓝弯箭）进行确认的]。B.9岁男孩，正位片示胫骨远端干骺端偏心、边界光滑、密度混杂伴硬化边的病变（黑箭），典型的部分愈合的纤维黄色瘤

四十六、骨样骨瘤

（一）专业术语

良性成骨细胞病变，其特征在于纤维血管基质中存在 < 2cm 的类骨质 / 编织骨的瘤巢。

（二）影像表现

1. 典型表现　长骨骨皮质中边界清晰的小的透亮影伴周围硬化和水肿。

2. 部位

（1）皮质：70%～80%。长骨骨干 > 干骺端。

（2）髓质：20%～30%。

1）骨骺或等同物（关节内 10%）。

2）脊柱后部结构。

3. 摄片 /CT

（1）小圆形或卵形透亮影 ± 中央钙化。

（2）周围皮质增厚、骨膜反应。

4. MRI

（1）T_2 FS 序列 MRI 上多变的瘤巢信号；可呈"靶征"。

（2）周围骨髓，骨膜和软组织水肿。如果病灶位于关节内，可伴有关节积液 / 滑膜炎。

（3）早期动态 T_1 增强 FS 序列 MRI 瘤巢明显强化。

5. 核医学骨扫描　双高密度征。

（三）鉴别诊断

骨髓炎、朗格罕细胞组织细胞增生症、应力性损伤、骨母细胞瘤、骨肉瘤。

（四）临床问题

1. 5～35 岁；10～20 岁占 50%。

2. 隐痛，夜间加重，NSAID 缓解。

3. 局部肿胀，红斑，局部压痛。

4. 脊柱受累→疼痛性脊柱侧弯。

5. 充血可导致长期生长障碍。

6. 6～15 年逐渐自发消退。非甾体抗炎镇痛药使用至 3 年（但耐受性不佳）。

7. 如果瘤巢完全切除，手术可以治愈。

8. 由于瘤巢可视化，影像引导的经皮介入治疗非常有效。

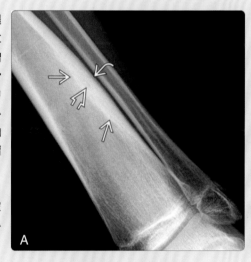

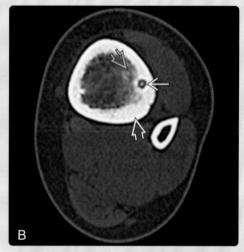

图 7-75　A.15 岁女孩小腿疼痛 1 年，左侧胫骨的正位片显示骨干外侧面骨皮质增厚（白箭），伴有轻微的骨膜反应（白弯箭），病灶中央可见微小的透亮点（空心白箭）。B. 同一患儿，轴位 CT 骨窗显示该骨样骨瘤（osteoid osteoma，OO）的低密度瘤巢内的钙化（白箭）。病变周围皮质增厚（空心白箭），髓质硬化（空心蓝箭）

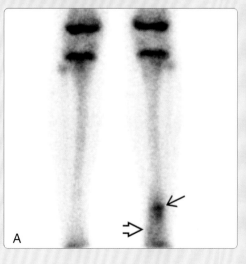

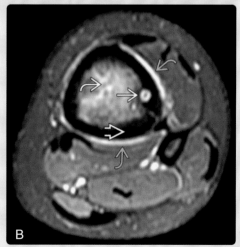

图 7-76　A. 同一患者 ^{99m}Tc 核医学骨扫描，示在瘤巢水平摄取增加（黑箭）。这种"热"焦点叠加在胫骨远端轻度增加的放射性示踪剂摄取的背景上（空心黑箭）（OO 典型的双高密度征）。B. 同一患者，轴位 T_2 FS 序列 MRI 示瘤巢的"靶"征（白箭），邻近骨皮质增厚（空心白箭），周围骨髓（白弯箭）和骨膜水肿（蓝弯箭）

四十七、骨软骨瘤

（一）专业术语

由生长软骨移位引起的常见良性、发育性骨表面病变；非肿瘤性病变。

（二）影像表现

1. 分叶状无柄或带蒂的骨性突起

（1）表现为骨赘的皮髓质与基底部骨质（母骨）相连。

（2）覆盖以透明软骨帽（MRI／超声）。

2. 摄片常可以诊断。

3. MRI 通常用于评估伴疼痛／并发症。

（1）蒂可能发生骨折（± 摄片可以显示）。

（2）占位效应可能导致：

1）上覆软组织的刺激→黏液囊形成。

2）压迫性神经炎→去神经支配。

3）血管压迫→闭塞、假性动脉瘤。

（三）鉴别诊断

骨肉瘤、骨化性肌炎、骨膜软骨瘤。

（四）病理

1. 病因：移位的骨膜软骨通过骨膜骨袖疝出；软骨内成骨形成骨性突起。

2. 单发较多发更常见。遗传性多发性外生骨疣患者：

（1）发展特征为发育障碍。

（2）恶性的风险为 1%～5%，而单发性骨软骨瘤风险为 <1%。

3. 之前的射线接触导致骨软骨瘤发生率增高。

（五）临床问题

1. 最常见于 10～35 岁的患者。

2. 通常表现为无痛、质硬的肿块；疼痛最常见于骨折或软组织刺激。

3. 病变成长应止于骨骼成熟。进一步的生长提示恶性病变。

4. 手术切除有症状的病变或骨骼成熟后依旧生长的病变。

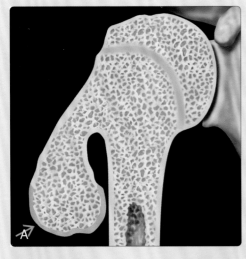
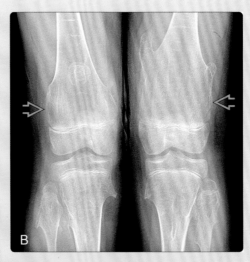

图 7-77 A. 肱骨示意图，示典型的带蒂骨软骨瘤（osteochondroma，OC）。病变背离关节并且与母骨皮髓质连续。注意病变的软骨帽（蓝箭），可允许其持续增长直到骨骼成熟。B.13 岁患儿，伴遗传性多发性外生骨疣（hereditary multiple exostoses，HME），双膝关节正位片显示许多 OC，从带蒂到无柄。注意 HME 典型增宽的骨干（空心蓝箭）

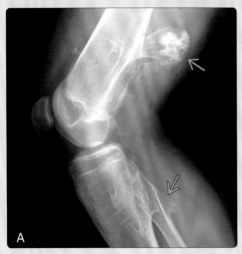
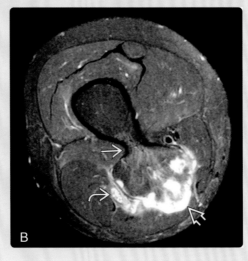

图 7-78 A. 同一 HME 患者，右膝侧位片显示带蒂的 OC（蓝箭）背离关节。OC 的特征性表现与母骨皮髓质相连续。B. 14 岁患儿，右大腿的轴位 T₂ FS 序列 MRI，示孤立带蒂的 OC，股骨后内侧有一个细蒂（白箭）。软骨帽呈薄的高信号（空心白箭）。坐骨神经向外侧移位（白弯箭），显示内部异常的 T₂ 高信号

四十八、髋关节发育不良（Ⅰ）

（一）专业术语

定义：婴儿期髋关节进行性发育异常的系列疾病，包括髋臼发育不良和股骨头位置不正。

（二）影像表现

1. 超声是 0～4 个月婴儿的首选检查方法。

2. 4～5 个月后需要进行摄片。股骨近端骨骺和髋臼骨化，阻断超声波，限制评估。

3. CT/MRI 在某些情况下使用

（1）手术复位后即刻检查。

（2）评估长期并发症。

（三）临床问题

1. 压力下可触及的咔嗒声（弹进弹出试验）、不对称的皮肤或臀部皱褶、腿长不一致。

2. 常见于女孩、臀位、羊水过少、白种人。

3. 治疗与超声相关

（1）正常：α 角 ≥60°，覆盖率 ≥50%，无不稳定性。

（2）不成熟的髋关节（仅适用于 3 月龄以下的婴儿）：α 角 50°～59°，覆盖率 45%～50%，无不稳定性。延迟发育性髋关节发育不良（DDH）的风险较小；建议随访以确认正常发育。

（3）轻度髋关节发育不良：α 角 50°～59°，覆盖率 40%～50%。≥3 个月的婴儿通常使用 Pavlik 吊带使髋关节弯曲、外展和外旋。

（4）中度髋关节发育不良：α 角 ≤50°，覆盖率 ≤40%，存在不稳定性。用吊带治疗；4 周 1 次，重复直到正常。

（5）重度髋关节发育不良：髋臼发育不良，髋关节脱位。吊带治疗 4 周内无改善者→需要手术髋关节复位、内固定。

4. 延迟诊断 / 治疗可导致不可逆的发育不良，需要髂骨截骨 / 造盖手术。

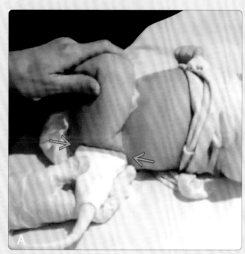
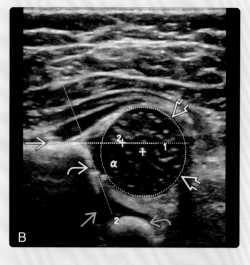

图 7-79　A. 超声探头放置在外侧髋上，略微后倾（蓝箭）以获得冠状屈曲图像。注意使用 2 只手（和脚踏板来保存图像）。B. 同一患儿的冠状屈曲超声示未骨化的股骨头（空心白箭），髂骨的直段（白箭），以及沿髋臼顶部绘制的线（白弯箭）。在这些线之间测量 α 角并且应该 ≥60°。髂骨线应覆盖股骨头 ≥50%。注意三角软骨（蓝箭）和坐骨（蓝弯箭）

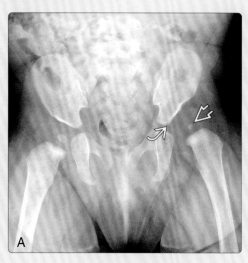
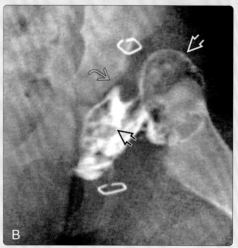

图 7-80　A.6 月龄男孩，左侧髋部撞击感，正位片示严重的左侧发育性髋关节发育不良。髋臼顶部变平（白弯箭），并且骨化的股骨头很小（空心白箭）伴有上外侧脱位。B. 术中关节造影，勾勒出一种发育不良，大部分未骨化的左侧股骨头（空心白箭）。请注意，髋臼顶部变平（蓝弯箭）。股骨头脱位和髋关节严重发育不良、较浅的关节间隙（空心黑箭）。需要截骨术

四十九、髋关节发育不良（Ⅱ）

（一）专业术语

定义：髋关节发育不良（developmental dysplasia of hip，DDH）是婴儿期髋关节进行性的发育异常的系列疾病，包括髋臼发育不良和股骨头位置不正。

（二）影像表现

1. 一般表现　最佳诊断线索：股骨头位置异常和延迟骨化，髋臼异常浅小。

2. 超声

（1）超声检查可直接显示婴儿早期的髋部软骨和骨质成分。

（2）静态（解剖学）和压力（动态）成像评估。①髋臼形态。② α 角（正常≥ 60°）。③股骨头覆盖率（正常≥ 50%）。④压力操作期间的动态半脱位。

3. 摄片　① Hilgenreiner（水平）线：通过双侧三角软骨作线。②髋臼角：沿髋臼顶和 Hilgenreiner 线绘制的线之间的角度。a. 数学上与超声的 α 角互补。b. 随着髋部成熟而减少。1 岁正常 < 30°。2 岁正常 < 24°。

4. CT/MRI　①有时进行有限的 CT 或 MRI 扫描，以确认切开复位和髋人字形石膏固定后的髋关节位置。②也用于评估长期并发症。

5. 影像推荐　最佳成像工具为：① 0 ～ 4 个月婴儿的选择超声检查。a. 由于存在生理上的松弛，不建议 < 4 周龄的婴儿进行超声筛查。b. 如果临床检查表明脱位或严重不稳定，则应行超声检查。② 4 ～ 5 个月后需要行摄片检查。近端股骨骨骺和髋臼骨化，阻断超声波束并限制评估。

（三）鉴别诊断

1. 神经肌肉疾病

（1）肌张力异常导致异常排列。

（2）神经肌肉疾病的其他发现：Gracile 长骨、肌肉萎缩、髋外翻、"风吹骨盆"。

2. 化脓性关节炎

（1）急性：关节液可能会取代股骨头。

（2）慢性：异常畸形的股骨头和髋臼。

3. 近端局灶性股骨缺损　罕见的先天性异常，伴有不同程度的股骨近端发育不全/不发育；髋臼可能是正常的。

（四）病理

1. 一般表现

（1）髋关节两侧的软骨成分必须紧密贴合才能正常发育。

（2）DDH 可能是多因素的，包括韧带松弛。①母体激素（特别是松弛素）的影响。②内在髋臼/股骨头缺陷。③子宫内空间缩小：臀位（极度髋屈曲，膝关节伸直），羊水过少，第 1 胎。

2. 分期、分级和分类

（1）基于单个静态冠状图像的 Graf 分期。

（2）现在大多数建议都包括对股骨头覆盖的描述并要求进行压力成像。

（3）正常：α 角≥ 60°，覆盖率≥ 50%。①有时称为 Graf Ⅰ 型。②不需要治疗。

（4）髋部不成熟：α 角 50° ～ 59°，覆盖率 45% ～ 50%。①仅适用于 < 3 个月的婴儿。②有时称为 Graf Ⅱa 型。③延迟 DDH 的风险很小。a. 随访以确认正常发育。b. 不需要治疗。

（5）轻微 DDH：α 角 50° ～ 59°，覆盖率 40% ～ 50%。①骨科医师可在 1 个月内用超声重复观察，特别是在 < 2 个月时。②通常用安全带治疗的较大的婴儿。

（6）中等 DDH：α 角≤ 50°，覆盖率≤ 40%。①压力成像或临床检查不稳定。②使用 Pavlik 吊带进行治疗，4 周 1 次重复超声。

（7）严重 DDH：髋臼发育不良＋髋关节脱位。如果用 Pavlik 吊带在 4 周内没有改善，进行手术处理。

（五）临床问题

1. 临床表现　①压力下可触及的"咔嗒"（弹进弹出试验）、不对称的皮肤或臀部皱褶、腿长不一致。② M：F=1 ：（5 ～ 8）。

2. 自然病程与预后　①轻度 DDH 可以自然消退。②中度或重度 DDH 可导致长期残疾、肢体缩短、运动范围缩小、退行性改变、缺血性坏死。

3. 治疗　①早期诊断和治疗时预后良好。Pavlik 吊带，臀部弯曲、外展和外旋。增加股骨头与髋臼的接合。②延迟诊断/治疗可导致不可逆的发育不良，需要髂骨截骨/造盖手术。

参考文献

1. Kotlarsky P et al: Developmental dysplasia of the hip: what has changed in the last 20 years? World J Orthop. 6(11):886-901, 2015

2. LeBa TB et al: Ultrasound for infants at risk for developmental dysplasia of the hip. Orthopedics. 38(8):e722-6, 2015

3. Osborn DA: Independent predictors identified for developmental dysplasia of the hip. J Pediatr. 166(5):1322-3, 2015

五十、Legg-Calvé-Perthes 病

（一）专业术语

由于特发性缺血性坏死引起股骨头骨骺的症状性生长障碍。

（二）影像表现

1. 摄片：股骨头骨骺硬化、不规则伴逐渐变扁及碎骨片形成。无法显示损害或修复的最早阶段。

2. MRI 或核医学骨扫描，用于评估缺血和血运重建的早期改变。

3. 股骨头和颈部逐渐变短和增宽、股骨头突出、股骨髋臼撞击综合征、关节盂唇撕裂、关节退变。

（三）鉴别诊断

化脓性关节炎、一过性滑膜炎、幼年特发性关节炎、骨骺发育不良。

（四）临床问题

1. 因腹股沟、大腿或膝关节疼痛引起的跛行。

2. 没有外伤史，外展和内旋受限导致运动范围下降。

3. 年龄：4～12 岁；高峰期：5～7 岁。

4. M：F=（4～5）：1。

5. 双侧占 10%～20%，通常不同步。

6. 预后较差：发病年龄 > 8 岁、股骨头较大 + 外侧柱受累、软骨下骨折、干骺端改变、骺板停止生长、非圆形股骨头伴关节不协调。

髋关节骺板提前闭合占 21%～77%。

（1）较健侧提前 3.5 年。

（2）许多呈下肢长度差异 > 1cm。

7. 非手术治疗：卧床休息、外展伸展、支撑。< 6 岁患者的效果最好。

8. 手术干预：增加髋臼对股骨头的包容以形成关节的一致性，是维持股骨头形状和防止关节加速退化的关键。

图 7-81 A.10 岁男孩，左髋疼痛，正位片显示左股骨头扁平、增宽、硬化（白箭）。左髋关节间隙增宽，髋臼顶部变平。股骨颈短而宽，外侧干骺端见透亮影（白弯箭）。B.同一患儿"蛙式位"片示左髋关节表现类似右侧，股骨颈囊性灶的边界更为清晰（白弯箭）。这些表现是 Legg-Calvé-Perthe 病的典型表现

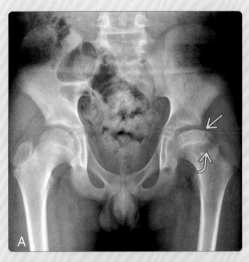

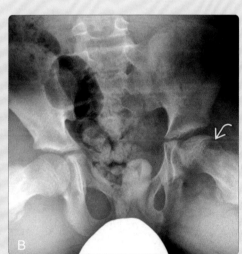

图 7-82 A.同一患儿，冠状位 T$_2$ FS 序列 MRI，示左股骨头扁平，呈低信号，伴软骨下骨折及周围积液（白箭）。股骨颈见高信号的骨髓水肿（空心白箭）以及邻近关节积液（白弯箭）。B.同一患儿，T$_1$ 增强 FS 序列 MRI，示左侧股骨头约 80% 的部分（白箭）没有强化（与正常右侧相比，蓝箭），内侧约 20% 强化（空心白箭），邻近的反应性滑膜炎（白弯箭）

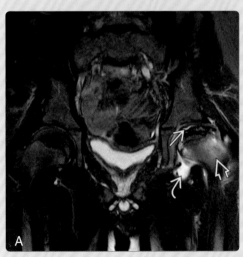

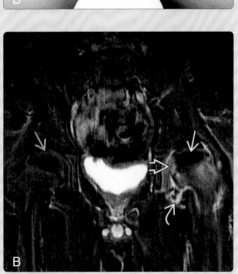

五十一、股骨头骨骺滑脱

（一）专业术语

股骨头骨骺滑脱（slipped capital femoral epiphysis，SCFE）：由于长期负重导致的股骨头骺板 Salter-Harris Ⅰ 型骨折。股骨头相对于干骺端向后方和内侧滑脱。

（二）影像表现

1. 正位片：股骨头骺板异常平滑，透亮，延长（"增宽"）。在股骨头内侧移位前可见。

2. 蛙式侧位片（诊断必不可少）：股骨头相对于干骺端向后移位。为股骨头颈角度敏感性评估。

3. CT/MRI 更准确地评估滑脱的严重程度。

4. MRI 用于诊断、评估并发症比摄片更敏感。

（1）T_1WI 示"滑脱前"骺板延长（"增宽"）。

（2）T_2 FS/STIR 示滑脱时 ± 骨髓水肿、滑膜炎。

（3）长期：股骨髋臼撞击综合征、关节盂唇撕裂、关节软骨损伤、缺血性坏死（AVN）。

5. 双侧 SCFE 的发病率差异很大：18%～80%。

（1）最初发病时：9%～22%。

（2）对侧滑脱通常在 18 个月内。

（三）临床问题

1. 跛行，疼痛，运动受限；症状通常轻微，持续数周后急剧加重。

（1）臀部，腹股沟或大腿近端疼痛占 85%。

（2）大腿远端或膝盖疼痛占 15%。

2. 女孩平均 11～12 岁，男孩平均 13～14 岁。

3. 主要诱发因素：肥胖。

4. 不稳定型预后较差（不能承受重量）。

SCFE：AVN 风险增加。

5. 最常见的治疗方法

（1）经皮单螺钉原位内固定、不处理股骨头（稳定、轻度不稳定的 SCFE）。

（2）开放性手术处理髋关节脱位及内固定复位（在中度和重度不稳定的 SCFE 中使用增加）。

（3）预防性地对对侧进行内固定处理仍有争议。

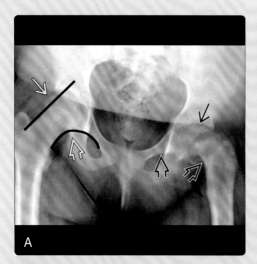

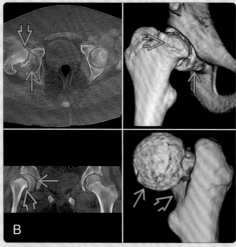

图 7-83 A.10 岁女孩，肥胖、左髋疼痛，正位片显示右侧股骨头的外侧与 Klein 线相交（正常，白箭）。左侧股骨头外侧与 Klein 线不相交（黑箭）。右侧可绘制正常连续的 Shenton 线（空心白箭），而左侧不可以（空心黑箭）。B.12 岁患儿，轴位（左上）和冠状位（左下）、3D 表面重建的 CT 图像后面观（右下）和前面观（右上）显示慢性 SCFE，右股骨头（蓝箭）相对于股骨颈（空心蓝箭）向后内侧滑脱

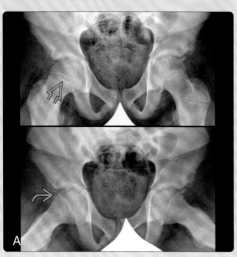

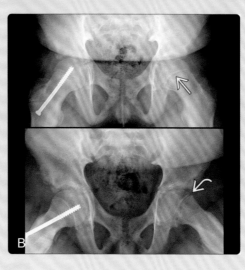

图 7-84 A.12 岁肥胖患儿正位片（上）和蛙式侧位片（下）显示，右侧股骨头骺板异常平滑、透亮影（空心蓝箭），右侧股骨头－颈部连接处的偏移（蓝弯箭），与 SCFE 的表现一致。B.同一患儿，右侧 SCFE 内固定术后 1 个月，随访摄片示左侧股骨头骺板变平滑伴透亮影（白箭），蛙式侧位片示轻度头颈偏移（白弯箭），与左侧 SCFE 的表现一致

五十二、软骨发育不全

（一）专业术语

最常见的非致命性的骨骼发育异常。

（二）影像表现

1. 全身长骨对称性缩短　主要累及近端（肢根型）。

2. 下肢缩短　股骨与胫骨长度相似。

（1）婴幼儿股骨近端冰激凌勺样改变。

（2）膝关节骨骺/干骺端"V"形改变。

（3）相对细长的腓骨。

3. 上肢缩短　肱骨与尺骨长度相似。掌骨、指骨缩短呈三叉戟样改变；三叉：拇指，2 指和 3 指，4 指和 5 指。

4. 颅骨　枕骨大孔缩小，颈静脉孔狭窄→静脉高压→脑室扩张。

5. 脊柱　胸腰椎交界处的驼背畸形、椎体前缘呈鸟嘴状或楔形（枪弹形），椎体后缘呈扇形、从 $L_1 \sim L_5$ 椎弓根间距逐渐缩小。

6. 骨盆　髂骨翼呈方形，骶骨坐骨切迹狭窄，髋臼顶呈水平状，骨盆整体呈"高脚香槟杯"样。

（三）病理

1. 常染色体显性遗传，80% 为散发性。

2. 染色体 4p16.3 的突变：成纤维细胞生长因子受体 3 基因（FGFR3）。

（四）临床问题

1. 发病率：1∶（10 000 ～ 40 000）。

2. 智力正常；寿命约 10 年 < 正常人。

3. 幼年期颈椎不稳；进行性腰椎椎管狭窄。

4. 上呼吸道梗阻约 5%。

5. 2 岁前 90% 的患者伴有中耳炎。

6. 大龄儿童常见肥胖、残疾。

7. 颈髓受压猝死的风险为 2% ～ 5%；怀疑患有中枢性呼吸不足、兴奋状态下降、肌张力减退、反射亢进；手术占 17%。

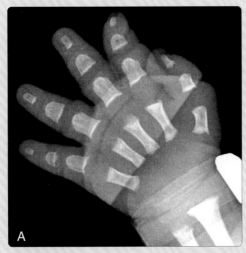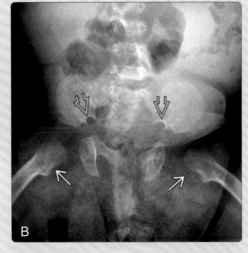

图 7-85　A. 软骨发育不全的新生儿，手正位片呈三叉戟样改变：手指长度相似并且以 2 对和拇指彼此分开。掌骨和指骨短而宽。B.4 月龄婴儿患有软骨发育不全，正位片显示股骨上段呈冰淇淋勺样改变（白箭）。另需注意髂骨翼的象耳样改变，骶骨坐骨切迹小（空心蓝箭）。髋臼顶呈水平位

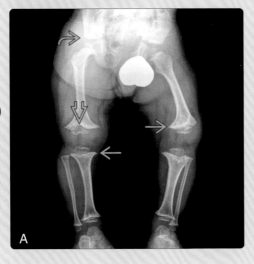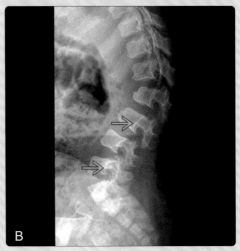

图 7-86　A. 软骨发育不全患儿，正位片示增宽/扩大的干骺端（蓝箭）伴股骨远端干骺端/骨骺（空心蓝箭）呈锥形或"V"形。注意腓骨细长和髋臼顶水平（蓝弯箭）。B. 侧位片显示椎体后缘呈扇形（蓝箭），胸腰椎交界处的驼背样后凸畸形和明显的腰骶椎前凸，典型的软骨发育不全

五十三、成骨不全症

（一）专业术语

1. 由Ⅰ型胶原异常引起的一组临床异质性遗传性疾病。

2. 骨脆性增加→频繁骨折→畸形愈合和弯曲。后续骨折的可能性增加。

（二）影像表现

1. 许多子宫内或围生期的短而矿化不良的骨骼骨折（Ⅱ型）。

2. 其他类型：多发细长管状骨骨折＋椎体骨折＋骨质疏松症。

3. 摄片通常足以提示诊断。

4. CT或MRI评估中轴骨并发症。

（三）病理

1. 最初（1979）Sillence分类的修改版本。

2. 最初Ⅰ～Ⅳ型基于临床、影像学表现和遗传。

3. 由于Ⅰ型胶原基因外的突变 ± 不同的表型和遗传，提出了Ⅴ～Ⅸ型。

（四）临床问题

1. 成骨不全的严重程度（轻度→重度）

（1）Ⅰ型＜Ⅳ＜Ⅵ＜Ⅶ＜Ⅲ＜Ⅱ。

（2）Ⅰ型：轻度，不变形。大多数蓝色巩膜；无骨折（10%）→多发（青春期后少）。

（3）Ⅱ型：围生期致死。蓝色巩膜，无数产前骨折、颅内出血、肺发育不全→死亡。

（4）Ⅲ型：夭折、变形严重。灰色巩膜、三角脸。

（5）Ⅳ型：中度变形。白色巩膜、长骨弯曲、椎体骨折。

2. 相关表现 听力丧失（通常为成人）、薄皮伴皮下出血、心脏病、疝气。

3. 治疗 静脉注射双膦酸盐、手术。

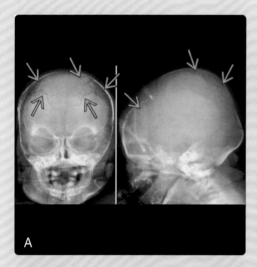
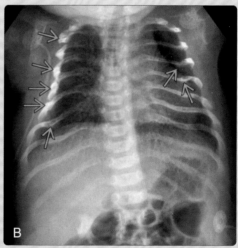

图7-87 A.胎儿超声检查中发现多发骨折的1日龄女婴，头颅的正侧位片显示整个颅骨中有多个（＞10个）缝间骨（蓝箭）。随后患儿被诊断为成骨不全症Ⅲ型。B.同一患儿胸部的正位片，示双侧多个肋骨畸形、愈合骨折（蓝箭）。宫内骨折可见于成骨不全症（OI），尤其是Ⅱ型和Ⅲ型

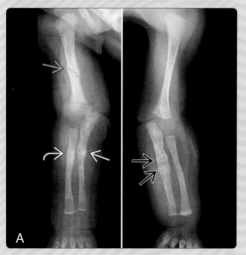
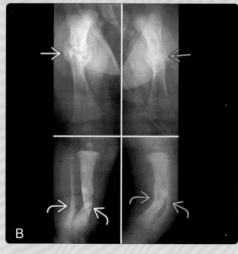

图7-88 A.同一患儿，示右上肢和左上肢正位片。右肱骨（蓝箭），右桡骨（白弯箭）和右尺骨（白箭）以及左尺骨（黑箭）的多发愈合性骨折。B.同一患儿（OIⅢ型）的正位片显示的右下肢和左下肢。右侧股骨（白箭）和左侧股骨（蓝箭）愈合性骨折。右侧（白弯箭）和左侧（蓝弯箭）胫骨/腓骨（继发于愈合性骨折）的弯曲畸形

五十四、幼年特发性关节炎

（一）专业术语

1. 不明原因的滑膜炎症

（1）发病年龄 < 16 岁。

（2）病程持续 ≥ 6 周。

2. 国际风湿病学协会联盟（ILAR）对幼年特发性关节炎的分类

（1）全身型关节炎：≥ 1 个关节的关节炎＋每日发热持续 ≥ 3 天。伴随以下 1 项或更多：非固定的皮疹、肝大和（或）脾大、浆膜炎。

（2）少关节炎：疾病最初 6 个月 < 5 个关节受累。

（3）多关节炎：疾病最初 6 个月 ≥ 5 个关节受累。类风湿因子阳性或阴性。

（4）银屑病性关节炎。

（5）与附着点炎症相关的关节炎。

（6）未分化或未分类的关节炎。

（二）影像表现

1. 摄片 疾病晚期可见的特征性表现。

（1）早期至中期：骨质疏松症、关节囊扩张［由于积液和（或）滑膜炎］，腐蚀。

（2）晚期：关节间隙变窄、关节强直、发育障碍。

2. MRI 关节积液伴滑膜增厚和强化、骨髓水肿、软骨缺失 ± 骨侵蚀。

3. 低信号的米粒样小体 滑膜坏死脱落、在关节积液中分层排列。

4. 超声 可压缩的关节液与不可压缩的滑膜。彩色／能量多普勒观察活动性与非活动性滑膜炎。

（三）临床问题

1. 儿童慢性关节炎的最常见原因 1 ～ 3 岁（最高峰）；8 ～ 10 岁（稍低峰）。

2. 临床表现 关节肿胀，僵硬，疼痛，发热。

3. 治疗 非甾体抗炎镇痛药、全身／局部皮质类固醇、疾病调节剂（如甲氨蝶呤）、生物制剂（单克隆抗体或可溶性受体）。

图 7-89 A.8 岁患儿膝关节疼痛 4 ～ 5 个月，矢状位 T₁ 增强 FS 序列 MRI 示滑膜明显增厚、强化（白箭），伴周围中度关节积液。还注意腘窝淋巴结增大（白弯箭）。随后患者被诊断为幼年特发性关节炎（JIA）。B.JIA 患儿矢状位 T₂ FS MRI，示无数均匀的低信号结节（米粒样小体，蓝箭）在大量的膝关节积液内分层排列

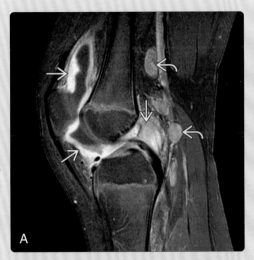
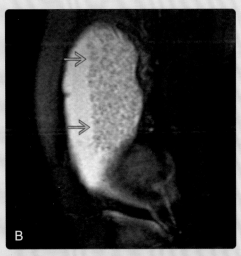

图 7-90 A. 腕关节正位片显示扭曲，成角／缩短的腕骨，桡腕、腕骨间、掌指关节间隙的弥漫性狭窄。这种表现是由紧密关节的侵蚀和充血形成的。B. 腕关节周围 T₁ 增强 FS 序列 MRI，示增厚、明显强化的滑膜（白箭），围绕在拇长伸肌、桡侧腕短伸肌和长肌腱周围，与腱鞘炎的表现一致。在这个水平上也可以看到一些腱鞘内无强化的液体信号

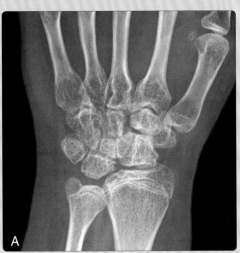
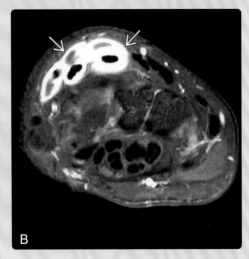

五十五、皮肌炎

（一）专业术语

1. 儿童皮肌炎：横纹肌、皮下脂肪和皮肤的弥漫性非化脓性炎症。

2. 特发性炎症性肌病占约 85%。

（二）影像表现

1. STIR 或 T_2 FS 序列 MRI，肌肉内斑片状或弥漫性浸润的液体信号增高。

（1）近端肌肉组织的对称性受累。大腿＞骨盆＞肩。

（2）慢性肌肉萎缩／脂肪浸润。

2. 皮下脂肪受累：预测疾病进展为慢性具有高度特异性（但敏感性低）。

3. 软组织钙化（30%～70%），通常位于关节周围。发病后数月至数年。

（三）临床问题

1. 发病中值年龄：7～11 岁。

2. 最常见的体征和症状

（1）近端肌无力 ± 压痛，易疲劳。

（2）皮疹（经典的眼周紫红色皮疹和 Gottron 丘疹）。

（3）其他皮肤表现：甲周毛细血管扩张、鳞状脱发、溃疡、感光皮疹。Shawl 征：上胸部皮肤丘疹疹或上背部 "V" 形皮疹。

3. 其他表现：发热、体重减轻、关节炎、心包炎、肺纤维化、胃肠道溃疡和吞咽困难。

4. 诊断标准：特征性皮疹＋下面 4 项中的 3 项。

（1）对称性近端肌无力。

（2）血清中的肌酶增加。

（3）特征性的肌电图表现。

（4）特征性的肌肉活检表现。

5. 现在诊断更常依据特征性的 MRI 表现和自身抗体。

6. 治疗：激素、病症缓解性抗风湿药、Ⅳ Ig、生物制剂。

7. 疾病病程多变：诊断后疾病活动期＞10 年的患者高达 73%；死亡率为 3%。

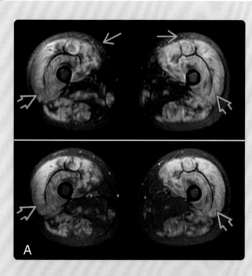
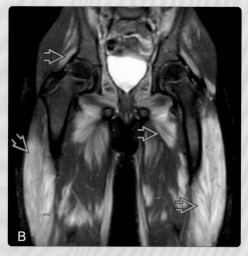

图 7-91 A. 4 岁女孩近端无力伴皮疹，大腿轴位 T_2 FS（上）和 T_1 增强 FS（下）序列 MRI 示广泛、对称性、浸润性的长 T_2 信号，从前到后部肌肉的强化（空心蓝箭），内侧相对未受到累及。在皮下脂肪中也可见异常的网状灶（蓝箭）。B. 同一患儿，STIR 序列 MRI，示整个骨盆和大腿的对称性肌肉水肿／炎症（空心蓝箭），这是典型的儿童皮肌炎

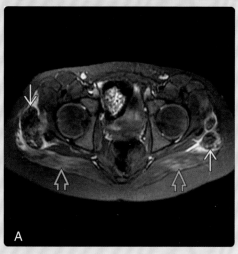
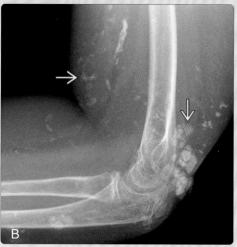

图 7-92 A. 同一患儿 4 年后，轴位 T_2 FS 序列 MRI，示肌内偏外侧多个卵圆形病灶（白箭），主要为低信号，与钙化一致。臀大肌中仍有斑片状炎症（空心蓝箭）。B. 儿童皮肌炎少年患儿，肘部运动受限，侧位片显示无数的软组织钙化（白箭），主要位于关节周围。注意多发钙化主要沿着关节伸肌表面

五十六、佝偻病

（一）专业术语

1. 在低离子浓度（钙或磷）情况下，未成熟骨骼生长板（骺板）的软骨和类骨质结构骨化失败。缺乏磷酸盐（所有佝偻病中的终极问题）→软骨细胞凋亡失败→软骨内骨化中断。

2. 最常见的原因：营养性维生素 D 缺乏。

（二）影像表现

1. 骺板和干骺端的界面上，正常薄的、致密的，边界清晰的临时钙化带的缺失。

2. 相邻透亮骺板的干骺端呈杯口状展开，边缘磨损、延长（增宽）。

3. 所有软骨内化骨的形成部位受到影响。线性增长最快的长骨干骺端受累最明显，如股骨远端、胫骨近端、桡骨远端。

4. 膜内化骨的生长部位受影响较小。

（三）病理

1. 维生素 D 缺乏导致的骨折，可以发生在伴有佝偻病影像表现的患者中（不是孤立的生化异常）。

2. 不是由佝偻病导致的骨折必须提示儿童虐待。

（1）婴儿的骨折。

（2）典型的儿童虐待骨折（例如经典的干骺端病变或干骺角骨折等）。

（3）硬膜下血肿或视网膜出血。

（四）临床问题

1. 饮食性佝偻病的高峰年龄：3 月龄至 2 岁。

2. 大多数佝偻病患者对维生素 D± 钙剂治疗有反应。

（五）诊断流程

在 1 个部位无法解释的骺板增宽（即没有急性或慢性创伤），需要在其他快速生长长骨的部位（膝、腕）进行检查。多发骺板增宽→进行代谢检查。

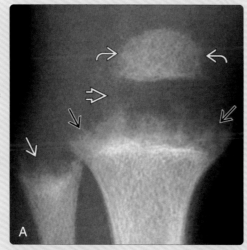
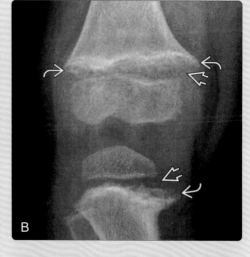

图 7-93　A. 佝偻病患儿正位片，示胫骨（黑箭）和腓骨（白箭）近端干骺端的缺损，杯口状展开。在干骺端-骺板交界处本该看到的正常、致密、边界清晰的临时钙化带（zones of provisional calcification, ZPC）的缺失。透亮的胫骨骺板增宽（空心白箭）。骨骺 ZPC 也缺失且骨边缘模糊（白弯箭）。B.3 岁佝偻病患儿膝关节正位片，示典型的干骺端磨损、杯口状展开（白弯箭），以及骺板增宽（空心白箭）

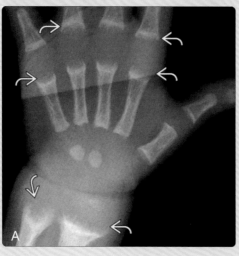
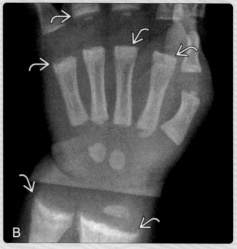

图 7-94　A. 佝偻病患儿腕部正位片，示每个可见的干骺端缺损、杯口状展开（白弯箭）。正常的 ZPC 缺失。B. 同一个患儿开始治疗 9 周后的正位片，示软骨内化骨已经恢复，所有生长中心骨结构形成得到改善。与先前的检查相比，可见的干骺端形态和密度正恢复正常（白弯箭）

五十七、镰状细胞病

（一）影像表现

1. 颅骨 板障间隙增宽。

2. 椎体

（1）梗死：终板中央凹陷（"H"形或林肯原木椎体）。

（2）骨软化：双凹终板（鱼嘴）。

3. 肋骨 急性胸痛综合征的梗死部分（胸痛、呼吸困难、咳嗽＋肺实变）。

4. 长骨梗死

（1）急性/亚急性：边界不清的骨髓、软组织、骨膜水肿，液体积聚。

1）不易与骨髓炎鉴别：

①血管闭塞发作＞＞骨髓炎（50：1）。

②皮质断裂、液体积聚（特别是较大量）多见于骨髓炎。

2）指（趾）炎（手足综合征）：手足小管状骨梗死，通常发生在6～24个月。

（2）慢性：透亮或硬化髓腔。

1）骨干、干骺端。

2）骨骺梗死最常见于肱骨和股骨头：硬化、软骨下塌陷。

（二）临床问题

1. 通常在新生儿筛查中检测到。非洲裔患者最常见。

2. 最常见的表现：由于血管闭塞危象累及任何器官引起疼痛，最常见的是骨骼。

（1）5岁患儿骨骼疼痛危象占50％。急性梗死或骨髓炎出现发热、疼痛、肿胀、运动减少、白细胞增多、炎性标志物上升。

（2）梗死指（趾）炎常为第一表现（婴儿期）；胸部/腹部危象2～3岁出现。急性胸痛综合征：最常见的死因。

3. 治疗：水化、控制疼痛、输血、预防性青霉素、肺炎球菌和流感嗜血杆菌疫苗、以预防感染。

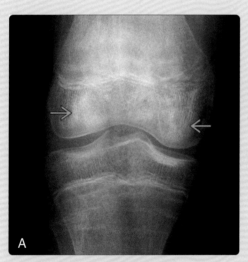
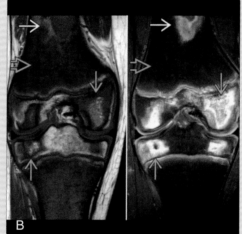

图7-95 A.患有镰状细胞病（sickle cell disease, SCD）伴疼痛的患者右膝正位片显示股骨髁的斑片状硬化（蓝箭），提示慢性骨梗死。B.同一患者的冠状T₁（L）和T₂ FS（R）序列MRI，示股骨和胫骨骨骺（蓝箭）、股骨干骺端（白箭）不均匀的地图样病灶，边缘呈波浪样，是骨梗死的典型特征。干骺端显示异常低的T₁和T₂信号强度是由于红骨髓增加和铁过载（空心蓝箭）

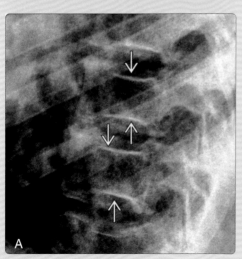
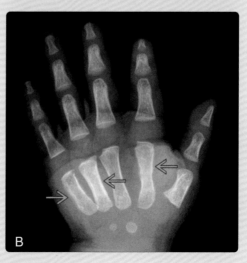

图7-96 A.SCD患者胸椎侧位片显示梗死导致的椎体"H"形改变伴终板中央凹陷（白箭）。B.11月龄SCD患儿肿胀伴疼痛，手正位片显示第2、4和5掌骨的髓质硬化和骨膜反应（蓝箭），典型的指（趾）炎

五十八、脊柱侧弯

（一）专业术语

1. Cobb 角 ≥ 10° 的脊柱横向弯曲。

2. 弯曲病因（某些诊断跨越类别）

（1）特发性：最常见（脊柱侧弯中占 70％～85％）；根据发病年龄分类：

1）婴儿：< 3 岁。

2）少年：3～10 岁。

3）青少年特发性脊柱侧弯（adolescent idiopathic scoliosis，AIS）：> 10 岁。

①最常见的类型。

②典型为右胸弯曲。

③M << F。

（2）先天性：10％。

1）成骨：节段性异常。

2）神经性：脊髓栓系，脊髓纵裂畸形。

（3）神经肌肉性（神经性或肌源性）。

1）单长弯曲。

2）神经性疾病：脊柱裂、脑瘫、脊髓空洞。

3）肌源性：肌营养不良、脊髓性肌萎缩。

（4）发育性：骨骼发育不良。

（5）肿瘤相关：骨样骨瘤、脊髓肿瘤、神经纤维瘤。

（二）影像表现

1. 摄片通常足以用于诊断 AIS。

2. MRI 用于临床 / 影像学表现不典型：疼痛、神经系统症状、弯曲急剧进展、不常见的弯曲。

（三）临床问题

1. AIS：通常无症状但可能因进行性弯曲或退行性椎间盘和小关节疾病而疼痛。表现出严重弯曲的年轻患者比轻度弯曲的年龄较大的患儿更容易进展。大多数进展发生在青春期。

2. 典型的治疗包括弯曲 25°～45° 时支具固定或弯曲 > 45° 时的脊柱融合术。

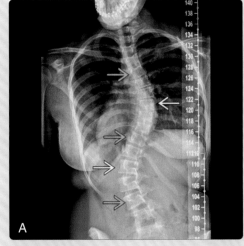
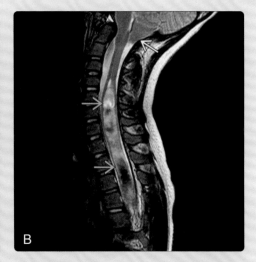

图 7-97　A.13 岁患儿特发性脊柱侧弯，随访期间的正位片显示右侧胸弯 47° 和左胸腰弯 47°。标记每条曲线的末端（蓝箭）和顶端（白箭）椎体。请注意，图像是从检查 / 整形外科医师的角度显示的。B. 患儿表现为急剧进展性脊柱侧弯，颈椎的矢状位 T_2 MRI 显示大的脊髓空洞（蓝箭），继发于小脑扁桃体下疝畸形的 Chiari 1 型（白箭）

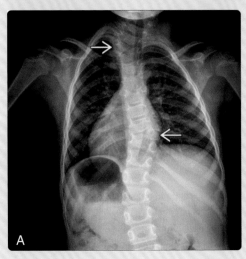
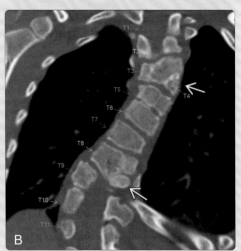

图 7-98　A.4 岁先天性脊柱侧弯患儿，正位片示胸椎内的半椎体（白箭）。B.7 岁先天性脊柱侧弯患儿，冠状位 CT 平扫示 T_4 和 T_8 椎体节段性异常（白箭）。CT 非常有助于评估由椎体异常引起的先天性弯曲，以及在复杂的骨异常情况下制定手术方案

五十九、跗骨联合

（一）专业术语

先天性或后天性的 2 块跗骨的异常融合；融合可以是骨性的、软骨性的或纤维性的。

（二）影像表现

1. 90％为跟舟联合（calcaneonavicular，CN）或跟距联合（talocalcaneal，TC）。

（1）双侧高达 50％。

（2）同一只脚＞1 处联合（罕见）。

2. 不常见：距舟联合，跟骰联合，骰舟联合。

3. CN 联合

（1）"食蚁兽鼻"征：侧位片上跟骨前上缘延长。

（2）最佳角度：足 45°斜位片（Slomann 位）。

4. TC 联合

（1）最常见：中间面；累及前面或后面不常见。

（2）摄片很难观察；经常需要 CT 或 MRI。

1）非特异性的继发表现。①距骨鸟嘴征：距骨头部背侧突出。②C 征：侧位片上由距骨头和载距突后缘形成连续不间断的线。

2）杵臼踝关节。

（三）病理

先天性与后天性（感染、关节炎、手术等）。

（四）临床问题

1. 表现　反复扭伤、扁平足＋外翻足、内侧足弓扁平、中足痛、距下运动受限、腓骨肌痉挛性扁平足。随着联合骨化，症状加重。

2. 最初非手术治疗　非甾体抗炎药物、拱脚、固定、器械矫正和理疗。可能需要手术或关节镜下切除术。

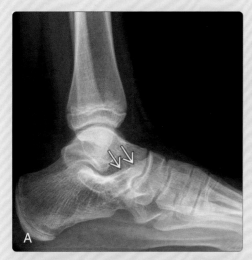

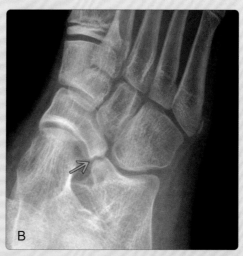

图 7-99　A.10 岁患儿，足部疼痛 1 年，侧位片显示跟骨前部突出（"食蚁兽鼻"征，白箭），典型的跟舟（CN）联合。B.10 岁患儿，足斜位片示 CN 关节间隙狭窄，并列的舟骨和跟骨边缘硬化且不规则（蓝箭），与非骨性 CN 联合表现一致

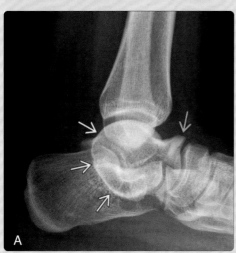

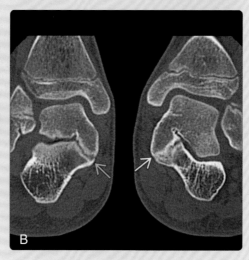

图 7-100　A.青少年患者反复踝关节疼痛伴肿胀，侧位片显示跟距（TC）联合的 C 征（白箭）。C 形线由距骨头内侧上缘延续至载距突下缘。请注意距骨鸟嘴征（蓝箭）。B.12 岁患儿，双侧踝关节疼痛，冠状位 CT 骨窗显示 TC 联合中部层面异常下行，左侧部分骨桥形成（白箭），右侧紧密对合（蓝箭）

六十、臂丛病

（一）概念

1. *臂丛病*　≥1个臂丛神经根、干或索的损伤→上肢挛缩。

2. *盂肱关节发育不良*　发生在关节盂和肱骨头的臂丛病的后遗症。

（二）影像表现

1. *臂丛/颈椎 MRI*　显示根部撕脱的假性脊膜膨出。

2. *肩关节成像*　受影响和未受影响一侧的成像。

（1）超声：可以在肱骨头骨化前评估。允许早期监测和动态评估关节盂发育不良，无须射线或镇静。

（2）摄片：发现长期的发育不良关节盂、翼状肩、钩状喙突、小肱骨头。

（3）MRI：最佳的整体评估关节和软组织。

1）肱骨头位于肩胛线前部（humeral head anterior to scapular line，PHHA）。50%为正常。

2）关节盂的角度：①后倾增大伴随着盂肱发育不良加重。②较对侧差异＞5°提示异常。

（三）临床问题

1. 分娩时肩关节牵拉→神经损伤→肌肉不平衡→无抵抗的内旋→后关节盂/肱骨头前软骨负荷增加→盂肱关节发育不良→后半脱位。

2. 临床表现取决于受伤神经的水平（$C_5 \sim T_1$）

（1）C_5→较弱的肩。

（2）$C_5 \sim C_6$→较弱的肩和肘部。

（3）$C_5 \sim C_7$→较弱的肩、肘和手腕（"小费手"）。

（4）$C_5 \sim C_8$→较弱的肩、肘、手腕和手。

（5）$C_5 \sim T_1$→掸手；±霍纳综合征。

3. 大多数功能受损恢复3个月；20%～30%有永久受损；8%～10%发展为后半脱位。

4. 非手术治疗：物理治疗、肉毒杆菌注射和闭合复位。

5. 手术：前部软组织释放±肌腱移位。

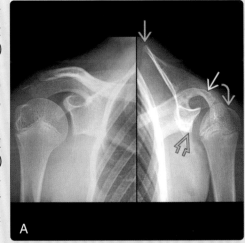
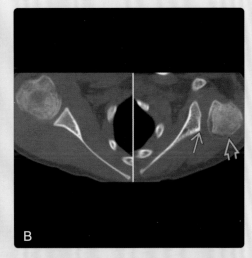

图 7-101　A.12岁患儿，左侧臂丛神经病变继发于盂肱关节发育不良，正常右肩（左）和异常左肩（右）的正位片显示左侧小、卵圆形的肱骨头（蓝弯箭），翼状肩胛骨（蓝箭），钩状喙突（白箭）、发育不良的关节盂（空心蓝箭）。B.同一患儿，右侧（左）和左侧（右）肩部轴位CT平扫，示左侧的小肱骨头向后移位（空心蓝箭），与假关节盂（蓝箭）形成关节连接

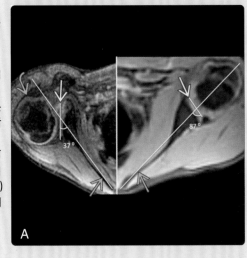
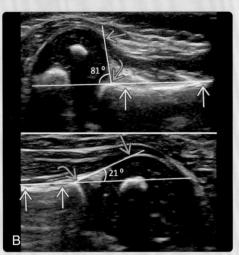

图 7-102　A. 轴位 GRE 序列 MRI，示右侧异常（左）和左侧（右）正常的肩部，右侧小的肩胛盂后倾角[肩胛线（蓝箭）和关节盂（白箭）之间的交角]，肱骨头（蓝弯箭）位于肩胛线后缘。B.左臂丛神经病患儿，左肩（上）后部横切面超声示高 α 角[肩胛骨后缘（白箭）与关节盂后缘（蓝弯箭）到肱骨头（蓝箭）切线之间的成角]，表明后半脱位。右侧 α 角（下）是正常的

六十一、血友病

（一）专业术语

1. 由凝血因子缺乏引起的 X 染色体隐性遗传的出血性疾病（仅男性）。

（1）血友病 A（＞80%）：Ⅷ因子缺乏。

（2）血友病 B（＜15%）：Ⅸ因子缺乏。

2. 血友病性关节病：由于反复的关节积血，滑膜炎和腐蚀导致进行性的关节破坏。

（二）影像表现

1. 关节病变部位 膝＞肘＞踝＞肩。

2. 摄片 由积液引起的关节囊扩张，滑膜炎导致最终关节间隙变窄、侵蚀和软骨下囊变。

3. MRI 由于不同时期的出血信号不同导致的信号强度多变，渗出物信号不均匀。

（1）慢性含铁血黄素沿滑膜沉积。所有序列上呈低信号，T_2^* GRE 上表现为典型的信号丢失伴"开花效应"。

（2）最终导致骨软骨侵蚀。

4. 超声 渗出物回声多变 / 复杂。

（1）多普勒超声示滑膜增厚伴充血。

（2）低回声软骨变薄，不规则。

（三）鉴别诊断

1. 滑膜静脉畸形。

2. 色素沉着绒毛结节性滑膜炎。

3. 幼年特发性关节炎。

（四）临床问题

1. 急性关节积血 常表现为自发或轻微外伤后的关节红肿、疼痛。

（1）2～3 岁的第 1 次关节出血。

（2）凝血因子替代治疗＋关节抽吸 / 冲洗治疗。

（3）使用凝血因子积极预防。

1）关节出血和慢性退化明显降低。

2）有些人对因子产生抗体（抑制剂）。

2. 慢性关节积血 通过滑膜切除术（手术或放射性切除术）治疗 ± 关节成形术。

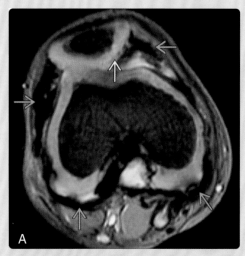
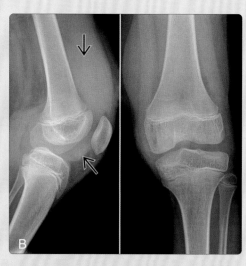

图 7-103 A.7 岁患儿，患有血友病 A，膝关节轴位 T_2^* GRE 序列 MRI 示先前的关节积血导致含铁血黄素沉积，形成的沿关节囊的广泛开花效应（明显的信号丢失，蓝箭）。髌骨内侧面显示早期软骨损害（白箭）。B. 同一患儿 6 年后膝关节肿胀，正侧位片示大量关节积液（黑箭）。由于反复的关节积血导致骨骺轻度增大且不规则，滑膜炎导致局部充血和软骨损伤

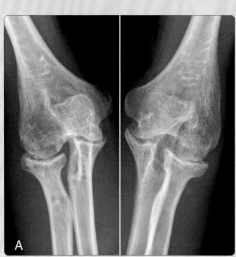
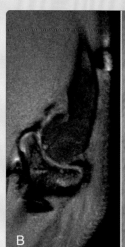
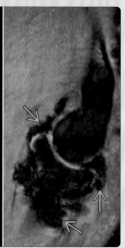

图 7-104 A. 同一患儿 5 年后双侧肘部的正位片，示反复关节积血的长期影响，包括骨骺不规则、畸形和生长过快伴关节间隙变窄。这些表现归因于滑膜炎伴充血（特别是在骨骼生长期间）和骨软骨损伤。B. 同一患儿的矢状 PD FS（左）和 T_2^* GRE（右）序列 MRI，示滑膜含铁血黄素沉积开花效应（蓝箭），关节软骨不规则、变薄并伴有小的侵蚀

第八章 脑

一、儿科脑部检查方法

头部/脑部成像方法

1. 摄片 颅骨摄片在儿科患者中的价值有限。在儿童创伤时偶尔使用,且可能存在假阳性。儿科患者可能有严重的颅内损伤(包括轴外出血和脑实质挫伤)而没有颅骨骨折。另外,一些骨折通过普通平片不容易被发现(特别是颅底)。在这些情况下,通常根据损伤机制和临床表现,进一步选择 CT 检查。有时"父母一再保证"患儿仅有轻微创伤,但在行颅骨摄片检查时,患儿很可能有非错位性骨折,这在平片上难以发现,特别是面部骨骼(鼻骨除外)。

颅骨摄片常在特定情况下使用,包括评估脑室分流导管连续性(怀疑功能障碍时)、检测颅缝早闭、可触及的骨性异常或缺陷,以及在骨骼非意外创伤性或多灶性骨病(如朗格罕细胞组织细胞增生症)。在怀疑非意外创伤时,通过平片骨筛查之后,依据患者年龄和临床表现来指导是否需要头颅 CT 检查。一些医院,在怀疑受虐性头部损伤行头颅 CT 检查后,仍然行摄片检查,然而利用 CT 数据进行多平面和3D 重建,可以舍弃摄片检查。

2. CT CT 平扫能快速准确地对颅骨和颅内结构进行评估。它的主要优点:应用范围广,采集速度快(通常实际扫描时间只需几秒,因此大多数情况下无须镇静),无创性,对颅内出血、占位效应、脑积水和颅骨骨折敏感性高。相对于 MRI,CT 在评估脑实质中有一定局限性,特别是在检测急性缺血或除上述疾病以外的病变。此外,CT 有电离辐射。关于医疗电离辐射的长期影响仍然存在争议,非必要情况下应该避免使用。在过去 10 年中,大多数医学中心为了减少医疗射线暴露,采取了重要举措(包括实施低剂量扫描、依据临床流程合理选择替代检查方案、减少不必要的射线暴露等)。当发生实际的临床紧急事件时,如无合理的替代检查方案,不应舍弃 CT 检查。

儿童患者头颅 CT 扫描很少需要使用静脉对比剂。怀疑颅内感染的并发症(如鼻窦炎导致硬脑膜下脓肿或脑脓肿)或临床及前次 CT 平扫均怀疑血

管异常(如无创伤性出血提示潜在的动静脉畸形)是使用增强 CT 检查的适应证。增强 CT 可快速检测静脉血栓,其敏感度等同于 MRI 静脉成像。尽管 CT 平扫也能发现可造成占位效应和(或)脑积水的病变,但 MRI 能更好地显示肿瘤的特征。

以往,头颅 CT 仅在轴位成像进行观察(这曾经是技术上唯一可实现的平面),现在,许多医疗中心都利用所获得的数据,行冠状和矢状平面重建。多方位成像可提高 CT 平扫在检测小病灶和颅骨骨折中的准确性,特别是主要呈轴位方向分布的病变(如顶骨线性骨折)。3D 骨重建还可以帮助检测和显示颅骨骨折。尽管不同医学中心在选择重建方案的时机不尽相同,但这些重建方法无须额外费用,也无须增加辐射。

3. 超声 超声在用于全身不同部位时,会受到感兴趣区内"声窗"的限制。特别注意的是,声波的传播会被骨骼、气体或脂肪阻碍。因此,对于儿科患者,使用超声检查评估大脑的时期有限。即,需要有足够大的颅骨间空隙,用来向脑实质发送和接收超声波。在新生儿期,可以通过几个囟门进行检查,前囟门一般可以用到约 4 月龄。

基于前囟门的位置和超声换能器的设计,超声是观察中线或中线旁结构的最佳工具。脑室扩大、脑室内出血、中线移位在新生儿期易被发现。范围大的实质或轴外出血也可被观察到,而较小的、位于脑表面的出血灶不易被发现。对于早期实质的损伤,如轻度缺氧缺血脑病,超声的可靠性要低得多。

除了新生儿,超声还常用于婴儿的巨颅畸形。除了排除脑室扩大和中线移位,能很好地显示轴外间隙。常见、但对潜在发病机制仍然缺乏了解的疾病是婴儿良性的巨颅畸形,蛛网膜下腔扩大(由于蛛网膜颗粒对脑脊液的重吸收障碍)。但是,超声也能偶然发现其他类型的液体集聚,如对巨颅婴儿施虐后造成的硬膜下血肿。

超声对婴幼儿的另一项适应证是儿童头部可触及的病变,特别是怀疑有软组织肿块时。血管异常(如婴儿血管瘤)、淋巴结、表皮样囊肿/皮样囊肿等其

他类型病变，也可用超声进行诊断。超声还可以检测到一些软组织病变所致的侵袭性骨质破坏，包括朗格罕细胞组织细胞增生症、白血病和转移性神经母细胞瘤。但是，如果病变触诊质硬，摄片是首选检查，因为质硬的包块可能是严重的钙化和（或）骨骼畸形，均非超声显示和诊断的范畴。

4. 磁共振成像　由于良好的组织对比和空间分辨率，与前述检查方法相比，MRI 能清晰地显示脑实质和颅内液体的流动空间。对于占位效应较轻的病变（CT 可能表现不明显），MRI 是理想的选择。MRI 能显示所有脑实质病变的特征及其对周围组织的影响。例如，对 CT 平扫发现的颅后窝肿瘤和梗阻性脑积水，MRI 可鉴别肿瘤的类型。甚至 MRI 会为神经外科医师提供手术路径图，以便切除肿瘤，同时保留正常的脑组织；MRI 更易于发现神经系统转移性肿瘤。一些 MRI 序列可以比 CT 提前数小时检测到缺血性脑损伤。

与 MRI 相比，颅骨骨折和蛛网膜下腔出血在 CT 平扫时更易于显示，这就增加了 CT 平扫在急诊患者中的适用范畴。与骨皮质不同，骨髓成像最好选择 MRI 检查。

然而，MRI 检查存在许多缺陷。在所有的检查中，它的费用最高。此外，也是耗时最长的检查之一。任何单个成像序列都需要 30 秒到 5 分钟甚至更长时间。一项完整的脑部 MRI 检查通常由 5 ～ 10 种不同类型和成像角度的序列构成。因此，完成检查需要 30 ～ 60 分钟（取决于扫描时具体的临床检查内容，一般由临床检查内容决定检查序列）。

许多年幼患者（特别是 6 岁以下）不能保持这么长时间的制动，因此需要镇静或全身麻醉。在许多医学中心，MRI 扫描兼容的能观看视频的眼镜得到应用，使得能在清醒状态下对一些年轻患者扫描。此外，新生儿通常可以使用"绑缚和喂食"技术（可以在扫描时入睡）。然而，多数儿童需要借助麻醉来顺利完成 MRI 检查。应当指出的是，各种麻醉剂对未成熟大脑的神经发育的长期影响已经引起了越来

越多的关注，并发表在医学文献中。虽然长期的人类数据尚未建立，但已经可以很清楚地在动物模型中显示。特别值得关注的是接受单次长时间麻醉或反复多次麻醉的患者。因此，MRI 的风险和优势必须与其他检查模式相比较，特别是 CT。

对某些特定的、先前存在医疗问题的儿童，可能存在 MRI 检查的禁忌证。包括大多数人工耳蜗、心脏起搏器和迷走神经神经刺激器等，这些装置需要明确是否可以在 MRI 检查室的磁场环境中使用。对于既往受伤在体内有金属碎片残留的患者（如 BBs、其他弹片和金属屑等）也无法进行 MRI 扫描。上述这些装置内的金属物质可能会在磁场环境下发热或移动。即使手术置入的金属（可用于 MRI 检查）也会导致该区域出现明显伪影，限制 MRI 评估。正畸材料是脑部 MRI 扫描的常见伪影来源，特别是前额叶和小脑这些部位的正畸材料；需要提前告知检查人员，并采用适当技术进行调整，以最大限度地减轻伪影的干扰。

由于其检查时长、安全性 / 技术要求高，MRI 不能像其他检查一样，做到随到随检，可能需要预约数天至数周，应视具体情况而定。

用于 MRI 的静脉对比剂具有极好的耐受性，很少导致过敏反应。与 CT 对比剂不同，它们并不具有肾毒性。但是，对于严重肾功能不全患者，使用对比剂后可能会造成钆残留和沉积，导致肾源性系统性纤维化，从而引起严重的长期皮肤改变。近期，正常人反复多次 MRI 检查，导致解离的钆在组织（尤其是大脑）内沉积的事件已经引起关注。这种现象造成的长期效应正在积极地研究中，应注意的是，某些 MRI 对比剂（大环类）相对（线性药剂）不易分解，在肾功能正常的患者中造成长期沉积的可能性不大。

5. 核医学　核素成像很少用于儿童脑部评估。儿科核医学研究最常见的应用领域，是进展期癫痫患儿的检查，用以寻找致痫病灶（通常由专业神经科医师完成）。因此，核素成像不在此讨论。

图 8-1　A. 新生儿大脑正中矢状位超声图，示正常的第三脑室（空心蓝箭）、第四脑室（空心白箭）和部分胼胝体（白箭）。B. 同一新生儿冠状位头部超声图，示胼胝体（白箭）、侧脑室（蓝箭）和小脑半球（空心白箭）。双侧波浪状的回声区（蓝弯箭）代表正常的脑沟

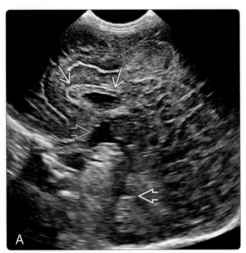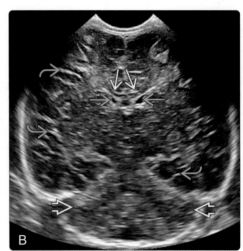

图 8-2　A.4 天龄新生儿，唤醒困难，CT 平扫轴位图，显示大脑正常的灰质（空心蓝箭）和白质（蓝箭）。这个年龄段的儿童，由于脑白质含水量高，表现为低密度。静脉窦内由于血液浓缩，显示为高密度（白箭）。这些表现出现在非新生儿则为异常。B.14 岁患儿轴位 CT 平扫显示正常的脑灰白质，与新生儿不同，静脉窦（白箭）也比新生儿密度低得多

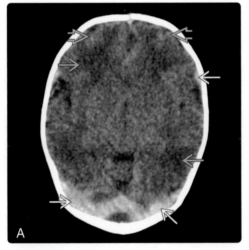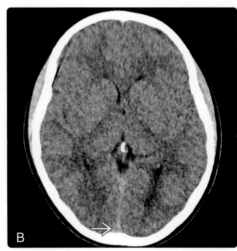

图 8-3　A. 同一 14 岁儿童正常 MRI，不同 MRI 成像序列提供不同信息。顺时针方向，从左上角开始，依次是轴位 FLAIR、轴位弥散（DWI）、冠状位 T_1 和冠状位 T_2。B. 主动脉手术后左侧肢体无力的患儿，轴位 MRI 灌注图像由动脉旋转标记序列生成，示右侧半球灌注 / 血容量减低（空心白箭）。DWI 正常，随访复查证实为分水岭区缺血性损伤

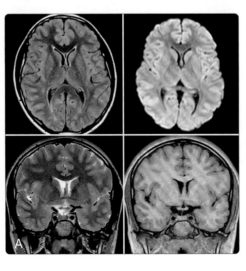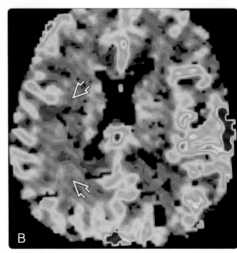

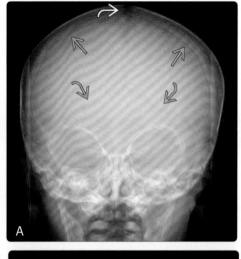

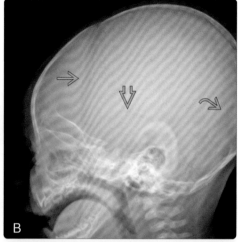

图 8-4　A.4 月龄，怀疑有颅缝早闭症患儿，前后位摄片示正常的矢状缝（白弯箭）、冠状缝（蓝箭）和"人"字缝（蓝弯箭）。B. 同一患儿，侧位摄片示正常的冠状缝（蓝箭），人字缝（蓝弯箭）和鳞状缝（空心蓝箭）

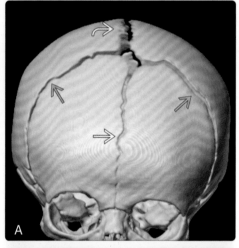

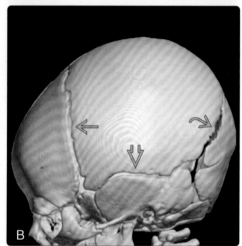

图 8-5　A.4 周龄怀疑囟门早闭的患儿，颅骨 3D 成像前面观，显示正常的冠状缝（蓝箭）、矢状缝（白弯箭）和额缝（白箭），后者通常在出生后 1 个月内闭合。前方的囟门是正常的，其下方是大脑。B. 同一患儿，颅骨 CT 3D 成像侧面观，示正常的冠状缝（蓝箭）、人字缝（蓝弯箭）和鳞状缝（空心蓝箭）。颅底附近，可见其他正常颅缝

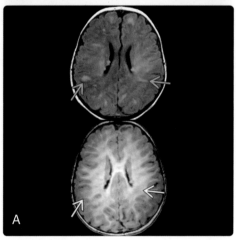

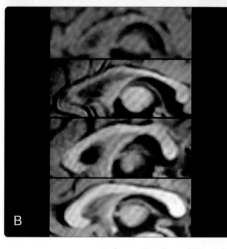

图 8-6　A. 结节性硬化的患儿，3 月龄（上）和 10 月龄（下）轴位 T_1 MRI，在显著髓鞘化之前，皮层块和迁移径线呈高信号（蓝箭）。髓鞘化后，这些病变与邻近的脑白质相比呈不同程度低信号（白箭）。B.2 月龄、4 月龄、7 月龄和 10 月龄（从上到下）矢状位 T_1 MRI，示出生 1 年内正常的髓鞘化过程和胼胝体的增厚

参考文献

1.　ACR Appropriateness Criteria: Headache—Child. https://acsearch.acr.org/docs/69439/Narrative/. Published 1999. Reviewed 2012. Accessed March 1, 2017

2.　ACR Appropriateness Criteria: Head Trauma—Child. https://acsearch.acr.org/docs/3083021/Narrative/. Published 2014. Accessed March 1, 2017

3.　ACR Appropriateness Criteria: Seizures—Child. https://acsearch.acr.org/docs/69441/Narrative/. Published 1995. Reviewed 2012. Accessed March 1, 2017

4.　Culotta PA et al: Performance of computed tomography of the head to evaluate for skull fractures in infants with suspected non-accidental trauma. Pediatr Radiol. 47(1):74-81, 2017

5.　Radbruch A et al: Pediatric Brain: No Increased Signal Intensity in the Dentate Nucleus on Unenhanced T1-weighted MR Images after Consecutive Exposure to a Macrocyclic Gadolinium-based Contrast Agent. Radiology. 162980, 2017

6.　FDA Drug Safety Communication: FDA review results in new warnings about using general anesthetics and sedation drugs in young children and pregnant women

7.　Runge VM: Safety of the Gadolinium-Based Contrast Agents for Magnetic Resonance Imaging, Focusing in Part on Their Accumulation in the Brain and Especially the Dentate Nucleus. Invest Radiol. 51(5):273-9, 2016

8.　Langford S et al: Multiplanar reconstructed CT images increased depiction of intracranial hemorrhages in pediatric head trauma. Neuroradiology. 57(12):1263-8, 2015

9.　Nardone B et al: Pediatric nephrogenic systemic fibrosis is rarely reported: a RADAR report. Pediatr Radiol. 44(2):173-80, 2014

10.　Brody AS et al: Radiation risk to children from computed tomography. Pediatrics. 120(3):677-82, 2007

二、蛛网膜下腔扩大

（一）专业术语

1. 婴儿期特发性的蛛网膜下腔的扩大（subarachnoid spaces，SAS）引起巨颅 [头围（head circumference，HC）> 95 %]。可能由于未发育完全的 CSF 引流途径所致。

2. 同义词：婴儿良性巨颅症、良性外部性脑积水。

（二）影像表现

1. 主要成像方法：超声。如果囟门闭合或有非典型临床 / 超声表现，应行 CT/MRI 进一步检查。

2. 最佳诊断线索：扩大的 SAS 和 HC 增加。

（1）对称性双侧额部和双侧颞部 SAS。

（2）脑室轻度扩大。

3. 所有检查均能显示通过 SAS 的静脉。

4. 所有检查均显示 SAS 和 CSF 的表现一致。

5. 没有蛛网膜的内移，则考虑硬膜下积液。约 4 % SAS 扩大的患者有少量非出血性硬膜下积液。

（三）鉴别诊断

脑萎缩、获得性进行性脑积水、非意外创伤（NAT）。

（四）临床问题

1. 巨颅畸形家族史 > 80 %。

2. 轻度发育迟缓常见，不提示进一步影像检查或亚专业评估。

（1）仅在出现局部的神经系统症状、发育退化或 HC 快速增长超过正常曲线时需要进一步评估。

（2）SAS 扩大和轻度发育迟缓，通常 2 岁前无须治疗即可好转。

3. 如果扩大的轴外间隙不典型，则考虑 NAT。任何范围较大且非单纯性的硬膜下积液。

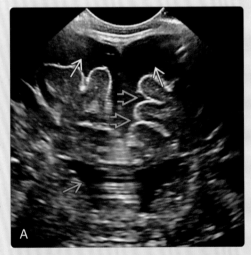
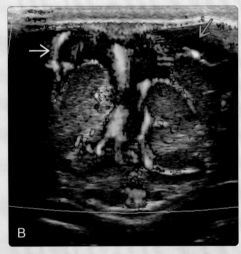
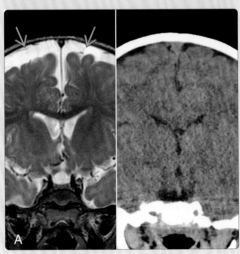
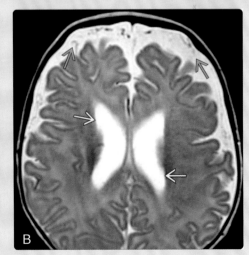

图 8-7　A.7 月龄巨颅男性患儿，头颅超声冠状位图，示扩大的蛛网膜下腔（SAS）（白箭）和正常大小脑室（蓝箭）。注意脑沟的正常大小（空心蓝箭）。具有典型的临床病史和影像学表现，诊断为 SAS 良性扩张。B.4 月龄女性患儿冠状位彩色多普勒超声，示血管（白箭）穿过扩大的 SAS（蓝箭）。多普勒超声显示 SAS 内的正常的静脉，可以帮助排除硬膜下积液

图 8-8　A.13 月龄患儿，冠状位 T_2 MRI（左）和 5 岁患儿 CT 平扫图（右），示经过 4 年的时间，扩大的 SAS 吸收（蓝箭）。通常，扩大的 SAS 会在 24 月龄时吸收。B.6 月龄 SAS 男性患儿，轴位 T_2 MRI，示血管（蓝箭）穿过 SAS。注意下方的脑实质并未出现占位效应。有轻微侧脑室的扩大（白箭），这是良性扩大的 SAS 的共同特征

三、Dandy-Walker 族病变

（一）专业术语

临床和放射学表现为一组颅后窝（posterior fossa，PF）畸形：经典的 Dandy-Walker 畸形（Dandy-Walker malformation，DWM）；小脑蚓部发育不全（vermian hypoplasia，VH）；Blake 囊囊肿（blake pouch cyst，BPC）；大枕大池（mega cisterna magna，MCM）。严重到轻微：经典 DWM → VH → BPC → MCM。

（二）影像表现

MRI 最能显示严重性和相关异常。

（1）DWM：小脑蚓部变小或缺失伴有第四脑室囊状扩张，导致后颅窝扩大；± 脑积水。

（2）VH：不同程度发育不全；± 小脑上蚓部旋转、无 PF 的扩大。

（3）BPC：小脑蚓部完整、轻度旋转；囊壁通常不显示。

（4）MCM：后部脑池扩大，小脑发育完整、无旋转。

（三）鉴别诊断

1. 蛛网膜囊肿。

2. 小脑发育不全。

（四）临床问题

1. 诊断年龄取决于脑积水的程度、幕上异常和小脑功能障碍。

2. 即使是家族内具有相同基因突变的患者，临床表现差异明显。

（1）运动发育迟缓、痉挛性截瘫、癫痫发作、不同程度的智力障碍、听觉和（或）视觉障碍、全身异常。

（2）经典 DWM：整体预后不良，40%～50% 伴有认知异常。

（3）在独立的 VH、BPC、MCM 中 ± 神经发育正常（但可能伴发其他异常）。

3. 治疗：脑脊液分流（脑室腹腔分流术＋囊肿分流或造瘘术）。

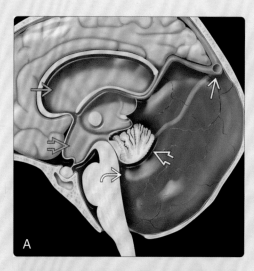
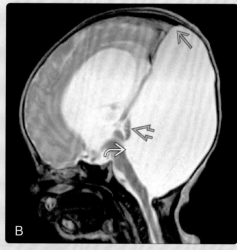
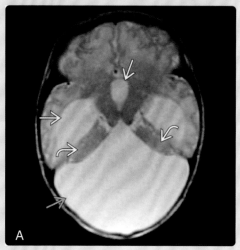
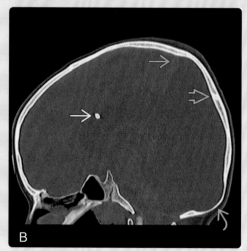

图 8-9　A. 经典的 Dandy-Walker 畸形(DWM)示意图，示颅后窝扩大、静脉窦汇（白箭）升高、发育不良的小脑蚓部上旋（空心白箭）和第四脑室后部扩张（白弯箭）。侧脑室（蓝箭）和第三脑室（空心蓝箭）扩张。B. 典型的 DWM 新生儿患者，矢状位 T₂MRI 示静脉窦汇（蓝箭）明显升高。小脑蚓部（空心蓝箭）极度发育不良伴旋转。第四脑室（白弯箭）与一巨大的颅后窝囊肿相通

图 8-10　A. 同一患儿轴位 T₂ MRI，示发育不全的小脑半球（白弯箭）被一个较大的颅后窝囊肿（蓝箭）推移。囊肿与第四脑室相沟通。请注意脑室的扩大（白箭）。B. 同一患儿，7 岁患儿（脑室分流后）（白箭）矢状位窗骨 CT 图，示静脉窦汇（蓝箭）位于人字缝（空心蓝箭）的上方（窦汇－人字缝倒置）。枕骨呈扇贝样和膨胀性改变（蓝弯箭）

四、Chiari 1 型（Ⅰ）

（一）影像表现

1. 小脑扁桃体突向枕骨大孔≥5mm，与脑脊液的间隙缩小、消失。

2. ± 脊髓空洞和（或）脊柱侧弯。

3. 最佳工具：头颅 CT 平扫检查时效性强，而 MRI 显示颅后窝、颈髓效果佳。

（二）鉴别诊断

1. 正常的低位小脑扁桃体。

2. Chiari 2 型畸形。

3. 颅内压增高导致的扁桃体疝。

4. 低颅内压。

（三）病理

1. 最常见的原因是颅后窝小 / 发育不全；与脊髓脊膜膨出无关。

2. 可能为颅缝早闭所致。原因包括分流的婴儿脑积水、骨发育不良、遗传综合征。

（四）临床表现

1. 最常见症状　枕部头痛。

（1）诱因：咳嗽、Valsalva 动作或体力活动。

（2）少见症状：脑神经麻痹、视觉障碍、耳神经功能障碍；眩晕、吞咽困难、呼吸暂停、晕厥，很少猝死；脊髓运动 / 感觉表现（步态不稳、神经性关节）。

（3）高达 30% 的患者无症状。扁桃体下降程度与症状并不完全相关：Chiari 1 型常为偶然发现。

2. 有症状患者的手术目标　恢复枕骨大孔处的正常 CSF 循环。

（1）颅后窝（枕下）减压术，C_1 后弓切除术 ± 硬脑膜成形术，小脑扁桃体烧灼术。

（2）多达 41% 的患者出现术后并发症：CSF 漏、假性脑膜膨出、感染。

图 8-11　A. 正中矢状位示意图，示突出的小脑扁桃体，由枕骨大孔下方延伸到 C_1 后弓的下方。延髓闩部（蓝箭）下移。B.10 岁患儿矢状位 T_2 MRI，示小脑扁桃体变尖，由枕骨大孔下方延伸到 C_1 下方（空心蓝箭），典型的 Chiari 1 型。脑脊液在颅颈交界处大量消失，颈髓可见脊髓空洞（蓝弯箭）

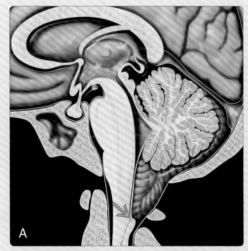
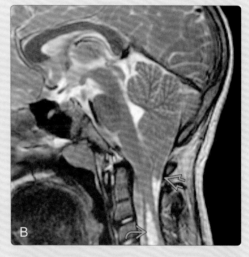

图 8-12　A. 同一患儿轴位 SSFP 序列 MRI 示，小脑扁桃体低位所致的 CSF 空间变窄和消失（蓝箭）。B. 同一患儿颈椎矢状位 T_1MRI 图，进一步证实了小脑扁桃体异位（空心蓝箭）和较大范围的颈胸段脊髓空洞（蓝弯箭）

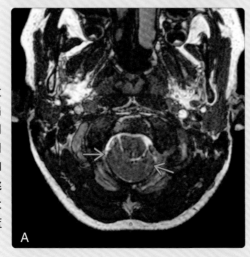
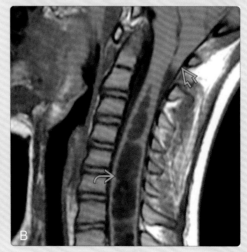

（一）概述

定义：被压缩和变尖的小脑扁桃体延伸到枕骨大孔下方，伴 CSF 空间消失。

（二）影像表现

1. MRI

（1）T₁WI、T₂WI、FLAIR

1）突出的（非圆形的）小脑扁桃体，向下延伸至枕骨大孔下方≥5mm。

2）枕骨大孔拥挤，伴脑池缩小/消失±脑干受压。

3）±颅后窝缩小、第四脑室变长。

4）±脊髓空洞积水/脊髓空洞、脊柱侧弯。①30%～70%的病例出现脊髓空洞。②伴脊髓空洞的患者发生脊柱侧弯（约70%），不伴脊髓空洞的患者发生脊柱侧弯＞20°（约45%）。

（2）MRI 电影：CSF 流经枕骨大孔受限±脑干/小脑扁桃体运动增强（活塞）。该序列的临床应用尚存争议。

2. CT

（1）轴位 CT 平扫图像上枕骨大孔拥挤，与肿瘤压迫脊髓的表现相似。矢状面重建意义较大。

（2）大多数颅底 CT 图像能显示脊髓空洞的顶部。

3. 影像检查推荐 最佳成像方法如下：

（1）多平面颅脑 MRI。

（2）脊柱成像用于发现脊髓空洞。伴脊髓空洞的患者需要手术干预的概率更大。

（三）鉴别诊断

1. 小脑扁桃体位置的正常变异 ①小脑扁桃可位于枕骨大孔下方。在特定的头位，小脑扁桃体可能会突出。②小脑扁桃体保持正常的圆形。

2. Chiari 2 型 ①在发育较小的颅后窝内集中出现多个颅内病变，伴有菱脑疝。②几乎总是发生在脊髓脊膜膨出的情况下。

3. 扁桃体疝由颅内压增高引起 肿瘤、出血、脑积水、缺血。

4. 低颅内压 中脑下移＋后脑下移与硬脑膜弥漫性增厚/强化、静脉/硬脑膜窦扩张、±硬膜下积液。

（四）病理

一般特征如下：

（1）原发性先天性畸形与继发性获得性畸形。

（2）原发性：颅后窝发育不良学说最常见。并非所有 Chiari 1 型患者都有小颅后窝。

（3）继发性：颅缝早闭和（或）全身骨形成异常。

（五）临床问题

1. 临床表现 最常见的体征/症状：

（1）枕部头痛：由咳嗽、Valsalva 动作或体力活动引起。

（2）少见：延髓、脑神经、脊髓运动/感觉表现。①延髓症状：眩晕、复视、吞咽困难、呼吸暂停、晕厥、猝死（罕见）。②脑神经麻痹、眼部运动紊乱、耳神经功能障碍。③脊髓运动或感觉症状、步态失调、神经性关节。

（3）15%～30%成人无症状。

2. 人口统计学

（1）流行病学：占总人口的 0.5%～3.5%。

（2）年龄：均匀分布于成年人和儿童。3%的儿童和1%的成年人有 Chiari 1 型影像表现，虽然出现临床症状的年龄并不清楚。

3. 自然病程与预后

（1）自然病程尚不清楚。①许多患者可长期无症状。②异位加重＋时间→出现症状的可能性增加。

（2）就疗效而言，儿童优于成人。

（3）不选择手术治疗的患者，其病程进展亦多为良性，尽管自愈和恶化都有可能发生。

4. 治疗

（1）颅后窝减压术：枕下颅骨合并 C₁ 椎板切除术±硬脑膜成形术、蛛网膜下腔开放/切开术、小脑扁桃体烧灼/切除术。

（2）脊柱侧弯可通过减压来改善，但通常需要安装矫形支架或额外的手术。

（3）高达41%的患者术后出现并发症。最常见：CSF 漏、假性脑膜膨出、感染。

（六）诊断流程

考虑：扁桃体下降程度与症状并不一定完全相关；Chiari 1 型常为偶然发现。如果扁桃体向下延伸至枕骨大孔下方＞12mm，出现症状的可能性增高。

参考文献

1. Arnautovic A et al: Pediatric and adult Chiari malformation type I surgical series 1965-2013: a review of demographics, operative treatment, and outcomes. J Neurosurg Pediatr. 15(2):161-77, 2015

2. Brockmeyer DL et al: Complex Chiari malformations in children: diagnosis and management. Neurosurg Clin N Am. 26(4):555-60, 2015

3. Leonard JR et al: Chiari I malformation: adult and pediatric considerations. Neurosurg Clin N Am. 26(4):xiii-xiv, 2015

六、Chiari 2 型

（一）专业术语

颅内表现的一组综合征，主要是后脑疝，由于开放性脊柱裂导致脊髓脊膜膨出（myelomeningocele, MMC）或脊髓膨出 / 脊髓分裂。

（二）影像表现

1. 产前超声　特征性头骨 / 脑部表现（柠檬征和香蕉征）早在 12 周就可见。

2. 产后头部超声　用于随访脑室大小的变化，以明确是否需要 CSF 分流。

3. 产后 MRI/CT

（1）颅后窝变小伴小脑疝，小脑向下疝入枕骨大孔、向上疝出小脑天幕。

1）第四脑室狭长、消失、下移。

2）部分小脑半球环绕脑干。

（2）伴有颈髓屈曲成角的尾侧脑干脑疝、胼胝体发育不全、白质体积减小。

（3）± 脑室扩大：可发生于宫内或 MMC 修复后。

（4）± 室管膜下灰质异位、多小脑回。

（三）病理

1. 子宫内 CSF 通过开放性脊柱裂漏出（孕第 4 周）从而形成慢性后遗症。

2. 围生期孕妇补充叶酸能显著降低发病风险。

（四）临床问题

1. 下肢麻痹和痉挛、肠和膀胱功能障碍、脑干压迫症状（吞咽困难、喘鸣、呼吸暂停）、癫痫。

2. MMC 一般在分娩后 48 小时内进行修复。

（1）早期干预能降低感染风险。

（2）80%～90% 的患者需要 CSF 分流。

3. 部分患者需行产前 MMC 修复。减少分流的需要；可能会改善一些患者神经系统的症状。

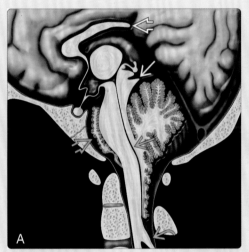
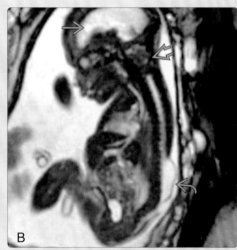
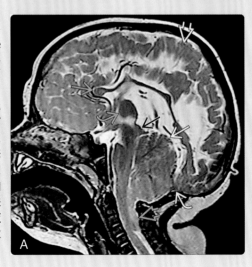
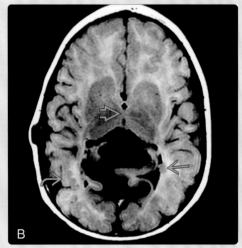

图 8-13　A. 矢状位示意图，显示 Chiari 2 型（CM2）畸形的特征性表现，包括小脑和脑干向尾侧移位、第四脑室拉长（蓝箭）、小脑向前包绕脑干（空心蓝箭）、顶盖鸟嘴样改变（白箭）、颈髓屈曲成角（蓝弯箭）、胼胝体发育不全（空心白箭）。B. 孕 22 周胎儿正中矢状位 MRI，显示腰段脊髓脊膜膨出（MMC）（蓝弯箭）伴 CM2，包括小颅后窝畸形伴小脑疝（空心蓝箭）、先天性巨脑室（蓝箭）

图 8-14　A. 同一患儿，出生后 8 个月，经 MMC 修复和 CSF 分流术后，矢状位 T₂ MRI 示 CM2 的多种征象，包括小脑疝（空心蓝箭）、高耸的小脑（白箭）、顶部鸟嘴样改变（黑箭）、窦汇低位（白弯箭）、扩大的丘脑联合（蓝弯箭）、胼胝体发育不全（蓝箭）和脑回形态异常（狭窄、压实的脑回）（空心白箭）。B. 同一个患儿轴位 T₁ MRI 显示增厚的丘脑联合（空心蓝箭）、多小脑回（蓝弯箭）和室管膜下灰质异位（蓝箭）

七、神经纤维瘤病 1 型

（一）影像表现

1. MRI T₂ 平扫 / FLAIR 病变呈高信号

（1）60%～85% 儿童患者为神经纤维瘤病 1 型（neurofibromatosis type 1，NF 1）。

（2）典型发病部位：苍白球、小脑白质（white matter，WM）。

（3）很少 / 没有占位效应，无强化。

（4）可能降低认知功能。

（5）青春期病灶缩小，成年后消退。

2. 视神经胶质瘤（optic pathway gliomas，OPG）

（1）15%～20% 的儿童患者合并有 NF1。

（2）形态：梭形到小叶状，± 强化。

3. 丛状神经纤维瘤

（1）小叶浸润型软组织肿块。

（2）轴位 T₂ / STIR MRI 上呈"靶"征。

4. 血管发育不良（moyamoya 动脉病）

（1）3%～7% 的患儿伴发 NF1；脑卒中风险增高。

（2）带有侧支循环的血管狭窄（特别是远端 ICA）。

5. 相关肿瘤 嗜铬细胞瘤、恶性周围神经鞘瘤。

（二）病理

NF1 基因位点→ 17 号染色体的长臂。

（1）基因产物→神经纤维瘤素（在 NF1 中失活）。

（2）常染色体显性遗传；50% 的新突变。

（3）变量表达，几乎 100% 的外显率。

（三）临床问题

1. NF1 发病率 1∶（3000～5000）。

2. 表型多变：可以外周、椎旁或颅内病变为主。95% 以上者有皮肤病变（咖啡牛奶斑）。

（1）约 50% 有巨颅畸形→ WM 体积增加。

（2）30%～60% 有学习障碍。

（3）约 15% 有视觉通路胶质瘤。

（4）约 15% 有脊柱侧弯。

3. NF1 与非 NF1 患者相比，OPG 和脑干胶质瘤更具惰性。OPG 通常为非进展性；治疗约 15%。

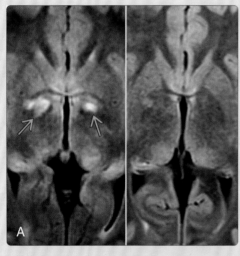
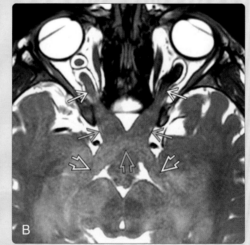

图 8-15　A. 神经纤维瘤病 1 型（NF1）患者，轴位 FLAIR MRI 示，患者在 10 岁（左）时苍白球特征性非强化的异常信号（蓝箭）在 15 岁（右）时几乎完全消退。在青少年时消退是此病变的典型表现。B.3 岁 NF1 女性患儿，CISS MRI 轴位 MIP 图，示眼眶（白箭）和视交叉前池（蓝箭）内的视神经、视交叉（空心蓝箭）和视束（空心白箭）增粗和扭曲，这一表现与视神经胶质瘤一致

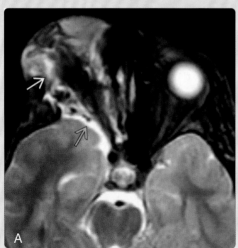
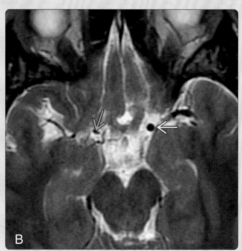

图 8-16　A.12 岁 NF1 女孩，轴位 T₂ FS MRI，示右侧眼眶一较大的高信号病灶（白箭），符合丛状神经纤维瘤（plexiform neurofibroma，PFN）。蝶骨大翼消失（蓝箭），与蝶骨翼发育不良一致。这种蝶骨骨质的改变几乎只发生于 PFN。B.13 岁 NF1 女性患儿，轴位 T₂ MRI，示右侧颈动脉末端（蓝箭）缺失（与左侧相比，白箭），需要注意到周围可见侧支血管，该表现与烟雾病一致

八、结节性硬化症

（一）专业术语

多器官错构瘤：中枢神经系统、皮肤、肾脏、骨骼。

（二）影像表现

1. 脑实质团块　皮质/皮质下病变扩大覆盖脑回。

2. 小脑团块　体积减小的楔形病灶。通常强化，伴有钙化。

3. 室管膜下结节（subependymal nodules, SENs）　胚胎生发基质位置的结节变长。

（1）随着时间的推移，钙化增加。

（2）30%～80%出现强化。

4. 室管膜下巨细胞星形细胞瘤（subependymal giant cell astrocytoma, SEGA）　丘脑尾侧沟生长的结节。WHO Ⅰ级肿瘤。

（三）病理

标准：2个主要的（明确的）或1个主要的＋1个次要的（可能）。

（1）主要的：团块、SEN、SEGA、心脏横纹肌瘤、肾脏血管平滑肌脂肪瘤、淋巴管平滑肌瘤病、皮脂腺瘤、甲周/下纤维瘤、色素脱失斑（叶状白斑）、鲨鱼皮样斑、视网膜错构瘤。

（2）次要的：白质病变、牙齿凹陷、牙龈纤维瘤、直肠息肉、骨囊肿、非肾脏错构瘤、视网膜无色性斑块、斑驳样皮肤斑、多发性肾囊肿。

（四）临床表现

1. 经典临床三联征：皮脂腺腺瘤、癫痫发作，智力减退。只在30%～40%的患者中出现。

2. 叶状白斑可能是出生时结节性硬化的唯一症状。

3. 治疗：抗癫痫药物、致痫病灶切除；mTOR抑制药是现在SEGA的一线治疗药物。

4. 预后取决于症状的严重程度（癫痫发作、心律失常、肾功能不全）。

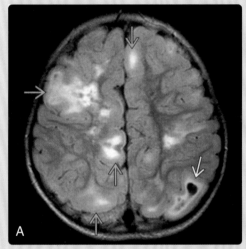
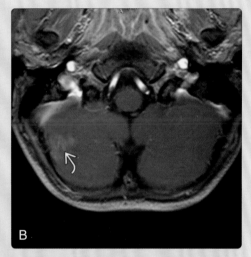

图 8-17　A.3岁男性患儿，患结节性硬化综合征（TSC），轴位FLAIR序列MRI，示中度到重度的颅内团块（蓝箭）。左侧顶叶肿团块可看到囊性改变（白箭）。B.同一患儿，轴位T₁增强MRI，示右侧小脑楔形、强化团块（白弯箭）

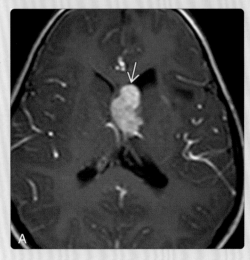
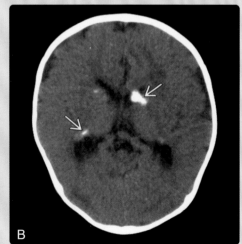

图 8-18　A. 4岁TSC女性患儿，轴位T₁增强MRI，示左侧丘脑尾侧沟的分叶状均匀强化的肿块，考虑室管膜下巨细胞星形细胞瘤。B. 23月龄TSC女性患儿，轴位CT平扫，示多个钙化性的室管膜下结节（白箭）。结节的位置与胎儿生发基质分布一致

九、Sturge-Weber 综合征

（一）专业术语

1. 皮质静脉发育异常综合征。

2. 影像特征取决于进行性静脉阻塞、代偿性侧支静脉通路、慢性静脉性脑缺血。

（二）影像表现

1. CT 平扫　脑回/皮质下钙盐沉积（±电车轨道样表现）。±颅骨增厚和鼻窦过度气化。

2. MRI　萎缩区域 ±髓鞘化异常。

（1）T_2WI：扩大的深部/穿支静脉中的流空信号。

（2）FLAIR：萎缩的脑叶 ±软脑膜血管瘤病，表现为脑沟高信号。

（3）T_1WI 增强：强化的软脑膜血管瘤病。

1）丰富的髓质和深部引流静脉。

2）脉络膜血管瘤强化。

（4）MRV：病变区缺乏正常的皮质静脉。

3. FDG-PET　病变脑区代谢功能进行性下降。

（三）临床问题

1. 前额皮肤毛细血管畸形（葡萄酒色斑）约95%：V1 分布典型。

2. 癫痫发作（75%～90%）、偏瘫（30%～66%）。

（1）通常在 1 岁内，出现癫痫发作。

（2）全脑血管或双侧血管瘤病（10%～20%），比局部累及更严重。

3. 70%患者有脉络膜血管瘤→青光眼。

4. 类似脑卒中发作、神经功能障碍、头痛和智力障碍。

5. 治疗：积极控制癫痫发作，切除/大脑半球切除术治疗顽固性癫痫。±阿司匹林（症状发作前使用）。

（四）诊断流程

婴儿早期 MRI 检查可能正常：如果临床怀疑Sturge-Weber 综合征，建议随访。

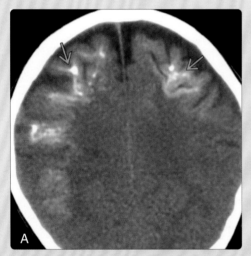
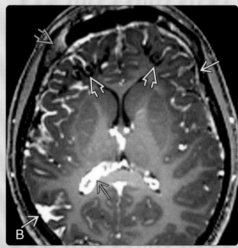

图8-19　A.11岁女性患儿，顽固性癫痫，轴位 CT 平扫，示双侧（右＞左）皮质下钙化（蓝箭），此为 Sturge-Weber 综合征的特征表现。B. 同一患儿轴位 T_1 增强 FS 序列 MRI，示双侧软脑膜强化（白箭）和右侧脉络丛增大（蓝箭）。注意位于深部脑沟皮质下白质内的低信号（空心白箭），与钙化一致。脑实质体积缩小致右侧颅骨轻度增厚（空心蓝箭）

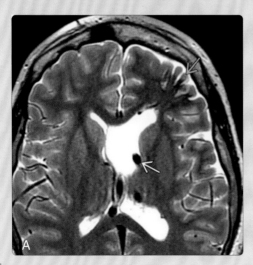
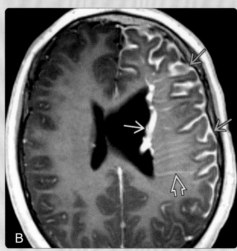

图8-20　A.10岁男性患儿，右侧偏瘫伴癫痫发作，轴位 T_2 MRI 示脑实质体积明显减小伴低信号改变（蓝箭），与 CT 皮质/皮质下钙化区相对应。同侧深静脉扩张（白箭）。B. 同一患儿轴位 T_1 增强 MRI，示左脑软脑膜广泛性强化（蓝箭）伴有多发突出的髓静脉（空心白箭）和巨大的室管膜下引流静脉（白箭）。左脑容量的减少致左侧脑室扩大

十、蛛网膜囊肿

（一）专业术语

蛛网膜囊肿（arachnoid cyst，AC）：局部的轴外CSF积聚被包裹于蛛网膜内。一般不与脑室或蛛网膜下腔沟通。

（二）影像表现

1. 推移邻近的血管和神经。

2. 一般占位效应较轻。与邻近的脑组织共存。

3. 颅骨重塑：变薄/扇贝壳样变 ± 膨胀。

4. 超声：无回声；内无血流信号；仅适用于囟门未闭的小婴儿。

5. CT平扫：与脑脊液密度相等，除非有出血发生（较少见）。

6. MRI：所有序列上均呈脑脊液信号。

7. 部位：颅中窝（50 % ～ 70 %）；颅后窝（15 % ～ 20 %）；脑凸面或脑沟（5 % ～ 10 %）；桥小脑角（5 % ～ 10 %）；四叠体池（1 % ～ 5 %）；鞍上池（1 % ～ 5 %）。

（三）鉴别诊断

1. 表皮样囊肿。

2. 慢性硬膜下血肿。

3. 硬膜下积液。

4. 大枕大池。

（四）病理

囊壁由扁平但正常的蛛网膜细胞组成。无感染或坏死。

（五）临床问题

1. 大多无症状（常为偶然发现）。

2. 症状随囊肿的大小和部位不同而变化。有：头痛、眩晕、感觉神经性听力丧失、半边面部痉挛/抽动。

3. 幼儿多见（＜4岁）。

4. AC引起临床症状、手术获益较大时，应考虑手术治疗。

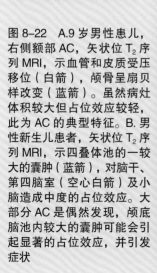

图 8-21　A.6 岁男性患儿，轴位 CT 平扫示颅后窝液体聚积（白箭）。蛛网膜囊肿（AC）特征性的影像学表现：与脑脊液密度一致、受压的颅骨膨胀、变薄（蓝箭），轻微的占位效应导致第四脑室受压移位（空心白箭）。B.14 岁女性患儿，临床表现为头痛，轴位 FLAIR 图示右侧颅中窝 AC，其内液体信号被抑制（白箭）。这是蛛网膜囊肿的好发部位

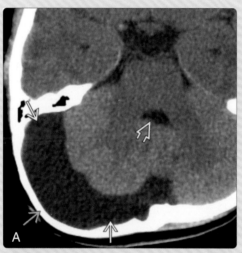
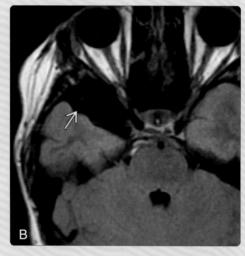

图 8-22　A.9 岁男性患儿，右侧额部 AC，矢状位 T₂ 序列 MRI，示血管和皮质受压移位（白箭），颅骨呈扇贝样改变（蓝箭）。虽然病灶体积较大但占位效应较轻，此为 AC 的典型特征。B. 男性新生儿患者，矢状位 T₂ 序列 MRI，示四叠体池的一较大的囊肿（蓝箭），对脑干、第四脑室（空心白箭）及小脑造成中度的占位效应。大部分 AC 是偶然发现，颅底脑池内较大的囊肿可能会引起显著的占位效应，并引发症状

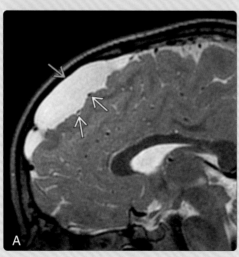
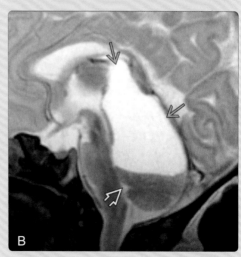

十一、毛细胞型星形细胞瘤

（一）专业术语

（少年）毛细胞星形细胞瘤（pilocytic astrocytoma，PA）。

（1）WHO Ⅰ级星形细胞肿瘤。

（2）儿童最常见的原发性脑肿瘤。

（3）5～19岁最常见的后颅窝肿瘤。

（二）影像表现

1. 部位

（1）无神经纤维瘤病1型（NF1）：小脑（中线或偏中线）＞下丘脑、脑干、大脑半球＞视神经通路（optic pathway，OP）。

（2）伴有NF1：OP最常见。

2. 大小：小脑和大脑病变通常＞5cm。

3. ＞95％有强化（强化形式不一）。

（1）囊肿不强化伴有壁结节强化：50％。

（2）不均匀强化有较小的囊：40％。

（3）实性，（通常）显著增强：10％。

4. 可能出现轻度周围血管源性水肿。

5. 经常引起阻塞性脑积水。

6. 典型的弥散运动活跃（与富细胞性肿瘤不同）。

（三）鉴别诊断

1. 颅后窝　髓母细胞瘤、室管膜瘤。

2. 下丘脑/OP　毛细胞型星形细胞瘤、视神经炎。

（四）病理

散发性＞综合征。15％的NF1患者发展为PA：OP＞脑干。50％～60％的OP PA患者有NF1。

（五）临床问题

1. 位置决定表现、治疗和预后。

（1）颅内压升高：头痛、恶心，呕吐。

（2）小脑病变：共济失调、轮替运动障碍。

（3）OP病变：视力丧失。

2. 小脑和大脑病变，采用病灶全切术；对于OP病灶（特别是NF1），观察肿瘤生长或评估放化疗之前视力丧失的情况。

3. 10年生存率＞90％。

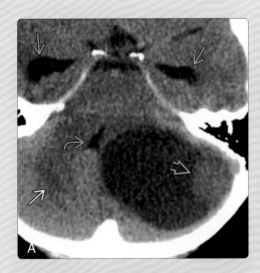
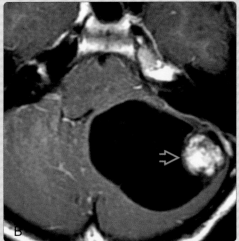

图8-23　A.10岁毛细胞型星形细胞瘤（PA）男性患儿，轴位CT平扫，示左侧小脑的囊性病灶伴有实性的壁结节（空心蓝箭）与邻近的白质呈等密度（白箭）。注意肿块对第四脑室（蓝弯箭）产生占位效应，致上游侧脑室颞角的扩张（蓝箭），表现与梗阻性脑积水一致。B.同一患儿轴位T₁增强MRI，示壁结节中等度强化（空心蓝箭）。囊壁未见强化

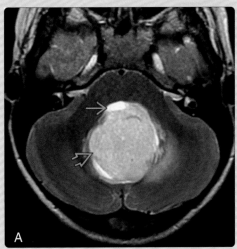
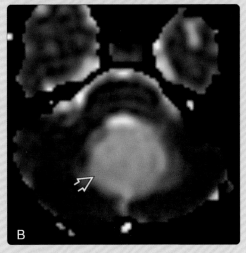

图8-24　A.9岁头痛女性患儿，轴位T₂MRI示位于中线的实性、高信号肿块（空心蓝箭），信号强度略低于脑脊液（蓝箭），为典型的PA。B.同一患儿轴位ADC图，示肿块信号强度（空心白箭）高于邻近脑实质。弥散不受限提示为典型PA。弥散特征有助于区分PA与髓母细胞瘤，特别是中线区肿瘤伸入第四脑室

十二、髓母细胞瘤

（一）专业术语

恶性（WHO Ⅳ级）、侵袭性、富细胞型胚胎源性肿瘤。

（二）影像表现

1. 第四脑室中线区圆形肿块。

2. 95%合并梗阻性脑积水。

3. CT平扫：90%呈高密度影（细胞排列密集所致）。

4. CT平扫：钙化高达20%；出血罕见。

5. MRI：弥散受限反映了细胞排列密集。

6. MRI增强检查和MRI全脊柱检查可了解肿瘤是否播散。

（1）诊断时，33%发生蛛网膜下腔转移。

（2）5%发生骨转移，通常是硬化性转移。

（三）鉴别诊断

1. 非典型畸胎/横纹肌样瘤。

2. 室管膜瘤。

3. 毛细胞型星形细胞瘤。

（四）病理

1. 与许多家族性癌症综合征相关。

2. 新定义的分子亚组影响预后；组织学改变在治疗决策中有价值。

（五）临床问题

1. 占所有儿科患者脑肿瘤的15%～20%。

2. 75%＜10岁。0～4岁最常见的颅后窝肿瘤。

3. 伴有共济失调、颅内压增高。

4. 手术切除、辅助化疗。如果＞3岁，需进行颅脑脊髓放射治疗。

5. 5年生存率

（1）无转移或术后严重肿瘤残留：60%～100%。

（2）术后严重肿瘤残留或转移：20%。

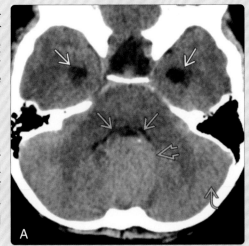
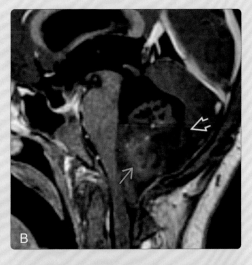

图8-25 A.14岁Rubenstein-Taybi综合征患儿，轴位CT平扫示颅后窝中线区肿块（空心蓝箭），从后向前推移第四脑室（蓝箭）。肿块的密度与脑灰质（蓝弯箭）相似。扩大的侧脑室颞角（白箭）是由于梗阻性脑积水所致。B.同一患儿，矢状位T₁增强MRI示肿块呈轻微斑片状强化（蓝箭）。与后部第四脑室分界不清（顶部）（空心白箭），此为典型的髓母细胞瘤

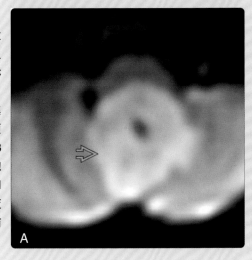
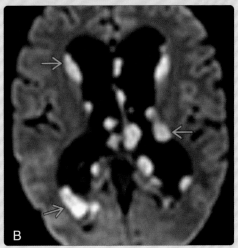

图8-26 A.同一患儿轴位DWI序列MRI，示肿块呈高信号（空心蓝箭）。ADC图（未显示）信号强度下降，反映了弥散受限与细胞密集程度相关。DWI是鉴别颅后窝肿瘤的重要序列。B.13岁患儿，3年前行髓母细胞瘤全切术，目前轴位DWI序列MRI，示肿瘤复发（蓝箭）伴CSF播散，沿侧脑室室管膜分布

十三、室管膜瘤

（一）专业术语

肿瘤生长缓慢，类似于室管膜细胞。

（二）影像表现

1. 1/3 幕上：脑室周围白质。

2. 2/3 幕下：第四脑室 / 脑池。

3. 质软或可塑性肿瘤：限于脑室并通过室间孔延伸进入脑池，不同程度的不均匀强化。

4. 3%～ 17%有 CSF 播散。

5. 结合影像和临床表现，与髓母细胞瘤相鉴别。

（三）鉴别诊断

1. 幕下　髓母细胞瘤、毛细胞型星形细胞瘤、脉络丛乳头状瘤。

2. 幕上　多发神经胶质瘤、神经元和混合性神经元肿瘤。

（四）病理

1. 经典室管膜瘤：WHO Ⅱ级。

2. 幕上、颅后窝和脊柱的室管膜瘤组织学相似，但遗传不同。

3. 颅后窝室管膜瘤的 2 个分子亚组。

（1）A 组：年幼儿童，预后较差。

（2）B 组：大龄儿童，预后较好。

（五）临床问题

1. 儿童第三位最常见的后颅窝肿瘤（15%）。

2. 发病高峰年龄 1 ～ 5 岁。

3. 出现头痛、恶心、呕吐、共济失调、偏瘫、视力障碍、颈部疼痛、斜颈、头晕、烦躁、嗜睡、发育迟缓和（或）大头畸形。

4. 治疗：手术切除 ± 化疗、放射治疗。切除范围与预后密切相关。

5. 脑部病变的总体 5 年生存率：50%～ 70%。复发后 5 年生存率：15%。

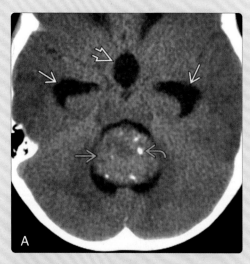

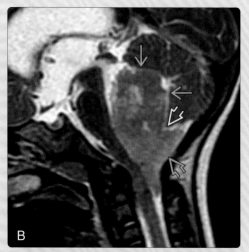

图 8-27　A.2 岁女性患儿，轴位 CT 平扫，示第四脑室内肿块（蓝箭）内含有细小分散的钙化（蓝弯箭）。扩大的侧脑室颞角（白箭）和第三脑室（空心白箭），符合梗阻性脑积水表现。B. 同一患儿正中矢状位 T$_2$ MRI 图，证实为肿块（推移小脑和脑干）至第四脑室（蓝箭）扩大，并经由 Magendie 孔（空心白箭）延伸到枕大池（空心蓝箭）

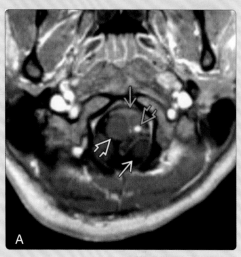

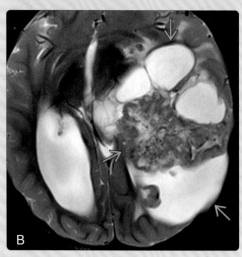

图 8-28　A.17 岁女性患者，轴位 T$_1$ 增强 MRI，示左侧小脑延髓池肿块（蓝箭）。肿块包绕左侧椎动脉（空心蓝箭）未造成其狭窄，进一步证实了其塑形性生长的特性，肿块在左侧小脑扁桃体（白箭）和脑干（空心白箭）间生长。B.2 岁患儿，轴位 T$_2$ FS 序列 MRI，示大的囊实性肿块（蓝箭）。病灶较大、囊实性且信号不均匀是典型幕上室管膜瘤的表现

十四、脑干肿瘤

（一）专业术语

脑干肿瘤（brainstem tumors，BST）一般通过发病部位、影像学表现和组织病理学来区分。

（二）影像表现

1. 弥漫内生性脑桥神经胶质瘤（diffuse intrinsic pontine glioma，DIPG）　膨胀性肿瘤、中心位于脑干、脑池及第四脑室受压变小；常包绕基底动脉。

2. 毛细胞型星形细胞瘤（pilocytic astrocytoma，PA）　外生性、强化肿瘤，可发生在脑干的任何部位。

3. 顶盖胶质瘤　顶盖无强化的病灶。

4. 中脑肿瘤　异质性较大的一组肿瘤。

（三）鉴别诊断

1. 脑干脓肿。

2. 脱髓鞘改变。

3. 海绵状血管畸形。

（四）病理

1. DIPG　不同级别的星形细胞瘤（WHO Ⅱ～Ⅳ）。

（1）诊断往往依靠影像表现。

（2）分子靶向治疗可提高活检率。

2. 其他　PA、PNET、少见的神经节细胞胶质瘤。

（五）临床问题

1. 发病高峰　年龄 3～10 岁。

2. 临床表现　包括脑神经麻痹、偏瘫、步态不稳、共济失调、头痛、恶心、呕吐。

3. 预后　取决于发病部位及病理。

（1）DIPG：预后较差（不可切除）。

1）＞3 岁，放疗。

2）中位生存时间约 1 年，20% 的患者可存活 2 年。

（2）PA：（背侧外部生长的）预后良好。肿瘤能否切除取决于发病位置。

（3）顶盖的肿瘤：预后良好（仅需 CSF 分流）。

（4）延髓或中脑：预后不同。

（5）与神经纤维瘤病 1 型相关的 BST 预后良好。通常无症状，较少长大。

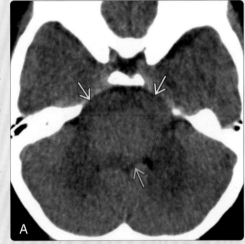
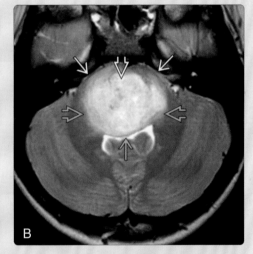

图 8-29　A.7 岁女性患儿，轴位 CT 平扫，示脑桥扩大伴桥前池缩小（白箭）、第四脑室受压完全消失（蓝箭）。桥前池和第四脑室的占位效应可能是弥漫内生性脑桥神经胶质瘤（DIPG）在 CT 上的唯一表现。B. 同一患儿轴位 T₂ MRI 示均匀、高信号肿块（空心白箭）导致脑桥增大。肿块边界不清（空心蓝箭）、脑池（白箭）及第四脑室受压（蓝箭），此为典型的 DIPG 表现

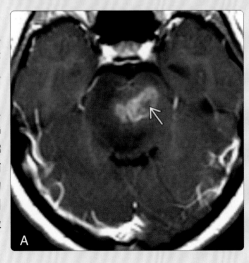
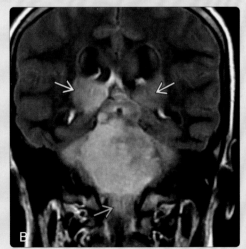

图 8-30　A.9 岁 DIPG 患儿，轴位 T₁ 增强 MRI，示局部强化病灶的中心不强化（白箭），提示肿块内坏死。强化与 DIPG 患者较短的生存时间有关。B.9 岁 DIPG 女性患儿，冠状位 FLAIR 序列 MRI，示双侧丘脑（白箭）和延髓（蓝箭）的异常信号。异常信号大范围的蔓延提示为浸润性、高级别肿瘤

十五、颅咽管瘤

（一）专业术语

良性上皮肿瘤，起源于垂体-Rathke 管残余的鳞状上皮。

（二）影像表现

1. 最佳诊断线索　复杂的鞍上囊性肿块伴有钙化和壁强化。

2. 部位　鞍上 75%；鞍上和鞍内 21%。

（1）视交叉、下丘脑和血管常受累及。

（2）较大的肿瘤可扩展到多个颅窝。

（3）后交叉与交叉前池结构情况是手术入路的决定因素。

（4）压迫第三脑室和 Monro 孔可能出现梗阻性脑积水。

3. "90% 规则"

（1）90% 囊性：MRI 信号强度显著变化。囊性成分常呈 T_1 高信号。

（2）90% 钙化：SWI / T_2 * GRE 序列 MRI 有助于识别钙化。

（3）90% 增强（囊壁和实性部分）。

（三）鉴别诊断

Rathke 裂囊肿、垂体腺瘤、生殖细胞瘤、下丘脑-视交叉神经胶质瘤。

（四）临床表现

1. 最常见的小儿颅内肿瘤

（1）良性肿瘤，复发率高。

（2）88% 的患者总生存率在 20 年。

2. 高峰年龄为 8 ～ 12 岁。

3. 症状：视力改变、内分泌功能障碍、学习能力下降、头痛/呕吐（梗阻性脑积水）。约 1/3 的患者有内分泌症状（生长激素下降、甲状腺功能减退、尿崩症）。

4. 预后不良因素：下丘脑受累、肿瘤体积较大。

5. 治疗：完全切除最理想，但必须权衡广泛切除导致的并发症。部分切除后行放射治疗。

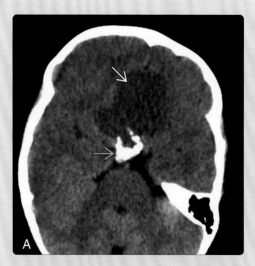
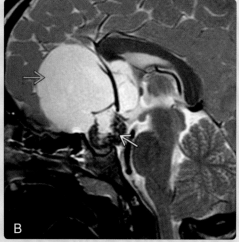

图 8-31　A.3 岁男性患儿，头痛、呕吐 2 个月，轴位 CT 平扫图示位于鞍上和大脑纵裂的病灶，其内部分钙化（蓝箭）、部分囊变（白箭），此为成釉质细胞型颅咽管瘤的典型特征。B. 同一患儿，矢状位 T_2 MRI 示肿块后部成分呈低信号（白箭），CT 上的钙化相对应。向额部延伸的囊性成分（蓝箭）位于典型的交叉前池的位置

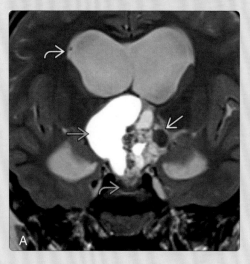
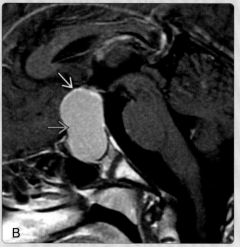

图 8-32　A.8 岁男性患儿，视觉改变，冠状位 T_2 MRI 示囊（蓝箭）实（白箭）性肿块伴有梗阻性脑积水（白弯箭）。视觉变化与病灶对视交叉（蓝弯箭）的占位效应有关。B.10 岁男性患儿，临床表现为头痛加重，矢状位 T_1 增强 MRI 示明显的囊性肿块伴有薄壁边缘强化（白箭）。大多数颅咽管瘤含有实性成分。病变的囊性成分在 T_1 平扫常呈高信号（蓝箭），如同此例

十六、虐待儿童，脑（Ⅰ）

（一）专业术语

1. 非意外创伤、虐待性头部创伤（abusive head trauma，AHT）。

2. 成人作用于婴儿和儿童造成的创伤。

（二）影像表现

1. 直接撞击伤　直接击打或撞击颅骨。

（1）颅骨（通常复杂）和颅底骨折。

（2）深部局灶性脑损伤。

2. 摇晃伤　头部剧烈"往复"运动的结果。

（1）90％～98％的患者出现硬膜下血肿（subdural hematomas，SDH）。

（2）广泛性实质损伤（细胞毒性水肿、撕裂伤、轴索损伤）。

（3）桥接静脉损伤和血栓形成常见。

3. CT是初步评估AHT的基本工具　多平面重建提高检出能力。

（1）颅内小出血。

（2）骨折（骨算法和3D重建）。

4. MRI最适合确定受伤程度

（1）DWI对于实质损伤至关重要。

（2）PD和SWI/T$_2$*GRE序列用于出血的检测。

（3）T$_1$增强扫描用于慢性SDH包膜的显示。

（三）鉴别诊断

1. 意外创伤。

2. 婴儿期的良性巨颅。

3. 线粒体脑病。

4. 出血性疾病。

（四）临床问题

1. 临床表现　喂养不良、呕吐、烦躁、癫痫发作、嗜睡、昏迷、呼吸暂停、视网膜出血（约75％）。病史与受伤程度不一致："杀手沙发"（婴儿在沙发上翻滚导致的伤害）。

2. 2岁以下儿童脑损伤致死的头号原因

（1）年发病率（17～25）：100 000。

（2）危险因素：发育迟缓、哭闹、早产或出生时低体重儿的风险较高。

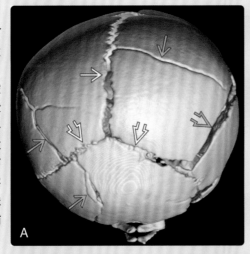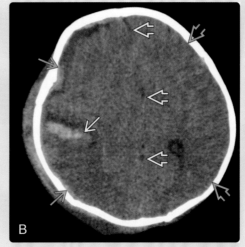

图8-33　A.9周龄患儿，从沙发翻落，头部3D CT平扫后斜位图，示显示多发复杂性颅骨骨折（蓝箭），包括移位的右顶骨骨折（空心蓝箭）。注意正常的矢状缝（白箭）和人字缝（空心白箭）。B.同一患儿轴位CT平扫图示，右侧硬膜下血肿（SDH）（蓝箭）和实质撕裂伤（白箭）伴有中线向左移位（空心白箭）和脑沟消失（空心蓝箭）

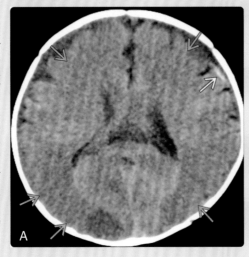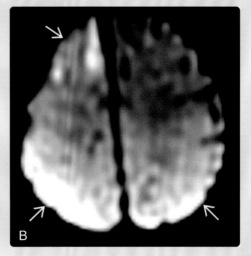

图8-34　A.4月龄男性患儿，癫痫发作，轴位CT平扫示双侧多发点状低密度影，皮质边界模糊（蓝箭）、左前额部SDH（白箭）、无骨折。这些征象对于诊断摇晃型虐待性头部创伤（AHT）价值重大。B.2月龄AHT男性患儿，轴位DWI序列MRI显示右侧额叶和双侧顶叶弥散受限（白箭），为脑实质损伤。MRI是脑实质损伤最敏感的检查方法

十七、虐待儿童，脑（Ⅱ）

（一）专业术语

1. 缩写　非意外创伤（NAT）、虐待性头部创伤（AHT）、摇晃婴儿综合征（shaken-baby syndrome，SBS）。

2. 定义　成人作用于婴儿和儿童造成的创伤。

（二）影像表现

1. 一般特征

（1）2 个主要的伤害类型（可一起发生）。①直接撞击伤：直接击打或撞击颅骨引起的结果。②摇晃伤：头部运动剧烈"往复"的结果。

（2）直接撞击伤：以颅骨骨折和下方大脑损伤为典型表现。①与头皮裂伤、血肿、肿胀关系密切。②与其他器官损伤高度相关。

（3）摇晃损伤：以硬膜下出血（SDH）和全脑实质损伤为典型表现。①与动脉分布不符的细胞毒性脑损伤。②可见桥接静脉损伤 ± 血栓形成。

（4）影像征象可能提示不同年龄的伤害。

2. 摄片　①对线性颅骨骨折检出敏感性高。CT（使用适当的技术）能更好地显示骨折；通常被用来评估颅内出血。②骨折在诊断 NAT 中的价值尚存争议。与病史中关键内容不一致。

3. CT

（1）CT 平扫是初步评估 AHT 的主要工具。

（2）颅内出血（intracranial hemorrhage，ICH）。① SDH 最常见（90％～98％）是摇晃损伤的主要特征。②蛛网膜下腔出血常见（＞50％）。③硬膜外出血不常见但亦可发生。④如果试图估计 ICH 的"年龄"，请务必慎重。

（3）硬膜下积液可能在受伤后进展。

（4）桥接静脉损伤 ± 血栓形成（40％～50％）。表现为旁正中凸面的密度增高区域。

（5）实质性缺血性损伤常见于摇晃损伤。表现为密度减低的区域（灰白质分界不清）、脑沟消失不符合动脉分布范围；可为弥漫性。

（6）实质撕裂 10％～15％。

（7）剪切伤（轴索损伤）约 15％。

（8）视网膜出血很少在 CT 上显示。

4. MRI　① DWI：诊断实质性损伤的关键序列。② T₁WI：显示高信号的出血灶或持续进展的皮质损伤。③ T₂WI：表现为新生儿皮质带和深部核团的消失。④ PD / 中回波序列：检出小的硬膜下积液的敏感性高。⑤ SWI / T₂* GRE：用于检出小的 ICH±

视网膜出血。⑥ T₁WI 增强：包膜强化是慢性 SDH 的最佳特征。

5. 影像检查推荐

（1）最佳成像工具

1）CT 平扫用于急性期评估。①对骨折的检出和显示敏感性高。②对 ICH 的检出和显示敏感性高。

2）MRI 用于 24～48 小时后确定脑损伤的程度。

3）骨骼摄片以筛查其他伤害。

（2）成像方案建议

CT 平扫：多平面重建提高检出率。①颅内小出血。②骨折（特别是骨算法和 3D 重建）。

（三）鉴别诊断

1. 意外创伤　①受伤程度与病史相匹配。②视网膜出血约占 6％。

2. 婴儿的良性巨颅　①自限性交通性脑积水。②蛛网膜下腔突出→与 CSF 密度相等。

3. 线粒体脑病　①可能导致硬膜下腔的萎缩。②戊二酸尿症（Ⅰ型和Ⅱ型）、Menkes 综合征。

4. 出血性疾病　血管性血友病、血小板减少症。

（四）临床问题

1. 临床表现

（1）最常见的体征 / 症状：①病史与受伤程度不一致。"杀手沙发"：婴儿从沙发滚到地板上造成严重损伤。②无诱因的癫痫发作和呼吸暂停，考虑 AHT 的诊断。

（2）其他体征 / 症状

1）喂养不良、呕吐、烦躁、癫痫发作、嗜睡、昏迷、呼吸暂停。

2）视网膜出血约 75％。①粗浅的检验可能导致漏诊。②可以在戊二酸尿症患者中看到。

2. 流行病学　常见于 1～6 个月大的婴儿。

3. 自然病史与预后　①死亡率：20～25％。②幸存者的高损伤率。

4. 治疗　①通知当地儿童保护组织。②多学科团队介入"儿童虐待与忽视"。

参考文献

1. Cramer JA et al: Limitations of T2*-gradient recalled-echo and susceptibility-weighted imaging in characterizing chronic subdural hemorrhage in infant survivors of abusive head trauma. AJNR Am J Neuroradiol. ePub, 2016

2. Cowley LE et al: Validation of a prediction tool for abusive head trauma. Pediatrics. 136(2):290-8, 2015

3. Nadarasa J et al: Update on injury mechanisms in abusive head trauma–shaken baby syndrome. Pediatr Radiol. 44 Suppl 4:S565-70, 2014

十八、生发基质出血

（一）专业术语

1. 生发基质：脑室周围区域脆弱的薄壁血管和迁移的神经元成分。妊娠第 34 周。

2. 早产儿、围生期压力＋脑部自动调节不良＋生发基质→出血。

（二）影像表现

1. 超声　丘脑尾状核沟的球形回声病灶。

（1）急性出血回声；血凝块回缩并成为等低回声。

（2）可能出现异常增厚的脉络丛但是回声略有不同，缺乏血管分布。

（3）冠状位和矢状位电影，通过脑室的探查有助于区分出血与正常脉络丛。

2. MRI　对检出生发基质出血（germinal matrix hemorrhage，GMH）和脑室内出血（intraventricular hemorrhage，IVH）敏感性较高。是用于检查相关脑实质异常的最佳成像方法。

3. GMH-IVH 评分系统

Ⅰ级：仅限 GMH。

Ⅱ级：GMH ＋ IVH，正常脑室大小。

Ⅲ级：GMH ＋ IVH ＋脑室扩张。

Ⅳ级：GMH-IVH ＋脑实质内出血。静脉压迫导致静脉梗死。

（三）临床问题

1. 最常见的＜ 32 周妊娠和体重＜ 1500g。

2. 1/3 ～ 1/2 的 GMH 发生在出生后第 1 天。GMH 可能发生在子宫内或出生后第 1 天。

3. 可能出现张力减退、癫痫发作、反射亢进、血细胞比容下降、烦躁、麻痹、酸中毒、喂养困难。

4. Ⅰ级和Ⅱ级出血通常预后良好。

5. Ⅲ级和Ⅳ级出血具有不同的远期影响：痉挛性双瘫、癫痫发作、发育迟缓。

6. 产前类固醇、产后表面活性物质和其他治疗能降低发生率，GMH-IVH 预后不佳。

7. CSF 分流用于出血后脑积水。

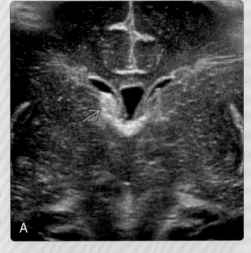
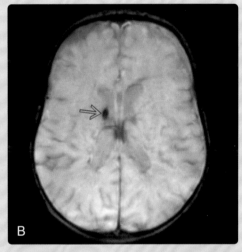

图 8-35　A. 孕 29 周出生的新生儿头部冠状位超声，示右侧的丘脑尾状核沟不对称的球形回声灶（蓝箭），为生发基质出血（GMH）。无脑室内出血（IVH），定为Ⅰ级出血。B. 同一位患儿，3 个月龄时轴位 SWI 序列 MRI 示右侧丘脑尾状核沟（蓝箭）局灶性信号丢失，与之前的 GMH 一致。没有脑室内的信号丢失，否则提示有 IVH

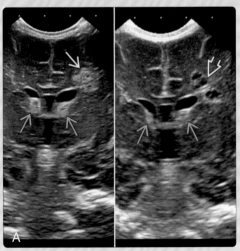
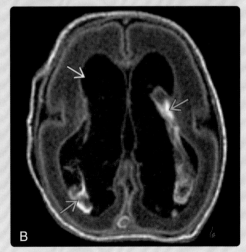

图 8-36　A.29 周的早产儿头部冠状位超声图，3 周（左）和 7 周（右）龄图显示丘脑尾状核沟的 GMHs 回声（蓝箭）。最初的球状回声灶位于左侧额叶脑室周围白质（白箭），后逐渐演变为囊性软化灶（空心白箭）。B. 妊娠 26 周出生婴儿，轴位 T₁ MRI，双侧Ⅲ级 GMHs。3 周后，IVHs 致 T₁ 局灶高信号（蓝箭）。脑室进一步扩大（白箭）发展为出血后脑积水

十九、早产儿白质损伤

（一）专业术语

定义：妊娠 34 周前发生的脑损伤导致脑室周围白质（white matter，WM）丢失。

（二）影像表现

1. 超声　对于比较严重的或晚期疾病诊断性可靠，轻度 / 中度或早期疾病的可信度低。

（1）急性：脑室周围 / 深部 WM 的强回声斑块状、球状灶。

（2）亚急性 / 慢性：脑室周围簇状囊肿。

2. MRI　对整个疾病谱均为可靠的检查方法。

（1）急性：局灶性 T_1 高信号，T_2 低信号。

1）SWI / GRE 呈低信号伴出血。

2）ADC 减低（如果成像 < 24 小时或 > 5 天，可能无法发现）。

3）MRS：乳酸峰或兴奋性神经递质增多。

（2）亚急性：脑室周围囊肿。

（3）慢性：脑室周围 / 深部 WM 体积减小。通常较少出现神经胶质增生。

（三）病理

1. 前期炎症（如绒毛膜羊膜炎）＋缺血，同时发生在脆弱的早产儿大脑上。

2. 损伤的特征反映了易感期未成熟的少突胶质细胞的分布。

（四）临床问题

1. 最初可能在临床上无任何表现 ±EEG 表现；痉挛性双瘫 / 视觉和认知障碍 ± 脑积水（进行诊断前对于了解头部大小至关重要，以区分"真空"脑室扩大）。

2. 脑瘫：1990 ～ 1993 年为 6.5%，2002 ～ 2005 为 2.2%。

（1）50% 由囊性 WM 损伤发展为脑瘫。

（2）运动和视力障碍最常见。

3. 增加使用产前类固醇、产前抗生素、动脉置管和表面活性剂能改善预后。

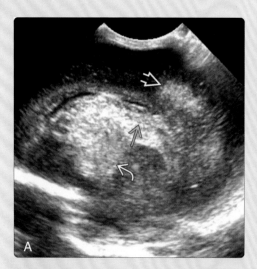
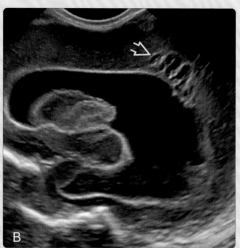

图 8-37　A. 孕 27 周 5 天龄婴儿矢状位头部超声，示脑室周围白质球状高回声（空心白箭），为缺血性损伤。还应注意到脑室出血（蓝箭）和深部灰质核团受压损伤（白弯箭）。B. 同一患儿，1 个月后头部矢状位超声，示之前的高回声脑区现已进展为囊性脑软化灶（空心白箭）。新出现的脑室扩大可能是由于脑实质体积减小或出血成分梗阻所致

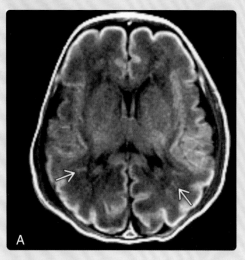
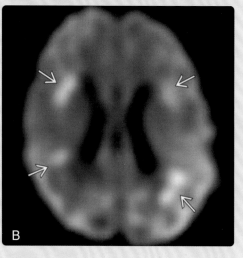

图 8-38　A. 孕 33 周 18 天龄新生患儿，患三尖瓣闭锁，轴位 T_1 MRI 示双侧顶枕部脑室周围白质局灶性高信号（白箭）。B. 同一患儿，轴位 DWI 序列 MRI 示双侧脑室周围白质相对应位置弥散受限（白箭）（ADC 图信号减低，未展示），符合缺血性损伤表现

二十、缺氧缺血性脑病

（一）专业术语

缺氧缺血导致的新生儿脑损伤。

（二）影像表现

1. 受损类型

（1）深部/中央型：基底神经节、丘脑 ± 脑干。

（2）外围型：大脑半球分水岭区的损伤。

（3）受损类型可能会重叠。

2. 超声可用于筛查，特别是在紧急情况下或明确是否有出血。对早期实质损伤不敏感。

3. MRI 是明确否有实质损伤的最佳检查方法。

（1）T_1WI 和 T_2WI MRI：通常在前几天正常。

（2）DWI MRI：判定受伤程度的最佳序列。损伤 2～7 天，受损脑区 DWI 信号增高，ADC 信号降低。

（三）病理

1. 深部/中央型是由于短时间（10～25 分钟）且相对严重的缺氧导致的。

2. 外周型是由于持续时间较长的不太严重的缺氧所致。

3. 早产新生儿更容易出现白质损伤和出血。

（四）临床问题

1. Sarnat 阶段（基于临床和 EEG 表现）

Ⅰ（轻度）：亢奋/烦躁、瞳孔散大、心率上升。

Ⅱ（中度）：嗜睡、肌张力减退、瞳孔缩小、心率下降。

Ⅲ（严重）：昏迷、弛缓、反射缺失、癫痫发作。

2. 深部/中央型→运动障碍性脑瘫。

3. 周边型→痉挛性脑瘫。

4. 治疗包括复苏、纠正液体和电解质紊乱、癫痫发作治疗、低温。

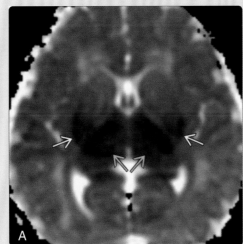
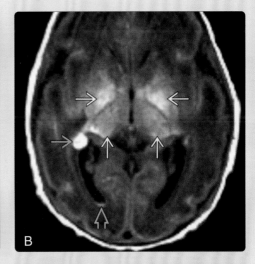

图 8-39 A. 足月产 3 天龄男性患儿（Apgar 评分分别为 1、1 和 1），轴位 ADC MRI 示丘脑（蓝箭）和后外侧核团（白箭）弥散受限，为严重的缺氧缺血性脑病（HIE）的脑深部受损。B. 孕 31 周胎盘早剥的早产儿出生后 11 天，轴位 T_1 MRI 显示双侧丘脑和苍白球的不规则高信号（白箭）。注意 GMH（蓝箭）和小分层 IVH（空心蓝箭），此为早产儿 HIE 的常见表现

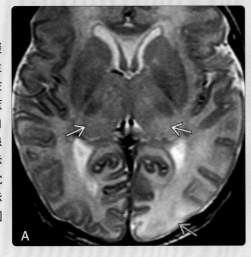
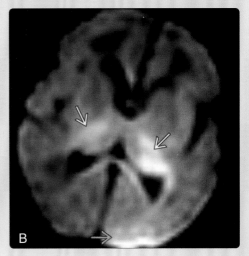

图 8-40 A. 由于心动过缓行紧急剖宫产的男孩，出生后 4 天轴位 T_2 MRI，示左侧枕叶灰白质分界消失（蓝箭）、信号增高＋丘脑（白箭）信号增高。B. 同一患儿轴位 DWI 序列 MRI，示双侧丘脑（白箭）和左侧枕叶（蓝箭）广泛受累，提示严重损伤，包括中央和周围成分

二十一、儿童脑卒中

（一）专业术语

由于血管完整性破坏导致神经功能的急性改变。

（二）影像表现

1. CT 平扫：受累的灰质密度减低。

2. CT 平扫：岛状带征，岛叶皮质模糊不清。

3. CT 平扫：大脑中动脉（middle cerebral artery，MCA）高密度征，MCA 的血栓。

4. MRI：在动脉闭塞 30 分钟内表现为弥散受限。

5. MRI：动脉闭塞后 4～6 小时，FLAIR / T_2 受影响的脑区出现明显细胞毒性水肿。

6. MRI：梗死后强化通常发生在 5～7 天后。

7. CTA / MRA：在早期评估和明确病因中起关键作用（如夹层、动脉病变）。

8. 关于急性卒中风险脑区，MRI 灌注成像可以提供有价值的信息。

（三）鉴别诊断

癫痫相关损伤、急性脑炎、线粒体脑病、后部可逆性脑病。

（四）病理

1. 主要原因：心脏病（约 25%）、烟雾病、动脉夹层、中枢神经系统血管炎、血液学 / 代谢。

2. 约 25% 的病例未发现潜在病因。

（五）临床问题

1. 发病率：美国每年（2～3）/100 000。死亡率：0.6/100 000。

2. 儿童出现症状通常迟于成人（> 24 小时）。

3. 昏睡、昏迷、烦躁可能会掩盖局部体征。

4. 小儿急性脑卒中通常非手术治疗：儿童溶栓 / 取栓术尚需进一步研究。

5. 儿童康复能力显著 > 成人。

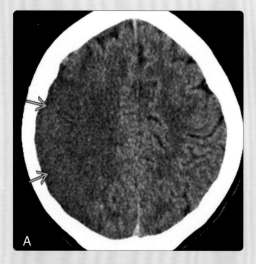
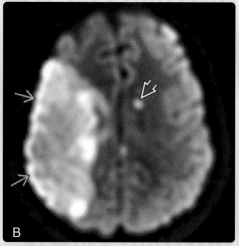

图 8-41　A.15 岁女性扩张性心肌病患儿，轴位 CT 平扫示右侧大脑中动脉（MCA）分布区一个较大范围的低密度区（蓝箭）。脑沟消失、灰 - 白质分界消失。B. 同一患儿，轴位 DWI 序列 MRI，证实为右侧大脑中动脉（MCA）分布区弥散受限（蓝箭）。注意左侧侧脑室旁的点状弥散受限病灶（空心白箭）。多血管分布区的梗死提示栓塞部位位于近端

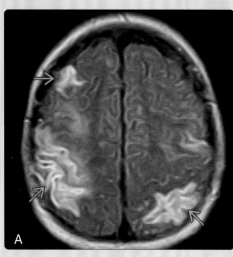
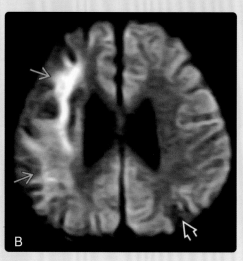

图 8-42　A.2 岁女性烟雾病患儿（主要是颈内动脉远端闭塞形成"烟雾状"的侧支血管），轴位 FLAIR 序列 MRI 示两侧大脑半球的多脑区细胞毒性水肿（蓝箭）。B. 同一患儿，轴位 DWI 序列 MRI 示右侧额顶叶的弥散受限（蓝箭），提示急性 / 亚急性梗死。左侧顶叶无弥散受限（空心白箭），提示陈旧性梗死

二十二、动静脉畸形

（一）专业术语

高血流量的血管畸形，通过动脉和静脉巢（而非毛细血管床）进行动静脉分流。

（二）影像表现

1. 典型征象　脑实质出血破入脑室，周围异常血管呈簇状（巢）伴有粗大的引流静脉。

2. CT 平扫　脑实质的出血；小的未破裂的动静脉畸形（AVM）通常不可见。

3. CTA　强化的供血动脉、畸形血管团和引流静脉；血肿压迫可能会掩盖 AVM。提供快速诊断、并为治疗提供丰富信息。

4. MRI　T_1 高信号提示出血；T_2 流空的低信号。

5. MRA/MRV　粗略显示 AVM 的构成，引流静脉内血流相关信号反映动静脉分流。

6. DSA　较高的时间和空间分辨率，诊断 AVM 的金标准，能够明确病灶组成成分＋动脉瘤、血管狭窄。

（三）鉴别诊断

1. 海绵状血管畸形。

2. 出血性肿瘤。

（四）临床问题

1. 大部分的 AVMs 是偶发的（仅 2％伴有综合征）；可由正常的脑组织发展而来。

2. 表现：急性出血（头痛、意识丧失）约 50％、癫痫约 25％、局部神经改变约 15％、偶发症状约 10％。

3. 既往有 AVM 破裂的事件，每年的出血风险增加 2％～4％。除非较深的引流静脉，或位于深部脑区。

4. 出血造成的占位效应常需要急诊手术减压。

5. 对于潜在的 AVM，依据多种因素采取具体治疗方案［切除、血管内栓塞和（或）立体定位放疗］。

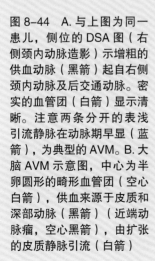

图 8-43　A. 15 岁女性患儿，意识丧失伴瞳孔散大，轴位 CT 平扫示右侧颞叶后部和枕叶出血（蓝箭）、周围脑实质水肿（空心白箭）。枕叶内侧可见小钙化点（白箭），提示存在相关的血管畸形。B. 同一患儿的轴位的 CT 血管成像图显示紧密的充满畸形血管团的结构（白箭），伴有周围静脉的扩张（蓝箭），证实为 AVM

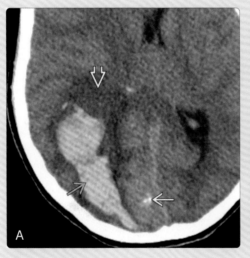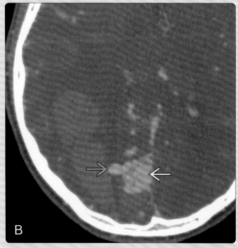

图 8-44　A. 与上图为同一患儿，侧位的 DSA 图（右侧颈内动脉造影）示增粗的供血动脉（黑箭）起自右侧颈内动脉及后交通动脉。密实的血管团（白箭）显示清晰。注意两条分开的表浅引流静脉在动脉期早显（蓝箭），为典型的 AVM。B. 大脑 AVM 示意图，中心为半卵圆形的畸形血管团（空心白箭），供血来源于皮质和深部动脉（黑箭）（近端动脉瘤，空心黑箭），由扩张的皮质静脉引流（白箭）

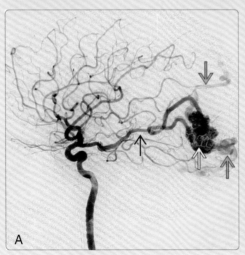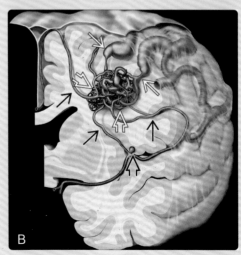

二十三、海绵状血管畸形

（一）专业术语

良性血管性病变，扩张的血窦壁薄且不成熟，其内包含不同时期的出血成分。

（二）影像表现

1. CT 平扫　高密度病灶 ± 钙化；50％不可见。

2. CT 增强　实际的病灶不强化。

3. MRI　中心信号不均伴有 T_2 低信号环。

（1）爆米花样改变，内部伴有液 - 液平面。

（2）FLAIR 序列，病灶周围的高信号表明有新鲜出血。

（3）SWI/T_2*GRE 序列，对小病灶比较敏感。

（三）鉴别诊断

1. 弥漫性轴索损伤。

2. 静脉梗死。

3. 脑内出血。

4. 肿瘤。

（四）病理

1. 病因学：脑实质微出血后有新生血管生成并反复出血。

2. 70％单发，30％多发（有放疗史或常染色体介导的家族性海绵状血管畸形综合征）。

3. 25％的病例伴发育性静脉畸形（developmental venous anomaly，DVA）。

（五）临床问题

1. 头颅 MRI 检查，儿童中发生率约 0.6％。

2. 症状：1/2 有偶发症状、1/4 伴有癫痫发作、1/4 伴有神经系统疾病。

3. 增加年出血风险的因素

（1）Zabramski MRI 分型（Ⅰ和Ⅱ＞Ⅲ、Ⅳ）。

（2）先前有出血。

（3）位于脑干。

（4）相关的 DVA。

4. 治疗：外科全切，DVA 慎用。DVA 切除→静脉损伤和静脉栓塞。

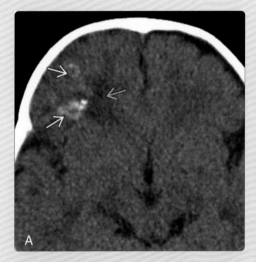
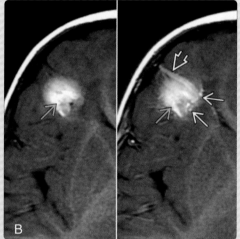

图 8-45　A.1 岁患儿，患有面部局部抽搐，轴位 CT 平扫示右侧额叶见不均匀的高密度肿块（白箭），病灶深部见低密度区（为水肿）（蓝箭）。B. 同一患儿轴位的 T_1 平扫（左）和 T_1 增强（右）MRI，示病灶内高信号（蓝箭）（Zabramski Ⅰ型）伴多发小血管（白箭）沿内侧边缘汇入引流静脉（空心白箭），符合发育性静脉畸形表现。25％的海绵状血管畸形伴发 DVAs

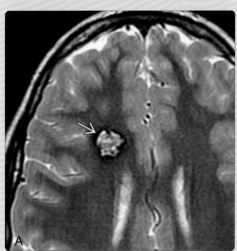
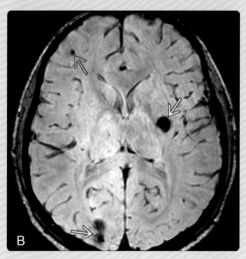

图 8-46　A.15 岁头痛患儿，轴位 T_2 MRI 示典型的爆米花样改变，Zabramski Ⅱ型海绵状血管畸形，病灶中心呈网状混杂信号，周围伴有低信号环（白箭）。B. 15 岁多发家族性海绵状血管畸形综合征患儿，轴位 SWI 图示两个较大的病灶（白箭）分别位于左侧基底节区和右侧枕叶，一个较小的病灶（蓝箭）（Zabramski Ⅳ）位于右侧额叶。两个较大的病灶在 T_2 序列可见，但较小的病灶仅在较为敏感的 SWI 序列上显示

二十四、发育性静脉畸形

（一）专业术语

先天性脑实质血管畸形，仅由发育成熟的静脉组成。

（二）影像表现

1. 扩大的髓质（白质）静脉伞形聚集（"水母头"）汇聚成单条扩大的引流静脉。

2. 引流到深静脉或浅静脉系统。

3. 通常是单独的，大小可变（＜ 2 ～ 3 cm）。

4. 部位：幕上（70%）、幕下（30%）。

5. MRI 检查通常可见；CT 很少显示。

（1）在 MRI 增强序列上清晰可见；也可在其他平扫序列上显示。

（2）周围实质异常约占 11%，通常为不确定的病因。

1）胶质细胞增生（瘢痕形成）、水肿、脱髓鞘。

2）体积缩小。

（三）病理

1. 发病率为 6.4%，通常是孤立的。

2. 并发症

（1）脑实质海绵状血管畸形约 6%。

（2）其他静脉畸形：颈面部（特别是眼眶）、蓝色橡皮疱疹痣综合征。

（3）皮质畸形。

（4）颅内肿瘤（罕见）。

（四）临床问题

1. 出血：单发病灶年发生率约 0.15%；以下情况可致出血风险增高。

（1）引流静脉狭窄或血栓形成。

（2）同时伴发海绵状血管畸形。

2. 通常无症状；很少伴发头痛、癫痫（皮质发育不良引起）或神经功能障碍（海绵状血管畸形出血所致）。

3. 孤立性静脉畸形的治疗：无（试图切除可能导致大面积的静脉梗死）。

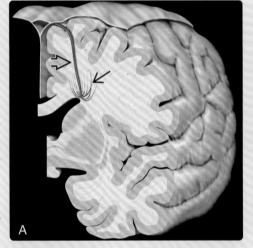
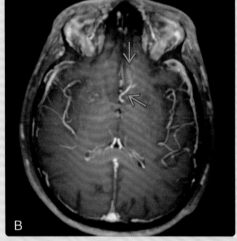

图 8-47　A. 斜冠状位示意图示经典的静脉发育畸形（DVA），呈伞状的"水母头"样扩大的髓质（深部白质）静脉（黑箭）汇聚于扩张、跨越皮质的引流静脉（空心黑箭）。此例中"收集"静脉引流入上矢状窦，但也可以引流到各种正常静脉结构（这取决于 DVA 位置）。B. 17 岁疑似脑炎患者，轴位 T₁ 增强 FS 序列 MRI MIP 图示，偶然发现的左下额部 DVA（蓝箭）

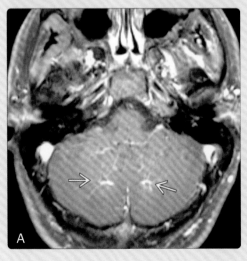
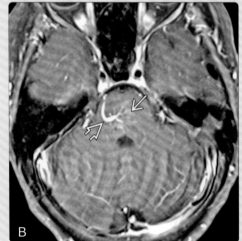

图 8-48　A. 蓝色橡皮疱疹痣综合征（blue rubber bleb nevus syndrome, BRBNS）患者，轴位 T₁ 增强 FS 序列 MRI 示双侧小脑 DVAs（白箭）。BRBNS 患者有多发皮肤和胃肠道的静脉畸形，并可能有颅内异常静脉引流。B. 同一患者轴位 T₁ 增强 FS 序列 MRI，示经典的"水母头"样表现，扩张的静脉（白箭）引流入明显的"收集"静脉（空心白箭）。脑干是 DVA 少见的发生部位（＜ 5%）

二十五、代谢性脑病

（一）专业术语

1. 先天性代谢异常，影响大脑

（1）代谢物在局部和（或）全身积累。

（2）不包括线粒体脑病和脑白质营养不良。

2. 黏多糖（mucopolysaccharidoses，MPS）Hunter，Hurler，Sanfilippo，Morquio，Maroteaux-Lamy，Sly，Natowicz 综合征。

3. 有机酸和胺基酸代谢异常

（1）枫糖尿病（maple syrup urine disease，MSUD）。

（2）苯丙酮尿症。

（3）非酮症高甘氨酸血症（nonketotic hyperglycinemia，NKH）。

4. 尿素循环障碍　尿素循环中酶的缺乏。

5. 脂肪酸氧化障碍　短链、中链、长链或长链酰基辅酶 A。

6. 脱氢酶缺乏症　肉碱棕榈酰转移酶（carnitine palmitoyl transferase，CPT）缺乏症（CPT1，CPT2）。

（二）影像表现

1. MPS　扩大的血管周围间隙，通常在 T_2WI 序列 MRI 上表现为斑片状的白质高信号。

2. MSUD　水肿主要累及脑干和小脑白质。

3. NKH　新生儿中内囊后支、背侧中脑和小脑白质弥散受限和信号异常。

4. 尿素循环障碍　弥漫性脑水肿，包括基底神经节或丘脑。

5. 中链酰基辅酶 A 脱氢酶（MCAD）缺乏症　大脑皮质水肿。

（三）诊断流程

新生儿急性发病时需考虑代谢性疾病诊断：特征性的实验室检查异常可能提供参考。

（1）尿素循环障碍→高氨血症。

（2）MCAD 缺乏→严重低血糖。

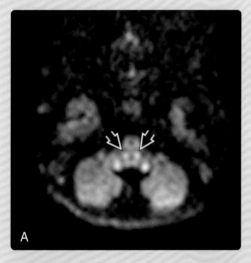
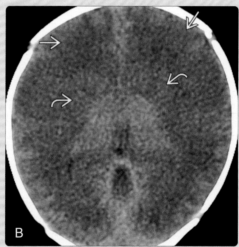

图 8-49　A. 非酮症的高甘氨酸血症新生儿，轴位 DWI 序列 MRI 示脑桥 - 延髓交界区特征性的背侧被盖束弥散受限（空心白箭）。B. 先天性鸟氨酸转氨甲酰酶（α尿素循环酶）新生儿，轴位 CT 平扫示弥漫性大脑（白箭）及基底神经节（白弯箭）的低信号，由于高氨血症引起的细胞毒性水肿导致灰白质分界不清

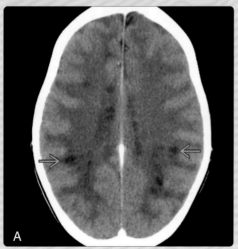
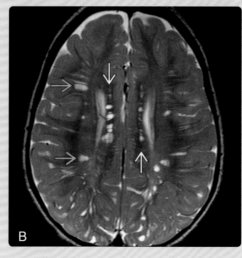

图 8-50　A.14 岁 Hurler 综合征 [黏多糖病（MPS）I] 患儿，CT 平扫示了多处大脑白质区密度减低病灶（蓝箭），提示扩大的血管周围间隙。B.2 岁 Hunter 综合征（MPS Ⅱ）患儿，轴位 T_2 MRI 示增大的血管周围间隙（蓝箭）贯穿整个大脑半球包括胼胝体的体部（白箭）

二十六、TORCH 感染

（一）专业术语

TORCH / TORCHES：先天性感染的缩写，病原体经胎盘传播而引起。

（1）弓形虫病（Toxoplasmosis, toxo）：弓形虫。

（2）其他：寨卡（Zika）病毒等。

（3）风疹病毒（rubella virus）。

（4）巨细胞病毒（cytomegalovirus，CMV）。

（5）疱疹（herpes）：单纯疱疹病毒 2（Herpes simplex virus 2，HSV-2）。

（6）人体免疫缺陷病毒（human immuno-deficiency virus，HIV）。

（7）梅毒（syphilis）：梅毒螺旋体。

（二）影像表现

1. Toxo、CMV、HIV、Zika 和风疹都会引起脑实质的钙化。

2. CMV 导致迁移性缺陷，白质胶质细胞增生 / 脱髓鞘和颞叶囊性病灶。

3. 风疹、Zika 和 HSV 引起脑叶破坏 / 脑软化。

4.± 小头畸形（非 Zika 独有）。

（三）临床表现

1. CMV 是美国最常见的 TORCH 感染病毒。

（1）出生时可以出现（10%）伴小头畸形、肝大、瘀点皮疹。

（2）55% 的全身性疾病有中枢神经系统受累。

（3）更昔洛韦可能对 CMV 感染的婴儿有效。

2. Zika 在出生时，通常表现为小头畸形。

3. 先天性弓形虫病出生时通常不明显，通常出现在 2～3 个月时；乙胺嘧啶和磺胺嘧啶可用于治疗。

4. 风疹带有瘀点皮疹、低出生体重、白瞳症（白内障）。

5. 在分娩过程中获得的 HSV 通常在 3～15 天，出现癫痫发作、嗜睡；一旦怀疑尽早用阿昔洛韦治疗。

6. HIV：发育迟缓 6～12 个月；抗反转录病毒在第二和第三孕期及分娩期间治疗可以防止传播艾滋病病毒。

7. 梅毒→新生儿无法正常发育、烦躁，婴儿骨痛；青霉素治疗。

图 8-51　A.1 岁先天性巨细胞病毒（CMV）感染和感音神经性听力损失患儿，冠状 T$_2$ MRI 示弥漫性异常白质信号（蓝箭）和灰白色分界不清，反映迁移异常。B.4 岁先天性 CMV 患儿，轴位 T$_1$ MRI 示大面积皮质异常增厚，右侧大脑半球脑沟的减少（白弯箭），反映了异常的神经元迁移。更细微的异常可以在左侧大脑半球显示（白箭）

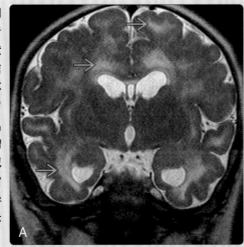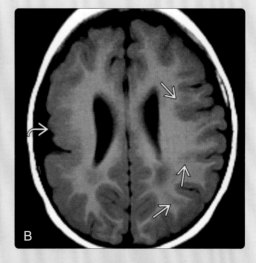

图 8-52　A. 子宫内 Zika 病毒感染的婴儿，轴位 CT 平扫示脑室周围和皮质下的钙化（蓝箭）、伴有显著的脑体积减小，导致小头畸形（尽管存在脑室扩大）（由医学博士 T. Fazecas 提供）。B.13 月龄先天性弓形虫感染的婴儿，轴位 CT 平扫显示多个周边点状钙化（白箭）不伴白质破坏或迁移异常

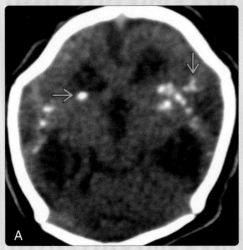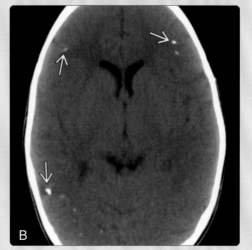

二十七、脑脓肿

（一）专业术语

脑实质的局灶性化脓性感染。

（二）影像表现

1. 早期脑炎　边界不清的皮质病灶伴有占位效应，斑片状强化（CT/MRI）。

2. 晚期脑炎　T_2WI 低信号环，边缘环形强化（CT/MRI）。

3. 早期脓腔　边界清楚的 T_2WI 低信号环，薄壁强化（CT/MRI）。

4. 晚期脓腔　囊腔变小，水肿及占位效应变小，囊壁较厚（CT/MRI）。

（三）鉴别诊断

血肿恢复期、毛细胞型星形细胞瘤、脱髓鞘。

（四）临床问题

1. 25％发生于年龄＜15岁的患者。

2. 约90％的患者伴有头痛，而发热仅占50％；癫痫、精神状态发生改变，局部神经功能损伤少见。

约75％的患者 ESR 升高，50％的患者白细胞计数升高。

3. 腰穿是存在风险的。腰穿引起的颅后窝脓肿是导致脑疝的常见原因。

4. 死亡率达30％，主要取决于脓肿的大小、部位、感染的病原微生物的毒性，患者的身体状况。

5. 治疗

（1）抗生素（对于单发的＜2.5cm病灶或者是早期脑炎或许有效）。

（2）激素用于治疗水肿和占位效应。

（3）外科引流或切除可能需要。

（4）邻近部位的引流（如鼻旁窦、乳突）。

6. 治疗不足或未治疗的并发症

（1）脑室内破裂、脑室炎（可能是致命性的）、脑膜炎、新发病灶。

（2）占位效应、脑疝。

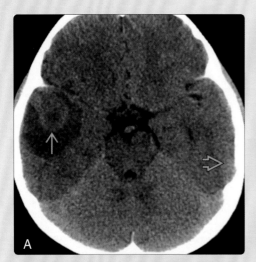
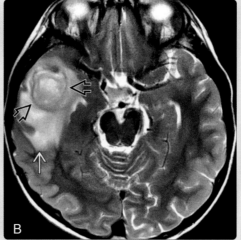

图 8-53　A. 癫痫患者，轴位 CT 平扫示右侧颞叶圆形病灶，边缘可见连续性的与灰质（空心蓝箭）呈等密度的环（蓝箭），周围可见血管源性水肿。B. 同一患者轴位 T_2 MRI 示晚期脑脓肿伴有边界清晰的低信号环（空心黑箭）和周围广泛的血管源性水肿（白箭）。特征性的 T_2 低信号环反映了胶原、出血和（或）顺磁性自由基的出现

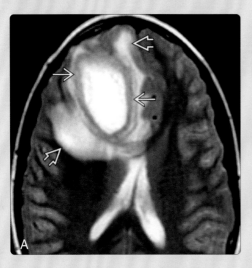
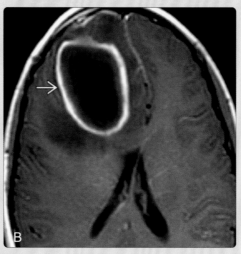

图 8-54　A.13岁头痛、眩晕患儿，轴位 T_2 MRI 示卵圆形高信号病灶，伴有低信号囊壁（白箭）和周围血管源性水肿（空心白箭）。B. 轴位 T_1 增强扫描示边界光整、边缘连续环形强化病灶（白箭）。这些是脑脓肿的典型特征。坏死性肿瘤更加不均质、不规则的强化，没有 T_2 低信号环

二十八、急性脑炎

（一）专业术语

感染源引起的急性脑部炎症，最常见的就是病毒。

（二）影像表现

1. 大部分病毒性脑炎影像表现多且不具特异性，难以和其他疾病鉴别。

（1）一般表现为范围较大、边界不清的脑实质的异常，± 斑片状出血。可累及灰质和白质，深部灰质核团，脑干和小脑半球。

（2）脑实质轻度或无强化。

（3）软脑膜轻度强化。

2. 某些病原体（HSV）具有特征性表现。

（1）典型的颞叶和下额叶出血。

（2）但是，很多由 HSV1 感染的患儿却不具有此特征，而是表现为多脑叶分布。

3. 大部分患者初期的 CT 表现是阴性的。

（三）鉴别诊断

1. 急性缺血。

2. 癫痫持续状态。

3. 线粒体脑病。

（四）病理

1. 疱疹：最常见的散发性病毒性脑炎。包括 HSV1、HSV2、CMV、EBV、水痘带状疱疹病毒、B 病毒、HSV6、HSV7。

2. 在美国具有显著的季节性变化，因为虫媒病毒是由蚊或蜱虫传播的；旅游史有助诊断。

（五）临床问题

1. 临床表现、范围广，从轻度脑膜炎到重度脑炎的症状。发热，厌食，意识丧失，癫痫发作，局部的神经系统症状，伴或不伴有前驱症状。

2. 快速的诊断、早期抗病毒和抗菌治疗能够降低死亡率，改善预后。

图 8-55 A.6 岁西方尼罗河病毒性脑炎患儿，轴位 CT 平扫示弥漫型的脑沟变浅（蓝箭），灰白质分界尚清晰。大脑凸面的脑沟在任何年龄均应该清晰可见，它们的消失意味着一定程度的弥漫性的脑水肿。B. 1 岁 EBV 脑炎患儿，轴位 T₂WI 示双侧基底节区对称性病变（蓝箭）。EBV 病毒是导致双侧基底节区或丘脑对称性信号异常的常见病毒之一

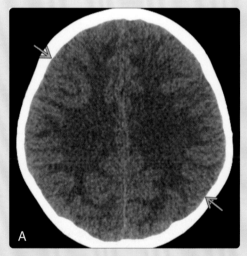
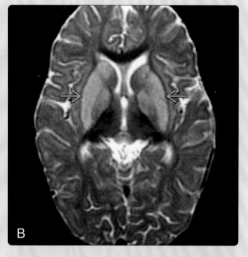

图 8-56 A.13 天龄播散性 HSV 患儿，轴位 CT 平扫示枕叶的出血性损伤（蓝箭）。围生期的 HSV 感染主要是 HSV2 病毒通过产道传播。年龄稍大的儿童大部分是 HSV1 感染。B.15 月龄急性坏死性脑炎并发流感患儿，轴位 T₂WI 序列 MRI 示丘脑严重的水肿（蓝箭），病毒性脑炎暴发性和致死性并发症的特征表现

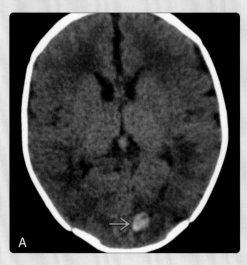
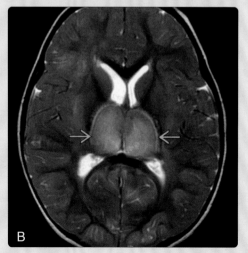

二十九、脱髓鞘疾病

（一）专业术语

获得性的脱髓鞘过程，通常是自身免疫和以炎症为特征：多发性硬化症（multiple sclerosis，MS）、急性播散性脑脊髓炎（acute disseminated encephalomyelitis，ADEM）、莱姆病、视神经脊髓炎（neuromyelitis optica，NMO）（a.k.a.Devic 病）。

（二）影像表现

1. 最佳成像工具　MRI 颅脑平扫 ± 增强；± 眼眶。

2. MS　多发病灶，通常散发；很少有占位效应。

（1）胼胝体受累，大脑半球白质。

（2）垂直于脑室边缘；通常是小静脉周围。

3. ADEM　通常是脑干和丘脑受累。

4. 莱姆病　± 脑神经炎症。

5. NMO　伴有脊髓损伤的视神经炎。

（三）病理

1. MS　可能是在基因易感个体，由病毒感染导致的自身免疫反应。

2. ADEM　感染或接种疫苗后。

3. 莱姆病　由螺旋体 Borrelia burgdorferi 引起。

4. NMO　与血清水通道蛋白 4 免疫球蛋白相关的 G 抗体；20% ～ 30% 的病例是血清阴性的。

（四）临床问题

1. 3% ～ 5% 的 MS 在 15 岁之前诊断。

（1）ADEM 更常见于儿童。

（2）20% 的儿童 MS 最初诊断为 ADEM。

2. MS：急性视神经炎最初受损 / 复视、虚弱、麻木、刺痛、步态紊乱导致约肌控制降低、失明、瘫痪、痴呆。MS：45% 的患者未受到严重影响。

3. ADEM：脑神经麻痹、脑病、前驱症状后头痛 2 天至 4 周；10% ～ 35% 的患者有癫痫；经典单相的。

4. 莱姆病：蜱叮咬周围扩散性皮疹（慢性红斑移行）。

5. NMO：快速视力丧失；随后的脊髓症状。

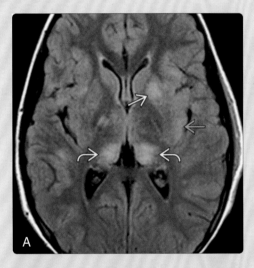
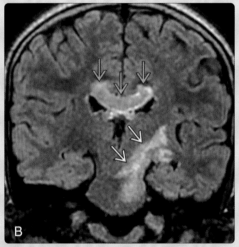

图 8-57　A.9 岁精神状态改变和反射亢进患儿，轴位 FLAIR 序列 MRI 示边界不清的丘脑（白弯箭）、基底节区（白箭）、岛叶（蓝箭）高信号病变。深部核团的受累是急性播散性脑脊髓炎相对常见的特征。B.12 岁视神经脊髓炎和膀胱功能障碍患儿，冠状位 FLAIR 序列 MRI 示胼胝体（蓝箭）和左侧小脑角（白箭）较大范围的病变

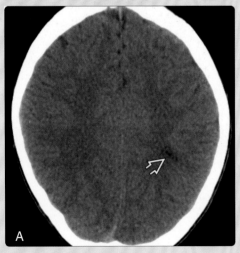
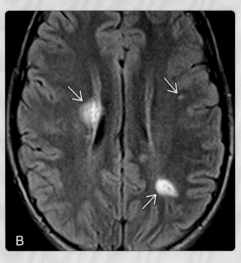

图 8-58　A.14 岁呕吐患儿，轴位 CT 平扫示非特异性低密度区（空心白箭），位于左后额叶皮质下白质。B.同一患儿第 2 天轴位 FLAIR 序列 MRI 示数枚卵圆形多发性硬化斑块（白箭），活动性病变还会表现出强化和弥散受限（此处未显示）

第九章 脊　柱

一、儿科脊柱检查方法

影像检查方式

1. 超声　当新生儿腰骶椎表面的皮肤发现病灶，并意味着存在或潜在脊柱异常时，常需要对脊柱进行成像检查。在以下这些情况下，常需要进行更深入的影像检查：婴儿血管瘤、毛斑、脂肪块、附属物、分叉的臀痕、不典型凹陷（不包括常见的浅凹、肛门附近的中线浅凹）。在出生后 4 个月内，超声擅于观察椎管内结构的形态和空间关系，包括脊髓、脑脊液和神经根。超声可以发现脊髓圆锥低位或椎管内肿块，这可能与脊髓栓系有关，脊髓栓系需要释放以防止长期的神经损伤。出生后 4～6 个月后，大多数儿童脊椎软骨已经骨化，声窗不足以支持超声波探测脊柱。因此，需要使用其他方法进行检查。

2. 摄片　除了婴儿期，儿童脊柱最常见的成像方式是普通平片。这通常用于背痛和（或）怀疑脊柱侧弯的患儿。通常需要两个投射方位（正位和侧位）。在颈椎外伤的情况下，能配合检查姿势（包括张口）的患者需要拍摄专门观察齿状突／齿突凹的方位的图像。需要注意的是，颈胸交界／处和上胸段椎体的侧位图很难评估，可能需要额外的投射方位（或 CT）才能得到足够的显示。

过伸过屈位常用来探查脊柱的不稳定性（尤其是颈椎），但放射学和临床显著不稳定性之间的相关性一直存在争议。

由于强烈怀疑腰椎峡部裂（或应力诱发的椎弓根峡部不连），一些临床医师会要求拍摄斜位片。然而，许多放射学家不建议此项检查（因为很难提供有用的信息）并选择另一种成像方式（如靶向 CT 或 MRI 成像）。

当主要关注脊柱侧弯时，所获得的脊柱全长正位通常是从检查／骨科手术医师的角度（他正在检视患者的背部）显示的，而不是假定我们与患者面对面。

3. CT　在考虑到急性创伤发生原因（如交通意外或跌倒）和（或）症状需要对脊柱损伤进行快速评估时，计算机断层扫描（CT）发挥着极其重要的作用。由于担心内脏损伤而接受胸部、腹部和（或）盆腔 CT 扫描的患者，这些扫描的 CT 数据通常可以重建为脊柱 CT 图像，而不需要额外的扫描时间或

辐射剂量。相反，患者的受伤和表现只发生在某个特定区域（如颈椎），可能只需要脊柱成像而不需要额外的内脏评估。受伤机制、意识水平（如格拉斯哥昏迷评分）和其他神经症状的综合因素将有助于对 CT 或摄片检查方法的选择。在检测轻微移位性骨折时，CT 比摄片敏感性更高、X 线片难以显示关键骨解剖结构的骨折（通常由于许多结构的重叠），与之相比 CT 更具优势。CT 还能良好地显示复杂性骨折。然而，对于神经系统完好且摄片提示可能有轻微压缩性骨折的背痛患者，CT 通常没有帮助，在这种情况下，随后的非急诊 MR 检测骨髓水肿是最有用的（骨髓水肿有助于鉴别新鲜轻度压缩性骨折和通常发生在胸椎的正常发育形成的椎体楔形变）。

骨 CT 平扫对腰椎峡部裂或骨样骨瘤具有最高的敏感性和特异性，联合靶扫描（只扫描感兴趣层面）将大大减少辐射剂量。在这种情况下，骨 CT 可以与核医学 SPECT 骨扫描相结合，提供生理和解剖学信息。骨 CT 也可用于复杂脊柱侧弯患者术前评估，尽管这种情况下通常由患者的主管骨科医师进行选择。

增强扫描在脊柱 CT 中很少用到，因为 CT 能够良好显示骨骼，而不能良好地显示神经或周围软组织。

4. 磁共振成像　MRI 成像可以最大程度清楚地显示神经组织、椎间盘、骨髓和周围软组织。它能检测引起液体含量增加的病变（包括绝大多数骨折、感染和肿瘤），这使得它对大多数异常具有最高的敏感性和特异性。它特别有助于检出和显示脊髓病变，包括先天性异常。外伤情况下，MRI 能检出非移位性骨折（通过骨髓水肿的显示）及 CT 不能显示的韧带撕裂（可能被提示）。对于婴儿，如果超声发现异常，可以进一步行 MRI 成像。

增强扫描通常只用于疑似感染、炎症或肿瘤的病例。

5. 核医学　应用核医学来评估脊柱的神经组织（不像大脑），这一做法尚未得到业界广泛认可。然而，核医学检查可能有助于观察 CSF 流动（如复杂性脑室引流问题的患者）或检出骨骼病变（包括感染、脊椎峡部裂、骨样骨瘤和朗格罕细胞组织细胞增多症等），特别是当后者没有明确的定位体征时。

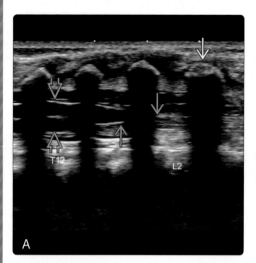
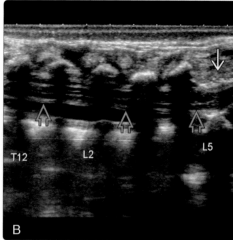

图 9-1 A.5 周龄腰部皮肤痣患儿，纵切位超声显示正常脊髓（空心蓝箭）逐渐变窄形成正常脊髓圆锥（蓝箭），止于 L_2 上部水平。部分骨化的棘突（白箭）引起后方声影。在接下来的几个月里，骨化程度的增加将使脊柱内结构观察起来更加模糊。B.2 天龄异常臀裂患儿，纵切位超声示延长的脊髓（空心蓝箭），栓系于一个脂肪团（白箭），符合脂肪瘤型脊髓脊膜膨出

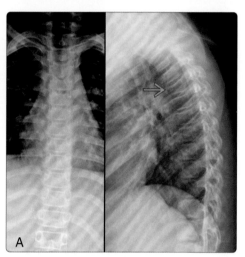
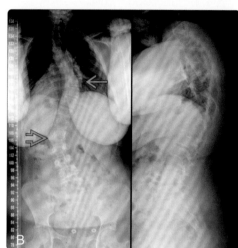

图 9-2 A.7 岁患儿，跌倒后上背部痛，胸椎前后位（左）和侧位（右）摄片示胸 4 椎体轻度压缩性骨折致椎体前部轻度楔形变（蓝箭）。B.14 岁女孩，青少年特发性脊柱侧弯，后前位（左）和侧位（右）示典型的胸椎右侧（蓝箭）和腰椎左侧（空心蓝箭）侧弯顶点，不伴有明显的脊柱后凸或前弯。注意正位视图是从检查者/整形外科手术医师角度进行显示

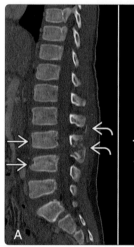
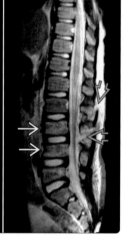
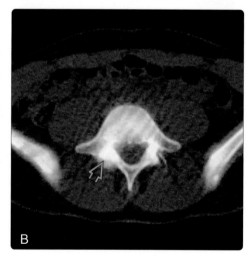

图 9-3 A.骨CT矢状位（左）和 STIR 序列 MRI（右）图，示混合骨和软组织的 Chance 骨折，脊椎前、中、后柱分别在两个不同层面显示。CT 和 MRI 示前、中柱断裂（白箭）。CT 示后柱断裂（白弯箭），但 MRI 能更好地显示韧带损伤（空心蓝箭）。B. 腰骶连接处，轴位 ^{99m}Tc SPECT–CT 融合图，示右椎弓峡部裂致放射性示踪剂高摄取（空心蓝箭）

参考文献

1. ACR Appropriateness Criteria: Back Pain—Child. https://acsearch.acr.org/docs/3099011/Narrative/. Published 2016. Accessed March 31, 2017

2. ACR Appropriateness Criteria: Suspected Spine Trauma. https://acsearch.acr.org/docs/69359/Narrative/. Published 1999. Reviewed 2012. Accessed March 31. 2017

3. Huisman TA et al: Pediatric spinal trauma. J Neuroimaging. 25(3):337-53, 2015

4. Palasis S et al: Acquired pathology of the pediatric spine and spinal cord. Pediatr Radiol. 45 Suppl 3:S420-32, 2015

5. Rossi A: Pediatric spinal infection and inflammation. Neuroimaging Clin N Am. 25(2):173-91, 2015

6. Malfair D et al: Radiographic evaluation of scoliosis: review. AJR Am J Roentgenol. 194(3 Suppl):S8-22, 2010

7. Grimme JD et al: Congenital anomalies of the spine. Neuroimaging Clin N Am. 17(1):1-16, 2007

（一）影像表现

1. 开放性神经管缺损导致 Chiari 2 型畸形。

2. 胎儿超声 /MRI：腰骶部闭合不全，伴薄壁、充满液体的脊髓脊膜膨出囊＋颅内 Chiari 2 型畸形征象（柠檬征、香蕉征、± 脑室扩大）。

3. 出生后、修复术后，脊柱 MRI 检查。

（1）覆盖的软组织缺损。

（2）神经基板（远端非神经索段）插入被覆盖的远端硬膜囊的背面。

（3）脊髓延长（脊髓圆锥低位）持续存在。

（4）脊椎后部闭合不全骨性缺损持续存在。

4. 脊椎修复后，头颅超声随访脑室大小。80%～85% 有脑积水需要脑脊液分流。

（二）病理

1. 妊娠第 4 周神经管闭合失败。

2. 和母体叶酸缺乏和叶酸代谢异常有关。

（三）临床问题

1. 最常见的神经功能障碍：下肢、肠、膀胱功能障碍；脊柱缺损程度越高，运动和躯体感觉障碍越严重。

2. 功能障碍通常在脊椎修复和脑脊液分流后稳定下来。随后的神经功能恶化促使影像检查评估其他异常，如硬膜环收缩、脊髓缺血、脊髓空洞、皮样 / 表皮样、蛛网膜囊肿、脑干受压、分流功能障碍。

3. 死亡率：10%～ 30% 在成年之前死亡。

4. 干预措施

（1）怀孕 / 备孕女性补充叶酸。

（2）分娩后 48 小时内将脊髓脊膜膨出闭合，以稳定神经功能缺损和预防感染。

（3）子宫内手术修复：减少分流需要，降低 Chiari 2 型畸形发生；可能改善神经功能。

（4）术后并发症的处理。脊髓松解、脑脊液分流。

图 9-4　A. 矢状位示意图示脊膜和神经基板通过闭合不全的脊柱缺损区膨出。脊髓低位（白箭），终止于暴露的神经基板（空心白箭）。插入的轴位图示神经根（蓝箭）起源于腹侧基板，和膨出的脊膜、神经基板一样通过闭合不全的脊柱缺损区（白弯箭）。B.22 周龄胎儿，矢状位 SSFP 序列 MRI，示腰骶部脊髓脊膜膨出（空心蓝箭），同时伴 Chiari 2 型畸形（蓝箭）

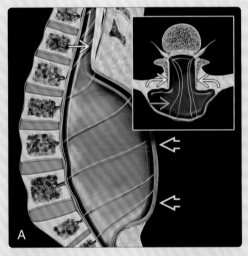

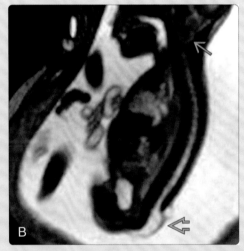

图 9-5　A. 与图 9-4 为同一胎儿，腰骶部脊髓脊膜膨出，轴位 T_2 SSFSE 序列 MRI，示神经基板（蓝箭）（或远端非神经索段）暴露在脊髓脊膜膨出囊背侧表面。B. 同一患儿 6 月龄，脊柱矢状位 T_2 MRI 示脊髓脊膜膨出修复术后脊髓持续伸长的变化（如低位圆锥）（空心蓝箭）。这个患者出现脊髓空洞症（蓝箭），属常见并发症

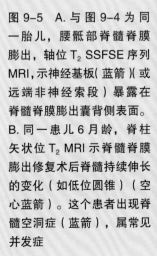

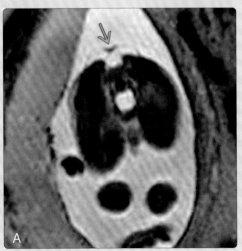

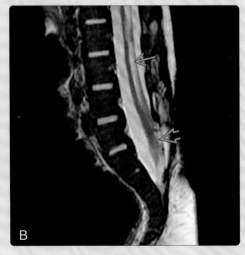

三、背侧皮窦

（一）专业术语

1. 从皮肤表面向椎管延伸的中线／中线旁皮下窦道。

2. 位于沿神经轴从头盖骨到臀间裂的任何位置；最常见的部位（约70%）在臀间裂以上腰骶部。

（二）影像表现

1. 小婴儿使用超声检查；正常或较大患儿用 MRI 检查。

2. 皮下组织内中线／中线旁线样走行。

3. 可终止于任何地方，从皮下组织（盲端）到脊柱（硬膜外、硬膜内／鞘内，甚至髓内）。

4. ± 沿窦道的表皮样／皮样囊肿（约50%）。

5. ± 脊髓栓系伴低位脊髓圆锥、硬膜内脂肪瘤、脊髓分裂畸形。

（三）鉴别诊断

1. 尾骨窝／单纯骶骨浅窝。

2. 藏毛窦／囊肿。

3. 无窦道的表皮样／皮样囊肿。

4. 脂肪脊髓脊膜膨出（或其他隐形闭合不全）。

（四）临床问题

1. 临床表现

（1）无症状，偶尔发现臀间裂以上皮肤浅凹 ± 皮肤红斑。色素沉着、毛细血管畸形／染色或多毛症。

（2）感染（如脑膜炎、脓肿）。

（3）脊髓栓系或压迫引起的神经功能障碍。较高的病变与脊髓栓系综合征或（表）皮样病变与下肢及膀胱进行性功能障碍有较高的相关性。

2. 背侧皮毛窦通常需要切除整个窦道。椎管内受累在影像学上可能观察不到（需要对硬脊膜进行手术探查）。

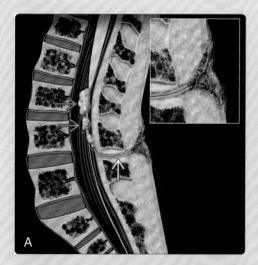
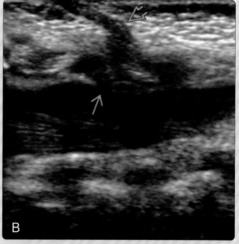
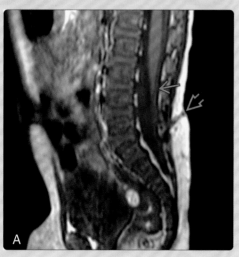
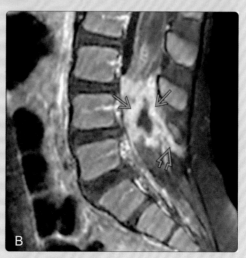

图9-6　A.矢状位示意图可见皮窦（白箭）从皮肤表面延伸到椎管，止于脊髓圆锥表皮样囊肿（蓝箭）。此例窦口开口有明显的皮肤浅凹，伴毛簇和毛细血管斑。B.腰椎部皮肤表面浅凹婴儿，矢状位超声示背部皮下组织内低回声皮窦（空心蓝箭）。硬脊膜局部缺损（蓝箭）证实皮窦与硬膜囊、蛛网膜下腔相通

图9-7　A.同一患儿矢状位 T_1 MRI，示背侧皮下组织 T_1 低信号皮窦（空心蓝箭）。脊髓圆锥低位（蓝箭），约位于 $L_{3\sim4}$ 椎间隙层面。没有发现相关椎管内肿块或囊肿。B.同一患儿3岁，矢状位 T_1 增强+FS 序列 MRI，示局部蔓延、边缘性强化的椎管内脓肿（蓝箭）。注意还有沿背侧皮窦的强化（空心蓝箭），进入椎管

（一）专业术语

脊髓栓系综合征：临床诊断；影像检查适用于特定的筛选或评估是否伴其他相关异常，以便制定手术方案。

（二）影像表现

1. 可能发生栓系的征象

（1）脊髓圆锥低于 $L_2 \sim L_3$ 椎间盘水平，紧绷或直接贴于硬膜囊背侧。

1）缺乏 CSF 搏动所致 DE 脊髓圆锥运动。

2）俯卧时，缺乏被动性腹侧移位。

（2）终丝厚度＞2mm（轴/横断面图像上 $L_5 \sim S_1$ 水平）。

（3）脊髓圆锥 ± 脂肪回声（超声）或 T_1 明显高信号脂肪团。

（4）± 骨/软组织神经管闭合不全。

2. 尽管脊髓圆锥无异常表现，临床上仍有存在栓系的可能。

3. 婴儿（6 个月内）超声筛查，用于较高发生风险的脊柱异常（如某些皮肤红斑或相关系统异常）。

4. MRI 可明确有无潜在异常，对于临床症状明显的较大患儿可用于手术方案的制订。

（三）临床问题

1. 皮肤红斑：高达 50%

（1）毛斑、血管瘤、皮赘、不典型浅窝。

（2）脊髓栓系可见于临床上明显的开放性和闭合性神经管闭合不全。

2. 脊髓栓系症状：下肢乏力、痉挛、感觉下降、反射下降、膀胱功能障碍。

3. 最常见的症状出现在快速生长期间（4 ～ 8 岁和青少年生长发育）。

4. 有症状患者：早期预防性手术。

（1）切除肿块（如有）、松解脊髓、修补硬脊膜。

（2）大多数患者在脊髓松解术后，神经功能障碍得到改善或稳定。

5. 影像学检查脊髓栓系而无临床症状患者：治疗方案有争议。

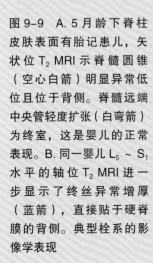

图 9-8　A.8 天龄 VACTERL 综合征新生儿，腰椎矢状位超声示脊髓圆锥（白弯箭）延伸至 $L_5 \sim S_1$ 水平。尽管患儿俯卧，脊髓圆锥仍位于背侧。B.同一患儿，矢状位 T_2 MRI，示脊髓圆锥（白弯箭）下方终丝增厚（蓝箭），提示栓系。未见肿块影。高达 40% VACTERL 综合征患儿将被诊断为脊髓栓系

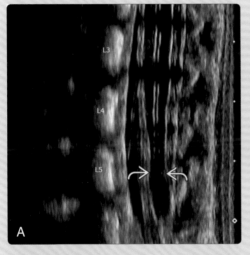

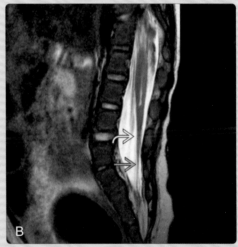

图 9-9　A. 5 月龄下脊柱皮肤表面有胎记患儿，矢状位 T_2 MRI 示脊髓圆锥（空心白箭）明显异常低位且位于背侧。脊髓远端中央管轻度扩张（白弯箭）为终室，这是婴儿的正常表现。B.同一婴儿 $L_5 \sim S_1$ 水平的轴位 T_2 MRI 进一步显示了终丝异常增厚（蓝箭），直接贴于硬脊膜的背侧。典型栓系的影像学表现

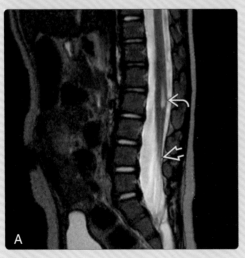

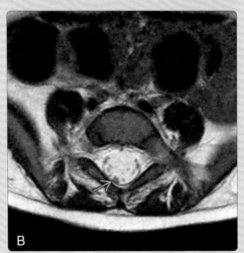

五、骶尾部畸胎瘤

（一）专业术语

1. 畸胎瘤由多种类型的实质细胞组成，细胞来源＞1个胚层组织，通常含全部3个胚层组织。

2. 骶尾部畸胎瘤（sacrococcygeal teratoma，SCT）起自尾骨。

3. SCT良、恶性（17%）均有。

（二）影像表现

1. SCT常含有骶前成分；外部/外生性生长比内生性生长更常见。

2. 不均质实性和囊性肿块。

3. 肿块内含有钙化、脂肪、出血、囊变、各种软组织成分。

4. ± 实性成分中等到高血供。

5. MRI最适合显示椎管内生长。

（三）病理

1. 美国儿科学会外科分会分型

Ⅰ型（47%）：肿块主要位于外部。

Ⅱ型（34%）：哑铃状，位于盆腔内和外部的肿块大小相似。

Ⅲ型（9%）：主要位于腹腔/盆腔内。

Ⅳ型（10%）：完全位于内部，没有外部肿块。

2. Currarino 三联征　骶前肿块（SCT或前脊膜膨出），直肠肛管畸形，骶骨异常。

（四）临床问题

1. 临床表现：多种多样，从在母体子宫内诊断的大、外部肿块（需要产前干预或改变分娩计划）到因尿路症状和便秘而延迟诊断的完全内部肿块。

（1）对出生时发现的良性肿瘤预后良好。

（2）胎儿血管丰富且生长快速→积液、瘤内出血、破裂→死亡。妊娠30周前出现积液，死亡率超过90%。

（3）随年龄增长，恶性特征增加，Ⅳ型。

2. 完整的手术切除必须包括尾骨。

3. 复发风险5%～15%。

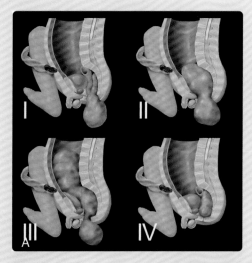

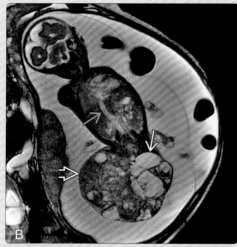

图9-10　A.SCT分型方案：Ⅰ型以外生为主，Ⅱ型内外肿块大小相似，Ⅲ型腹腔内成分较大，Ⅳ型完全内生性。B. 双胎妊娠，冠状位SSFP序列MRI，示胎儿有一个从会阴向外延伸的大、主要为外生性的SCT。注意肿块内的实性（空心白箭）和囊性（白箭）成分。由于肿瘤血流丰富致下腔静脉（蓝箭）明显扩张。然而，没有看到积液

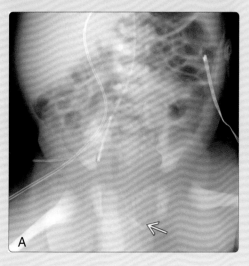

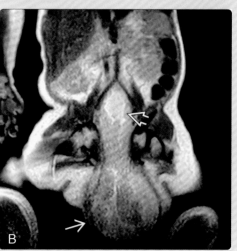

图9-11　A. 新生男孩，有突出的臀部肿块，前后位摄片示新生儿盆腔和会阴软组织影，伴耻骨下不规则钙化（白箭）。B. 同一婴儿冠状位T_2MRI示不均质实性肿块向外突出（白箭），并哑铃状向内部延伸（空心白箭），本例为Ⅱ型SCT，主动脉分叉角度扩张

六、椎间盘炎 / 脊椎骨髓炎（Ⅰ）

（一）专业术语

椎间盘及邻近椎体的细菌性化脓性感染。

（二）影像表现

1. 以椎间盘为中心的病变 幼儿椎间隙变窄，相邻终板不规则。腰骶椎（75%）＞胸椎＞颈椎。

2. 早期 MRI成像是最为敏感、特异的成像方式。

（1）椎间盘信号异常及强化。

（2）边界不清的骨髓异常信号及强化。

（3）椎旁及硬膜下蜂窝织炎或脓肿。

3. 亚急性 终板破坏 / 侵蚀。

4. 慢性 骨密度增高 ± 椎体融合。

（三）鉴别诊断

1. 朗格罕细胞组织细胞增生症。

2. 脊椎转移。

3. 慢性复发性多灶性骨髓炎（chronic recurrent multifocal osteomyelitis，CRMO）。

4. 终板退行性变。

（四）病理

1. 血行播散至带富含血管的椎间盘或软骨下椎体生长板。

2. 金黄色葡萄球菌是最常见的病原体。

（五）临床问题

1. 发病高峰：6个月至4岁。

2. 表现多样、非特异性症状（这可能会使儿童的诊断延迟数周）。走路困难，背部 / 髋部疼痛，发热（＜50%）。

3. ESR、CRP、WBC升高。

4. 经验性静脉使用广谱抗生素治疗，直至病变局限，然后用机体特异性肠外抗生素治疗6～8周。

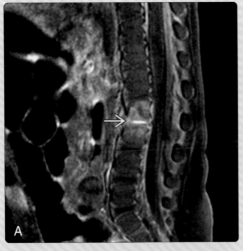
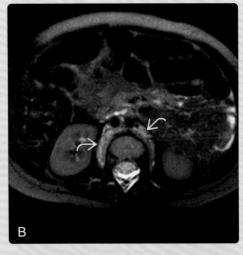

图9-12 A.7月龄婴儿，正中矢状位T₁增强FS序列MRI，示L₂～L₃椎间隙（白箭）境界不清、异常强化。邻近椎体的骨髓也可见片状异常强化。在邻近的椎旁软组织或硬膜外间隙未发现可被引流的脓液。B. 同一椎间盘炎患儿，轴位T₂ MRI示椎体前外侧软组织异常增厚、境界不清的液体信号（白弯箭）

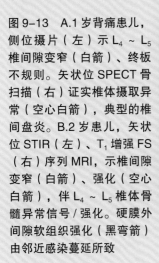
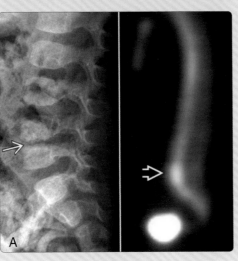
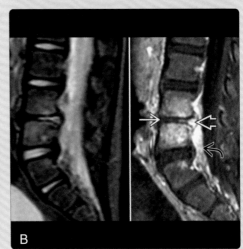

图9-13 A.1岁背痛患儿，侧位摄片（左）示L₄～L₅椎间隙变窄（白箭）、终板不规则。矢状位SPECT骨扫描（右）证实椎体摄取异常（空心白箭），典型的椎间盘炎。B.2岁患儿，矢状位STIR（左）、T₁增强FS（右）序列MRI，示椎间隙变窄（白箭）、强化（空心白箭），伴L₄～L₅椎体骨髓异常信号 / 强化。硬膜外间隙软组织强化（黑弯箭）由邻近感染蔓延所致

（一）专业术语

定义　椎间盘及邻近椎体的细菌性化脓性感染。

（二）影像表现

1. 摄片　①症状出现后 2 ～ 8 周为阴性。②初始终板、椎体骨质溶解。③椎间隙变窄。④治愈后骨密度增加 ± 椎间隙消失椎体融合。⑤治疗延迟 / 失败后全椎体骨质破坏 / 塌陷。

2. MRI

（1）椎间隙异常：①椎间盘高度减低，正常信号和形态消失。②增强后弥漫性或边缘性强化。

（2）椎间盘邻近椎体骨髓信号异常：①液体信号增加，境界不清，在 FS T_2 或 STIR 图像上最明显。②除非发生坏死，增强后通常有强化。

（3）椎旁和硬膜外感染或脓肿：①境界不清的液体信号、脂肪沉积。②弥漫性强化 vs. 积聚物边缘性强化。

（4）随访：单一的 MRI 征象与临床并不完全匹配。影像学异常持续数月，并不一定表示残留 / 复发感染。

3. 核医学　骨扫描：摄取的增加可以对非特异性的症状和体征进行定位。

4. 影像检查推荐

（1）最佳检查方式：① MRI 提供了很好的诊断细节。②核医学骨扫描可以对非特异性的症状和体征进行定位。

（2）检查方案建议：① STIR 或 FS T_2 序列 MRI，可评价骨髓及软组织受累情况。② FS T_1 增强 MRI 可评价椎旁及硬膜外脓液引流情况。

（三）鉴别诊断

1. 朗格罕细胞组织细胞增生症

（1）骨髓强化 ± 骨质溶解破坏；强化的软组织肿块；椎间盘正常。

（2）单一层面与非连续层面多灶性受累。

（3）椎体塌陷→椎板塌陷。

2. 慢性复发性多灶性骨髓炎

（1）自身免疫性骨炎。

（2）很少累及椎间盘。

3. 脊柱转移

（1）儿童罕见→神经母细胞瘤、白血病。

（2）骨髓异常，椎间盘间隙存在。

4. 退行性改变

（1）儿童罕见。

（2）骨髓正常 ± 椎体终板正常。

（四）病理

病因

（1）病理生理学：①儿童椎间盘和椎板高度血管化。②血源性播散是椎间盘 / 软骨下骨最常见的来源。腰骶部（75％）＞胸椎＞颈椎。

（2）最常见的病原体：金黄色葡萄球菌。

（五）临床问题

1. 临床表现

（1）好发年龄：6 个月至 4 岁。

（2）儿童临床症状多变，无特异性。行走困难、背部 / 臀部疼痛、发热（＜ 50％）、易怒。

（3）ESR、CRP、WBC 升高。

2. 治疗

（1）经验性静脉使用广谱抗生素治疗，直至病变局限。

（2）6 ～ 8 周组织特异性肠外抗生素。

（3）脊柱支架固定 6 ～ 12 周。

（4）如果血液培养阴性和非手术治疗失败，可能需要 CT 引导下或手术活检。

（5）除晚期感染外很少有手术指征。

（六）诊断流程

图像判读要点如下：以椎间盘为中心的病变：异常的形态、信号、椎间盘和邻近椎体骨髓的强化提示儿童椎间盘炎 / 骨髓炎。

参考文献

1. Principi N et al: Infectious siscitis and spondylodiscitis in children. Int J Mol Sci. 17(4):539, 2016
2. Fucs PM et al: Spinal infections in children: a review. Int Orthop. 36(2):387-95, 2012
3. Spencer SJ et al: Childhood discitis in a regional children's hospital. J Pediatr Orthop B. 21(3):264-8, 2012
4. Treglia G et al: The role of nuclear medicine in the diagnosis of spondylodiscitis. Eur Rev Med Pharmacol Sci. 16 Suppl 2:20-5, 2012
5. Chandrasenan J et al: Spondylodiscitis in children: a retrospective series. J Bone Joint Surg Br. 93(8):1122-5, 2011
6. Dunbar JA et al: The MRI appearances of early vertebral osteomyelitis and discitis. Clin Radiol. 65(12):974-81, 2010
7. de Lucas EM et al: CT-guided fine-needle aspiration in vertebral osteomyelitis: true usefulness of a common practice. Clin Rheumatol. 28(3):315-20, 2009
8. Kowalski TJ et al: Follow-up MR imaging in patients with pyogenic spine infections: lack of correlation with clinical features. AJNR Am J Neuroradiol. 28(4):693-9, 2007
9. Ledermann HP et al: MR imaging findings in spinal infections: rules or myths? Radiology. 228(2):506-14, 2003

八、吉兰－巴雷综合征

（一）专业术语

以急性无力和反射减弱为特征的综合征，由多发性神经炎引起，主要依赖临床诊断。

（二）影像表现

1. 马尾和脊髓圆锥软脊膜均匀强化：腹侧神经根＞背侧神经根。可能略增厚，但无结节状改变。

2. 可看到脑神经强化。

（三）病理

1. 炎性免疫介导的脱髓鞘。

2. 70％吉兰－巴雷综合征的病例有前驱感染。

（1）空肠弯曲杆菌或巨细胞病毒感染。

（2）疫苗接种后可导致发病，但两者间具体相关性尚未确认。

3. 诸多变异/亚型

（1）急性炎性脱髓鞘性多神经根神经病：美国最常见的一种类型。

（2）急性运动轴索性神经病：单纯运动形式。

（3）Miller-Fisher 变异（约 5％）：眼麻痹、共济失调、反射障碍、肌力正常。

（四）临床问题

1. 上升性麻痹后迅速出现的急性弛缓性麻痹或远端感觉异常。

（1）上升到脑干可涉及脑神经。不常见的下行模式与肉毒杆菌中毒相似。

（2）常表现为自主神经紊乱和无反射。

（3）感觉缺失常见但不严重。

2. 血浆置换或静脉注射免疫球蛋白治疗（intravenous immunoglobulin，IVIg）。严重情况下，延长呼吸支持时间。

3. 大多数患者在 2～3 个月时有所好转；30％～50％在 1 年内有持续症状；2％～10％复发。

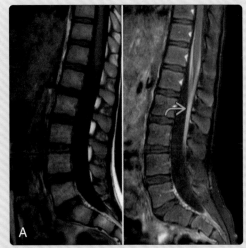
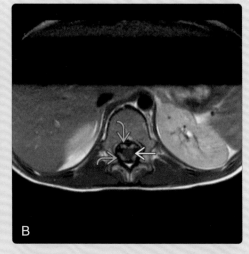

图 9-14　A.10 岁吉兰－巴雷综合征（GBS）患儿，矢状位 T₁（左）、T₁增强 FS（右）序列 MRI，示马尾神经根明显强化（蓝弯箭）。B. 同一患儿轴位 T₁增强 MRI，相对于脊髓圆锥（白箭），神经根（蓝弯箭）显著强化。某些神经根强化可以是正常的，但此种程度的强化不是生理性的

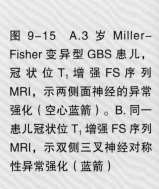
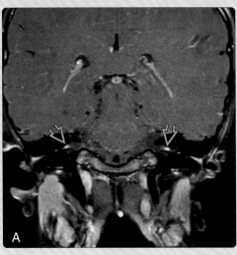
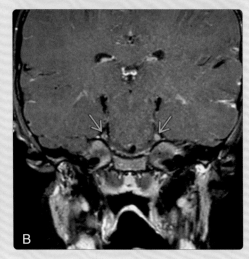

图 9-15　A.3 岁 Miller-Fisher 变异型 GBS 患儿，冠状位 T₁增强 FS 序列 MRI，示两侧面神经的异常强化（空心蓝箭）。B. 同一患儿冠状位 T₁增强 FS 序列 MRI，示双侧三叉神经对称性异常强化（蓝箭）

九、横贯性脊髓炎

（一）专业术语

1. 不明原因脊髓炎性疾病，导致双侧运动、感觉和自主神经功能障碍。

2. 需要排除导致脊髓炎症的其他可确定原因：视神经脊髓炎、多发性硬化（MS）、急性播散性脑脊髓炎、莱姆病。

（二）影像表现

1. 高达 40% 影像表现正常。

2. 胸段比颈段更常见。

3. > 2 个椎体长度（通常更长）。

4. 脊髓增粗、表面平滑伴脑脊液消失。

5. MRI T_2 序列脊髓信号增高。

（1）累及 > 2/3 的脊髓横断面。

（2）一般位于脊髓中间位置，周围不受累。

6. 多达 1/2 的病例没有强化。

7. 受影响的脊髓可能会逐渐萎缩。

（三）病理

可为特发性或与全身疾病相关、与前驱症状相关的临床综合征；1/3 无病因。

（四）临床问题

1. 两个发病高峰：10～19岁，30～39岁。

2. 前驱症状类似病毒感染，可在数天内迅速进展，神经功能损伤达到高峰。

3. 有明确感觉障碍平面的双侧症状和体征、带状感觉障碍、痛觉和温觉丧失、截瘫或四肢瘫痪、膀胱和肠道功能障碍；随着时间的推移，低张力→痉挛和反射亢进。CSF 细胞增多、IgG 指数升高或 MRI 强化提示脊髓炎症。

4. 高剂量静脉类固醇冲击治疗；治疗无效的病例可行血浆置换。预后：好、中、差各占 1/3。

5. 典型单相病程；复发率在 24%～40%。有复发必须考虑 MS。

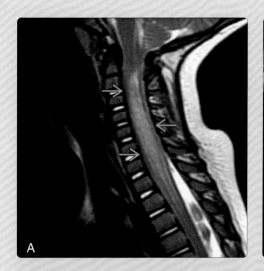
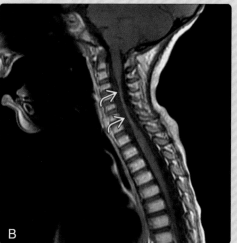

图 9-16　A.2 岁患儿流感疫苗接种 6 天后出现四肢瘫痪，矢状位 T_2 MRI 示颈段及上胸段脊髓肿胀、信号增高，颈段蛛网膜下腔 CSF 消失（蓝箭）。B. 同一患儿 7 个月后，矢状位 T_1 增强 MRI 示颈髓明显萎缩（白弯箭），多达 1/3 的横贯性脊髓炎患者存在持续性固定性神经功能障碍，常伴异常影像表现

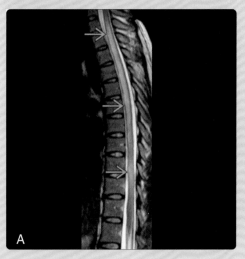
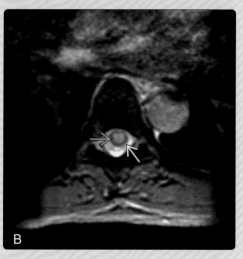

图 9-17　A. 矢状位 T_2MRI，所见脊髓长节段、异常高信号及脊髓肿胀（蓝箭），横贯性脊髓炎的特征。B. 同一患儿轴位 T_2^* GRE 序列 MRI，示脊髓中央弥漫性高信号（蓝箭）。注意脊髓的外周未受累（白箭），横贯性脊髓炎的典型表现

十、颅颈交界区损伤

（一）专业术语

上颈部区域创伤：枕部到 C_2。

（二）影像表现

1. 由于儿童早期骨骼的动态变化，成人正常的颈椎测量值可能无法应用于儿童。

2. 摄片：用于初步筛选。

（1）仅行摄片检查，> 20% 的颈椎骨折被遗漏。

（2）10% 的颅颈交界（craniocervical junction, CCJ）骨折由 CT 而非摄片检出。

（3）脊髓损伤在影像上可无异常表现（Spinal Cord Injury With Out Radiographic Abnormality, SCIWORA）。

3. CT：关节间隙增大且不对称；± 斜坡后血肿及髓周出血。

4. MRI：韧带断裂；脊髓、骨髓及软组织水肿 / 出血。

5. MRA：± 椎动脉损伤（常临床隐匿）。

（三）临床问题

1. CCJ 损伤最常见于 1 ~ 10 岁。头部过大、韧带松弛和肌肉未发育成熟可能是原因之一。

2. 发病时神经状态可能与预后有关。

3. 寰枕分离：许多人在得到救治前死亡；25% ~ 30% 的神经系统完整。

4. Jefferson（C_1）骨折：轴向负荷损伤（如跳水）。

5. 齿状突和 Hangman 骨折：屈曲或牵张伸展（通常是交通事故）。

6. 旋转损伤：表现为疼痛斜颈；先前可能很少或没有外伤。

7. 治疗

（1）暂时固定，以防止进一步伤害。正确的固定以防止医源性损伤。

（2）脊髓撞击紧急减压术。

（3）内部或外部手术固定。

（4）急性脊髓损伤不再推荐使用类固醇。

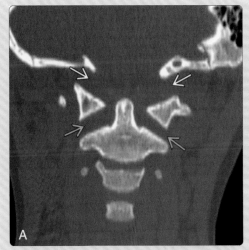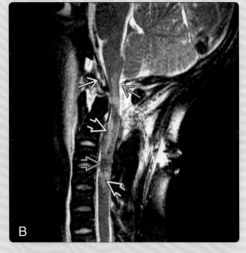

图 9-18 A.9 岁女孩交通事故受伤，CT 平扫冠状位示寰枕关节（白箭）和寰枢关节外侧（蓝箭）间隙增宽，提示严重寰枕关节脱位（AOD）和寰枢脱位。B. 同一患者矢状位 STIR 序列 MRI 显示同一患者的覆膜断裂（白箭）、寰枕后韧带完全断裂（蓝箭）。脊髓见高信号（挫伤可能）（空心白箭）及一些点状低信号（出血可能）（空心蓝箭）

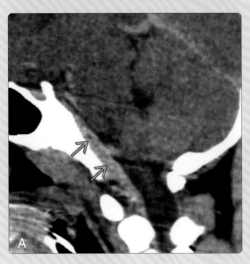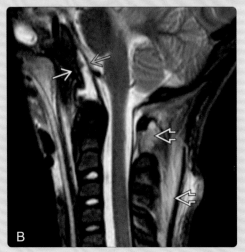

图 9-19 A.7 岁女童交通事故受伤，CT 平扫矢状位示斜坡与覆膜间高密度病变（出血）（蓝箭）。斜坡后血肿提示 AOD，除非被证明另有原因。B. 同一患儿矢状位 STIR 序列 MRI 示线状低信号的覆膜（蓝箭）被推离斜坡（白箭）。注意后颈部软组织广泛的异常信号，提示严重的屈曲相关损伤（空心白箭）。脊髓显示正常

十一、Chance 骨折

（一）专业术语

1. 同义词：屈曲牵张性损伤，安全带骨折。

2. 定义：脊柱前柱的压缩性损伤伴中后柱牵张性损伤。

（1）前柱：前纵韧带。椎体前 1/2、前部纤维环。

（2）中柱：后纵韧带，椎体后 1/2、后部纤维环。

（3）后柱：椎弓、关节突关节囊韧带、黄韧带、棘间和棘上韧带。

3. 可累及全部骨结构、韧带（罕见"机会均等"），或部分累及（最常见）。

4. 3 柱牵张可以影响邻近层面。

（二）影像表现

1. 78% 发生于 T_{12} ～ L_2。

2. 椎体前部楔形变。

3. 后部椎体和韧带牵张性损伤导致。

（1）局部脊柱后凸。

（2）正位片示椎弓根与椎板较宽"分裂"。

（3）关节突关节分离伴棘突间距离增加。

（4）由于棘突的移位，前后位摄片示椎体透亮度增加。

（三）临床问题

1. 创伤性背痛 ± 神经系统损伤。

2. 典型病史：机动车碰撞时受安全带束缚，腹部皮肤表面可见安全带样痕迹。高达 40% 的患者可见 3 处束缚（不仅仅是安全带）。

3. 高达 80% 的患者有严重的腹部损伤。肠 / 肠系膜（最常见），主动脉。

4. 骨损伤不稳定。如果骨折复位不能保持，需要支撑与固定。

5. 骨和韧带损伤，或单纯韧带损伤。愈合预后不良，除非进行融合治疗。

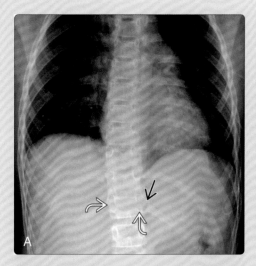
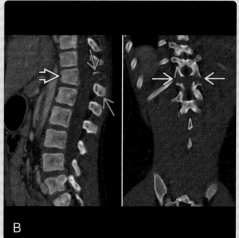

图 9-20 A. 青少年患者系着安全带在车祸中受伤，正位胸片示 T_{12} 椎弓根横行透亮线（白弯箭），肋椎关节间隙增宽（黑箭），提示 Chance 骨折。B. 同一患者矢状位（左）和冠状位（右）骨窗增强 CT，示 T_{12} 椎体前部楔形变（空心白箭），水平骨折将胸椎附件"劈开"（白箭）。注意移位 / 牵张的 T_{12} 棘突骨片（蓝箭）

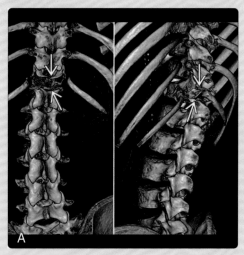
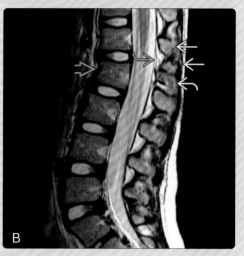

图 9-21 A. 同一患儿 CT 3D 成像，后斜位清楚显示 T_{12} 附件水平"劈开"和牵张（白箭），Chance 骨折后柱损伤的特征性表现。B. 7 岁患儿矢状位 T_2MRI，示 L_2 椎体前部轻度楔形变（空心蓝箭），伴黄韧带（蓝弯箭）、棘间韧带（白弯箭）和 L_2 附件（白箭）断裂

十二、椎弓崩裂和脊椎滑脱（Ⅰ）

（一）专业术语

1. 椎弓崩裂 关节峡部缺损 / 断裂。

2. 脊椎滑脱 椎弓峡部裂＋相对于下方椎体，向前滑脱。

（二）影像表现

1. 摄片（不敏感）"狗带项圈"征（站立时腰椎斜位摄片示峡部骨质缺损）。

2. 骨 CT

（1）峡部线性透亮线或骨质缺损。矢状位或斜矢状位重建成像对评估至关重要。

（2）轴位成像不完全环征 ± 分离。

（3）矢状位重建图像上椎体滑脱和椎间孔狭窄。

（4）对侧椎弓根、椎板继发性硬化和（或）增生。

3. SPECT 骨扫描成像有助于诊断

（1）单侧或双侧椎体后部结构局灶性强摄取。

（2）陈旧性或骨质愈合可能为阴性（正常）。

4. SPECT/CT 通过解剖和生理学明确诊断。

5. MRI 脂肪抑制液体敏感技术骨髓及软组织水肿显著性增高。

（三）病理

反复微小创伤致应力性骨折。

1. 年轻时参加体操、举重、摔跤、板球和美式足球。

2. 累及 L_5 占 85%，L_4 占 5%～15%。

（四）临床问题

1. 无临床症状（80%）；背部疼痛（剧烈活动加重）、背部痉挛和（或）放射痛。

2. 儿童腰背痛的发生率为 40%。

3. 非手术治疗为主；非手术治疗失败或半脱位进展行外科手术治疗。

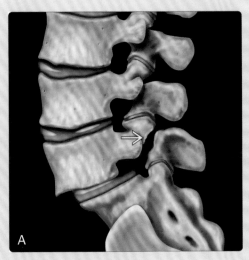
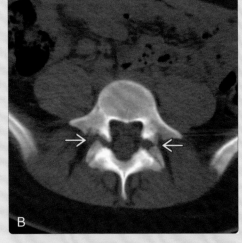

图 9-22 A.侧位图示 L_5（白箭）椎弓峡部骨质缺损（峡部裂）。注意由此引起的 L_5 相对于 S_1 前滑脱（腰椎滑脱）。B.14 岁严重左侧腰痛女孩，CT 平扫评估肾结石，CT 轴位示 L_5 双侧椎弓峡部局部骨质缺损（白箭）（椎弓崩裂）所致不完全环

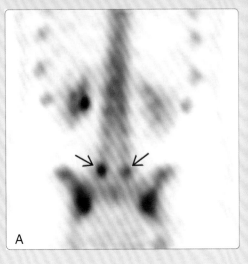
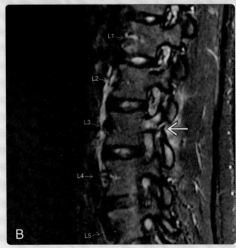

图 9-23 A.15 岁下腰痛患儿，冠状位 SPECT 骨扫描示 L_5 不对称摄取（黑箭），右侧＞左侧。CT 平扫（未显示）证实右侧 L_5 椎弓峡部裂伴左侧 L_5 关节间部反应性应力改变。B.14 岁背痛患儿，矢状位 STIR 序列 MRI 示椎弓峡部缺损（白箭），伴附件骨髓水肿和邻近软组织肿胀。STIR 序列图像有助于检出椎弓崩裂相关的骨髓水肿

十三、椎弓崩裂和脊椎滑脱（Ⅱ）

（一）影像表现

1. 一般特点　好发部位如下：

（1）L_5 85%；L_4 5%～15%。

（2）颈椎通常为先天性。

（3）10%～15%单侧。

2. 摄片　典型"狗带项圈"征（站立时腰椎斜位摄片示峡部骨质缺损）。

（1）± 前滑脱。

（2）阳性预测值57%。

3. CT　骨CT：峡部线形透亮线或骨质缺损。

（1）矢状位或斜矢状位重建成像对评估至关重要。

（2）轴位成像示不完全环征 ± 分离。

4. MRI

（1）T_2WI：椎弓峡部信号减低（反应性硬化），椎弓峡部信号增高（骨髓水肿）。

（2）STIR/T_2 FS：周围骨髓及软组织水肿明显，即使未见骨折，也提示典型部位峡部裂。

（3）MRI 检出峡部裂：敏感度57%～86%；特异度81%～82%。

5. 核医学　SPECT骨扫描显示摄取增加。

6. 影像检查推荐　最佳成像工具如下：

（1）如果怀疑这个诊断：①多平面重组的螺旋/容积骨CT重建。②骨扫描SPECT/CT优于单纯SPECT。解剖学、生理学可证实。

（2）如果背痛的来源不清楚，MRI有助于诊断。包括STIR或T_2 FS用于检测骨髓及软组织水肿。

（二）鉴别诊断

背部疼痛的影像学表现如下：

1. 骨骼肌肉

（1）正常（肌肉）。

（2）脊柱侧弯、椎体或骶部骨折、棘突撕脱、棘突间骨关节病、小关节退变、Bertolotti综合征、椎间盘退变、环突损伤、继发性脊椎骨软骨炎。

2. 感染　椎间盘炎、骨髓炎、骶髂炎、椎旁炎症/脓肿、肾盂肾炎、盆腔炎。

3. 肿瘤　骨样骨瘤、成骨细胞瘤、朗格罕细胞组织细胞增多症、白血病、淋巴瘤、转移性疾病、神经纤维瘤。

4. 炎症　强直性脊柱炎、银屑病性关节炎、炎症性肠病。

（三）病理

1. 病因

（1）被认为是由重复性微创伤引起，导致应力性骨折。

（2）年轻时参加体操、举重、摔跤、板球和足球。

2. 相关异常　脊椎前滑脱（50%）、脊柱侧弯、继发性脊椎骨软骨炎、隐性脊柱裂。

（四）临床问题

1. 临床表现

（1）最常见的体征/症状：①无症状（80%）。②40%的儿童有下背痛。

（2）其他体征/症状：①腿部肌肉紧张。摇摆步态，继发于紧绷的腿筋肌肉。②背部痉挛或放射痛。③剧烈活动加重背痛。④高度滑脱伴随神经根病、马尾综合征。

2. 人口统计学

（1）性别：男：女=（2～4）：1。

（2）流行病学：①发病率：白种人中3%～6%。②在竞技运动员中发病率较高，尤其是男性患者。

3. 治疗　首先非手术治疗；非手术治疗失败或半脱位进展行外科手术。

（五）诊断流程

图像判读要点如下：

1. 矢状位或斜矢状位骨CT重建、矢状位STIR/T_2 FS 序列MRI图像对诊断最为重要。

2. 在轴位CT或MRI上确定每个腰椎层面的完整环形结构。

3. X线表现正常，骨CT扫描结果可见典型应力反应或早期峡部裂。

参考文献

1. Nitta A et al: Prevalence of symptomatic lumbar spondylolysis in pediatric patients. Orthopedics. 39(3):E434-7, 2016

2. Bouras T et al: Management of spondylolysis and low-grade spondylolisthesis in fine athletes. a comprehensive review. Eur J Orthop Surg Traumatol. 25 Suppl 1:S167-75, 2015

3. Gum JL et al: Characteristics associated with active defects in juvenile spondylolysis. Am J Orthop (Belle Mead NJ). 44(10):E379-83, 2015

4. Leonidou A et al: Treatment for spondylolysis and spondylolisthesis in children. J Orthop Surg (Hong Kong). 23(3):379-82, 2015

5. Trout AT et al: Spondylolysis and beyond: value of SPECT/CT in evaluation of low back pain in children and young adults. Radiographics. 35(3):819-34, 2015

第十章 头 颈

一、儿科头颈部检查方法

成像方法

气道、脊柱和颅骨主要在其他章节讨论。

1.摄片 摄片在儿童面部检查中的适应证有限。它们经常被用作鼻窦炎或面部创伤的快速筛查工具。然而，它们的敏感度和特异度较低，尤其是缺乏相应的临床指征时（遗憾的是在进行这些检查时，这种情况时有发生）。

关于颈部，摄片用于颈部气道和颈椎的初步评估最具价值（两者分别在独立的章节中单独讨论）。要记住，摄片有助于寻找体外异物，即使许多误食的物体(如玩具和食品)是能被射线穿透而不显影的。

2.透视 上消化道对比造影可能有利于显示口咽部穿透性创伤，或对可疑的吞咽功能障碍或误吸进行评估。

3.超声 与身体的其他部位一样，对儿童头颈部可触及的囊性或实性肿块进行初步检查，超声是极佳工具。经验丰富的儿科超声诊断医师能很容易地利用超声对婴儿颈部的常见肿块做出诊断，这些疾病包括血管瘤、淋巴管畸形（有时被称为囊性水瘤）、纤维瘤病。然而，有深部浸润的较大肿块，或那些超声诊断不明确的肿块，往往需要进一步增强 CT 或 MRI 断层成像，以确定病变与气道或脊柱的确切关系。

在颈部淋巴结炎的评估中，超声有助于区分增大淋巴结节的充血抑或坏死，但不能区分团块液化与可引流的脓肿。然而一些炎性积聚的部位（如扁桃体周围和咽后），增强 CT 的评估效果更好。

超声对儿童的甲状腺显影极佳，当甲状腺可触及肿块或功能异常时，超声是主要检查手段。

多普勒超声能够很好地评估颈静脉及颈动脉的情况，虽然在接近颅底位置时成像会受到限制。多普勒适用于排除颈部或上胸部血管中的血栓（包括头臂干及锁骨下动脉），尽管由于胸骨的部分遮挡上腔静脉无法完全显示。不过，在评价创伤性血管损伤时，应避免使用这些耗时的方法，选择对血管进行更快速和敏感的评估（如 CT 血管成像）。

超声在评估眼球和眼眶方面也具有一定的作用，但通常由眼科医师完成，这里不作讨论。

4.CT 在急性期，当怀疑有深部组织的感染积聚时，增强 CT 是首选的检查方法，因为它能够清楚地显示病变与气道之间的关系及相关的血管并发症。然而，增强 CT 很难将坏死性蜂窝织炎组织与痰液区分开来。

在钝挫伤导致血管损伤（如安全带导致的颈部损伤）时，CT 血管造影是首选的检查方法。如患者情况稳定，CT 血管造影还能够对穿透伤进行良好显示，尽管任何断层成像方法均无法良好地显示黏膜的损伤。

CT 骨成像在头颈部区域有 3 个重要的应用。在明显的眼眶 / 面部 / 颅底创伤的情况下，CT 仍是检出骨折的金标准。其次，对于难以诊断、有副鼻窦并发症（增强 CT 对眼眶及颅内的情况进行评估是必要的）、有慢性或复发性鼻窦炎需手术的患者，CT 骨成像能够对这些副鼻窦情况进行精准的评估。此外，CT 的颞骨成像对耳鼻喉科医师评估听力丧失至关重要。

目前，增强 CT 较少应用于头颈部原发肿块的评估，基于两点原因：首先是不必要的射线接触（活检前，超声 /MRI 能提供足够信息），其次使用碘对比剂会影响甲状腺癌的治疗。关于后者，一般建议，不对任何疑似甲状腺癌的颈部肿块行增强 CT 检查，因为注射的碘对比剂将干扰后续核医学成像和治疗中的碘摄取量，从而延误治疗达数周。增强 CT 可用于评估颈部淋巴瘤，正如胸部 CT 比 MRI 能更好地检测出肺部受累情况。

5.磁共振成像 对于超声无法完全定性的软组织病变，应进行 MRI 检查，因为较其他检查方法，MRI 具有最佳的软组织分辨率，更好地评估病灶累及范围。当病变累及骨骼时，鉴于 CT 及 MRI 各具优势，需要将两者结合起来。

6.核医学 颈部的核医学成像最常用于甲状腺的评估，无论是观察甲状腺结节特征，还是治疗已知的甲状腺恶性肿瘤。作为全身扫描的一部分，PET 也用于淋巴瘤的分期及随访；对于上述病变，PET 提供的生理学信息，对于治疗产生质的影响。

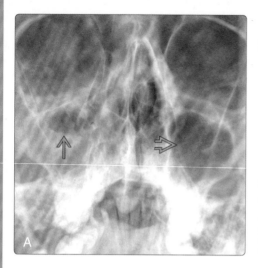
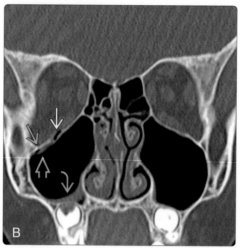

图 10-1　A.17 岁患者的副鼻窦瓦氏位摄片示右侧上颌窦腔内气 – 液平（蓝箭），符合急性鼻窦炎诊断。左侧上颌窦腔内清晰（空心蓝箭）。B. 被棒球击中的 8 岁患儿，CT 冠状位骨窗图，示骨折线（蓝箭）、脂肪疝（空心蓝箭）、眶内积气（白箭）及上颌窦积液（蓝弯箭），提示无移位的眶壁骨折。这些表现在摄片时可能会无法显示

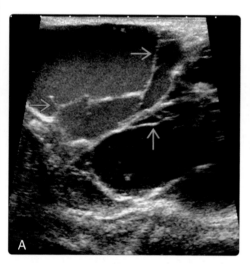
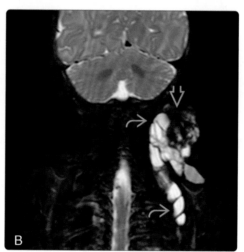

图 10-2　A. 横切位超声成像显示，新生儿颈后部一个巨大的可压缩性肿块，其内见多发细小分隔（蓝箭），未见明显实性成分，为典型的淋巴管畸形。病灶内部各囊腔之间因含出血灶而回声不一。B. 同一例患儿的冠状位 STIR 序列 MRI 像显示病灶纵向生长，并向深部蔓延（蓝弯箭）。其内部较厚的低信号区提示病灶内出血（空心蓝箭）

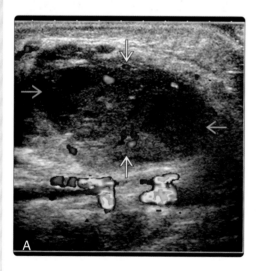
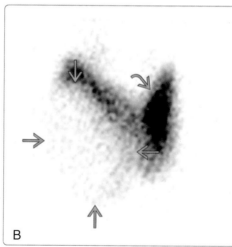

图 10-3　A. 2 岁龄发热患儿，侧颈部长轴彩色血流多普勒超声显示部分坏死的淋巴结，低回声的囊腔（蓝箭）之间可见血流信号（白箭）。探头加压后病灶内未见坏死物形成的涡流征象，提示其无法被引流。B.17 岁患儿甲状腺碘图前面观，显示甲状腺右叶巨大的冷结节（蓝箭）（无摄取），而甲状腺左叶（蓝弯箭）摄取正常。超声提示病变为实性，活检为乳头状癌

参考文献

1.　ACR Appropriateness Criteria: Penetrating Neck Injury. https://acsearch.acr.org/docs/3099165/Narrative/. Published 2017. Accessed April 4, 2017

2.　ACR Appropriateness Criteria: Sinusitis—Child. https://acsearch.acr.org/docs/69442/Narrative/. Published 1995. Reviewed 2012. Accessed April 4, 2017

3.　Ho ML et al: The ABCs (airway, blood vessels, and compartments) of pediatric neck infections and masses. AJR Am J Roentgenol. 1-10, 2016

4.　Friedman ER et al: Imaging of pediatric neck masses. Radiol Clin North Am. 49(4):617-32, v, 2011

5.　Ludwig BJ et al: Diagnostic imaging in nontraumatic pediatric head and neck emergencies. Radiographics. 30(3):781-99, 2010

二、急性鼻窦炎（Ⅰ）

（一）专业术语

1. 急性感染性鼻窦炎持续时间≤4周。

2. 相关术语：急性细菌性鼻窦炎（acute bacterial sinusitis，ABS），病毒性上呼吸道感染（upper respiratory infection，URI）。

（二）影像表现

1. 临床诊断　影像为非必需的检查，且无法区分细菌性或病毒性感染。

2. CT平扫　明确诊断，当药物治疗失败时进行评估，显示解剖学变异（特别是术前）。

最佳征象：气液平面 ± 雾状分泌物伴黏膜增厚。

（1）筛窦和上颌窦最常发生。

（2）通常双侧鼻窦非对称性受累。

3. 增强CT与MRI　疑似并发症时应用。

4. 摄片　诊断准确性较差，应被CT取代。

（三）病理

大多数ABS都继发于病毒性URI。

（四）临床问题

1. 儿童鼻窦炎的症状/体征　流涕（±流脓）、面部疼痛、发热和咳嗽。

（1）URI：症状/体征持续<10天，不进展；通常具有自限性。

（2）ABS：症状/体征>10天（但<4周）没有改善；初步缓解后转而恶化或在发病时就很严重。

影像检查仅用于观察并发症（罕见）。眼眶蜂窝织炎、骨膜下脓肿、脑膜炎、硬膜外或硬膜下积脓、脑脓肿、静脉窦血栓形成、帽状腱膜下脓肿（Pott puffy肿块）。

2. 治疗　盐水冲洗和药物治疗（抗生素）可以缩短ABS的病程，手术引流应用较少。

图 10-4　A.横断位CT图显示"全组鼻窦炎"伴额窦（空心黑箭），筛窦（空心白箭）和蝶窦（白箭）腔内气液平面。B.冠状位CT骨窗图，显示急性双侧上颌窦和筛窦炎。上颌窦内可见黏膜增厚（空心蓝箭）及气液平面（白箭），筛窦完全填充（白弯箭）

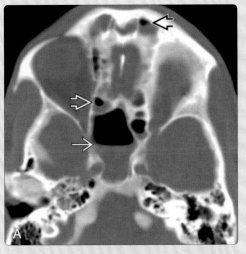
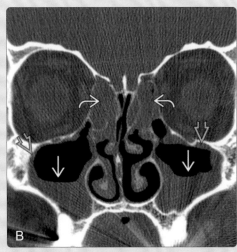

图 10-5　A.青少年急性鼻窦炎患者的前后位摄片，示右上颌窦内有气液平面（蓝箭）；左上颌窦清晰（空心蓝箭）。B.神志异常伴面部肿胀的青少年患者，轴位增强CT图像示，巨大的帽状腱膜下脓肿（蓝箭）。脑沟弥漫性变浅（由于水肿）及左额部硬膜下积液（蓝弯箭）。额窦（图中未显示）内见气液平面。该患者为复杂性鼻窦炎合并Pott Puffy肿块，迅速接受了硬膜下积脓的引流术

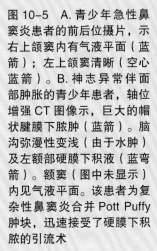
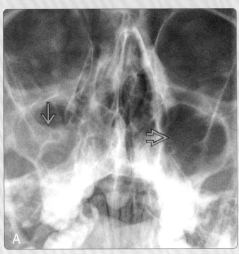
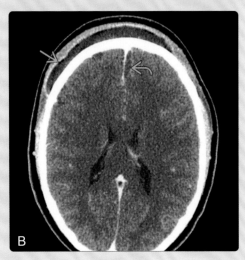

三、急性鼻窦炎（Ⅱ）

（一）专业术语

1. 缩略词
（1）急性细菌性鼻窦炎（ABS）。
（2）病毒性上呼吸道感染（URI）。

2. 定义
（1）鼻窦黏膜的急性炎症持续≤4周。病毒性 URI 与 ABS 通过临床表现相鉴别。
（2）一般结合临床表现即可做出诊断；疑似合并并发症时才需要影像检查。

（二）影像表现

1. 摄片
（1）黏膜增厚或鼻窦密度增高 ± 气液平面。
（2）诊断不准确，应由 CT 替代。

2. CT
（1）CT 平扫
1）气液平面，气泡或泡沫样分泌物。
2）鼻窦腔、窦口或鼻腔黏膜中度增厚，常＞1cm。①轻度增厚通常不会出现鼻窦炎。②如果鼻窦完全充填，在 CT 平扫上很难将分泌的液体与增厚的黏膜分开。
3）可能会看到息肉状炎症组织阻塞引流通路。
（2）增强 CT
1）临床上怀疑伴有眶内或颅内并发症。
2）炎性鼻窦黏膜增强，但黏膜深处的较薄且呈线样的软组织不强化。
3）中心的分泌物无强化。
（3）CT 骨窗：①急性感染时骨质破坏不常见。如果存在骨质破坏，则应怀疑是侵袭性鼻窦炎或肿瘤。②如伴有成骨表现（窦壁硬化和增厚）通常提示慢性炎症。

3. 影像检查推荐　最佳成像工具为：①鼻窦炎，无论是 ABS 还是病毒性 URI，均依赖于临床诊断。②临床实践中，摄片的诊断准确性不佳、应用有限。③CT：仅在评估并发症，药物治疗失败，变更诊断或手术时才考虑应用。CT 平扫可在功能性内镜鼻窦手术之前显示解剖变异。④CT 增强或 MRI 检查用以评估眼眶或颅内并发症；MRI 适用于侵袭性真菌感染或肿瘤。

（三）病理

1. 病因学　80% ABS 继发于病毒性 URI，只有 6%～8% 的病毒性 URI 发展为 ABS。①急性上呼吸道感染→黏膜肿胀→鼻窦流出道阻塞→窦腔内分泌物→细菌感染。②病毒症状通常在 7～10 天改善。③症状＞10 天或 5～7 天后恶化表明合并细菌和病毒的双重感染。常见病原微生物：肺炎链球菌、流感嗜血杆菌、卡他莫拉菌。

2. 相关异常
（1）结构异常可能导致鼻窦流出道狭窄。①隔膜、钩突、中鼻甲、额窦、筛窦的解剖变异。②息肉，单发或与过敏性鼻窦炎相关的多发性息肉病。③良性或恶性肿瘤。
（2）是否易患全身性疾病：过敏、免疫球蛋白缺乏、纤毛制动综合征、囊性纤维化、维生素 D 缺乏症。

（四）临床问题

1. 临床表现
（1）最常见的症状/体征
1）流涕（±流脓）、面部疼痛、发热和咳嗽。①病毒性 URI：症状/体征＜10 天，不进展。②ABS：症状/体征在发病 10 天内无改善或在 10 天内由初步缓解转为恶化。
2）儿童常表现为易怒。
（2）其他症状/体征：麻痹、嗅觉减退、嗅觉缺失、耳压升高/耳塞。

2. 自然病程及预后　①病毒性 URI 通常为自限性。②ABS 可无须抗生素治疗而自愈。③通过药物治疗、外科引流和盐水冲洗可以缩短 ABS 病程。④如果 ABS 未经治疗，可能会出现罕见并发症：眼眶蜂窝织炎、骨膜下或帽状腱膜下脓肿（Pott puffy 肿块）、脑膜炎、硬膜外或硬膜下积脓、脑脓肿、静脉窦血栓形成。

3. 治疗
（1）药物治疗：①鼻腔盐水喷雾剂和冲洗液。②抗生素。③± 鼻用类固醇。
（2）手术治疗：①常用于慢性鼻窦炎患者。②伴有并发症的急性感染病例行手术引流。

参考文献

1. ACR Appropriateness Criteria: Sinusitis—Child. https://acsearch.acr.org/docs/69442/Narrative/. Published 1995. Reviewed 2012. Accessed Feb. 2017
2. Joshi VM et al: Imaging in sinonasal inflammatory disease. Neuroimaging Clin N Am. 25(4):549-68, 2015
3. Magit A: Pediatric rhinosinusitis. Otolaryngol Clin North Am. 47(5):733-46, 2014
4. Nocon CC et al: Acute rhinosinusitis in children. Curr Allergy Asthma Rep. 14(6):443, 2014
5. DeMuri GP et al: Clinical practice. Acute bacterial sinusitis in children. N Engl J Med. 367(12):1128-34, 2012

四、眼眶蜂窝织炎（Ⅰ）

（一）专业术语

1. 眶隔前蜂窝织炎 眶隔前部感染。

2. 眶隔后蜂窝织炎 眶隔后部感染。

3. 眶隔 从骨性眼眶骨膜延续至睑板。

（二）影像表现

1. 眼窝或眶周的软组织增厚和水肿。

2. 眶隔前蜂窝织炎：局限于眼眶前方组织。

3. 眶隔后蜂窝织炎

（1）呈低密度团块，边缘可见强化。

1）多数为可引流脓液的骨膜下脓肿（subperiosteal abscess，SPA）。

2）20%的病变脓液不能排出（蜂窝织炎）。

（2）伴有肌炎，通常表现为眼外肌肿胀、± 异常强化。

（3）± 眼上静脉血栓形成。

4. ± 鼻窦炎的眶外并发症：额骨骨髓炎、脑膜炎，硬膜下或硬膜外渗出或积脓、脑炎、脑脓肿。

（三）鉴别诊断

1. 特发性眼眶炎性假瘤。

2. 眼眶软组织肿瘤或骨肿瘤。

3. 横纹肌肉瘤，转移性神经母细胞瘤。

4. 眼眶血管异常：小儿血管瘤，静脉畸形。

（四）临床问题

1. 儿童眼眶蜂窝织炎主要是由鼻窦炎引起的。其他因素包括：外伤、异物、皮肤感染、鼻泪管黏液囊肿；少见于视网膜母细胞瘤。

2. 临床表现：发热、眼睑肿胀、红斑、压痛、化脓、眼球突出、眼球麻痹伴复视、视力急剧下降、颅内并发症（癫痫发作、神志异常）。

3. 治疗：静脉滴注抗生素 ± 鼻窦引流术，对眶隔后蜂窝织炎行 SPA 引流。联合 Chandler 分类及影像表现，有助于判断是否需要手术治疗。

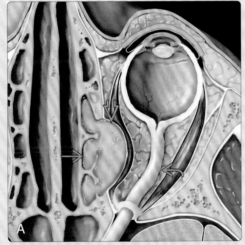
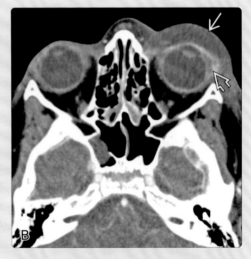
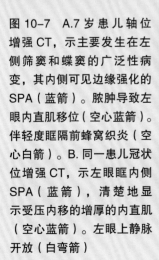
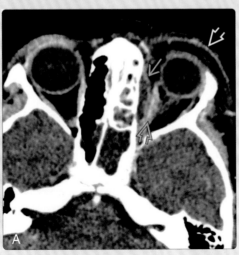
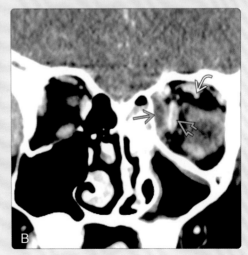

图 10-6 A. 轴位图显示感染的扩散路径，筛窦（蓝箭）→通过筛板到达眼眶内侧，导致骨膜下脓肿（SPA）（空心蓝箭）并挤压视神经（蓝弯箭）。B. 7 岁患儿，中性粒细胞减少、眼睑肿胀，横断位增强 CT 显示左侧眶隔前、眶周软组织水肿（白箭）。眼球前外侧有一边界清晰的新月形低密度病灶（空心白箭），该患者诊断为眶隔前蜂窝织炎伴有球结膜水肿

图 10-7 A. 7 岁患儿轴位增强 CT，示主要发生在左侧筛窦和蝶窦的广泛性病变，其内侧可见边缘强化的 SPA（蓝箭）。脓肿导致左眼内直肌移位（空心蓝箭）。伴轻度眶隔前蜂窝织炎（空心白箭）。B. 同一患儿冠状位增强 CT，示左眼眶内侧 SPA（蓝箭），清楚地显示受压内移的增厚的内直肌（空心蓝箭）。左眼上静脉开放（白弯箭）

五、眼眶蜂窝织炎（Ⅱ）

（一）专业术语

1. 眶隔前蜂窝织炎　眶隔前部感染。

2. 眶隔后蜂窝织炎　眶隔后部感染。

3. 眶隔　从骨性眼眶骨膜延续至睑板。

（二）影像表现

1. CT　增强 CT 如下：

（1）渗透性水肿和眶周和（或）眶内脂肪轻度强化。

（2）± 局部拉伸呈透镜状边缘强化的骨膜下脓肿（SPA）或眶内脓肿。①内侧 ≫ 上眼眶。② ± 脓肿内积气。

（3）± 眼外肌（extraocular muscle，EOM）因肌炎而增大；炎症的聚集使 EOM 移位。

（4）± 眼上静脉因血栓形成而扩张，且中央不强化。

（5）仔细观察颅前窝、颅中窝的积液或脑水肿等征象。

2. 影像检查推荐　最佳成像工具如下：

（1）增强 CT：用于大多数疑似急性眶隔后蜂窝织炎的病例。①视力受损或眼肌麻痹。②严重的眼睑水肿而不能对视力和眼外肌的活动性进行评估。③使用适当的抗生素不能改善或症状加重。

（2）MR 增强：评估鼻窦炎的颅内并发症。临床特征和 CT 表现可能先于 MRI，提示采取手术干预。

（三）鉴别诊断

1. 特发性眼眶炎性假瘤　亚急性起病，边缘模糊，类肿块样强化的软组织，可发生于眼眶的任何区域。

2. 朗格罕细胞组织细胞增生症　一般呈穿凿样圆形或地图样骨性病变，通常伴有均匀增强的软组织。

3. 眼眶肿瘤　恶性骨肿瘤表现为浸润性破坏和骨膜反应，尤其在眼眶侧上方。

4. 眼眶血管异常

（1）婴儿血管瘤：如果发生在表浅部位，可有特征性的皮肤改变（红色"草莓标记"）。

（2）静脉畸形：± 皮肤淤青，会因 Valsalva 动作显得更为明显。

（四）病理

1. 一般特征

（1）病因学：①儿童最常见的病因，鼻窦炎。高达 3% 的患儿发展为蜂窝织炎。②其他病因，外伤、异物、皮肤感染、鼻泪管黏液囊肿。

（2）相关异常：①眼上静脉和（或）海绵窦血栓形成。②额骨骨髓炎（Pott puffy 肿块）。③脑膜炎、硬膜外或硬膜下积液或脓肿、脑炎或脑脓肿。

2. 分期、分级和分类　Chandler 分类：鼻窦炎的眼眶并发症。

（1）眶隔前蜂窝织炎：眶隔前部炎症伴眼睑水肿；无压痛、视力下降或眼外肌运动障碍（眼麻痹）。

（2）非化脓性的眼眶蜂窝织炎：弥漫性眶隔后眶内脂肪水肿。

（3）眼眶蜂窝织炎伴 SPA：伴或不伴眼球突出、视力受损或眼外肌运动受限。

（4）眼眶蜂窝织炎合并脓肿：通常伴严重的眼球突出，视力下降和 EOM 运动受限。

（5）眼眶静脉炎继发海绵窦血栓形成：单侧或双侧发病。

（五）临床问题

1. 临床表现

（1）最常见的症状 / 体征：发热、眼睑肿胀、红斑、压痛、化脓、眼球突出、眼球麻痹伴复视、视力下降。

（2）其他的症状 / 体征：①脑神经麻痹（Ⅲ～Ⅵ）合并海绵状窦血栓形成。②颅内并发症（癫痫发作、神志异常）。

2. 流行病学　50% 患儿＜ 4 岁。

3. 治疗

（1）内科治疗：静脉注射抗生素。

（2）外科治疗：联合 Chandler 分类及影像表现，有助于判断是否需要手术治疗。

1）SPA：并非手术的绝对指征。

①年龄较小的患儿可能只需要抗生素，年龄较大的患儿需要更具有侵入性的外科引流。

②如视神经或视网膜损伤而造成视觉障碍，应行急诊手术。

2）窦腔引流术。

3）颅内脓肿通常需要急诊手术，特别是伴有神经系统症状 / 体征。

参考文献

1. Sharma A et al: Pediatric orbital cellulitis in the Haemophilus influenzae vaccine era. J AAPOS. 19(3):206-10, 2015

2. Le TD et al: The effect of adding orbital computed tomography findings to the Chandler criteria for classifying pediatric orbital cellulitis in predicting which patients will require surgical intervention. J AAPOS. 18(3):271-7, 2014

3. Bedwell J et al: Management of pediatric orbital cellulitis and abscess. Curr Opin Otolaryngol Head Neck Surg. 19(6):467-73, 2011

六、视网膜母细胞瘤

（一）专业术语

视网膜母细胞瘤（retinoblastoma，RB）：视网膜原发恶性肿瘤。

（二）影像表现

1. 60％发生于单侧，40％发生于双侧。

2. 视网膜母细胞瘤三联征／四联征（双眼视网膜母细胞瘤＋松果体肿瘤 ± 鞍上肿瘤）罕见。

3. 眼外侵犯＜10％：预后较差。5 年生存率＜10％。

4. CT：＞90％以上可出现钙化。

5. MRI：评估眼内肿瘤累及范围＋出现视神经、眼眶和（或）颅内侵犯的程度。

（1）T_1：略高信号。

（2）T_2：中度至明显低信号。

（3）T_1 增强：中度至明显不均质强化。

（三）鉴别诊断

1. 永存原始玻璃体增生症。

2. Coats 病。

3. 早产儿视网膜病。

4. 眼眶弓蛔虫病。

（四）病理

1. 原始神经外胚层肿瘤。

2. 散发性 *RB1* 基因突变（非生殖系）：多为单侧。

3. 遗传的 *RB1* 基因突变（生殖系）：多侧＞单侧。远处第二原发恶性肿瘤的发生风险增高：如肉瘤等。

（五）临床问题

1. 是儿童最常见的眼内肿瘤；90％～95％患者在 5 岁以前确诊。

2. 50％～60％患儿有白瞳症；10％伴炎症。

（1）如果黄斑受侵犯可引起斜视，视网膜脱离。

（2）突眼伴明显的眼眶病变。

（3）严重的视力减退。

3. 在美国，＞95％ RB 患儿采用现代技术可治愈；保留眼睛和视力仍然是医疗难题。

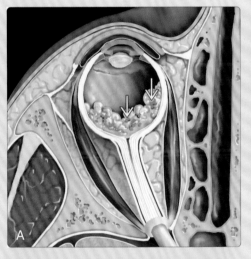
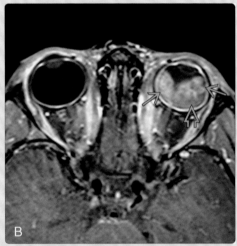

图 10-8　A. 视网膜母细胞瘤（RB）轴位示意图，示分叶状的肿瘤通过视网膜蔓延侵犯至玻璃体。其内可见特征性点状钙化(白箭)。B.3 岁白瞳症患儿，MRI 轴位 FS 序列 T_1 增强图，示较大的、中度强化、双分叶状的左眼 RB（蓝箭）。视网膜脱离导致视网膜下积液，表现为肿瘤后方略低信号（空心蓝箭）

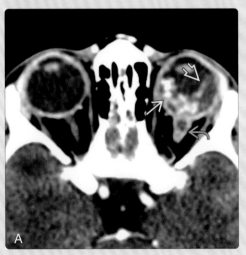
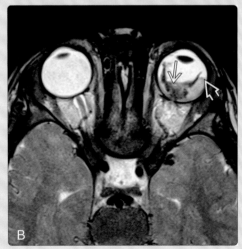

图 10-9　A.3 岁白瞳症患儿，轴位增强 CT 示部分钙化的左眼 RB（白箭），伴有视网膜脱离，和（或）眼球颞侧视网膜下非钙化性肿瘤（空心白箭）。同时有视神经鞘膜受侵犯（蓝弯箭），此为非典型 CT 表现。B. 同一患者儿轴位 T_2 序列 MRI，示眼球内肿块钙化部分呈低信号（白箭），并伴有视网膜剥离引起的视网膜下液平（空心白箭）

七、先天性胆脂瘤

（一）专业术语

1. 先天性胆脂瘤（congenital cholesteatoma，CCh）：继发于胚胎残余上皮的良性肿块。

2. CCh 大多发生于中耳腔（middle ear，ME），位于完整的鼓膜（tympanic membrane，TM）后方，患儿无耳部手术、慢性中耳炎或耳漏的病史。

（二）影像表现

1. 多数位于 ME。主要发生在邻近咽鼓管或镫骨的前上鼓室。

2. 颞骨的 CT 表现

（1）位于 ME 内侧的边界清楚较小的病变。

（2）肿块较大时可侵犯听小骨、中耳壁、水平半规管或鼓室盖。

3. MRI：病灶较大时，表现为边缘强化的 ME 肿块伴弥散受限。

（三）鉴别诊断

1. 获得性胆脂瘤。

2. 横纹肌肉瘤。

3. 朗格罕细胞组织细胞增生症。

4. 鼓室球副神经节细胞瘤。

（四）临床问题

1. 无炎症或外伤史，表现为位于完整 TM 后方、乏血供珍珠样的 ME 肿块。

2. 约 30% 患者会有单侧传导性耳聋。

3. 对慢性中耳炎渗出进行鼓膜置管治疗无效者，随后通过手术发现此病。

4. 外耳道肿块很少引起骨质破坏。

5. 完整的手术根除＝治疗方案。

6. 如果未接受治疗，角蛋白逐步堆积→肿块增大→破裂贯穿中耳腔。大的中耳腔病灶能够堵塞咽鼓管→导致中耳渗液、感染。

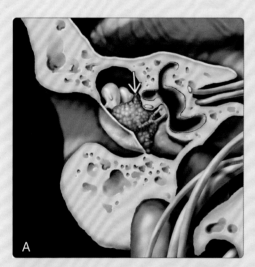
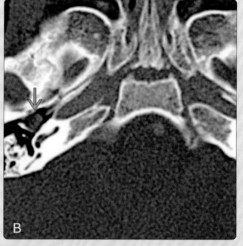

图 10-10　A. 冠状示意图，显示位于中耳（ME）腔的先天性胆脂瘤（CCh）。注意，病灶已经延伸至听小骨（白箭），几乎侵蚀了整个听骨链。先天性胆脂瘤的一个典型表现就是鼓膜（TM）完整，这和获得性胆脂瘤相反（这可能与鼓膜穿孔有关）。B.3 岁龄患儿，无慢性中耳炎病史，轴位 CT 显示典型的先天性胆脂瘤（蓝箭），病灶前内侧延伸至锤骨柄区

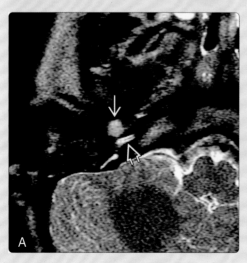
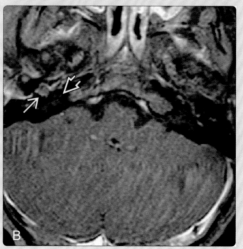

图 10-11　A. 同一患儿轴位 T₂ 序列 MRI，CCh 表现为边界清晰的高信号 ME 肿块（白箭），位于右耳蜗前外侧至基底部（空心白箭）的移行区。B. 同一患儿轴位 T₁ 增强 FS 序列 MRI，示邻近耳蜗区（空心白箭）CCh 表现为外周轻度强化、中央不强化（白箭）。此为 CCh 的典型征象和好发部位

八、获得性胆脂瘤

（一）专业术语

1. 继发性或获得性胆脂瘤：鼓膜（TM）内陷或穿孔→复层鳞状上皮细胞在中耳（ME）堆积→团块状角蛋白球。

2. 体积不断增大→周围结构破坏（听骨、半规管、鼓室盖、面神经管、横窦侵犯）。

（二）影像表现

1. 无强化的中耳软组织肿块+听骨链损害。

（1）CT 平扫骨窗：横断位和冠状位。评估听小骨和邻近的骨质。

（2）MRI 冠状位 T_1 增强 FS 序列。怀疑颅内侵犯或感染。

2. 相关肉芽组织或瘢痕可强化。

（三）鉴别诊断

1. 慢性中耳炎伴听小骨损伤。

2. 急性中耳乳突炎伴脓肿。

3. 先天性胆脂瘤。

4. 朗格罕细胞组织细胞增生症。

5. 横纹肌肉瘤。

（四）临床表现

1. 耳镜下复发或慢性 ME 炎伴 TM 穿孔或内陷。± 传导性听力丧失、无痛性耳漏、眩晕、耳痛、面神经麻痹。

2. 4 岁以下儿童少见。

3. 如未经治疗，并发症包括Ⅶ中枢神经受累、静脉窦血栓形成、颅内侵犯。

4. 小病灶经完整切除，预后良好。

5. 侵犯程度广泛者，行乳突根治和听骨链重建术。

图 10-12 A.冠状位示意图，示位于鼓膜松弛部（pars flaccida，PF）的巨大获得性胆脂瘤。并发症包括听小骨和外半规管（semicircular canal，SCC）（白箭）受损及鼓盖变薄（空心白箭）。B.5 岁慢性中耳炎伴传导性听力丧失患儿，轴位 CT 骨窗图示右侧中耳腔及乳突气房的完全密度增高。砧骨（蓝箭）分离，听骨链断裂

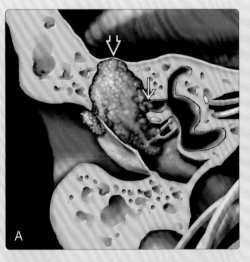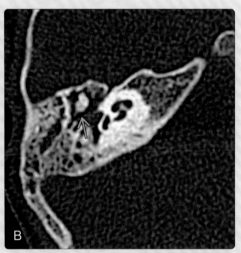

图 10-13 A.10 岁右侧慢性中耳炎伴耳漏患儿，冠状位 CT 骨窗图，示巨大的 PF 胆脂瘤（白箭），几乎填满中耳外侧和鼓室上隐窝。部分受侵蚀的听小骨（空心白箭）向内、下方移位。B.同一患儿轴位 CT 骨窗图，与表面完整的左侧半规管（空心蓝箭）相比较，右侧外半规管（蓝箭）局部出现裂隙。同时发现，与左侧（黑箭）正常乳突气房相比，右侧乳突气房（白箭）气化不良，属慢性炎症的常见表现

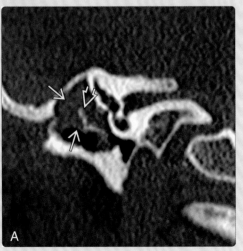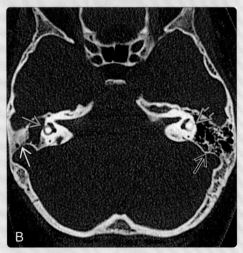

九、急性乳突炎伴脓肿形成

（一）影像表现

1. 增强 CT 检查可用于快速评估大部分乳突炎并发症和较好的显示骨质情况。

（1）乳突气房透亮度差。

（2）透亮度差的乳突气房旁见环形强化的液体积聚（脓肿），同时伴有骨皮质的侵蚀。

1）骨膜下：耳周积液。

2）颅中窝或颅后窝：硬膜外或脑实质。

3）硬脑膜窦血栓形成：邻近静脉充盈缺损。

2. MRI 能更好地观察颅内情况（脑膜炎、硬膜下积脓、脑实质脓肿）。

（二）鉴别诊断

获得性胆脂瘤、朗格罕细胞组织细胞增生症、横纹肌肉瘤。

（三）病理

46％的患儿在 3 岁时有 2 次以上的急性中耳炎（acute otitis media，AOM）的发作病史。

1. 0.24％的 AOM 进展为乳突炎。链球菌、多种微生物需氧菌和厌氧菌性乳突炎。

2. 70％～100％的乳突炎患者同时患有 AOM。

（四）临床问题

1. 一般情况　患儿有 1 天至 1 周强烈耳痛、发热和耳漏的病史（与 AOM 的临床症状重叠）。

（1）乳突炎症状

1）耳后疼痛、红肿。

2）耳郭突出 / 外耳突出。

（2）当怀疑有乳突炎并发症时需行影像检查。

2. 治疗方法　静脉注射抗生素＋鼓室穿刺及鼓膜切开置管术，颅外骨膜下脓肿穿刺引流术。在非手术治疗失败后通常选择乳突根治术。

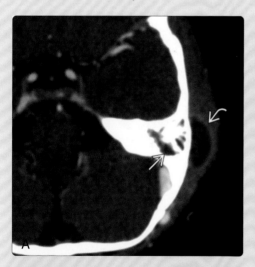
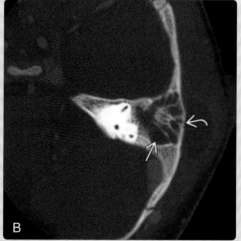

图 10-14　A.8 月龄女性患儿，轴位 CT 增强图，示左侧乳突气房（白箭）密度增高，表面见边缘环形强化的液体积聚（白弯箭），符合骨膜下脓肿的表现，周围软组织水肿。B. 同一患儿轴位 CT 骨窗图，示乳突气房密度增高（白箭）不伴隔膜破坏。脓肿向深处延伸导致轻微骨裂（白弯箭）。然而，急性乳突炎的诊断中不一定伴有骨质破坏

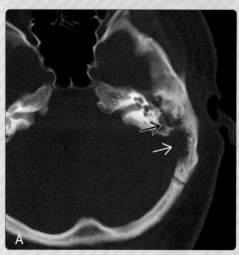
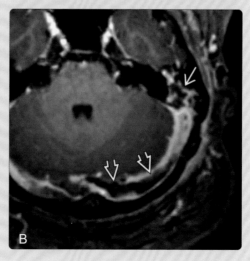

图 10-15　A.17 岁男性患者，轴位 CT 骨窗图，示左侧乳突气房被密度增高影完全填充（黑箭），中耳腔乳突隔及迷路壁可见弥漫性骨质破坏（白箭）。符合急性融合性中耳乳突炎。B. 同一患者轴位 T_1 FS 序列 MRI 增强图，示乳突内弥漫性强化（白箭），伴左侧横窦内较大的低信号充盈缺损（空心白箭），提示继发静脉血栓

十、甲状舌管囊肿

（一）专业术语

甲状舌管囊肿（thyroglossal duct cyst，TGDC）：胚胎甲状舌管的囊性残余。

（二）影像表现

1. 最佳诊断依据：颈部舌骨周围位于中线或中线旁的圆形或卵形囊性肿块。

位于舌骨上：20%～25%，通常位于中线。

位于舌骨：约50%。

位于舌骨下：约25%，位于中线或中线旁。

2. 典型表现为边界清晰的单纯性囊肿。

3. 囊壁可强化或不强化，合并感染时表现为软组织索条影。

（三）鉴别诊断

1. 皮样或表皮样囊肿。

2. 舌甲状腺。

3. 淋巴管畸形。

4. 第4鳃裂囊肿。

5. 胸腺囊肿。

（四）临床问题

1. 最常见的先天性颈部病变。相关变异：甲状腺发育不全、异位或锥体叶。

2. 位于中线或中线旁质软、可移动的无痛性颈部肿块，多发生于10岁内的小儿（发病率高达90%）。TGDC位于舌骨周围，伸舌时囊肿可向上移位。

3. 在上呼吸道感染或创伤时，中线部位的肿块被偶然发现。

（1）肿块快速增大提示合并感染或甲状腺癌（＜1%，通常为乳头状癌）。

（2）舌部TGDC在极少情况下可致婴儿气道阻塞。

4. 治疗：Sistrunk术（切除囊肿、管道及中线舌骨）→复发率从50%降至4%以内。

（1）在TGDC或舌甲状腺切除术之前，要通过超声确认正常甲状腺。

（2）单发的舌骨甲状舌管囊肿可以通过内镜治疗。

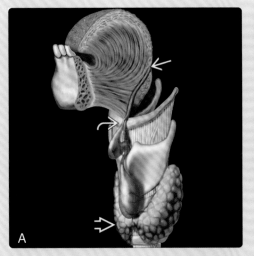

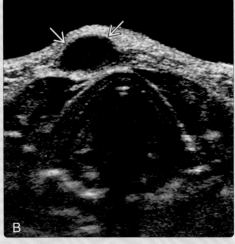

图10-16 A.斜矢状位示意图，示从舌盲孔（白箭）到甲状腺床（空心白箭）之间可能发生甲状舌管囊肿（TGDC）的部位。注意舌骨中部（白弯箭）与该通路的关系密切。囊肿可发生在该通路的任何部位。B.颈前横切位超声，示皮下中线右侧、边界清晰的低回声肿块（白箭），肿块腹侧延伸至舌骨下肌群。手术切除后证实为TGDC

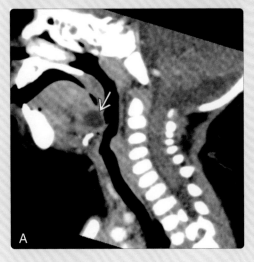

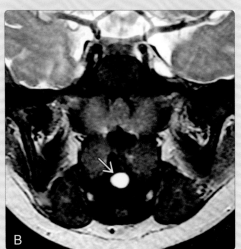

图10-17 A.矢状位CT增强图，示舌根中线区边界清晰的囊性肿块（白箭）。该肿块是在利用CT评估颈部感染范围（图中未显示）时偶然发现。该肿块后被证实为TGDC。B.1岁婴儿，因大脑发育迟缓行MRI检查，冠状位T_2序列MRI示舌根部一边界清楚、高信号的TGDC（白箭）

十一、鳃裂畸形

（一）专业术语

同义词：鳃裂囊肿，鳃器囊肿（branchial apparatus cyst，BAC），鳃器畸形（branchial apparatus anomaly，BAA）。可能是囊肿、瘘管或窦道。

（二）影像表现

1. 最佳依据：面部 / 颈部单发、边界清晰、囊壁光整的囊肿。合并感染时囊壁可出现增厚、强化、分隔并伴有周围软组织水肿。

2. 发生部位

（1）第 1 鳃裂囊肿：耳周，腮腺内或邻近腮腺。

（2）第 2 鳃裂囊肿（最常见）：胸锁乳突肌前缘、下颌下腺后方、颈动脉鞘侧方。

（3）第 3 鳃裂囊肿：上颈部后三角区或下颈部前三角区。

（4）颈部胸腺囊肿：下咽外侧至上纵隔正常胸腺区的任何位置。

（5）第 4 鳃裂囊肿：窦道或瘘管从梨状窦顶端延伸至颈部前下侧，通常走行于甲状腺左叶内或与其相邻。

3. 超声可用于病变的初步评估；MRI 或 CT 用于评估病变范围与重要结构关系。

（三）鉴别诊断

1. 化脓性淋巴结或脓肿。

2. 甲状舌管囊肿。

3. 淋巴管形成。

4. 皮样囊肿和表皮样囊肿。

（四）临床问题

1. 典型表现　包括质软、无痛性肿块或反复感染或漏液。

（1）第 1 鳃裂囊肿：± 耳漏或复发性腮腺脓肿。

（2）第 4 鳃裂囊肿：± 甲状腺左侧叶脓肿。

2. 治疗　需要完全手术切除囊肿，若出现相关的瘘管或窦道也需要手术完全切除。

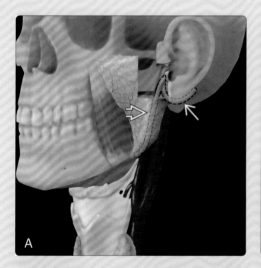
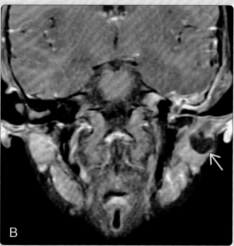

图 10-18　A.斜位示意图，示第 1 鳃裂囊肿（BAC）的两种形式。Ⅰ型（白箭）发生区域为从骨性外耳道（EAC）内侧到耳后区域。Ⅱ型鳃裂囊肿（空心白箭）位于外耳道与下颌角的连线。B.3 岁第 1 鳃裂囊肿患儿，冠状位 T$_1$ FS 序列增强 MRI，示分叶状、无强化的动脉血管旁囊肿（白箭），向软骨和骨性外耳道的交界处延伸

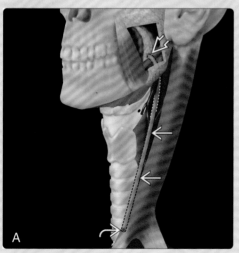
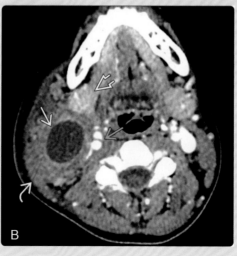

图 10-19　A.第 2 鳃裂囊肿发生路径（白箭）的斜位示意图，示腭扁桃体的近端开口（空心白箭）和锁骨前上颈部的远端开口（白弯箭）。B.青少年患者，颈部进行性增大包块，轴位 CT 增强图示，在第 2 鳃裂囊肿的典型位置［下颌下腺背侧（空心白箭）、胸锁乳突肌前方（白弯箭）、颈动脉鞘血管外侧（蓝箭）可见一囊性病变（白箭）］。病灶边缘增厚、不规则，伴周围软组织水肿，符合重复感染伴蜂窝织炎 / 肌炎的表现

十二、颈部淋巴管畸形

（一）专业术语

1. 淋巴管畸形（lymphatic malformation，LM）：由胚胎淋巴囊组成的慢/低流量先天性脉管畸形的一种亚型，非肿瘤性病变。

2. 由＞1cm的大囊和（或）＜1cm的微囊构成。

（二）影像表现

1. 大囊型LM：囊壁较薄、具有纤细分隔及液液平面的多房囊性颈部肿块。

2. 微囊型LM：边界更模糊、浸润性和（或）实性外观。

3. 空间分布广，常跨越中线生长。

（1）在血管与其他正常结构间蔓延。

（2）可浸润至上呼吸道内或引起气道外压性改变。

4. 超声：囊肿可表现为不同程度的回声增强；彩色多普勒显示瘤内无明显血流。

5. T_2 FS/STIR序列MRI：高信号，常可见液液平面。显示病变范围及病变与气道和血管关系的最佳检查方法。

6. T_1 FS序列增强MRI：无明显强化或只有轻度边缘强化。必须参照T_1平扫图像，因为出血和黏蛋白在T_1平扫时常表现为高信号。

（三）鉴别诊断

1. 第2鳃裂囊肿。

2. 脓肿。

3. 畸胎瘤。

4. 神经母细胞瘤。

5. 软组织肉瘤。

（四）临床问题

1. 无痛性、可移动的肿块

（1）出生后出现，随年龄增长而增大。

（2）病灶合并出血、感染或受激素刺激导致体积迅速增大时，才出现临床症状。

2. 根据病灶的大小和范围，治疗方案包括肿瘤切除、硬化疗法（适用于大囊型病灶）和西罗莫司。分阶段的联合治疗。

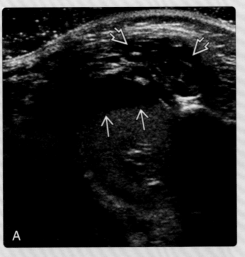
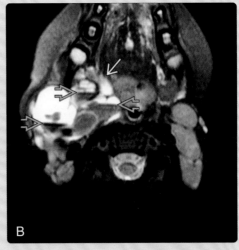

图10-20 A.2岁男性患儿，突发颈部肿胀，超声横切位图，示多房囊性淋巴管畸形（LM）横向生长，最大的囊内可见液平（白箭），前方可见数枚小囊（空心白箭）。B.同一患儿轴位T_2 FS序列MRI，更清晰地显示病变累及深度（白箭）。囊内可见散在多发液液平面（空心蓝箭）（继发于出血），此为LM的共同特征

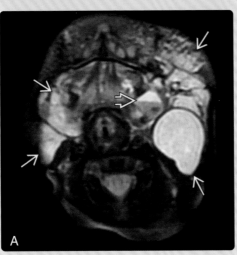
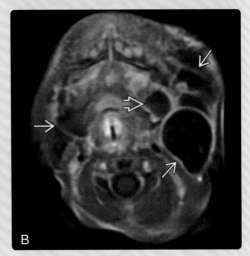

图10-21 A.1岁患儿，轴位T_2 FS序列MRI，示混合有小囊及大囊的跨越式生长的LM（白箭），左侧颈前部受累较右侧明显。左侧颌下的单个大囊中可见出血导致的分层（空心白箭）。B.同一患儿轴位T_1 FS序列增强MRI，示跨越式生长的LM典型表现。大囊病灶仅表现出轻微的边缘强化（白箭），且液平（空心白箭）更难分辨

十三、急性腮腺炎

（一）专业术语

腮腺的急性炎症。

（二）影像表现

1. 超声/增强CT/MRI：腮腺体积增大、强化±周围脂肪受累；腮腺形态正常。

（1）增强CT有助于显示结石和边缘强化的脓肿。

（2）病毒性急性腮腺炎很少需要影像检查。

2. 细菌性腮腺炎：一般单侧发病±脓肿。

3. 结石导致的腮腺炎：典型表现为单侧病变含钙化结石＋腮腺导管扩张。

4. 病毒性急性腮腺炎：75%为双侧；可侵及下颌下腺和（或）舌下腺；依赖于临床诊断。

5. 自身免疫性腮腺炎：通常为双侧发病。

6. 青少年复发型（juvenile recurrent parotitis，JRP）：单侧或双侧，临床表现不对称。

7. 感染消退后仍有肿块存在，则应再次行影像检查（排除潜在腮裂囊肿或恶性肿瘤）。

（三）鉴别诊断

1. 第1鳃裂畸形伴感染。

2. 涎腺肿瘤。

（四）临床问题

1. 细菌性 质硬、红肿、压痛；脓性分泌；±脓肿。抗生素治疗有效：金黄色葡萄球菌＞链球菌嗜血杆菌、大肠埃希菌、厌氧菌。

2. 病毒性 腮腺肿胀，无红肿、发热；通常由全身自限性病毒感染引起，伴有头痛及不适，继之腮腺疼痛、耳痛、牙关紧闭；也可能视病毒种类不同而感染过睾丸炎、脑膜脑炎、胰腺炎、甲状腺炎。

（1）腮腺炎副黏病毒最常见。

（2）肿胀≤2周给予支持治疗。

3. 结石诱发 常因涎石阻塞导管而出现与进食相关的腺体肿胀、疼痛。

4. JRP 每年可发作1～10次，20岁后缓解。

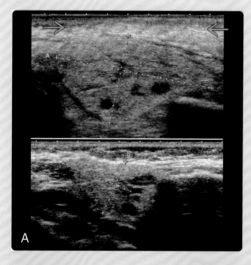

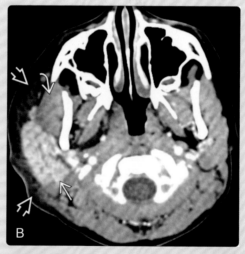

图10-22　A.右侧面部肿胀患儿的右侧（上）和左侧（下）腮腺纵切面超声图，示左侧腮腺及其表面软组织大小及回声正常。右侧腮腺肿大且回声轻度不均，伴皮下软组织增厚（蓝箭），此为腮腺炎的典型表现。B.轴位CT增强图，示右侧腮腺弥漫性不对称肿大伴强化（白箭），伴有面部蜂窝织炎（空心白箭）和肌炎（白弯箭），急性细菌性腮腺炎

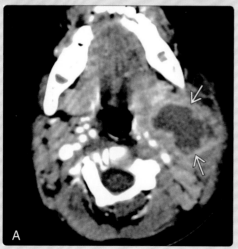

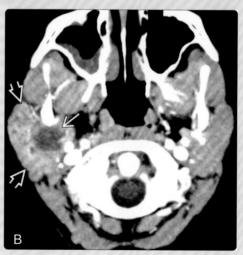

图10-23　A.轴位CT增强图，示边缘强化的低密度肿块（白箭），左侧腮腺被肿块取代，病灶周边脂肪广泛受累。这些征象与急性细菌性腮腺炎并发脓肿一致。B.轴位CT增强图，示右侧腮腺肿胀伴不对称强化（空心白箭），其内见一个不规则肿块（白箭）。病灶可能为蜂窝织炎或脓肿，按蜂窝织炎进行静脉滴注抗生素治疗（未手术引流）后痊愈

十四、化脓性淋巴结炎（Ⅰ）

（一）专业术语

1. 细菌感染导致淋巴结内脓液形成。

2. 同义词：腺炎、淋巴结炎、淋巴结内脓肿。

（二）影像表现

1. 淋巴结增大伴内部液化及周围炎症（蜂窝织炎）。最常见于颈内静脉二腹肌淋巴结、下颌下区淋巴结或咽后淋巴结。

2. 失去正常的淋巴结结构、血管增生/强化。

3. 坏死淋巴结融合形成脓肿，表现为不规则且不均质团块。

（1）脓肿壁表现为界线清楚的强化/充血。

（2）脓肿中心表现为混杂低回声/无强化。

4. 超声用于明确可引流的脓液成分。超声探头加压时，内部坏死物可出现涡流现象。

5. CT增强可明确病灶累及范围，以及是否存在其他并发症。Lemierre综合征、颈内动脉的痉挛或假性动脉瘤、气道受压、纵隔受累。

（三）鉴别诊断

非结核性分枝杆菌性淋巴结炎、结核性淋巴结炎、第2鳃裂囊肿、横纹肌肉瘤、淋巴瘤、淋巴管畸形。

（四）病理

葡萄球菌和链球菌是最常见的致病菌。

（五）临床问题

1. 颈部疼痛、发热、吞咽困难；原发性感染的相关症状。

2. 治疗：抗生素；切开和引流：适用于较大的化脓淋巴结或脓肿，以及抗生素治疗无效的淋巴结炎。

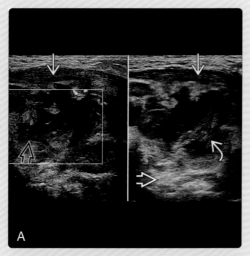
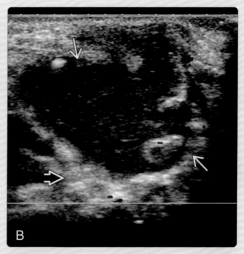

图10-24 A.化脓性淋巴结炎的婴儿患者，横切位（左）和长轴位（右）的彩色多普勒和灰度超声图，示颈部增大、不均质、融合的团块（白箭），内部可见少许坏死物（白弯箭）伴肿块后方回声增强（空心白箭），周围可见反应性的充血区（空心黑箭）。B.6岁患儿，发热及颈部质软肿块，横切位彩色多普勒超声图片，示肿块内不规则的低回声脓肿区（白箭），且肿块后方回声增强（空心白箭），肿块内部无回声、无血流

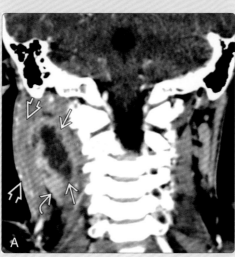
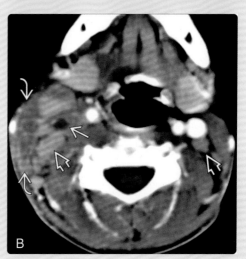

图10-25 A.6岁患儿，发热、颈部有波动感的肿块，冠状位增强CT图，示颈部不规则且边缘强化的脓肿（白箭），伴有外侧的肌炎/蜂窝织炎（空心白箭）、紧邻的一枚非化脓性的淋巴结（白弯箭）。B.同一患儿，病灶下部层面轴位CT增强图，示右侧颈内静脉管腔内见一类圆形无强化结节（白箭），提示右侧颈内静脉节段性栓塞，与Lemierre综合征表现一致；请注意，右侧非化脓性淋巴结（空心白箭）较对侧增大，右侧颈部肌炎和蜂窝织炎（白弯箭）也较对侧明显

（一）专业术语

定义　细菌感染导致的淋巴结内脓肿形成。

（二）影像表现

1. **一般特征**　①位置：头颈部的任一组淋巴结，单侧或双侧均可发生。②大小：常表现为单个淋巴结的肿大或多个融合的淋巴结；直径通常在 1～4cm。③形态学特征：圆形或卵圆形伴中心坏死的增大淋巴结，边缘可不清晰；典型者合并其他异常淋巴结。

2. **超声**　①早期淋巴结炎可表现为增大的卵圆形淋巴结，伴有正常的淋巴结结构和充血表现。②淋巴结出现坏死，表现为正常的淋巴结结构和内部血管消失。中央回声减低、透声增强。③坏死的淋巴结融合形成脓肿，表现为明显不规则且不均匀的肿块。a. 液化脓液：超声探头加压后病灶内部坏死物呈现涡流现象。b. 病灶周围血流增加。④其上方皮下脂肪增厚 ± 点状、迂曲条状液暗区（蜂窝织炎）。

3. **CT**　CT增强：①淋巴结壁强化伴中心区呈低密度 / 无明显强化改变。②周围组织渗出 / 水肿。③脓肿形成：形态不规则、边界不清晰、边缘强化的低密度肿块。与可引流的脓肿相比，不可引流的蜂窝织炎约占20%→首选超声。④ ± 肌炎、Lemierre 综合征、颈动脉血管鞘移位、颈内动脉痉挛或假性动脉瘤形成、咽后软组织水肿、气道受压、纵隔受累。

4. **影像检查推荐**　最佳成像方法为：①超声能够鉴别蜂窝织炎与脓肿，还可以超声引导下脓液抽吸。难以确定深部病变。②增强CT最适用于颈深部的感染。可明确整个脓肿的范围，有利于抽吸或外科手术方案的制订。

（三）鉴别诊断

1. **非结核分枝杆菌淋巴结炎**　①不对称增大的淋巴结，伴中央坏死的环形强化肿块。②无皮下脂肪的增厚或少见。③仅55%的患者结核菌素纯蛋白衍生物（purified protein derivative，PPD）试验呈弱阳性。④患者年龄常 ≤ 5 岁。

2. **结核性淋巴结炎**　①无痛、颈静脉及颈部后方的低密度结节。② PPD 试验呈强阳性。③如果处于肺结核活动期，还可有全身不适症状。

3. **第 2 鳃裂囊肿**　孤立性单房囊肿，病灶位于下颌下腺后方。

4. **横纹肌肉瘤**　儿童的实性软组织肿瘤（通常发生于婴儿期之后），多见于头颈部。

5. **淋巴瘤**　多个强化的实性结节，通常发生于双侧颈部和胸部；± 扁桃体肿大。

6. **淋巴管畸形**　①先天性多房囊性肿块，囊壁及内部分隔菲薄。②病灶内部出血可导致内部回声混杂。③病灶内部无明显血流。④呈浸润性、钻缝样生长。

（四）病理

1. **原发性头颈部感染（如咽炎）**。①炎症反应期：病原体刺激导致相邻淋巴结增大（二度以上）。②化脓期：淋巴结内含有丰富的蛋白质渗出物，即死亡的中性粒细胞（脓）。③如果未经治疗或治疗不当，化脓性淋巴结破裂→间质的脓液被免疫系统包裹→软组织内、淋巴结外脓肿形成。

2. **儿科感染的病原体通常有一定年龄分布规律**

（1）婴儿 < 1 岁：金黄色葡萄球菌、B 组链球菌。

（2）1～4 岁儿童：金黄色葡萄球菌、A 组 β-溶血链球菌、非典型分枝杆菌。

（3）5～15 岁：厌氧菌、弓形虫病、猫抓病、肺结核。

（五）临床问题

1. **一般特征**

（1）最常见的症状 / 体征。①伴有疼痛的颈部肿块。患处皮温较高、红肿。②发热、咽部不适。③白细胞增高、红细胞沉降率加快。

（2）其他症状 / 体征：症状与原发感染灶有关。①咽 / 喉：流涎、呼吸窘迫。②扁桃体：牙关紧闭。③咽后：颈部僵硬。

2. **治疗**　①主要的治疗：抗生素。②切开和引流：适用于较大的或药物治疗效果差的化脓性淋巴结、脓肿。±CT 或超声引导下抽吸引流。③非典型分枝杆菌感染的淋巴结应手术切除，以预防复发或瘘管 / 窦道形成。

参考文献

1. Worley ML et al: Suppurative cervical lymphadenitis in infancy: microbiology and sociology. Clin Pediatr (Phila). 54(7):629-34, 2015

2. Rosenberg TL et al: Pediatric cervical lymphadenopathy. Otolaryngol Clin North Am. 47(5):721-31, 2014

3. Sauer MW et al: Acute neck infections in children: who is likely to undergo surgical drainage? Am J Emerg Med. 31(6):906-9, 2013

十六、颈部纤维瘤病（Ⅰ）

（一）专业术语

1. 胸锁乳突肌（sternocleidomastoid，SCM）的良性纤维化。

2. 婴儿期最常见的颈部"肿块"：推测是肌肉对产伤或围生期损伤的反应。

（二）影像表现

1. 通常依赖临床诊断，无须影像检查。

2. 需要影像辅助诊断时，首选超声。

3. 病变完全局限在肌肉内（被胸锁乳突肌包裹），无局部侵犯或炎症改变。

4. 胸锁乳突肌中部的梭形（纺锤形）膨大。病变侧胸锁乳突肌较对侧短而厚。

5. 病变部位由于正常肌肉结构的消失而具有不同的异质性。超声/增强CT/MRI上可表现为均匀到明显不均匀的回声/密度/信号。

6. 病灶内部或周围的血流多变。

7. 胸锁乳突肌表面筋膜完整。

8. 无淋巴结肿大或化脓。

（三）鉴别诊断

1. 颈部淋巴结肿大。

2. 婴幼儿血管瘤。

3. 颈部畸胎瘤。

4. 先天性神经母细胞瘤。

5. 横纹肌肉瘤。

6. 鳃裂囊肿。

7. 淋巴管畸形。

（四）临床问题

1. 出生后24天为发病高峰

（1）可触及的无痛性肿块伴斜颈。

（2）对侧枕部扁平（斜头畸形）。

2. 治疗方法：病变为自限性，常在6月龄时自行恢复。

（1）通过非手术治疗和理疗，90%可完全恢复。

（2）少数情况下才需手术治疗，如颅面部不对称或难治性斜颈持续1年。

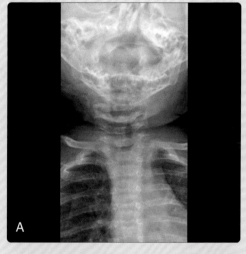
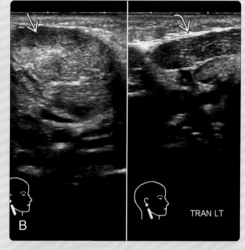

图10-26 A.颈部纤维瘤病患儿颈部前后位摄片，示轻度斜颈，表现为左耳靠近左肩，下颌略向右偏转，无导致斜颈的骨质异常。B.3岁斜颈女患儿的分屏横切位超声图，示与左侧胸锁乳突肌（白弯箭）相比，右侧胸锁乳突肌（白箭）均匀增粗，提示为典型的颈部纤维瘤病

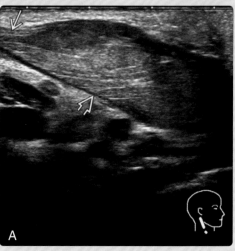
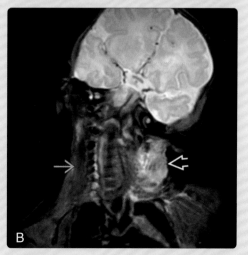

图10-27 A.胸锁乳突肌长轴位超声图，清晰显示轻度不均匀增粗/膨大的胸锁乳突肌（SCM）肌腹、正常的肌束末端（白箭）及清晰的边界（空心白箭）。B.严重斜颈患儿冠状位STIR序列MRI，示患儿左侧SCM增粗、信号不均匀增高（空心白箭）；右侧胸锁乳突肌正常（蓝箭）

十七、颈部纤维瘤病（Ⅱ）

（一）专业术语

1.同义词　胸锁乳突肌（SCM）假性肿瘤，婴儿胸锁乳突肌肿瘤，先天性肌性斜颈，新生儿斜颈。

2.定义

（1）婴儿期最常见的颈部"肿块"。

（2）代表胸锁乳突肌的良性纤维化，通常是肌肉对产伤或围生期损伤的反应。

（二）影像表现

1.一般特征

（1）最佳诊断依据

1）SCM局灶性的增厚及纤维化。

2）病灶完全局限在肌肉内，而无局部侵犯及炎症改变。

（2）位置：SCM肌腹的中下1/3。

（3）形态

1）SCM局灶性不均匀或均匀性膨大，正常肌肉结构扭曲。

2）SCM由病灶侧向正常侧，逐渐移行变窄。

3）病变侧SCM较对侧略短。

4）无周围炎症改变及淋巴结肿大。

2.摄片

（1）颈椎平片可以排除骨质异常导致的斜颈。

（2）表现为非特异性的单侧颈部软组织饱满或肿块。

（3）几乎不伴钙化。

3.超声

（1）灰阶超声

1）SCM肌腹轻中度肿胀伴局灶性肿块。

2）正常肌肉结构消失。

3）肿块回声多变，可均匀或不均匀。

4）病变侧SCM较健侧肌肉缩短增厚（与无症状侧相比）。

5）无相关的淋巴结肿大、水肿或积液。

6）无肌肉外累及，排除其他需鉴别诊断的疾病。

（2）彩色多普勒：急性期病灶不同程度的充血。

4.CT　单侧SCM局限性增厚。密度不均，强化不均匀。

5.MRI　密度不均，强化不均匀。病灶周围SCM明显水肿。

6.影像检查推荐

（1）最佳成像工具

1）临床上经常无须影像检查即可做出诊断。

2）首选超声检查。①无电离辐射且无须镇静药。②清晰定位SCM内的肿块。

（2）成像方案建议：无论何种成像方法，颈部纤维瘤病均无以下影像特点：①累及胸锁乳突肌以外的组织。②淋巴结肿大。③气道受压。④血管包绕。⑤骨骼受累。⑥颅内或椎管内蔓延。

（三）鉴别诊断

1.颈部淋巴结肿大　淋巴结增大、融合时可呈肿块样改变，常较分散且易于识别。

2.婴幼儿血管瘤　出生后几周到几个月快速增长的良性、富血供肿瘤，随年龄增长而逐渐消退。

3.颈部畸胎瘤　先天性囊实性肿块，通常体积较大。

4.先天性神经母细胞瘤　注意钙化、椎管内侵犯及骨质侵蚀。

5.横纹肌肉瘤　SCM外的实性肿块，常发生于大龄儿童。

6.鳃裂囊肿　SCM旁的单房囊肿。

7.淋巴管畸形　质软的先天性多房囊性肿块。

（四）临床问题

1.临床表现　最常见的症状/体征：

（1）可触及的无痛性肿块伴斜颈。

（2）对侧枕部扁平（斜头畸形）。

（3）臀位分娩史或难产史，但非必要条件。

2.流行病学　年龄：病灶通常发现于8周龄内，但病情可能在2～3月龄时出现恶化。

3.治疗

（1）本病为自限性疾病，通常在6月龄左右恢复。

（2）通过非手术治疗和理疗，90%可完全恢复。

（3）少数情况下才需手术，如颅面部不对称或难治性斜颈持续1年等。

参考文献

1. Lowry KC et al: The presentation and management of fibromatosis colli. Ear Nose Throat J. 89(9):E4-8, 2010

2. Murphey MD et al: From the archives of the AFIP: musculoskeletal fibromatoses: radiologic-pathologic correlation. Radiographics. 29(7):2143-73, 2009

3. Parikh SN et al: Magnetic resonance imaging in the evaluation of infantile torticollis. Orthopedics. 27(5):509-15, 2004

4. Ablin DS et al: Ultrasound and MR imaging of fibromatosis colli (sternomastoid tumor of infancy). Pediatr Radiol. 28(4):230-3, 1998